Descubra a Sabedoria do Seu Corpo

MIRKA KNASTER

Descubra a Sabedoria do Seu Corpo

Um guia completo, com mais de cinqüenta práticas que aliviam a dor, reduzem o *stress* e promovem a saúde, o crescimento espiritual e a paz interior

Tradução
CARLOS A.L. SALUM
ANA LUCIA FRANCO

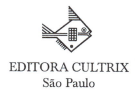

EDITORA CULTRIX
São Paulo

Título do original:
Discovering the Body's Wisdom

Copyright © 1996 Mirka Knaster.

Publicado mediante acordo com Bantam Books,
uma divisão da Bantam Doubleday Dell Publishing Group, Inc.

Edição	Ano
1-2-3-4-5-6-7-8-9	99-00-01-02-03

Direitos de tradução para o Brasil
adquiridos com exclusividade pela
EDITORA CULTRIX LTDA.
Rua Dr. Mário Vicente, 374 — 04270-000 — São Paulo, SP
Fone: 272-1399 — Fax: 272-4770
E-mail: pensamento@snet.com.br
http://www.pensamento-cultrix.com.br
que se reserva a propriedade literária desta tradução.

Impresso em nossas oficinas gráficas.

Para meus pais, Baruch e Cila Knaster,
pela dádiva da vida e por tudo o que tornou possível
a bondade de que hoje desfruto.

Sumário

INTRODUÇÃO: O TRAJETO DE UMA VIDA 13

Trabalhar Com o Corpo 14
O Que São Caminhos Corporais? 15
Qual Deles Escolher? 16
Como Aproveitar ao Máximo Este Livro 17
Um Caminho de Autoconsciência 20

PARTE I: ACESSOS À SABEDORIA DO CORPO

CAPÍTULO 1: OS BENEFÍCIOS DOS CAMINHOS CORPORAIS
Por Que as Pessoas Recorrem aos Caminhos Corporais 28
O Poder da Corporificação 46

CAPÍTULO 2: ALIENAÇÃO CORPORAL: ONDE PERDEMOS O CORPO
A Separação 49
O Corpo no Mercado 56
Influências da Família 60
Educação 64
Auto-Imagem e Imagem do Corpo 66

CAPÍTULO 3: A SABEDORIA DO CORPO
A Matéria Acima da Mente 69
Ser Amigo do Corpo 70
O Milagre do Corpo 71
Sentimentos: Emocionais e Físicos 77
Nossa Voz Interior 79
A Percepção do Corpo 81
Um Corpo de Verdade 84
Fontes da Sabedoria Corporal 86

PARTE II: COMO COMEÇAR

CAPÍTULO 4: COMO ESCOLHER UM PROFISSIONAL E
TRABALHAR COM ELE

Dificuldades Iniciais 93
O Relacionamento nos Caminhos Corporais 95
Diferenças Entre Profissionais 101
Onde Procurar um Terapeuta e o Que Procurar 102
Sua Sessão 107
Avaliação da Sua Experiência 114
Fim da Relação Com o Caminho Corporal 121

CAPÍTULO 5: A ESCOLHA DE UM CAMINHO CORPORAL

Não Um, Mas Muitos 122
Personalidade 124
Preferências Físicas 126
O Que Você Está Procurando? 127
Amplitude da Prática 131
Modelos e Categorias: Diferenças e Semelhanças 134
Misturar e Combinar 138
Os Meandros do Rio 140
Desenvolvimento de um Sensor Interno 141

CAPÍTULO 6: DIMENSÕES PSICOLÓGICAS DOS
CAMINHOS CORPORAIS

A Tradição Terapêutica 144
O Ego do Corpo 147
Lembrar-se Por Meio do Corpo 155
A Prática da Conscientização 159

PARTE III: GUIA DOS CAMINHOS CORPORAIS

CAPÍTULO 7: COMO USAR ESTE GUIA

O Que Foi Incluído, o Que Não Foi e Por Quê 168
Seções sobre Caminhos Corporais 170

CAPÍTULO 8: ESTRUTURA E FUNÇÃO OCIDENTAL:
MASSAGEM TRADICIONAL E TERAPIAS CONTEMPORÂNEAS

Comparação de Modelos Médicos 172
Massagem 175

Estilo Sueco 177
Estilo Esalen Contemporâneo 180
Massagem On-Site/na Cadeira 183
Massagem na Gravidez 184
Massagem em Crianças e Bebês 187
Massagem Esportiva 189

Massagem para a Terceira Idade (Massagem Geriátrica) 192
Massagem Russa 193
O Sistema Benjamin de Terapia Muscular 194
Bindegewebsmassage 195
Massagem Linfática 197
Terapia Muscular Profunda Pfrimmer 199
Método Lauren Berry 201
Técnica Bowen 201
Terapia dos Pontos Desencadeantes 204
Integração Psicofísica Trager 208
Terapia Craniossacral 211
Ortobionomia 214
Lógica Corporal 216

CAPÍTULO 9: ABORDAGENS ESTRUTURAIS
A Posição Vertical 218
Rolfing (Integração Estrutural) 225
Padronização Aston 232
Hellerwork 234
Integração Postural 235
Integração Soma-Neuromuscular 236
Trabalho Corporal CORE 237
Liberação Miofascial 237

CAPÍTULO 10: ABORDAGENS FUNCIONAIS
Aprenda a se Movimentar 239
Técnica Alexander 249
Eutonia Gerda Alexander 252
Consciência Sensorial 255
O Sistema Mensendieck 259
Método Feldenkrais 263
Educação Somática Hanna 269
Centramento Mente-Corpo 273

CAPÍTULO 11: ARTES OCIDENTAIS DO MOVIMENTO
Comece Pela Dança 277
Laban-Bartenieff 279
Pilates ou Método da Mente Física 284
Ideocinese 287
Improvisação do Contato 289
Continuum 291
Consciência Cinética 295
Movimento Autêntico 297
Técnica de Liberação Skinner 299
Padrões de Coordenação Wetzig 302

CAPÍTULO 12: ENERGIA ORIENTAL

A Força Vital 305
A Tradição Chinesa 306
Invisível mas Visível: o Corpo Elétrico 311
Caminhos Corporais Chineses 314
    Massagem Chinesa/Acupressão 314
    Chi Nei Tsang 317
A Tradição Japonesa 319
    Anma 319
    Shiatsu 320
    Terapia Hoshino 325
A Tradição Indiana 326
    Ayurveda 326
    Chakras e Kundalini 329

CAPÍTULO 13: OUTROS SISTEMAS ENERGÉTICOS

Da Ásia à América 332
Massagem Tradicional Tailandesa 333
Trabalho Corporal Breema 336
Lomilomi 339
Jin Shin Jyutsu 340
Reflexologia (Terapia de Zonas) 342
Terapia da Polaridade 345
Watsu 348
Equilíbrio Zero 349
Toque Terapêutico 351
Reiki 356

CAPÍTULO 14: ARTES ORIENTAIS DO MOVIMENTO

Meditação em Movimento 358
As Artes Marciais 360
Tradição Chinesa 363
    Chi Kung 363
    T'ai Chi Chuan 367
Tradição Japonesa 371
    Aikidô 371
    Karatê 374
Tradição Indiana 376
    Yoga 376

CAPÍTULO 15: SISTEMAS DE CONVERGÊNCIA

Onde Corpo e Psique se Encontram 383
Método Rosen 385
Método Sinergético Rubenfeld 388
Yogaterapia do Despertar da Fênix 391
Yogaterapia Integrativa 392

Somatossíntese 396

SHEN – Terapia de Liberação Físico-emocional............................... 398

Experimentação Somática 400

Somática Integrativa Hakomi 403

Jin Shin Do 404

Acupressão em Processo 407

Ser em Movimento 408

AGRADECIMENTOS 412

APÊNDICE: COMO LIDAR COM O ASSÉDIO SEXUAL 415

REFERÊNCIAS 418

Há uma força lá dentro
Que lhe dá vida –
  procure-a.

Em seu corpo,
Repousa uma pedra de valor inestimável –
  procure-a

Ó Sufi peregrino:
  se quer encontrar
  a maior das riquezas,
  não procure lá fora,
Olhe lá dentro – procure-a.

– Rumi

Introdução:
O Trajeto de uma Vida

Há quem percorra o mundo inteiro em busca de novidades e de aventura, querendo conhecer outros lugares, culturas, pessoas e línguas. Mas o maior território a ser explorado fica exatamente onde se está — o próprio corpo. Não é preciso programar férias prolongadas. Não é preciso tirar fotos, nem passaporte e nem economizar um monte de dinheiro. Também não é preciso bagagem nem guarda-roupa especial. Basta você mesmo.

Descubra a Sabedoria do Seu Corpo é um passaporte para iniciar uma viagem de exploração e descoberta pela terra mais significativa, fascinante e miraculosa que você jamais percorrerá. Durante essa viagem, espero que você comece a olhar o corpo não como um território estranho, mas como o seu lar.

Pare um momento para entrar em acordo com o seu corpo agora mesmo. Você está confortável? Está acomodado numa poltrona? Está diante de uma escrivaninha ou da mesa da cozinha? Está de pé num ponto de ônibus ou numa estação de trem? Está deitado de lado na cama ou recostado em travesseiros? Pare um momento e sinta como se sente nessa posição. Será que seu corpo lhe diz: "Eu me sinto à vontade e bem apoiado?" Ou será que diz: "A parte de baixo das minhas costas está doendo" ou "O meu pé direito está doendo?" Será que você está largado, curvado ou com todo o peso numa perna em vez de se firmar nas duas?

A maioria de nós passa o dia sem se dar conta de como está no próprio corpo e sem perceber o que ele quer comunicar. Sintonizamos o corpo para trabalhar, chegar em casa e acabar as tarefas antes da hora de dormir — e esperamos acordar nos sentindo bem. Mesmo quando o corpo consegue finalmente chamar a atenção com sensações dolorosas, que não podemos mais ignorar, será que entendemos o que ele quer, o que ele precisa? Será que sabemos dar-lhe alguma resposta ou nos limitamos a calá-lo – tomando um comprimido, bebendo, ligando a televisão ou exagerando no trabalho?

O que fazer para aliviar a tensão no pescoço e nos ombros, a dor nas costas e nos pés? E aquela dor insistente que vem de uma antiga lesão ou aquele cansaço constante? Você consegue dobrar o corpo ou virar totalmente a cabeça para a direita ou para a esquerda? Talvez você não sinta dor, mas sente que pode ampliar seus limites. Você deve estar curioso para saber se pode melhorar seu desempenho, se seus movimentos podem ser mais graciosos, se o prazer pode ser maior, se é possível sentir-se mais livre e mais flexível. Em vez de ignorar ou de anestesiar o corpo, considere a possibilidade de trabalhar e de cooperar com ele.

Mesmo assim, é possível que volte a encontrar a chave para o seu corpo... e que descubra sua vitalidade, saúde e autonomia.

– Thérèse Bertherat

O corpo humano não é um instrumento para ser usado, mas um domínio do ser de cada um – a ser experimentado, explorado, enriquecido e, desse modo, educado.

– Thomas Hanna

TRABALHAR COM O CORPO

Muito antes de existir qualquer registro em argila ou papiro, já havia técnicas de trabalho com o corpo. Quando alguém percebeu que sentia alívio ao pressionar ou esfregar certas partes do corpo ou ao fazer determinados movimentos, os *caminhos corporais (bodyways)* – expressão que criei para me referir a práticas corporais, da Acupressão ao Equilíbrio Zero® – nasceram. Eles são usados há milênios para tratar todos os tipos de males, aliviar tensões, melhorar o desempenho atlético, aumentar o prazer e até mesmo aprofundar a prática espiritual. Em culturas nativas de todas as partes do mundo há especialistas em massagem. Xamãs, curandeiros e outros agentes de cura geralmente a usam em suas cerimônias. No antigo Egito, os massagistas eram assistentes especiais dos médicos, cirurgiões e veterinários. Em algumas comunidades tradicionais, as técnicas continuam passando de geração em geração. Em outras, alguns são predestinados à função de massagista por algum sinal de nascença. Ou, ainda, há quem aprenda a curar com as mãos, impelido por uma crise de saúde ou por uma experiência de quase-morte.[1]

Hoje, além dos inúmeros relatos de resultados positivos, é possível medir os resultados das práticas corporais e explicar como e por que são eficazes. Um levantamento feito por computador no *Index Medicus*, por exemplo, revela centenas de artigos de pesquisa, publicados em revistas internacionais, sobre procedimentos de massagem em seres humanos e também em animais.[2] O Office of Alternative Medicine (OAM), fundado em 1992, vem concedendo auxílio à pesquisa em várias modalidades de massagem terapêutica: T'ai Chi Chuan, Toque Terapêutico, Yoga, Chi Kung e outras abordagens alternativas na área da saúde. No mesmo ano, foi fundado na University of Miami School of Medicine, o Touch Research Institute, o primeiro centro de pesquisas dedicadas exclusivamente à compreensão da importância da terapia do toque para o desenvolvimento e para a saúde. Essas pesquisas provam cientificamente aquilo que as culturas antigas sabiam intuitivamente. Sempre que possível, cito resultados de pesquisas que fundamentam o uso dos caminhos corporais.

O QUE SÃO CAMINHOS CORPORAIS?

Há termos e nomes em excesso na área das práticas corporais. A intenção não é confundir o leitor, mas um hábito de diferenciar e rotular. Alguns profissionais dizem que praticam *trabalho corporal*.[3] Outros, ainda, chamam suas abordagens de *terapia*. Outros afirmam que sua prática é *educação somática, consciência do movimento, integração estrutural* ou até mesmo *integração emocional*.

Cada sistema, escola ou abordagem define à sua maneira o campo das disciplinas corporais. Para alguns, essas disciplinas são um remédio que trata as partes do corpo que estão machucadas, doloridas ou com limitação de movimentos. Para outros, são, além de um trabalho físico, um trabalho emocional. Para alguns elas não são manipulação, mas um processo de aprendizado neuromuscular. Outros, ainda, vêem nelas um veículo essencial para o relaxamento e para o prazer. No entanto, esteja a prioridade no corpo ou na unidade entre corpo, mente, emoções e espírito, todos os caminhos corporais partem de três pressupostos básicos:

- Alguma coisa está contraída, presa, bloqueada, mal usada ou fora de equilíbrio — geralmente devido ao hábito ou ao excesso de tensão muscular.
- O corpo não foi esculpido em pedra: é plástico e moldável, pode ser reparado e educado — sempre é possível fazer alguma coisa.
- O corpo é *o* lugar para a transformação.

Eles compartilham também da mesma meta: mudar para melhor a vida da pessoa. A mudança pode ser o alívio imediato do desconforto e da aflição ou a modificação a longo prazo de padrões crônicos, o que resulta em melhores funções. As abordagens diferem quanto ao que precisa ser mudado e quanto à maneira de chegar a essa mudança. Deve-se melhorar a estrutura para afetar a função ou melhorar a função para modificar a estrutura? A meta é curar os sintomas ou educar a pessoa — para que chegue ao conhecimento e ao controle de si mesma — por meio da consciência?

Com exceção dos casos de deficiências herdadas e de lesões além da possibilidade de cura, pode-se dizer que todos estão, potencialmente, em perfeita saúde, embora não saibam como atingi-la.
– Franz Wurm

Para dar conta de todas as divisões nessa área, criei o termo *bodyways* (caminhos corporais). Ele abrange tanto a terapia e a educação quanto o relaxamento, mantendo a autonomia de cada categoria de prática, com suas características distintas. Escolhi o termo *way* (caminho), que vem do termo inglês arcaico *wegan* (mover-se), porque ele sugere um percurso ou processo, como *waterway* (curso d'água).

É como se, no mundo inteiro, todas as disciplinas de cura, saúde e desenvolvimento pleno, que já existiram, voltassem de repente à prática, dando-nos o repertório mais rico possível de oportunidades psicofísicas com que nos reinventar.

– Jean Houston

Pense nos diversos percursos que a água faz: córregos, regatos, rios, canais, riachos, mares, oceanos, baías, abismos e lagos. Todos os caminhos corporais implicam movimento e, muitas vezes, os que exigem menos esforço trazem mais bem-estar. A vida é movimento. Somos corpos vivos, sempre em ação. Sendo 70% água, estamos em fluxo constante, como um riacho. E assim como o riacho recebe água nova de diversas fontes, assim também absorvemos novas informações, de diversos caminhos corporais.

Saber qual é o caminho corporal que vai ajudá-lo a ir em frente é outra questão.

QUAL DELES ESCOLHER?

Em 1973, quando fazia meu curso de graduação na Stanford University, comprei meu primeiro livro de massagem e comecei a praticar num amigo. Também mostrei a ele as posturas de Yoga que eu vinha fazendo. Na época, as poucas práticas corporais conhecidas na América do Norte não eram difundidas, concentrando-se em certos redutos das costas Este e Oeste. Algumas só eram conhecidas entre dançarinos e performistas, interessados na consciência corporal e em cuidar de si mesmos.

Havia motivos para essas limitações. A tecnologia médica tinha tomado o lugar do trabalho de manipulação, mais demorado e de menos prestígio. A massagem, se não fosse logo associada a sexo, era considerada uma "frescura" da Califórnia, enquanto a Yoga era considerada uma "obra do diabo", vinda do Extremo Oriente. Uma reportagem sobre o assunto, publicada na edição de abril de 1971 da *Newsweek*, falava de casas de prostituição, muito mal disfarçadas em "salões de massagem", mas não mencionava a massagem terapêutica. Entre 1971 e 1980, o número de terapeutas filiados à American Massage Therapy Association, a mais antiga organização nacional que representa essa classe profissional, manteve-se na faixa dos 2 mil. Em 1995, esse número saltou para 23 mil e ainda está crescendo. No Estado da Flórida, só neste ano, 5 mil novos massagistas se formaram. Um estudo publicado em *The New England Journal of Medicine* (28 de janeiro de 1993) relata que a massagem está em terceiro lugar na lista das dezesseis práticas alternativas de saúde mais usadas.[4]

Hoje, há mais de cem abordagens baseadas no corpo. Desisti de contá-las, pois a cada ano surgem novas abordagens, como cogumelos depois da chuva. Foram fundadas outras associações — como a American Oriental Body Therapies Association, a Associated Professional Massage Therapists e a Allied Health Praticioners International — para representar os mais de 100 mil grupos de licenciados na profissão. Além disso, muitos profissionais da área da saúde, como enfermeiros, médicos, dentistas e fisioterapeutas, incluíram algumas dessas práticas em seu trabalho. Segundo o American Business Institute, a massagem foi um dos negócios que mais cresceram em 1991. Em 1995, já havia mais de 5 mil escolas de massagem, além de outros institutos voltados para práticas semelhantes, do Maine ao Havaí e no Canadá.

Hoje, mais do que nunca, florescem novos caminhos corporais, além de se renovar o interesse por antigas práticas. Cada vez mais, as descobertas científicas em diversas áreas de pesquisa, somadas às últimas experiências da psicologia, ampliam as fronteiras do conhecimento sobre o corpo e sobre a mente e a capacidade de lidar com problemas mentais-corporais. *Descubra a Sabedoria do seu Corpo* abre uma janela para as principais terapias, disciplinas e sistemas que até recentemente não estavam ao alcance do público — ou nem existiam. Eu não poderia ter escrito este livro há dez anos.

Com tantas opções, como decidir o que você realmente quer ou o que vai realmente de encontro às suas necessidades? E como escolher o profissional mais adequado? Como cliente-consumidor, você fará escolhas mais claras se souber mais sobre os diferentes caminhos corporais. Uma boa escolha pode ter um efeito transformador na sua vida. Mas uma má escolha não vai lhe trazer alívio — e pode fazer com que você desista de procurar uma ajuda eficaz. Não posso oferecer a garantia da melhor escolha, mas este livro vai lhe dar as informações que você precisa para minimizar as armadilhas e maximizar os benefícios. Além de ajudá-lo a economizar dinheiro.

COMO APROVEITAR AO MÁXIMO ESTE LIVRO

Descubra a Sabedoria do seu Corpo é dividido em três partes.

A Parte I discute as causas dos problemas do corpo e as vantagens que você pode obter por meio do trabalho corporal. Você será iniciado também nos princípios que norteiam este livro: alienação em relação ao corpo ou perda da conexão com ele; como ser amigo do corpo; o milagre do corpo; a sabedoria do corpo.

A Parte II descreve maneiras de escolher um profissional e de cooperar com ele, além de lhe dar elementos para a escolha de um caminho corporal. Você será conduzido através de um processo de avaliação do profissional e de suas atitudes e preferências. Discuto, além disso, questões como ética, cura paliativa e integral, tratamento e educação, meta e processo, benefícios a curto e longo prazos, amplitude da prática, combinação de práticas e muito mais. O capítulo sobre dimensões psicológicas vai ajudá-lo a compreender por que os caminhos corporais afetam não apenas sua estrutura física e apresenta a prática da consciência como um prelúdio a qualquer caminho corporal.

A Parte III é um guia ao campo propriamente dito dos caminhos corporais. Cada seção examina os fundamentos de um grupo de práticas e sua maneira de abordar o corpo. Essa explicação vai ajudá-lo a compreender como disciplinas com nomes tão diferentes podem ser ao mesmo tempo semelhantes e distintas. A descrição dos caminhos corporais inclui metas, técnicas usadas, benefícios, uma seção chamada "Recursos", que oferece informações adicionais, e, em alguns casos, uma seção chamada "Experiência", que oferece uma amostra da prática.

Sempre é bom começar um livro do início e ler capítulo por capítulo até o fim. Mas você pode ler este livro da maneira que preferir. Se numa seção há uma referência a um conceito, sistema ou pessoa que lhe interessa, você pode ir à página em questão. E, à medida que se modificarem as circunstâncias de sua vida, você pode consultar novamente o livro, quantas vezes forem necessárias.

> *Não é apenas possível, mas também natural, que cada um de nós ame o próprio corpo e se ache bonito – por mais diferente, incapaz, velho ou cansado de guerra que seja.*
> *– Harriett Goldhor Lerner*

Se às vezes o seu corpo lhe parece um estranho ou até mesmo um inimigo, na Parte I você terá a oportunidade de descobrir de onde vem esse relacionamento desconfortável ou antagônico, de ficar amigo do próprio corpo e de saber o que essa amizade tem a lhe oferecer. Conheço poucas pessoas que estejam completamente à vontade no próprio corpo e satisfeitas com ele. Mas, se você for uma delas e preferir pular a Parte I, vá em frente.

Se tiver pouca ou nenhuma experiência em práticas corporais e com profissionais dessa área, a Parte II vai conduzi-lo, passo a passo, às escolhas corretas. Caso você já tenha alguma familiaridade com o assunto, a Parte II irá ajudá-lo a compreender melhor algumas das experiências que já teve, além de sugerir maneiras de evitar experiências ineficazes e nocivas. Vai ajudá-lo também a compreender por que cada um gravita em torno de certas disciplinas corporais e se afasta de outras. Talvez você esteja seguindo um padrão habitual e possa se beneficiar de uma mudança.

Ao longo do livro, há boxes com o título "Experiência". Cada experiência permite que você explore alguns aspectos dos caminhos corporais a partir de questões e/ou experiências físicas e visuais. Às vezes, é divertido e esclarecedor fazer as experiências com um parceiro e comparar impressões. Se, em vez de ler, você prefere ouvir, grave antes as perguntas e instruções. Você pode fazer com essas experiências o que quiser: são sugestões e não deveres para a lição de casa. Caso alguma etapa provoque desconforto ou perturbação de alguma maneira, você é livre para interromper a experiência a qualquer momento ou para ajustá-la às suas necessidades. Ao ler o livro, você pode fazer todas elas, só algumas ou deixá-las para depois. Você pode também voltar a essas experiências e repeti-las, observando as diferenças que ocorrem em suas reações com o passar do tempo.

Se você é psicoterapeuta ou um profissional da área da saúde, *Descubra a Sabedoria do seu Corpo* pode ajudá-lo a identificar os caminhos corporais mais apropriados a seus pacientes, além de ajudá-lo a trabalhar em conjunto com outros especialistas. Caso você esteja contemplando a possibilidade de mudar de carreira ou a aquisição de novas técnicas, as informações deste livro podem sugerir novas direções. Aconselhe também a leitura do livro a seus clientes, para que eles tenham a oportunidade de se tornarem mais bem informados e mais responsáveis, como participantes ou consumidores.

> *Sabedoria não é aquilo que vem da leitura de grandes livros. Quando se trata de compreender a vida, o aprendizado experimental é o único que vale a pena, e todo o resto é um "ouvir dizer".*
>
> *— Joan Erikson*

Sem Prescrições Mecânicas

Alguns guias e manuais são organizados por doenças e males específicos, acompanhados das abordagens que funcionam melhor em cada caso. Preferi seguir outro caminho, pois geralmente a cura não é apenas uma questão de técnica, mas uma constelação de fatores. O processo não é mecânico e não existe apenas uma prática correta para cada problema. Por exemplo: conheço casos de pessoas com paralisia que recuperaram os movimentos depois de algumas sessões da suave técnica de manipulação de Moshe Feldenkrais, a Integração Funcional®, do processo de movimento *Continuum,* de Emilie Conrad Da'oud, ou da massagem profunda de tecidos, de Thérèse Pfrimmer. Todas essas abordagens funcionam de maneiras muito diferentes, em termos de método e prioridades, mas todas produziram o mesmo resultado: mais capacidade de movimento.

> *Aprendi que o conhecimento, antes de chegar à mente, estava no meu corpo.*
>
> *— Ellen Goldman*

O alívio para a dor nas costas, temporário ou permanente, não decorre exclusivamente de uma especialidade, pois a dor é única para cada um: são únicas as suas causas, as emoções associadas a ela, os cuidados pessoais, o tipo de trabalho e as doenças ocupacionais que a acompanham, a antigüidade do problema, os fatores que a agravam e os que a aliviam. Há pessoas que conseguem diminuir a rigidez e a dor praticando Yoga diariamente; outras encontram a solução para a dor crônica nas costas numa série de sessões de Rolfing® ou em aulas de Alexander. É também vital para a cura a relação que se desenvolve com o especialista.

Trabalhar com o corpo não é apenas aliviar

> *O que você não vive com todo o seu ser continua sendo uma informação meramente intelectual, sem vida nem realidade espiritual.*
>
> *— Gerda Alexander*

um espasmo muscular nas costas ou alguma outra limitação. Pode ser também o acesso a uma educação que você nunca recebeu na escola, uma educação que não se dá por meio da repetição, mas pela experiência vivida com todo o seu ser. Quem aprende na escola o funcionamento e o desenvolvimento do corpo, sua maneira de se comunicar conosco e as maneiras de tratá-lo bem? Trabalhar com o corpo ajuda a despertar o conhecimento ou inteligência interior, coisa que leituras e memorizações jamais fariam. Como disse o poeta Wendell Berry: "Há um mundo de diferença... entre essa informação, à qual presumivelmente temos acesso por meio de computadores, bibliotecas e coisas assim — grandes amontoados de dados — e o conhecimento que as pessoas têm em seus ossos, que lhes possibilita fazer bem seu trabalho e viver bem suas vidas."[5]

É por isso que este não é um livro de prescrições, que descreve sintomas e dá soluções rápidas. Não sou como um médico que faz uma receita para tratar uma dor de garganta. Muitas pessoas já estão irritadas com a indústria da saúde, que as trata como se fossem apenas um tecido doente. Elas são rotuladas conforme o problema que apresentam, enviadas a um especialista — que trata algumas partes do corpo — e tomam a mais recente "bolinha mágica", que geralmente proporciona apenas uma cura temporária. Onde, neste cenário, está a pessoa inteira?

Há uma história sobre Moshe Feldenkrais, um médico que se transformou em educador somático e que tinha horror a rótulos e generalizações. Uma vez, alguém lhe perguntou inocentemente qual de suas técnicas era mais indicada para mulheres grávidas. Feldenkrais explodiu: "Sua idiota! Não existe a mulher grávida! Uma menina de 14 anos que terá seu primeiro bebê não se assemelha em nada com uma mulher de 35 anos esperando seu quarto filho. Eu faria, com cada uma delas, coisas completamente diferentes."[6]

Não se iluda com publicações que indicam o sistema a ser usado para cada problema do corpo. Um livro recomenda, por exemplo, Terapia da Polaridade para fadiga ocular. Mas não é assim tão simples. Como a fadiga ocular e as dores de cabeça têm várias causas, depende das circunstâncias o procedimento que será eficaz: Acupressura, massagem na cabeça, rosto e pescoço, Terapia Craniossacral, Liberação Miofascial, Terapia de Pontos Desencadeantes e assim por diante.

Este livro não está muito voltado para a patologia, mas sim para a saúde e para o bem-estar, que podem florescer com os cuidados adequados. Até mesmo Louis Pasteur, o químico francês do século XIX, pai da teoria dos microorganismos, reconheceu antes de morrer que o importante é cuidar do ambiente, e não apenas culpar parasitas, bactérias e vírus pelas doenças. Disse ele: "O germe não é nada, o solo é tudo."[7]

UM CAMINHO DE AUTOCONSCIÊNCIA

Este livro reflete, sob vários aspectos, o caminho que trilhei para fazer amizade com o meu corpo. Nos meus 20 e 30 anos, tinha muita energia em estoque e uma grande capacidade de recuperação. Nada me detinha: eu contornava as dificuldades usando a força de vontade ou fechando os olhos a desequilíbrios e fraquezas. Por exemplo: eu tinha o hábito inconsciente de abusar do lado direito do corpo em todas as atividades. Em vez de desenvolver a força e a flexibilidade equilibradamente nos dois lados, enrijecia o lado direito das costas e distendia o lado esquerdo para compensar. Minhas posturas de Yoga eram aparentemente ótimas, mas meu corpo pagava por isso. Os músculos contraídos nunca se soltavam completamente, e os tendões e ligamentos, superdistendidos, não tinham oportunidade de voltar ao comprimento original. Assim, em vez de as coisas irem se tornando mais fáceis, eu trabalhava cada vez mais.

Durante esse longo período de lutas, deixei que minha mente assumisse o controle. Eu forçava meu corpo a trabalhar ainda mais quando ficava exausta; vivia achando defeitos em sua forma e tamanho e ignorava suas mensagens, até que ele gritou tão alto que precisei parar e ouvir. Às vezes, eu mal conseguia andar e era obrigada a ficar na cama, mesmo precisando trabalhar para pagar o aluguel. Agora que tenho uma atitude mais suave e amiga com o meu corpo, presto atenção a tudo o que ele me diz, mesmo que seja um sussurro, e nunca subestimo sua sabedoria.

> *Não podemos fugir de nossa natureza física, e o orgulho que temos de nós mesmos, como seres humanos, deve ter suas raízes no corpo, por meio do qual se dá e se recebe amor.*
>
> *– Anthony Storr*

Quando comecei a aceitar e a amar o meu corpo como ele é, ele foi ficando como sempre desejei. Não era à toa que antes ele se recusava a obedecer, pois eu queria forçá-lo a entrar em forma à custa de chicotadas.

Venho pesquisando meu corpo, usando várias abordagens há mais de vinte anos. Algumas eu treinei sozinha, outras pratiquei e ensinei profissionalmente. Durante esse período, fiz também uma extensa pesquisa em disciplinas corporais e práticas de cura nos Estados Unidos e em outros países, particularmente na Ásia.

Com os anos, meu nível de consciência se modificou, pois o foco se deslocou do exterior para o interior. Eu achava que tinha consciência do meu corpo e que vivia realmente nele, pois empenhava-me em caminhos corporais e atividades atléticas. E era verdade, mas só até certo ponto. Quando jovem, eu fazia Yoga, com a intenção de conseguir rapidamente uma postura perfeita, ignorando a voz interior que me aconselhava: "Melhor diminuir... melhor ir devagar e aos poucos." Em vez de trabalhar dentro de meus limites, minha preocupação era competir com os outros alunos. Com o tempo, comecei a compreender que fazer da Yoga uma experiência exterior frustra os seus objetivos.

Quanto mais tempo trabalho nessa área, mais camadas penetro. É um trabalho para a vida inteira. Sempre tenho curiosidade pelas novas abordagens. Continuo aprendendo a reconhecer qual o caminho corporal que preciso e para quê. E quanto mais me abro a meu corpo, mais aberta fico à vida exterior a mim.

Não posso fazer com que você fique amigo de seu corpo. Levei metade da vida para chegar a isso. Mas posso compartilhar com você o que me ensinaram, ao longo do caminho, as várias pessoas que compartilharam comigo o que sabiam. Pesquisando seu corpo e desenvolvendo a consciência, você também vai atingir um ponto de maior tranqüilidade em relação a si mesmo e a tudo à sua volta.

A verdadeira viagem de descoberta não consiste em procurar novas paisagens, mas em ter novos olhos.

– Marcel Proust

Tornar-se a Própria Autoridade

Espero, acima de tudo, que este guia consiga colocá-lo num caminho que o leve a ficar amigo do seu corpo e a descobrir a sua sabedoria. Alienado do próprio corpo, você se torna um estranho para si mesmo. Não tem consciência dos próprios recursos para fazer julgamentos e tomar decisões, dependendo de autoridades reconhecidas, que lhe digam o que pensar, no que acreditar, o que fazer. Quando parar de tratar o seu corpo como inimigo e passar a vê-lo como uma fonte inesgotável de conhecimento, você começará a escolher por si mesmo.

Este livro não tem a intenção de introduzir mais uma autoridade na sua vida. Nem pais, nem médicos, nem professores e certamente nenhum escritor deve dar a última palavra sobre o seu corpo. Não permita que nenhum caminho corporal se transforme em outro critério com poder sobre você. Não rejeite um profissional, como um médico, só para substituí-lo por

É precisamente através dos véus, estendidos diante de nós pelas autoridades, que nossos ouvidos, olhos e nervos devem começar a penetrar, para que nossas mãos agarrem o mundo e para que nossos corações o sintam. Temos de recuperar a nossa capacidade de sentir por nós mesmos. Então, seremos capazes de julgar.

– Charles Brooks

outro, como um rolfista® por exemplo. *Descubra a Sabedoria do Seu Corpo* é um convite para que você seja a sua própria autoridade. Se um único leitor deste livro atingir esse ponto, saberei que meus esforços valeram a pena.

Experiência: Diário da Sabedoria do Corpo

Mesmo que você não tenha o hábito de escrever diários, recomendo que comece a fazer um diário da sabedoria do corpo. Facilite as coisas: compre, especialmente para esse fim, um belo diário encadernado, um caderno espiral ou um bloco. Como escrevo no diário a cada dois meses, compro uma pilha de cadernos espirais bem grossos e baratos em alguma liquidação. Se para você é difícil escrever, grave uma fita. Os meios não importam, e sim o auto-exame.

À medida que for lendo *Descubra a Sabedoria do Seu Corpo*, anote no diário suas respostas às perguntas e suas reações às Experiências. O diário de viagem esclarece sua posição em relação ao corpo, aumentando sua consciência e sensibilidade. Ao fazer um inventário, você descobre o que tem e do que precisa.

Além disso, o diário vai prepará-lo para as sessões do caminho corporal que escolher e irá ajudá-lo a avaliar os efeitos que elas têm sobre você, especialmente se voltar a anotar suas reações depois de seis meses, um ano, dois anos. Fazer relatos a você mesmo será como reunir-se com um velho amigo. Depois de explorar um caminho corporal (ou mais de um) por algum tempo, releia o diário e veja o quanto você mudou em relação à sua atitude diante do corpo, à sensação de conforto e a padrões de comportamento. Se não notar diferença alguma depois de ter investido um tempo razoável em determinado caminho, talvez ainda não tenha encontrado o caminho corporal que funciona para você. Experimente outra coisa.

Para começar, seguem-se algumas questões:

Sentimentos físicos e nível de energia

Quando foi que me senti mais à vontade ou satisfeito no meu corpo? Onde? Com quem? Meu corpo é um lugar de prazer e alegria?

Quando me senti menos à vontade no meu corpo? Onde? Com quem?

Sinto-me bem agora? Estou relaxado, à vontade? Sinto dores em toda parte? Sinto-me ansioso? Onde sinto dor ou tensão? É sempre ali? Há quanto tempo isso acontece? Ela pula de um lugar para outro do corpo? Eu não sinto nada? Estou com calor ou com frio? Estou ativo ou preguiçoso ultimamente? Estou cansado ou cheio de energia? Estou me forçando? Durmo tranqüilamente ou acordo exausto? Gostaria de poder cochilar agora mesmo? Minha respiração é fácil ou difícil? Estou sempre sem fôlego?

Sentimentos emocionais

Gosto da minha aparência? O que não gosto em mim mesmo? Fico calmo diante dos altos e baixos da vida ou me apavoro? Estou deprimido, zangado, ansioso, com medo, aborrecido, curioso, alegre? Eu oscilo entre diferentes estados de humor? Choro com facilidade? Para mim, é difícil chorar? Sorrio com freqüência? Como eu me sinto perto de outras pessoas em casa, no trabalho, na escola, em reuniões sociais?

Sonhos

Com o que eu tenho sonhado? Os temas mudaram ou continuam surgindo as mesmas coisas de sempre? Resolvi alguma coisa? Meus sonhos transmitem mensagens sobre meu corpo?

Hábitos

Será que eu me alimento bem ou será que pulo refeições ou engulo a comida? Eu me encho de comida quando fico zangado, cansado, infeliz? Preciso de café e doces para me animar? O que o álcool faz por mim e o que faz contra mim? Que drogas estou usando? Estou mudando minha relação com essas coisas no sentido de: aumentar, diminuir, eliminar completamente, acrescentar, substituir?

PARTE I
Acessos à Sabedoria do Corpo

CAPÍTULO 1

Os Benefícios dos Caminhos Corporais

Durante vinte anos, Deane Juhan praticou massagem e, depois, Integração Psicofísica Trager® no Instituto Esalen em Big Sur, Califórnia. Nesse período, ela testemunhou mudanças notáveis. Algumas delas lembram as histórias que ocorrem em Lourdes, aquele conhecido local de milagres no sul da França:

Não é a leveza de coração, mas o infortúnio, que nos dá ímpeto para buscar nossa verdade mais íntima. O excesso de tranqüilidade que a medicina tenta passar pode, na verdade, impedir que os mais sensíveis entre nós cheguem à plenitude.
— Irene Claremont de Castillejo

Já vi corcundas se endireitarem, antigas deformações se amenizarem, ferimentos sararem mais depressa... completamente. Já vi dezenas de cirurgias inevitáveis serem evitadas, doses de medicamentos serem reduzidas ou eliminadas, lentes de grau muito forte... tornarem-se desnecessárias, dor crônica diminuir ou desaparecer, doenças degenerativas estacionarem ou regredirem. E já vi pessoas falarem com entusiasmo sobre as mudanças positivas que ocorreram em casa, no relacionamento com colegas de trabalho... patrões... amigos... amantes, filhos, pais. E com elas mesmas.[1]

Juhan atribui essas mudanças, não à analgesia temporária ou ao efeito placebo, mas ao processo cumulativo de conhecer o próprio corpo usando uma nova perspectiva. Os caminhos corporais são um meio para conquistar esse novo ponto de vista.

POR QUE AS PESSOAS RECORREM
AOS CAMINHOS CORPORAIS

O sofrimento é um grande motivador. Muitas pessoas recorrem aos caminhos corporais porque a dor de uma lesão ou de alguma doença crônica as obriga a buscar alternativas, geralmente porque os tratamentos ortodoxos — cirurgia e drogas — não funcionam mais ou porque já se tornaram dependentes de medicamentos. Terapeutas corporais relatam que, muitas vezes, os clientes batem à sua porta quando as outras possibilidades se esgotaram. Desesperados e irritados, eles finalmente resolvem experimentar um caminho corporal para tratar sua artrite, dor nas costas, síndrome repetitiva de *stress* ou outras doenças ocupacionais, para curar uma antiga lesão ocorrida no futebol ou na dança, ou para recuperar-se de partos ou acidentes de carro. O que para eles é o último recurso é também o primeiro passo para uma nova consciência de estar no corpo e, portanto, para uma nova relação com a vida.

> *A dor é um pedido de socorro do corpo. Você está fazendo alguma coisa que ele não suporta mais. O corpo é muito paciente. Ele agüenta muita tensão e abuso, antes de produzir a dor.*
>
> *— Marion Rosen*

Uma reportagem de Bill Moyers, exibida pela PBS em 1993, fala de pacientes do tipo "último recurso". Na época da reportagem, estavam aprendendo meditação e yoga com Jon Kabat-Zinn no Centro Médico da Massachusetts University. Eram pacientes encaminhados por seus médicos aos programas de oito semanas — Redução do *Stress* e Relaxamento — para tratar desde dor de cabeça, pressão alta e dor nas costas até doenças cardíacas, câncer e AIDS.

> *Nossa cultura não é uma cultura orientada para o corpo. Sentamos, ficamos em pé, falamos. Certo? Mas mal usamos o corpo. Você nunca será saudável, a menos que viva no nível do corpo, e acho que é disso que precisamos.*
>
> *— Alexander Lowen*

Um desses pacientes foi obrigado, depois de um ataque cardíaco, a afastar-se da própria empresa, depois de quarenta anos sem férias. Deprimido e confuso no início, no final de oito semanas estava mais animado, com brilho nos olhos e entusiasmo pela vida. Ele, que se considerava um doente do coração, passou a se ver como uma pessoa em sua plenitude, capaz de expressar amor pela família e afeição pelos outros. Outro homem, de seus 70 anos, apareceu no Centro Médico numa cadeira de rodas. A dor nos pés era tanta que ele tinha vontade de arrancá-los. Aos poucos, ele passou da cadeira de rodas para as muletas e depois para a bengala, tornando-se uma pessoa mais ativa e animada. Em outras circunstâncias, esses dois homens jamais se envolveriam voluntariamente com o próprio corpo da maneira correta e carinhosa que lhes foi ensinada no curso. [2]

> *Com a consciência do corpo sutilmente desenvolvida, torna-se possível para o indivíduo tornar-se o orquestrador consciente da própria saúde.*
>
> *— Jean Houston*

Segundo o doutor James Lynch, autor de *The Broken Heart: The Medical Consequences of Loneliness*, "as pessoas mais vulneráveis à doença são extraordinariamente descontentes com seu corpo". Sua pesquisa indica que os hipertensos ficam com a pressão ainda mais alta quando falam, mas quase nunca têm consciência disso. "São pensadores racionais sem consciência corporal", diz ele. "Se a minha pressão sangüínea subisse 50% quando eu converso com você, essa conversa estaria me matando." [3]

Somos condicionados a depender da autoridade, em vez de aprender por nós mesmos. Se você desenvolver uma imagem precisa do próprio corpo — por dentro e por fora — e a capacidade de sentir suas diferentes partes, mais condições terá de saber o que fazer para se cuidar e o que dizer ao profissional que vai colaborar nessa cura. Vários inovadores na área dos caminhos corporais passaram por isso e acabaram se transformando no agente da própria cura. Com sensibilidade e perspicácia, Elsa Gindler curou-se de tuberculose, Elisabeth Dicke reverteu um problema circulatório e evitou a amputação de uma perna, Moshe Feldenkrais curou-se de uma lesão no joelho e F. M. Alexander ajustou a própria postura e nunca mais perdeu a voz. Leia essas histórias nas páginas 258, 196, 264 e 249. Nesse processo, todos eles desenvolveram sistemas eficazes, muito conhecidos hoje em dia.

> *Só vamos conseguir nos sintonizar com o corpo se o amarmos e respeitarmos verdadeiramente. Não é possível ter boa comunicação com um inimigo.*
> *— Harriet Goldhor Lerner*

A outra motivação que leva aos caminhos corporais vem de uma atitude mais positiva, do impulso natural em direção a um funcionamento excelente e saudável. Apesar de sentir-se bem, você sabe que é possível superar as atuais limitações. Talvez possa ser mais flexível ou melhorar ainda mais a postura. Você é motivado pela curiosidade e pelo interesse: como posso atingir minha plena capacidade como ser humano? Já foi dito muitas vezes que usamos apenas uma fração do nosso potencial. Isso geralmente se aplica ao cérebro, mas a inteligência do corpo também permanece, em grande parte, sem uso. Como ser mais criativo? Como impedir que surjam limitações e dores que atrapalham a vida? Como é que se envelhece bem?

Não importam as razões que levam alguém a trabalhar com o corpo. Não importa se você quer se curar ou viver melhor. Sejam quais forem essas razões, esse passo irá abrir-lhe um novo mundo e trará não apenas o alívio que você tanto espera, mas também conhecimento e poder, dos quais você nem tinha consciência. É isso que significa realizar seu potencial.

Subjacente às razões que nos conduzem aos caminhos corporais está o impulso instintivo à plenitude. Todos nós desejamos, consciente ou inconscientemente, conquistar a paz no território em guerra do próprio corpo. Os países do Oriente Médio gastam cerca de U$ 60 bilhões por ano em armas. Imagine quanta energia e outros recursos valiosos poderiam ser usados para propósitos bem melhores — educação, saúde e outros programas sociais — se os árabes e israelenses trocassem a inimizade

Sensibilidade, Flexibilidade e Comunicação

Os caminhos corporais são úteis como ferramentas para aumentar a sensibilidade em relação a nós mesmos. Quando ficamos mais sensíveis, a comunicação e a flexibilidade aumentam. Em vez de tentar silenciar o corpo com remédios ou com o barulho da TV, ficamos abertos às suas mensagens. Quando não nos fazemos de surdos, podemos evitar problemas maiores.

O objetivo... é cooperar com o corpo, e não considerá-lo um alienígena monstruoso ou uma companhia não-confiável, embora onipresente.
– Jean Houston

A analista junguiana Anita Greene aprendeu da forma mais difícil a importância de prestar atenção ao corpo. Diz ela: "Sempre que ignorei as necessidades e a sabedoria do meu corpo, ele se fez ouvir: uma operação de apendicite atrasou meu mestrado, um ombro quebrado atrapalhou minha tese, uma enxaqueca interrompeu uma vida superativa. A mensagem é alta e clara. Ignore a necessidade que o inconsciente tem de equilíbrio e de centramento, e o corpo pagará por isso." [4]

Percebi que minhas tensões e dores de cabeça eram um protesto contra a negação do meu próprio eu.
– Clark Moustakas

Durante a crise da meia-idade, Jean Shinoda Bolen, psiquiatra e autora do *best-seller Goddesses in Everywoman*, procurou caminhos corporais para estabelecer comunicação com seu corpo e com seus sentimentos. Em *Crossing to Avalon* ela relata que um dia, deitada na mesa, antes de uma sessão, teve uma revelação:

> Percebi que meu braço esquerdo parecia proteger o coração, com a mão esquerda cerrada, na posição de quem carrega um escudo. Tinha tido outra semana difícil e, como sempre, sentia-me superior a tudo. Mas, deitada ali, percebi que se tirasse o braço daquela posição, abrindo-o como uma asa, a dor afloraria. Percebi também, naquele momento, que não conseguiria fazer isso sem ajuda. Eu resistia demais a me abrir... uma parte de mim estava empenhada em deixar o sentimento enterrado... pedi à minha terapeuta que fizesse o favor de erguer o meu braço e o afastasse do peito. Assim ela fez, e as lágrimas surgiram.
>
> Enquanto lutava para me abrir, o médico dentro de mim observava, pensando numa doença muito comum, conhecida como "ombro congelado" ou "síndrome da mão e do ombro". Dessa síndrome faz parte uma dor insuportável, que algumas mulheres de meia-idade bem conhecem. Geralmente dura um ano e, depois, desaparece inexplicavelmente, da mesma forma que apareceu. Sem fisioterapia, a atrofia muscular provocada pela falta de uso acaba complicando o

quadro. Acho que eu poderia ter sido uma candidata a esse mal. A dor emocional que eu não queria sentir teria se manifestado no corpo como dor física.[5]

Os caminhos corporais são eficazes quando ajudam a restabelecer essa comunicação interior, superando a desconexão entre o corpo e os sentimentos. Ao mesmo tempo, aumenta a capacidade de comunicação com os outros. "Se você não consegue ouvir o próprio coração, como vai fazer para que sua mulher o compreenda?",

BENEFÍCIOS DO TRABALHO COM O CORPO

Dependendo do tipo de caminho corporal escolhido, os benefícios, apesar de variarem, são muitos e podem ser diretos ou indiretos.

- Correção de disfunções
- Prevenção de lesões e doenças
- Redução da reação de *stress*
- Alívio da dor
- Melhor funcionamento e postura; um corpo mais ereto e leve
- Melhor equilíbrio e coordenação
- Reversão de sintomas da idade; mais saúde e longevidade
- Maior consciência sensorial
- Aumento de prazer sexual
- Mais sensibilidade, flexibilidade, graça; relações mais amistosas e maior ligação consigo mesmo e com os outros
- Definição de limites pessoais
- Acesso às lembranças e à sabedoria do corpo
- Cura emocional; substituição do papel de vítima por uma atitude de autonomia, autoridade, poder
- Mais capacidade de se manter centrado e com os pés no chão
- Menos inibições e repressões; mais capacidade para o trabalho e para a criatividade; realização do potencial
- Raciocínio mais lúcido, consciência mais viva e vida espiritual corporalizada
- Plenitude, em vez de fragmentação; viver em primeira mão, com o corpo todo, e não apenas com a cabeça — reações autênticas em vez de intelectuais
- Substituição de antigos hábitos negativos por novos padrões positivos — fim de estilos de vida perniciosos e anestesiantes
- Aceitação de si mesmo — reconhecimento da própria exclusividade e beleza como dom da criação; nova imagem de si mesmo, novo senso de eu físico

pergunta o doutor James Lynch.[6] Quanto mais nos conhecermos, mais capazes seremos de afirmar nossas posições, necessidades e desejos, e de ouvir o que os outros têm a dizer. Quando você está sensível a um amigo e empenhado na comunicação, não se sente menos rígido, mais disposto a ceder e capaz de soluções criativas?

> *Basicamente, conhecendo a nós mesmos, teremos mais para compartilhar com os outros.*
> *– Tarthang Tulku*

Relacionamentos

É estranho imaginar que uma sessão de Rolfing® ou os movimentos lentos e cuidadosos do T'ai Chi Chuan podem ajudá-lo a se relacionar, mas é verdade. Não há correlação direta, mas indiretamente muitas coisas podem acontecer.

Clyde W. Ford, quiroprático e criador da Somatossíntese, ao se referir a nossos relacionamentos com os outros, fala de dança da união e da separação. Nós começamos a aprendê-la com o nosso corpo de bebê, reagindo a nossos pais e a outros adultos. A capacidade de chegar perto e de se distanciar dos outros depende das experiências de intimidade, afeição, confiança, cuidado, abandono e abuso que tivemos quando crianças.

Será que você tende demais aos extremos, agarrando-se excessivamente aos outros ou mantendo-se sempre distante? Ford chama essas duas tendências de "Satélite Perdido" e "Eu Submerso". Quem está "perdido" tem dificuldade para se unir aos outros e, geralmente, vive rígido e tenso, como se o corpo fosse uma concha protetora. Quem está "submerso" quer ficar sempre perto dos outros, achando-se incapaz de se separar. Fisicamente, tem tendência a ficar sempre acima do peso, fora de forma, sem contornos, além de não ter consciência de partes do próprio corpo.[7]

> *Quando meu corpo for um lugar mais seguro para se viver, eu vou me relacionar com você de maneira diferente... mais resolvida, mais harmoniosa, mais carinhosa, porque trago um corpo que está vivendo em campo menos resistente ou não resistente, no relacionamento com você.*
> *– Rosie Spiegel*

Os caminhos corporais permitem que você perceba qual é a sua tendência e que encontre um ponto de equilíbrio entre os dois extremos, tendo mais facilidade para ficar íntimo ou distante, conforme a situação. Cultivar o corpo — afrouxando ou contraindo os limites — através de caminhos corporais é como mergulhar no oceano à procura de um navio submerso e encontrar um tesouro perdido. Quando souber onde começa e onde termina seu corpo e como ele se sente, você terá conquistado o poder de fazer escolhas na vida, de procurar ajuda construtiva e de criar e manter relacionamentos saudáveis.

Aprendendo a sentir-se seguro em relação aos seus limites, você vai ficar muito mais à vontade no corpo, sabendo que ninguém tem o direito de invadi-lo. É como empunhar uma tabuleta que diz: "Não entre a menos que seja convidado." À medida que se sentir diferente no corpo — por exemplo, admitindo as sensações ao invés de suprimi-las — você se comportará também de maneira diferente, passando a atrair pessoas e relacionamentos diferentes.

Um bom exemplo é o de um cliente de Richard Strozzi, um psicoterapeuta praticante de Aikidô. Gerard, como ele se denomina, era um executivo bem-sucedido, mas incapaz de manter um relacionamento íntimo. Por muito tempo culpou as mulheres que o abandonaram, completamente inconsciente de sua insipidez física e emocional. Seus músculos tinham pouco tônus ou definição, seus movimentos eram gelados, seus ombros se arredondavam para a frente e sua cabeça pendia sobre o peito afundado. Trabalhando somaticamente com o corpo, ele finalmente sentiu que tinha o peito entorpecido e oco.

> Num dia de inverno, parei de escrever um pouco e fui caminhar num bosque. Sob o sol, a neve, depositada havia dias nas árvores, derretia e caía aos pedaços. Tirei a neve de cima de algumas sempre-vivas, porque me doía vê-las curvadas sob o peso da brancura molhada presa a seus ramos. Perguntei-me se os rigores do inverno iriam deformá-las permanentemente, como o corcunda de Notre Dame, ou se gradualmente se endireitariam. Olhando-as, lembrei-me das pessoas com o corpo curvado sob os fardos da vida: trabalho, relacionamentos ou falta deles, sofrimento físico e emocional. Tirando a neve das arvorezinhas, tive esperança de ajudá-las a iniciar o processo de voltar à forma correta. Da mesma forma, acredito que a experiência de se mover — e de ser movido — de uma nova maneira, de literalmente sacudir os padrões formados pelo peso de diferentes tipos de *stress* e traumas da vida, é algo que nos ajuda a dar início ao nosso próprio processo.

Gerard compreendeu que tinha muito medo da intimidade: quando alguém se aproximava demais, física ou emocionalmente, ele se afastava, contraindo a garganta, o peito e a pelve. Ao tentar respirar fundo, ele tossia e engasgava. Quando menino, ele quase se afogou, e a mãe teve medo de chegar perto para socorrê-lo. Depois desse incidente, Gerard nunca mais confiou numa mulher. Com o passar do tempo, ao sentir-se melhor no próprio corpo, ele aprendeu a não se fechar aos relacionamentos com mulheres e colegas de trabalho.[8]

> *Conhecer os outros é inteligência; conhecer a si mesmo é sabedoria.*
> — *Tao Te Ching*

Liberdade e Conhecimento Interior

Na vida, precisamos aprender a enfrentar qualquer intempérie. Evitá-la e anestesiá-la não são soluções para dias de tempestade. Com esse tipo de reação, acabamos consumindo mais energia do que se enfrentássemos criativamente os ventos que sopram na vida. Ajudando-o a conhecer melhor a si mesmo, os caminhos corporais permitem que você enfrente com coragem o que vier pela frente. Quem conhece a si mesmo tem mais capacidade de reagir de maneira instintiva e autêntica às situações, pois as vê claramente.

Esse "conhecer-se a si mesmo" não é exatamente o que Sócrates, o antigo filósofo grego, tinha em mente. Não se trata de conhecer com a cabeça, por meio de um professor ou livro. Não se trata, também, de um conhecimento conquistado por súplicas a uma divindade. É um conhecimento que vem do interior do próprio corpo, do coração e das entranhas, de dentro para fora e não o contrário. Isso é fundamental para a liberdade pessoal. Não se trata apenas de liberdade em relação a doenças e lesões, a dificuldades crônicas mentais e físicas. Trata-se de liberdade em relação às restrições habituais, que nos impedem de ser tudo o que podemos ser como seres humanos. Conhecer-se a si mesmo é ser você mesmo.

> *Não se pode compreender o ritmo e significado do mundo exterior antes de se dominar os dialetos do corpo.*
> *— Timothy Leary*

Conhecendo de dentro para fora não seremos seduzidos por falsos profetas. Depois da experiência devastadora em Auschwitz, durante a Segunda Guerra Mundial, o químico italiano Primo Levi advertiu que sem liberdade interior as pessoas correm o risco de acabar seguindo fielmente os fascistas. "É melhor renunciar a verdades reveladas, mesmo que sejam de graça e nos exaltem com seu esplendor", disse ele. "É melhor contentar-se com verdades mais modestas e menos excitantes, adquiridas penosamente e sem atalhos... que podem ser provadas e demonstradas." [9]

> *Mas ele só fará progresso consigo mesmo quando ficar muito mais familiarizado com a própria natureza.*
> *— C. G. Jung*

Por que é imperativo sermos a autoridade em nossa vida? Além de evitar os demagogos, precisamos fugir das opiniões que limitam o nosso potencial. Raun Kaufman nasceu autista. Na época, os chamados especialistas bombardearam seus pais com prognósticos do tipo "irreversível", "inalcançável" e "incurável". Felizmente para Raun, seus pais, Barry e Samahria Kaufman, desafiaram os médicos, que diziam: "Seu filho tem uma limitação devastadora e sem cura. Ele nunca vai se livrar disso." Mas, apesar de tudo, eles seguiram a própria intuição. O resultado foi aquilo que a medicina chama de "milagre". Raun, considerado também retardado mental, formou-se no colegial, entrou na universidade que escolheu, fez amigos, participou de atividades e aproveitou a vida.[10] Quando não permitimos que ninguém mais seja a autoridade em relação ao que podemos ou não fazer, tudo é possível.

Há uma história sobre um time de futebol de uma escola de Nova York que demonstra o que pode acontecer quando, em vez de sermos influenciados por autoridades de fora — nesse caso imagens e mitos externos — passamos a confiar em inspirações do próprio corpo. Uma vez, o técnico desse time mandou os jogadores aprenderem balé para aperfeiçoar os movimentos laterais e desenvolver a força. Naquele bairro, homens machos seriam normalmente repudiados por participar daquela "coisa de meninas", mas os rapazes conseguiram. Para sua surpresa, o balé despertou-lhes o interesse pela dança social, que antes consideravam efeminada. Assim, um dos jogadores, que se perguntava por que era tão desajeitado na pista de dança se era tão ágil no campo, percebeu que as idéias da comunidade a respeito do que um homem *deve* ou *não deve* fazer tinham se transformado em obstáculos ao que *podia* fazer. Por meio do corpo, ele aprendeu outra coisa: não havia limites para o que podia fazer.

> *Estou certo de que as crianças sabem muito mais do que são capazes de dizer, e é aí que reside a diferença entre elas e os adultos, que, no melhor dos casos, sabem apenas uma fração do que dizem. Isso acontece simplesmente porque as crianças sabem tudo com todo o seu ser, enquanto nós sabemos apenas com a cabeça.*
> *— Jacques Lusseyran*

Estímulo da Consciência

No Ocidente, somos expostos a estímulos constantes: o barulho mecânico de veículos, geladeiras, serras elétricas, furadeiras; o bombardeio ininterrupto da TV e do rádio; buzinas, gritos de pessoas, latidos de cachorros e miados de gatos; sem mencionar a conversa incessante dentro da própria cabeça.

Com os circuitos sensoriais sobrecarregados, é natural que você tente bloquear o que vê, sente e cheira, para que consiga sobreviver.

> *Uma dependência serve para nos amortecer, de maneira a perder o contato com o que sabemos e sentimos.*
> *— Anne Wilson Schaef*

Talvez, de tão superestimulado, você esteja amortecido ou até mesmo anestesiado em relação ao próprio corpo. É possível, também, que esteja amortecido e insensibilizado porque desviou a consciência do sofrimento, depois de ter sentido muita dor em alguma ocasião.

Congelando e anestesiando o corpo, não sentimos o que nos machuca. Mas, assim, nós nos impedimos de sentir o que nos dá alegria, pois a fonte de dor é também fonte de prazer. Se anularmos a dor, anularemos também o prazer. E, o que é pior, deixamos de notar que estamos congelados. É assim o congelamento: as partes congeladas ficam insensíveis. Isso significa que nem percebemos a falta de sentimento. O congelamento que provocamos ao anular os sentimentos — os blocos de tensão — serviu para deter, em alguma ocasião, sentimentos e impulsos que pareciam perigosos, dolorosos, proibidos ou inaceitáveis. Só que agora ele não nos permite sentir nada.[11]

Trabalhar com o corpo proporciona um tipo diferente de estímulo, que acalma em vez de estressar. Tornar-se consciente das sensações corporais pode ser um antídoto à superestimulação do mundo moderno e à dessensibilização que ela provoca. Pode ser uma maneira de minimizar e curar o congelamento. Despertar o corpo e tomar consciência de suas descobertas e de seus prazeres sensoriais pode ser a porta de entrada de um novo espaço. Pode reconduzi-lo a áreas que você amorteceu por autodefesa. É também uma maneira de ir mais devagar, em meio à vida frenética, vivendo fisicamente cada momento, em vez de sair mentalmente em disparada. O corpo o ancora no presente, o lugar onde o tempo parece pleno e expandido, e não curto e limitado. Nessa calma, você descansa, você aprende, você se cura.

> *Não é fácil reconhecer e escolher alimentos – de qualquer tipo – quando a parte instintiva, espontânea e receptiva está amortecida e negligenciada.*
>
> *– Jean Shinoda Bolen*

Esse processo pode também ajudá-lo a descobrir quem você é, além de ajudá-lo a exercitar um certo grau de autocontrole sobre sintomas físicos e emocionais. Autocontrole não é supressão rígida, mas a capacidade de escolher, de não reagir mecanicamente. Para isso, a autoconsciência é um pré-requisito que pode vir dos caminhos corporais.

Talvez você se pergunte por que precisamos ter consciência do corpo se ele parece funcionar tão bem sozinho. Respiramos, nosso coração bate, o alimento que ingerimos é digerido e eliminado, tudo aparentemente sem ajuda. Mas quando paramos para observar melhor funções "automáticas" como essas, a natureza do processo se modifica, geralmente para melhor.

Evitando Perdas

Outra razão para se trabalhar com o corpo é não deixar que se perca o que não usamos. "Por trás de cada inovação tecnológica... há uma faculdade humana que definha", diz Michael Murphy, co-fundador do Esalen Institute. "Para cada automóvel, um músculo mais flácido... quanto mais se confia na [tecnologia]... menos se conta com a herança estupenda [de]... nossas capacidades psicossomáticas, psicofísicas, que não cultivamos... nosso direito inato e natural."[12]

Parte do propósito do trabalho com o corpo é deter esse processo de perda, despertar essas capacidades antes que a atrofia se instale. Uma versão extrema dessa deterioração é o marasmo sensorial. No século passado e início deste século, as crianças que eram deixadas em abrigos para órfãos pouco eram tocadas. Assim, não tinham como ativar o sistema sensório-motor (a capacidade que os músculos têm de sentir e de se mover, por meio do sistema nervoso central) e literalmente definhavam.[13] Recentemente, apareceram casos assim em certos orfanatos da Romênia, que contam com número reduzido de funcionários.

Experiência: Observe Sua Respiração

Pare por um momento e observe a sua respiração: ela é rápida, lenta, superficial ou profunda? Não faça nada para modificá-la. Limite-se a observá-la: o ar penetra pelas narinas, enche os pulmões e expande o peito. Observe como o abdômen infla ou se levanta quando você inspira. Então, ao expirar, sinta a barriga esvaziar e cair e o peito afundar.

O ar que entrou pelas narinas estava quente ou frio? O ar que tocou a área que fica sobre o lábio superior, ao sair das narinas, estava frio ou quente? Você inspirou e expirou pelas duas narinas ou o ar entrou por uma delas e saiu pela outra? Depois de respirar várias vezes, a respiração ficou mais fácil ou mais difícil? Você está mais calmo ou mais ansioso? O batimento cardíaco ficou mais lento ou mais rápido?

Qualquer reação emocional alterará imediatamente o padrão da respiração. O simples fato de tomar consciência da respiração já a modifica, sem qualquer esforço nem intenção ativa. A mera observação das funções naturais é suficiente para nos pôr em contato com o corpo e com o que ele quer fazer, se houver oportunidade. Para fazer a mesma coisa com a raiva, veja a Experiência da página 42.

Se você teve poliomielite ou conhece alguém que teve, pode compreender muito bem o princípio de "usar ou perder", pois os músculos da perna afetada, quando não são exercitados, degeneram. Mas não é só em casos de poliomielite que ocorre essa perda. É o estímulo do sistema neuromuscular que detém esse processo. A força pode vir do toque habilidoso de um especialista ou dos movimentos lentos da própria pessoa, realizados com atenção e cuidado. Você pode proporcionar a si mesmo um novo *feedback* ao trabalhar, por exemplo, com as bolas da Consciência Cinética®, numa aula ao vivo ou gravada numa fita — como as aulas de Consciência Pelo Movimento® de Feldenkrais — ou fazendo movimentos como os asanas da Yoga. Os caminhos corporais oferecem novos dados sensoriais para arrancá-lo de velhos padrões e gerar mudança. Eles ajudam a estabelecer um novo padrão, com mais flexibilidades, variedade, suavidade e adequação de movimento. Ao dar nova seqüência à atividade muscular, o sistema nervoso central desabitua antigos padrões. Como resultado, você aprende a prevenir a doença, as lesões e os males relacionados com o *stress*.

> *Os profetas pregam... que é pelo prazer, e não pela força de vontade e coerção, que você muda mais profundamente as pessoas.*
>
> *– Matthew Fox*

Prazer

Os caminhos corporais não proporcionam apenas alívio para o mal-estar. Através deles você pode se educar, no sentido de focalizar o corpo de maneira diferente — não como fonte de dor, mas como fonte de prazer e conforto. Pare um momento e faça uma lista mental de experiências prazerosas, especialmente satisfatórias. Pode ser qualquer coisa: cuidar do bebê, andar descalço na praia, ler um romance num banho quente e perfumado, fazer amor com seu parceiro. Com que freqüência você se lembra que seu corpo também é fonte de prazer?

MAIS PRAZER SEXUAL

Joseph Heller, criador da abordagem estrutural que ele denomina Hellerwork, diz que, antes de trabalhar com o corpo, jamais pensaria que tivesse algum problema sexual. Ele era sexualmente ativo e gostava imensamente de sexo. Mas, ao recapitular aquele período, lembrou que mover a pelve exigia esforço. Durante o sexo, sentia cansaço e, às vezes, dor na base das costas. Sua energia se esgotava e, depois do orgasmo, ele só queria virar para o outro lado e dormir. E suas sensações de prazer eram limitadas à área genital.

Depois de uma sessão de atividade corporal, voltada especialmente para a área abdominal e pélvica, a pelve de Heller começou a se movimentar por conta própria. Seus movimentos durante o sexo aconteciam sem esforço algum. Assim, o ato não o fatigava mais, as costas pararam de doer e ele se sentia energizado depois. Além disso, as sensações de prazer sexual se expandiram para o corpo inteiro. À medida que seu corpo ficava mais solto, as experiências sexuais ficavam mais fluidas.[14]

"Todo ser humano possui um eficaz sistema de manutenção da saúde... guiado pelo prazer", dizem os psicólogos Robert Ornstein e David Sobel. "Nossos sentidos fazem mais do que dar o alarme em ocasiões de perigo. Eles nos guiam para experiências agradáveis, que aumentam a sobrevivência."[15] Aprendemos através do prazer. Nós nos curamos em circunstâncias positivas. Nosso cérebro é, até mesmo, equipado com substâncias do prazer (endorfinas).

Na verdade, diz o antropólogo Lionel Tiger, o prazer não é um luxo, mas uma necessidade da evolução. Precisamos dele, assim como precisamos de vitaminas, de água, de calor, de convívio e de carboidratos. Foi o prazer que suge-

Em geral, quanto maior o prazer que o corpo sente, maior o prazer que ele pode dar.
– Robert Masters e Jean Houston

riu "quais os comportamentos, emoções, padrões sociais e preferências que melhor nos serviram durante a história da nossa evolução. Eles foram experimentados em forma de prazer e codificados em nosso código genético... num passado bem distante, há mais de 100 mil anos".[16]

Desenvolvimento Emocional e Espiritual

Enquanto os psicólogos acreditam que às mudanças físicas segue-se um melhor funcionamento mental e emocional, os especialistas em caminhos corporais acreditam que um melhor funcionamento emocional e mental segue-se às mudanças físicas. Ida Rolf, criadora do Rolfing, sugeriu que, em alguns casos, a correção de desvios estruturais é mais eficaz do que a psicoterapia. Os educadores somáticos Moshe Feldenkrais e Thomas Hanna afirmaram que o aumento da função do movimento leva a melhores estados psicológicos. Hanna, aluno de Feldenkrais, nunca discutia problemas psicológicos com seus clientes.

> *O corpo físico é o mediador de toda a nossa experiência. Se ele funciona muito mal, tudo o que percebemos fica distorcido. Se ele está relaxado e em equilíbrio, muitas de nossas dificuldades tornam-se insignificantes.*
> *– John Mann e Lar Short*

Mas, sem dizer uma palavra, ele observou que ao eliminar uma limitação física, as limitações psicológicas eram eliminadas logo em seguida. Ver história de Louise, página 271.

Brent Williams, formado pelo Southern Baptist Theological Seminary em Louisville, Kentucky, fez a mesma observação em relação a problemas espirituais. Ele trocou o púlpito pela massagem terapêutica ao perceber que as pessoas deprimidas e "de mal com Deus" tinham uma dificuldade física por trás do problema, e não um dilema espiritual, pelo menos em 80% dos casos. Dar apenas conselhos deixava Williams frustrado e seus clientes em conflito. Mas, com a massagem, o alívio físico levava também ao alívio espiritual.

Hoje, um número cada vez maior de pessoas começa a compreender que não é suficiente contemplar, analisar ou raciocinar sobre questões emocionais ou espirituais. É preciso abordá-las diretamente, no próprio corpo. Uma prática corporal disciplinada pode levar à autoconfiança e a um conhecimento de si mesmo que enfatiza a unidade, ao invés da dualidade. Nossos sentimentos em relação a nós mesmos e à vida em geral dependem, em parte, de nossa maneira de estar no corpo.

A escritora feminista Gloria Steinem conta o que acontece em suas palestras quando pede às pessoas que levantem e, depois, observem como colocam o corpo no espaço. As mulheres geralmente percebem que estão com os pés juntos, a cabeça levemente para a frente, os braços cruzados no peito ou as mãos enlaçadas na frente, como que para cobrir o corpo e ocupar o mínimo de espaço. Os homens, por outro lado, notam que ficam com os pés afastados, braços caídos dos lados ou um cotovelo

A História de Johnny: Matéria ou Mente, Caminhos Corporais ou Psicoterapia?

Segundo Ida Rolf, criadora do Rolfing e decana no campo dos caminhos corporais estruturais, algumas pessoas buscam ajuda, equivocadamente, na psicoterapia, quando o que precisam é tomar consciência de aberrações físicas e corrigi-las. Ela usa a história de Johnny como exemplo.

Quando Johnny tinha 10 anos, caiu com os patins numa escada de cimento, batendo as costas nos seis últimos degraus. Como não houve fraturas, a mãe pensou que não era nada sério. Mas, um ano depois, Johnny não era mais capaz de competir com os colegas nos esportes e nem conseguia sentar com as pernas cruzadas. Sua auto-imagem sofreu: sentia-se inadequado e inseguro. Aos 15 anos, seus joelhos doíam; aos 16 os quadris começaram a enrijecer. Finalmente, quando tinha 17 anos, ele procurou um médico, querendo saber que "doença" lhe atacava os joelhos e diminuía sua capacidade de andar.

Dezoito anos depois, Johnny ainda tentava, inutilmente, livrar-se da "doença" por meio da psicoterapia. Seria ele inseguro porque sua mãe não lhe deu carinho quando bebê? Johnny lembrava-se de seu pai gritando com ele: "Pelo amor de Deus, garoto, será que não consegue ficar em pé direito?"

Na verdade, diz Rolf, ele não conseguia. Uma das pernas dava a sensação de ser mais longa porque a queda na escada tinha girado a pelve, deixando um dos ossos do quadril para a frente e levemente mais alto do que o outro. O psiquiatra rotulou Johnny de "inseguro", o que era literalmente verdade. Sem firmeza nas pernas, ele só podia ficar inseguro. Para compensar, ficou retraído e tímido. Na tentativa de superar tudo isso, ele fazia ginástica para trabalhar os músculos. Ficou mais musculoso, mas continuou tão inseguro quanto antes, pois nada havia mudado na articulação danificada.

Segundo Rolf, a psicoterapia não era o remédio para a insegurança de Johnny porque não podia corrigir o desvio estrutural da pelve. Mas o trabalho com o corpo — restaurando o equilíbrio na pelve — despertaria a segurança.[18]

para fora, ocupando assim o máximo possível de espaço. Quando Steinem os faz inverter o estilo, eles logo percebem como a postura física pode influenciar rapidamente o estado mental, particularmente a confiança em si mesmo.

"As pessoas do grupo que ocupa pouco espaço dizem, ao expandir a postura, que no início se sentem estranhas ou expostas; depois, mais fortes e mais confiantes", observa Steinem. "Ao contrair o corpo, as pessoas do grupo que ocupa muito espaço se sentem no início infantis, e, depois, menos poderosas e até menos visíveis."[17]

Da mesma forma, o projeto Promoting Achievement in School Through Sports (PASS), um curso de um ano para estudantes secundários, ajuda a melhorar o desempenho escolar ao trabalhar com aquilo que o corpo já sabe por meio da experiência física do esporte. Os alunos descobrem que têm quase todas as qualidades e habilidades que precisam para ir bem na escola. Os exercícios de movimento e concentração fazem com que fiquem mais equilibrados e relaxados, o que aumenta o poder físico e a agilidade mental. A confiança física se traduz em confiança pessoal geral e, portanto, em competência no trabalho escolar.[19]

No meu círculo de amizades, as mulheres que cresceram praticando esportes — algumas eram consideradas "moleques" — recusaram-se a limitar suas atividades e o modo de se vestir ao que era considerado apropriado para meninas. Tornaram-se mulheres confiantes, sem medo de agir. Desde criança, precisei ajudar meu pai. A experiência de carregar caixas e realizar outras tarefas físicas instilaram em mim um senso de força que levei comigo para a vida adulta. Outras mulheres percebem sua força mais tarde, pela experiência física de dar à luz e cuidar das crianças.

> *Quanto melhor você se sentir fisicamente, mais fácil será ser feliz.*
> *— Martin Rush*

Até as tarefas físicas mais corriqueiras podem romper bloqueios emocionais e inibições mentais. Discuti com algumas amigas por que limpamos o armário, a mesa ou até mesmo a casa inteira antes de iniciarmos um trabalho. Achava que isso era procrastinação, mas acabei entendendo que a atividade física é, na verdade, um aquecimento que, depois, traduz-se na atividade mental necessária para escrever. Uma amiga, depois da morte súbita do marido, que a deixou com dois filhos, pôs-se a rearrumar toda a casa e a mobília. O ato físico de reorganização ajudou-a a atravessar a dor e a começar a organizar a própria vida.

Maior Habilidade

À medida que a consciência cresce e o relaxamento se aprofunda, o equilíbrio, a coordenação e até mesmo a capacidade de aprender aumentam. Em 1980, por exemplo, o Projeto P.R.E.S. (Physical Response Educational Systems) iniciou um programa de Acupressão (Jin Shin Do®) com alunos de escolas especiais de Santa Cruz,

Experiência: Use o Corpo Para Mudar o Humor

Lembre-se da última vez que se sentiu triste, deprimido ou magoado depois de uma perda. Visualize e/ou sinta como estava seu corpo. Estava com os ombros caídos e o peito afundado, como se fosse para proteger o coração de outras dores? Estava com os olhos baixos? Se você teve a sorte de receber o abraço de um amigo, esse toque fez com que se expandisse um pouco, com que se sentisse menos só no seu corpo? Conseguiu respirar mais fundo? O conforto físico diminuiu um pouco a tensão emocional?

Se estiver triste ou deprimido neste momento, endireite a postura, mas sem forçar. Encha e abra o peito para que os ombros se endireitem; erga a cabeça a fim de que não fique caída para a frente, depois olhe para o teto inclinando a cabeça para trás. Sempre que sinto que estou prestes a chorar na hora errada, olho para cima para que as lágrimas desapareçam. Se você ficar triste quando estiver dirigindo, alongue e endireite a coluna, empurrando as nádegas para a frente e aproximando a cabeça do teto do carro. Em vez de ficar caído sobre o volante, estenda e endireite os braços.[20]

Para lidar com outras emoções além da tristeza, experimente um exercício diferente. Por exemplo: mesmo que não esteja ansioso nem zangado neste momento, visualize alguém ou alguma coisa que costuma deixá-lo furioso ou com medo. Exalte-se. Sinta-se. Então, observe sua respiração. Está curta e superficial? Seu coração está batendo loucamente? Essas são algumas das sensações físicas que acompanham a raiva e a ansiedade. Agora, conscientemente, respire profunda e lentamente: inspire fundo enchendo o abdômen, peito e costas e depois solte gradualmente todo o ar. Faça isso até que cada movimento da respiração seja feito sem esforço. Observe que a mudança física trouxe também a calma emocional. Ainda está furioso? Você usou o corpo para agir sobre a mente.

Califórnia. As mudanças positivas foram acentuadas. Ao relaxarem e ficarem mais atentos, os alunos se tornaram também sociáveis e mais receptivos ao aprendizado e à afeição. Os comportamentos difíceis diminuíram ou desapareceram. Crianças com paralisia cerebral, deficiência mental ou hiperatividade fizeram progressos notáveis quanto ao equilíbrio, postura, ritmo e coordenação. Um dos adolescentes parou finalmente de derrubar coisas. Uma criança pequena aprendeu a comer com colher, enquanto outras aprenderam a pegar a bola ou a andar de *skate*. Apesar da dificuldade para aprender a ler e a escrever por causa de deficiência mental, perturbações físicas e distúrbios emocionais, quase todos os alunos apresentaram melhoras na área da comunicação e da aquisição de conhecimentos. Um deles, que antes só imitava sons, começou a falar frases de três palavras. Outro ampliou os limites da atenção. E um terceiro progrediu o equivalente a duas séries escolares em leitura e desenvolvimento da linguagem. Depois de seis a oito sessões semanais de Acupressão, alguns alunos apresentaram progresso equivalente ao de três a cinco anos no desempenho escolar.[21]

O Touch Research Institute da University of Miami School of Medicine realizou um estudo entre adultos, descobrindo que uma sessão de quinze a vinte minutos de massagem (*on-site*, com a pessoa sentada na cadeira) deixava-os mais alertas, melhorando o desempenho no trabalho. Aumentou em 100% a velocidade e o nível de acertos em operações matemáticas no computador.[22]

Observando alunos de escolas inglesas, o educador Michael Gelb descobriu o papel-chave da postura no desempenho acadêmico. Ele percebeu que, ao buscar resposta para problemas difíceis, de matemática ou leitura, os alunos enrijeciam o corpo e contraíam a postura. Depois de tomar consciência da maneira de sentar, depois de aprender a relaxar e a expandir a postura e os padrões de respiração, as crianças sentiram que as respostas surgiam como que por um passe de mágica, sem esforço.[23] Vários caminhos corporais, especialmente as abordagens estruturais e funcionais, ajudam a melhorar a postura. São muito úteis também os que priorizam o aumento da consciência e da atenção. Como a má postura prejudica o fluxo de sangue oxigenado para o cérebro, alinhar a cabeça e o corpo é algo que pode melhorar o raciocínio e a capacidade de resolver problemas.

Mas será que os caminhos corporais farão de você, que tem a língua presa e tropeça em tudo, um orador brilhante ou um dançarino maravilhoso? Na verdade, tudo pode acontecer, apesar de ninguém fazer tais promessas. Sentindo-se melhor no corpo — menos inibido, mais equilibrado e coordenado — você poderá também adquirir confiança para falar em público ou para ter aulas de dança.

Envelhecimento

Os caminhos do corpo também são úteis à medida que a idade avança. Thomas Hanna declarou, repetidas vezes, que envelhecer, segundo a nossa acepção, é um mito: não precisamos nos transformar em velhas e velhos decrépitos. Esse envelhecimento ocorre porque selecionamos, geralmente no inconsciente, atitudes e posturas de acordo com nossa auto-imagem, rejeitando outras. As limitações que atribuímos à falta de flexibilidade resultam, na verdade, da contração habitual de certos músculos, que gera movimentos desequilibrados. Isso, por sua vez, provoca outras limitações nos músculos, que evitamos usar para não sentir desconforto ou dor. Esse círculo vicioso leva à

Você consegue deixar seu corpo flexível como o de um recém-nascido?
— Tao Te Ching

deformação do esqueleto, dos discos da coluna, das articulações e assim por diante. O resultado é o envelhecimento prematuro e uma redução no alcance e na variedade de movimentos do corpo. A idade real tem uma influência mínima sobre essas limitações.

Quem trabalha com os caminhos do corpo, especialmente os educadores somáticos, acreditam firmemente — e comprovam com seu trabalho — que é possível recuperar a capacidade de se movimentar normalmente, em qualquer idade. E o efeito rejuvenescedor é notável, não apenas sobre os mecanismos do corpo, mas também sobre a personalidade. Ver a história de Louise, página 271.

Os caminhos do corpo podem ser encarados, também, como manutenção preventiva. Pense no exemplo da pintora Georgia O'Keeffe, que atribui sua vivacidade, em idade avançada, ao fato de ter se submetido certa vez a sessões de Rolfing. Ou Bob Hope, que aos 90 anos ainda trabalha, sempre acompanhado de um massagista.

O Toque

Nos caminhos do corpo, o toque é ao mesmo tempo meio e fim. Todos nós precisamos do toque, pois ele é essencial à própria vida, proporcionando conforto, prazer e estímulo sensório-motor. Estudos indicam que o toque é essencial para a sobrevivência dos bebês e para o bem-estar dos adultos. Filhotes de rato, por exemplo, entram em choque quando separados da mãe: sem o toque, os sistemas se paralisam e deixam de produzir uma enzima vital para o desenvolvimento de certos órgãos. Mencionei anteriormente o que acontece a bebês humanos que são pouco tocados, em abrigos para órfãos: uma espécie de marasmo sensorial.

Há no toque um misterioso poder de cura, que está além das palavras e além de toda idéia que temos a seu respeito.

— Aileen Crow

Por outro lado, pesquisas mais recentes revelam que uma massagem diária faz com que bebês prematuros alcancem níveis de desenvolvimento normal. Ela também evita que contraiam pneumonia. O farmacologista Saul Schanberg e outros cientistas da Duke University pesquisam uma complexa cadeia de interações genéticas para estabelecer qual a ligação entre toque, síntese de proteínas e equilíbrio celular. A fim de preservar a energia necessária à sobrevivência — no caso de ausência da mãe — os hormônios do crescimento, prolactina e insulina, param de agir.

O toque é alimento.

— Gay Luce

Em antigas experiências de laboratório feitas com animais, a falta de estímulos táteis e motores gerou comportamentos sociais e emocionais anormais — agressão, medo, violência e anormalidade sexual — e danos ao cérebro.[24]

A necessidade de tocar e ser tocado não diminui com a idade. Virginia Satir, membro da American Orthopsychiatric Association, costumava dizer: "Precisamos de quatro abraços por dia para a sobrevivência, de oito para a manutenção e de doze para o crescimento." A antropóloga Ashley Montagu sugere que, entre os idosos, a qualidade do apoio tátil antes e depois de uma doença influencia muito a recuperação, significando, talvez, a diferença entre a vida e a morte.[25] O oftalmologista Stephen Turner aconselha que alguém segure as mãos do paciente durante uma operação de catarata, para que ele fique mais tranqüilo e relaxado.[26]

O toque ajuda a definir os limites do corpo e a auto-imagem. Se você cresceu se achando grande e pesado ou pequeno e fraco, quanto mais sentir o corpo por meio do toque, mais facilidade terá para saber como ele realmente é agora, e não como você ainda imagina que ele seja, com base em crenças e conceitos ultrapassados. Se você se sente como

As mãos são a representação do coração.

– Papa João Paulo II

um Hércules ou como uma amazona, o toque pode ajudá-lo a estabelecer contato com sua delicadeza e vulnerabilidade. Se você sempre se sentiu frágil, é bom identificar a força em seu corpo. A menos que conheça seu corpo — que o sinta em vez de negá-lo — você não conseguirá superar a imagem que tem de si mesmo. Você está congelado numa fotografia, sem os movimentos de um filme.

Se você despreza o seu corpo, ao iniciar um caminho do corpo é provável que essa imagem mude para melhor e que a vergonha que sente por ele diminua. O profissional que você escolher vai ajudá-lo, com neutralidade, a aceitar seu corpo como ele é, em vez de sentir repulsa por ele. Essa aceitação irá lhe proporcionar uma nova gama de experiências. Ao se sentir diferente em seu corpo, você mudará a maneira de tratar a si mesmo. Talvez comece a dançar, a viajar por lugares bonitos, a preparar refeições maravilhosas ou a fazer novos amigos.

Se, no passado, o toque foi uma experiência dolorosa, ultrajante, vergonhosa, destituída de amor e carinho, os caminhos do corpo vão lhe dar a oportunidade de aprender que ele pode ser seguro e carinhoso, além de propiciar a cura. Você terá também oportunidade de perceber a diferença entre esses dois tipos de toque, para que possa decidir, de maneira saudável, como quer tocar e ser tocado.

O toque favorece a consciência. "As mãos que tocam não são como bisturis", diz Deane Juhan, especialista em Trager. "São como clarões numa sala escura."[27] O toque chama a nossa atenção para um determinado ponto do corpo, fornecendo, assim, informações que não conhecíamos. Você pode perceber, por exemplo, que está tenso ou dolorido só ao ser tocado na barriga da perna, no pescoço, nos ombros ou na base das costas. Pelo toque, você recebe novas informações so-

Muitas vezes, as mãos resolvem mistérios com os quais o intelecto lutou em vão.

– C. G. Jung

bre o corpo. Essas novas informações possibilitam e estimulam novas escolhas. Da mesma forma, pode ser que só pelo toque você perceba que pode sentir prazer e bem-estar em determinados pontos do corpo.

Levando ao bem-estar do corpo, o toque inaugura uma nova maneira de ser e viver. Em vez de viver contraído, combatendo o desconforto e a dor, você terá energia para abraçar o prazer e o conforto, para se abrir ao que está à sua volta.

Acesso a Lembranças e Superação do Trauma

O trabalho corporal, realizado mais pelo toque do que pelas palavras (terapia verbal), ajuda a atingir o que não foi possível conseguir com a linguagem, especialmente quando se trata de experiências pré-verbais. Tudo o que toca os nossos sentidos — uma porta que bate, a luz do amanhecer, o cheiro de lixo, a cremosidade de um doce — pode despertar uma lembrança; mas, nos casos em que o incidente original afetou fortemente o corpo, o toque é especialmente evocativo. Quando aquela parte do corpo é tocada de novo sob

> *Quando a carne é pressionada, apertada ou mesmo tocada de leve, pode jorrar uma lembrança, como se ela fosse uma esponja cheia d'água.*
> *— Clarissa Pinkola Estés*

certas circunstâncias, a experiência passada também é tocada, e uma "lembrança do corpo" vem à tona. É como se os tecidos do corpo se lembrassem de um acontecimento ou de uma série deles. O despertar dessa lembrança por meio do toque permite que você trabalhe com materiais ocultos, que uma simples conversa não conseguiria descobrir. Ver boxe sobre lembranças do corpo, página 113.

Especialmente em casos de abuso, a terapia corporal, juntamente com a psicoterapia, vai ajudá-lo a recuperar as partes do corpo que foram "perdidas" a partir do trauma, pela dissociação e repressão. Assim, você pode superar sentimentos de aversão, vergonha e autoviolência, conseguindo finalmente desenvolver uma relação de amizade com o próprio corpo. Com essa ajuda, você começa a senti-lo como fonte de força e solidez e a conhecer o prazer por meio do toque não-sexual. Assim, poderá recuperar uma confiança que irá torná-lo novamente capaz de ter relações realmente carinhosas com os outros.

O PODER DA CORPORIFICAÇÃO

Os caminhos do corpo ajudam-nos a conhecer nosso corpo, a perceber onde vivemos, como nos sentimos e agimos. Esse tipo de conhecimento nos dá poder. Quantas vezes ouvimos dizer que o que não sabemos não pode nos magoar? Mas não é verdade. O que não sabemos nos magoa sim. O que não sabemos nos limita e nos priva da autonomia sobre a própria vida. Quando sabemos, podemos fazer escolhas corretas, ter reações eficazes e mais capacidade de cuidar de nós mesmos.

> *A chave para pessoas excepcionais é: elas não perdem o seu poder.*
> *— Bernie Siegel*

Historicamente, tem sido do interesse dos poderes constituídos — Igreja, realeza, indústrias, ditaduras — que nada saibamos por meio do corpo. É do interesse desses poderes que dependamos de um intermediário — padre, general, professor — e fiquemos separados de nós mesmos, vendo nosso corpo como algo que serve para trabalhar e matar. Ver "A Separação", página 49.

Estabelecer a ligação com o corpo é aprender a confiar em nós mesmos, e disso vem o poder.

A ligação com o próprio corpo nos devolve os movimentos fáceis, graciosos e instintivos dos animais. Se não interferirmos no desenvolvimento de um gatinho, ele crescerá andando com leveza, sem precisar de nenhum treinamento.

> *Há muitos caminhos que restabelecem a ligação entre o pessoal e o político, entre o espiritual e o sexual. Não há autoridades, hierarquias ou gurus. O poder vem de dentro, da ligação com a energia vital.*
>
> *— Elinor Gadon*

Os melhores professores de educação somática e das artes do movimento acreditam que, como um gatinho, nós sabemos nos movimentar corretamente quando nascemos; mas, ao longo do caminho, sofremos as interferências de certas formas restritivas de criação e educação e/ou de coisas que nos ferem. Os caminhos corporais nos ajudam a reaprender o movimento natural, a graça física, a capacidade de estar no corpo sem esforço. Isso significa tornar-se mais coordenado, flexível, receptivo ou "inteligente". Essa integração deixa-nos mais resistentes à depressão e à doença, mais capazes de nos cuidar e de nos recuperar do *stress*.

Os caminhos corporais são também uma forma de nos tornar corporificados. Apesar da mania de dietas e de manter a forma física, a maneira descorporificada de ser é a norma da cultura ocidental. O psicólogo Sydney Jourard chamou esse comportamento de "loucura normalizada".[28] A descorporificação é o que permite às pessoas suportar o tédio, o *stress* e a violência de um estilo de vida convencional, que mantém o *status quo*. Ou anestesiamos o corpo com álcool, sedativos ou comida, quando não conseguimos reprimir nossa temida vitalidade. Talvez essa vitalidade tenha sido punida porque nossas primeiras experiências com sons, movimentos e sexo, uma parte normal do desenvolvimento, perturbavam os adultos à nossa volta.

A HISTÓRIA DO BEBÊ ELSI

Quando Elsi, recém-nascida, voltou da maternidade com a mãe, a avó insistiu em ensiná-la a dormir a noite inteira, sem perturbar a família. Ela ficava sozinha no quarto mais afastado, para que ninguém a ouvisse chorar. Na sexta noite, Elsi já tinha deixado de chorar. Mas logo todos perceberam que Elsi não tinha percepção do próprio corpo. Ela parecia não saber se estava com fome, com frio ou cansada. Os outros tinham que lhe dizer quando comer, quando ir para a cama e quando se agasalhar. Tendo aprendido a negar suas necessidades físicas instintivas, ela não sabia mais como reagir a elas, a menos que lhe dissessem.[29]

Reprimimos a experiência do corpo para proteger-nos da ameaça do prazer e da dor. Para um bebê, por exemplo, é natural explorar o corpo, incluindo a área genital. Mas se os pais têm certas idéias — "Não mexa aí" — por não terem resolvido os próprios problemas sexuais, essa criança aprenderá a inibir essa tendência natural ao prazer. Don Johnson, professor de educação somática, conta que cresceu numa família em que o conhecimento sensual era associado ao pecado. Quando criança, dormia com medo de arder no inferno por toda a eternidade se baixasse a guarda e seguisse seus impulsos físicos. Diziam a ele: "Se você tocar no próprio pênis com prazer ou se gostar de se olhar nu no espelho, estará cometendo um pecado mortal, que é punido com a condenação eterna."[30]

> *As pessoas deveriam ser inspiradas no sentido de ter confiança na própria sabedoria interior, na própria criatividade básica e na própria bondade fundamental. A escolha de como viver a própria vida é criação de cada um.*
>
> *– Barbara Dilley*

Nós também ficamos descorporificados quando outras pessoas assumem a função de detectar os nossos estados corporais e de avaliar nossas forças, fraquezas, necessidades ou desejos. Quantas vezes você continuou a tomar um remédio, muito depois de o seu efeito ter cessado, só porque o médico tinha mandado, e não por causa do que sentia no próprio corpo? É possível usar os caminhos corporais para restabelecer o contato com o próprio corpo, de maneira que *você*, e não os outros, saiba quando e quanto comer, dormir, beber, exercitar-se, trabalhar, brincar e assim por diante.

Quanto mais à vontade você estiver no corpo, mais competente você se sentirá. Conhecer os limites físicos, respeitar o corpo e ficar em contato com sua sabedoria e poder são coisas que vão ajudá-lo a se libertar da sensação de ser dominado pelos outros — como vítima ou vítima em potencial. A sensação de estar verdadeiramente corporificado — vivendo totalmente no corpo — vai lhe dar uma presença que transmite poder.

> *Se você consegue ficar integralmente no corpo físico, não há lugar no mundo em que não possa ficar integralmente no seu ser.*
>
> *– Arisika Razak*

CAPÍTULO 2

Alienação Corporal: Onde Perdemos o Corpo

É irônico que uma cultura tão obcecada pela aparência e pelo funcionamento do corpo — considere os bilhões de dólares e toda a atenção que a mídia dedica à alimentação, à boa forma e ao sexo — seja ao mesmo tempo tão ignorante e tão divorciada dele. Alan Watts — padre episcopal e estudioso do Zen, irreverente e iconoclasta — coloca a questão da seguinte maneira: "A idéia, comumente aceita, de que os americanos são materialistas, é pura bobagem. Materialista é alguém que ama o material, uma pessoa devotada a fruir o presente físico e imediato. De acordo com essa definição, a maioria dos americanos é abstracionista. Eles *odeiam* o material, convertendo-o o mais rapidamente possível em montanhas de lixo e nuvens de gás venenoso."[1]

As palavras *material* e *matéria* vêm do termo latino *mater*, "mãe". A falta de respeito pela matéria é semelhante ao antigo desrespeito pela mulher, pela natureza e pelo corpo. Acontecimentos que começaram há milhares de anos resultaram nessa atitude.

A SEPARAÇÃO

Quase todos nós já punimos, odiamos ou ignoramos o corpo — ou abusamos dele — alguma vez, ou até regularmente. Isso parece ser um fato da civilização ocidental; mas nem sempre foi assim, e também não é assim em todo o mundo. De onde veio essa relação difícil? Por que somos obcecados pelo corpo ou o negligenciamos, em vez de termos com ele uma relação de amigos sagrados ou parceiros iguais? Por que impomos nosso poder sobre o corpo da mesma maneira que a mídia nos impõe seus ditames? Essa forma de sentir e de viver no próprio corpo tem muitas e variadas razões. Ela vem das experiências que tivemos e das atitudes e crenças fundamentais de nossa família, cultura e sistemas educacionais.

Poucos já perderam de fato a cabeça, mas muitos já perderam o corpo há muito tempo.

– Ken Wilber

A Civilização da Deusa

Reexaminando o passado, os arqueólogos descobriram evidências de uma civilização na qual o corpo, a mente e o espírito eram uma coisa só — o corpo era considerado sagrado. Historiadores e teólogos feministas falam de uma cultura que girava em torno de uma Deusa, que floresceu na Europa, na Idade da Pedra. Era uma época em que o corpo feminino era apreciado e adorado por sua

Em essência, o patriarcado proclama a mensagem de que o corpo das mulheres é inferior e precisa ser controlado.

– Christiane Northrup

voluptuosidade e fecundidade. Então, no final do quinto milênio a.C., tribos de saqueadores atacaram essa sociedade e impuseram um sistema patriarcal, de domínio masculino. As civilizações européias passaram de um modelo de cooperação e companheirismo para um de conquista e dominação. Gradualmente, os homens assumiram o controle como patriarcas da família, autocratas do Estado, chefes da Igreja e gigantes da indústria.[2]

"A sabedoria da mulher, adquirida pela identificação com o corpo, com a Deusa e com a terra, não era mais respeitada, mas ridicularizada e rejeitada", diz a psicoterapeuta Judith Duerk. "Antes reverenciada como profeta e vidente, agora a mulher era desprezada. Seus instintos e sua intuição, que lhe davam a percepção das energias fundamentais nos ciclos da natureza, e seu conhecimento da cura, eram agora objeto de humilhação e censura."[3]

Ser mulher equivale a tudo o que na natureza não é subjugado pela razão, a tudo o que é primordial, delimitado pelo sentimento, definido mais pelo corpo do que pela mente.

– Claudia Bepko e Jo Ann Krestan

O novo modo de vida baseou-se naquilo que se denomina "princípio masculino" — uma exaltação da mente sobre a matéria, do homem sobre a natureza. A separação era clara. Tudo o que era identificado com a mulher — natureza, corpo, matéria, terra — era desvalorizado e mantido sob controle. Os homens buscavam a ascensão a um domínio espiritual, distanciando-se das necessidades incontroláveis associadas ao corpo "desagradável", da sujeira e da confusão da morte e do nascimento terrenos e dos poderes caóticos da natureza.

Dualismo Religioso

A cultura centrada na Deusa considerava o corpo sagrado e inseparável da terra e do espírito; mas as religiões posteriores criaram uma doutrina dualista. Em muitos de seus livros, o padre dominicano Matthew Fox fala da devastação gerada pelo cristianismo, que usa o pecado original como ponto de partida, gira exclusivamente em torno do pecado e da redenção e prega a desconfiança em relação à existência corpórea. "A tradição da queda/redenção considera a alma como uma dimensão interior do corpo, aprisionada na jaula que é o corpo", diz Fox.[4]

> *Trato duramente o meu corpo e reduzo-o à servidão, a fim de que não aconteça que, tendo proclamado a mensagem aos outros, venha eu mesmo a ser reprovado.*
> *— I Coríntios 9:27*

São muitos os rótulos depreciativos atribuídos ao corpo: "prisão escura", "morte em vida", "cadáver tomado pelos sentidos", "o túmulo que carregas contigo" e "monte de esterco". Em 1752, o escritor inglês Samuel Johnson reforçou a condenação dizendo: "Teu corpo é teu vício e tua alma é tua virtude."[5]

Essa dualidade não faz sentido, diz o poeta Wendell Berry. "Você não pode desvalorizar o corpo e valorizar a alma, ou qualquer outra coisa. Isolado, o corpo fica em conflito direto com todo o resto da criação. Nada poderia ser mais absurdo do que desprezar o corpo e, mesmo assim, esperar sua ressurreição."[6]

> *Quase todas as pessoas civilizadas foram educadas para pensar em si mesmas como fantasmas em máquinas... como almas ou espíritos em corpos alienígenas, como egos encapsulados em peles, ou como chauffeurs psíquicos em veículos mecânicos de carne e osso.*
> *— Alan Watts*

A doutrina do pecado original vai de encontro aos interesses dos políticos, dos construtores de impérios, dos senhores de escravos e da sociedade patriarcal em geral, pois divide e subjuga. Ela opõe nossos pensamentos a nossos sentimentos, nossos corpos a nossos espíritos e opõe as pessoas à terra, aos animais, à natureza. Philo, um filósofo do século I de Alexandria, dizia: "É preciso subjugar nossos sentimentos, assim como subjugamos as classes inferiores." Ao suprimir ou reprimir o corpo, oprimimos sua sagacidade.[7]

Iluminismo Mecânico

Passaram-se os séculos, mas nada desfez essa dualidade. No século XVI, os cientistas e filósofos europeus — Bacon, Kepler, Galileo, Newton, Descartes —, talvez mais do que qualquer outro grupo, aprofundaram essa separação a tal extremo que o pensamento atual ainda se alimenta dela. O astrônomo e físico italiano Galileo acreditava que tudo, incluindo o mundo natural, podia ser reduzido a partículas mensuráveis de matéria. Assim, a compreensão humana não se daria por meio de critérios qualitativos e subjetivos, mas apenas por medidas quantitativas e análises matemáticas. Aquilo que não podia ser conhecido em termos mecânicos não era importante.

As novas descobertas — relacionadas com o sistema solar, com a gravidade, com a física e a geometria analítica — reforçaram o pensamento do Iluminismo, segundo o qual toda a natureza funciona como uma máquina, e mais especificamente como um relógio. Até os animais eram considerados máquinas, ou "autômatos sem alma". Para o filósofo e matemático alemão Gottfried Wilhelm Leibniz, "os corpos vivos são, até a menor de suas partes, máquinas *ad infinitum*".[8]

Então, o filósofo e matemático francês René Descartes deu o toque final: dividiu a vida humana em corpo e mente. *Cogito ergo sum* (Penso,

> *Descrever tudo em termos mecânicos mina a nossa capacidade de sentir admiração, terror, reverência, espontaneidade e mistério em relação à natureza, a outras pessoas e até mesmo no relacionamento com nós mesmos.*
> *– James W. Jones*

logo existo) afirmava a supremacia da mente. Apesar de terem um corpo semelhante a uma máquina, os seres humanos possuíam uma alma imortal, baseada na razão, mas os dois não formavam um todo unificado. O corpo humano, de sagrado que era, criado à imagem de Deus, passou a ser uma máquina de bom funcionamento, cujas partes podem ser substituídas, mas que por fim se desgasta e acaba.

A Revolução Industrial

A idéia do homem promovido a máquina não se limitou ao Iluminismo. Iniciada no século XVIII, a Revolução Industrial favoreceu ainda mais a alienação do corpo. Em vez de salvar os homens da escravidão ao trabalho, como se propunha a fazer, a industrialização os transformou em outra engrenagem da máquina. Em 1918, uma publicação de um órgão de saúde pública norte-americano dizia: "Do ponto de vista da fisiologia industrial, considera-se que o trabalhador acrescenta ao equipamento físico da fábrica a sua própria máquina corporal, a mais intrincada de todas as máquinas usadas na fábrica. Essa

> *O cartesianismo nos diz que somos criaturas esquizóides, com uma metade que é pouco mais do que uma carroça mecânica a nos carregar pelo mundo.*
> *– Maxime Sheets-Johnstone*

máquina deve ser compreendida... vigiada, usada... de maneira a se obter dela o máximo de lucro." A Revolução Industrial tomou os corpos dos trabalhadores e os transformou em propriedade dos patrões.

O corpo perdia o valor na medida em que não podia ser mecânico. O artista performático e diretor de teatro Leonard Pitt cresceu em Detroit, nos anos 40, sentindo-se insignificante e inconseqüente perto de um carro que saía de uma linha de montagem. Para ele, as nuvens de fumaça da chaminé pareciam dizer: "Transforme o seu corpo numa máquina e valerá alguma coisa!"[10]

Evolução Cultural

A partir do legado cartesiano, passamos a depender, não do nosso corpo vivo, gerador de sentimentos e percepções, mas daquilo que a ciência moderna nos diz sobre ele em relação à alimentação, sexo, *stress* e saúde. Ficamos com a parte superior — mente, cérebro, linguagem e consciência — sobrecarregada em vez de ter o peso distribuído também pelo toque, pela cinestesia e pelos sentimentos. Esse movimento que nos afasta do corpo e da experiência imediata de nossos sentidos e nos aproxima do intelecto é um aspecto daquilo que chamamos de "progresso" cultural.

Nosso "sistema" intelectual e científico continua em geral fascinado pelo mito de que a inteligência e os sentimentos humanos são uma eventualidade da sorte num universo inteiramente mecânico e estúpido – como se os figos nascessem em cardos ou as uvas em espinheiros.

– Alan Watts

Não é que a intelectualização seja errada, mas, destituído de sentimento ou significado emocional, um conceito não transmite verdadeiramente uma mensagem. "O homem primitivo tinha conceitos", dizem os psicanalistas Arthur Burton e Robert Kantor, "mas tinham relação imediata com o mundo pessoal da experiência, e nessa experiência o corpo desempenhava o papel de mediador." Quando uma cultura evolui para abstrações e formas sociais mais complexas, ela também diminui e desvaloriza a imediatez da experiência pessoal. Burton e Kantor dizem ainda: "Uma das queixas mais comuns da atualidade — alienação e perda de significado — é apenas uma qualidade da cultura que nega o corpo e ignora os aspectos integrativos de seus impulsos."[11]

Ciclos de Heresia e Ortodoxia

Enquanto evolui, ao longo dos séculos, para formas mais intelectuais, a civilização ocidental passa também por ciclos de heresia e ortodoxia. Os movimentos heréticos e contraculturais — como o Gnosticismo, nos primórdios do Cristianismo — acreditam que a espiritualidade é uma experiência pessoal ou interior, e não uma doutrina intelectual, além de considerarem sagrada, em si mesma, a vida corpórea (*Gnosis*, em grego, significa "conhecimento visceral, direto, interno", em contraste com o conhecimento racional-analítico). Os movimentos ortodoxos absorvem

Nossos avós sentiam que seus espíritos lutavam para se libertar dos vínculos carnais. Será que não somos carne, lutando para se libertar de vínculos intelectuais?

– Charles Brooks

os heréticos, transformam-se no poder político dominante e passam a mediar a experiência dos outros. Como coloca o escritor francês Charles Péguy: "Tudo começa em misticismo e termina em política."[12] Em vez de ver e experimentar o sagrado aqui e agora, a ortodoxia acena para uma futura vida celeste. "A ortodoxia, em outras palavras, opta pelo mapa, e não pelo território; pela descrição da viagem, e não pela viagem", diz o filósofo e crítico social Morris Berman.[13]

Em alguns aspectos, o atual florescimento dos caminhos corporais é um ressurgimento da heresia no melhor sentido. Em vez de lutar pela ascensão vertical, estamos aprendendo a viver no plano horizontal, aqui e agora. A ênfase que as artes marciais e a consciência do movimento dão ao centramento e ao embasamento leva a uma maior compreensão da força e da importância da parte inferior do corpo. Quando é preciso plantar os pés no chão, quando o objetivo é ficar ereto, mas estável, como uma árvore ou uma montanha, a cabeça só pode se elevar até certo ponto, por mais que o corpo se alongue. Em vez de esperar que os outros medeiem sua experiência, você mesmo a vive, no próprio corpo.

É também herético aceitar e confiar no nosso corpo, em vez de condená-lo como depósito do pecado, como a ortodoxia cristã quer nos fazer acreditar. Essa confiança e essa aceitação nos dão a oportunidade de deixar de equacionar doenças físicas com torpezas morais, como faz esse modo de pensar equivocado, que considera os desequilíbrios, tensões e defeitos do corpo como sinais de degeneração espiritual. Mas, na história de Jó, no Velho Testamento, um homem "perfeito e ereto" que amava o seu Deus sofreu perdas insuportáveis, como ter o corpo saudável desfigurado por uma doença dolorosa.

Não houve grandes mudanças, desde o tempo de Jó. Algumas crenças da Nova Era alimentam uma culpa semelhante: devemos sentir vergonha quando não conseguimos superar uma doença, quando não amamos bastante a nós mesmos, quando não confiamos o suficiente em nós mesmos e nos outros ou quando temos algum medo arraigado com o qual não temos contato. Larry Dossey, médico e autor de livros sobre a relação entre saúde física e consciência espiritual, aponta os perigos desse tipo de pensamento.

> *O norte-americano típico de classe média carrega consigo, sem nunca refletir sobre isso, uma enorme carga de culpa em relação ao corpo.*
> *— Richard Smoley*

Uma de suas pacientes mais saudáveis tinha orgulho de "assumir responsabilidade total" pela própria saúde e por "criar conscientemente a própria realidade". Assim, ao ter sintomas de apendicite, ela não procurou ninguém e acabou indo parar no pronto-socorro no meio da noite. Quando Dossey lhe perguntou por que fizera aquilo, ela respondeu, chorando: "Eu me senti um fracasso completo!"[14]

"Na natureza, a ocorrência da doença é considerada parte da ordem natural e não um sinal de fraqueza ética, moral ou espiritual", diz Dossey. "Santos doentes e pecadores saudáveis demonstram que não existe uma relação linear, um a um, entre o nível espiritual e o grau de saúde física das pessoas."[15]

Experiência: Como Você Ficou Descorporificado?

Além da dualidade que recebemos como herança, há muitas razões para nos tornarmos descorporificados. Pare um momento e considere quais seriam, para você, essas razões:

Imposição religiosa. O que a(s) religião(ões) da sua família ensinou (aram) a você sobre o corpo? Ele é vergonhoso, ou algo a ser celebrado com alegria? Seu corpo é uma bênção ou uma maldição? Algumas partes do seu corpo são aceitáveis, embora outras não possam nem ser mencionadas? O espírito é elevado e bom e o corpo é vil e mau?

Abuso e violência: Você sofreu algum abuso físico? Algum abuso sexual? Isso fez com que odiasse o corpo, pois ele é a cena do crime da qual quer fugir? Você amorteceu o corpo ou partes dele à dor, para poder sobreviver ou ajustar-se? Algum estupro ou espancamento fez com que você se dissociasse do corpo e o abandonasse? Você passou a acreditar que o corpo é fonte de dor e fragilidade, e não de prazer e poder?

Imposições sociais. Na sua infância, os contatos carinhosos eram ou não comuns na sua família? A masturbação era permitida ou combatida? No seu grupo social, as manifestações de carinho eram consideradas má educação ou eram um comportamento aceito? As pessoas tinham orgulho do próprio corpo ou procuravam escondê-lo? Tinham o corpo rígido ou balançavam os quadris? O sexo era considerado natural e agradável ou algo a ser desprezado ou apenas suportado? A menstruação, a gravidez e o parto eram considerados uma maldição da mulher ou uma celebração da vida?

Trauma. Você já teve um acidente sério de carro? Já foi humilhado, estuprado, raptado ou assaltado? Passou por alguma cirurgia assustadora? Esteve na guerra? As experiências eram tão terríveis e dolorosas que o sentimento se tornou insuportável? Você ainda evita certas coisas?

Culpa. Você já causou sofrimento a alguém, mesmo sem querer? Já matou alguma pessoa ou animal, mesmo que por acidente? Você já bateu em alguém mais jovem, menor ou menos forte que você? Gostaria de abandonar o corpo que cometeu esse ato?

O CORPO NO MERCADO

No final do século XX, ainda lutamos para nos livrar do turbilhão de alienação que há séculos aprisionou a civilização ocidental. Não somos apenas um motor humano, mas também um grupamento de partes, de mercadorias vendidas ou usadas para vender outros produtos. A mídia exibe corpos, principalmente corpos femininos quase nus, para vender de tudo, de carros a serras elétricas. Nós mesmos nos transformamos em mercadoria.

> *Não sou um mecanismo, uma montagem de várias partes.*
> — *D. H. Lawrence*

Úteros são alugados para abrigar bebês, enquanto outras partes do corpo — órgãos, sangue, tecidos, genes, óvulos, esperma — são manipuladas, processadas, patenteadas e colocadas à venda no mercado mundial. Andrew Kimbrell chama isso de "*shopping* do corpo humano".[16]

Há indústrias inteiras — cirurgia plástica, cosméticos, dieta, moda, pornografia e forma física — que continuam a nos separar do corpo. Elas nos soterram com imagens ideais que a maioria não consegue atingir. Mas não dizem que geralmente essas imagens são ilusões criadas por câmeras e computadores à custa de horas de trabalho de uma equipe inteira. Por exemplo: em vez de ver o seu tipo fotografado nas revistas, as mulheres vêem garotas maquiadas para parecerem mais velhas. A média da mulher norte-americana tem 36 anos, menos de 1,63 de altura e mais de 65 quilos, mas o padrão das agências de modelos exige mulheres de no máximo 20 anos, pescoço e pernas longos, ombros largos, mais de 1,80 de altura, 88 de busto e de quadris e cintura estreita. Depois de examinar 4 mil fotos, uma agência escolheu só quatro mulheres "ideais" para figurar em seu *book*![17]

> *O corpo é como um terreno... vulnerável ao excesso de construções, trinchado em lotes, desmembrado, escavado e espoliado de seu poder, como qualquer pedaço de terra.*
> — *Clarissa Pinkola Estés*

Nas últimas décadas, a disparidade entre a média das mulheres e a mulher ideal aumentou, seguindo uma tendência constante à magreza. Em 1954, a Miss América tinha 1,72 de altura e pesava quase 60 quilos; em 1980; o peso médio das candidatas baixou para 53 quilos. Em 1970, o peso médio das modelos era 8% mais baixo do que o da média das mulheres; vinte anos depois, o peso médio das modelos era 23% mais baixo, mas o peso médio das mulheres, em geral, aumentou.[18]

> *Quando o corpo é tratado como um bem puramente material, nossa humanidade é diminuída.*
> — *Maxime Sheets-Johnstone*

Homens e mulheres estão cada vez mais insatisfeitos com partes do corpo, altura, peso e aparência geral. Como resultado, as indústrias que fomentam essa insatisfação consomem mais dinheiro do que os serviços sociais e a educação. De 1989 a 1990, os norte-americanos aumentaram seus gastos com dietas de U$ 29 bilhões para U$ 33 bilhões. O número de cirurgias "estéticas" aumentou 61% de 1980 a 1990, segundo a American Society of Plastic and Reconstructive Surgeons. De acordo com essas estatísticas, na virada do século gastaremos U$ 77 bilhões — quantia equivalente ao produto nacional bruto da Bélgica — para modificar nossos corpos.[19]

Na tentativa de ser como achamos que é do agrado dos outros, será que alguma vez paramos para considerar se sabemos o que em nós é atraente e se não estamos sendo severos demais com nós mesmos, levados pela influência das revistas e dos filmes? Para estudar essa questão, Thomas Cash, psicólogo, e Lora Jacobi, pós-graduanda da Old Dominion University de Virginia, entregaram um questionário para alunos da universidade, 66 homens e 69 mulheres, todos brancos. Perguntavam por exemplo: "Se pudesse, o que mudaria no seu corpo? Que partes do corpo considera mais atraentes? Quais as partes do seu corpo que despertam mais o interesse das pessoas do outro sexo? Qual o tipo de corpo ideal?" Os homens achavam que as mulheres queriam um cara alto, musculoso e de olhos azuis; e as mulheres, que os homens preferiam louras de olhos azuis e seios grandes. Mas estavam todos errados. A preferência ia para pessoas em boa forma, mas de tamanho médio. Mesmo assim, a maioria não estava satisfeita com os próprios olhos, cor de cabelo, altura e constituição.[20]

> *O corpo humano é uma bela obra de arte. As mulheres prejudicam imensamente seu espírito ao declarar guerra a seu físico.*
>
> *— Nancy Neff*

Essa insatisfação é fútil, pois nascemos com uma determinada herança genética, que inclui um tipo estrutural básico, equilíbrios e desequilíbrios químicos, metabolismo e necessidades nutricionais. Alguns têm constituição leve, com pouco desenvolvimento muscular; outros têm constituição arredondada e robusta, com tendência a ganhar peso; outros, ainda, são fortes e musculosos. Podemos ter pernas mais longas, ombros mais largos, a parte de baixo ou a parte de cima mais desenvolvida, ou tudo bem distribuído. Podemos ter deformações congênitas nos ossos ou articulações que afetam a postura e os movimentos ou outras predisposições e doenças que afetam o corpo de várias maneiras.

> *Nesta cultura, nesta cultura torcida e incipiente, temos de escolher entre duas batalhas: uma batalha contra o ideal cultural, a outra contra nós mesmos. Decidi parar de lutar.*
>
> *— Sallie Tisdale*

Não podemos mudar a anatomia e a fisiologia com que nascemos, mas mesmo assim fazemos o possível para adequar-nos ao mais novo ideal. Para isso, pagamos um preço muito mais alto do que o mero custo financeiro: traímos ou negamos o que, na verdade, somos e sentimos. E, se não correspondermos ao ideal, passamos a nos odiar, pois aprendemos a nos definir e nos avaliar pela aparência do corpo, como se nossa forma ou tamanho fossem um verdadeiro reflexo de quem somos.

Como somos ensinados a odiar o nosso corpo, somos ensinados também a nos desligar dele. A mídia visual tornou-se poderosa a ponto de

> *A busca pelo corpo perfeito tem, como muitas guerras, um alto custo emocional e físico, para não dizer financeiro. Ela nos deixa, em geral, frustrados, envergonhados e derrotados.*
>
> *— Judith Rodin*

determinar nosso senso de realidade, sobrepujando nossas experiências físicas: magro é normal e o resto é aberração. As mulheres foram ficando tão alienadas do próprio corpo que, numa pesquisa, 75 % das participantes se consideravam acima do peso, apesar de 45 % delas estarem na verdade abaixo dele.

Por mais irracional que isso me pareça agora, quando eu era adolescente, nos anos 60, usávamos cintas para que nada balançasse e para que as roupas caíssem bem nos quadris. Eu me lembro de uma vez que usei um vestido vermelho de lã para ir a uma festa na casa de uma "amiga". Num certo momento, ela me disse: "Seu estômago está saltado, devia usar cinta." Mas eu já estava de cinta! Muito depois desse episódio, eu ainda me encolhia e prendia a respiração para diminuir a barriga. Então, quando tinha uns 30 anos, meu amigo Rocco me perguntou: "Por que as mulheres odeiam suas barrigas? Para mim, é a parte mais bonita do corpo da mulher." Eu assimilei o que ele disse, mas foi só depois de alguns anos que consegui superar minha estranheza em relação a essa parte distintamente feminina de mim mesma, a parte fértil, que gera a vida.

> *Uma cultura de dominação como a nossa diz às pessoas: em você não há nada de valor, tudo o que tem valor está fora de você e tem de ser adquirido.*
> *— bell hooks*

Se não é o abdômen, são os seios o objeto do ódio. A escritora feminista Gloria Steinem conta a história de uma mulher que resolveu fazer uma plástica, pois tinha vergonha dos próprios seios. Então, uma semana antes da operação, ela se lembrou, de repente, das dolorosas faixas que sua avó a fazia usar para não atrair a atenção dos meninos na escola. Felizmente, a mulher percebeu que não precisava reduzir os seios para se curar. "Quantas pessoas querem mudar a parte do corpo que só está tentando ajudá-las a lembrar?", pergunta Steinem.[21]

Nós nos acostumamos tanto a medir o valor social pela aparência que isso se transformou num novo imperativo moral: um corpo atraente, em boa forma e saudável — "uma máquina enxuta" — corresponde a uma alma saudável. Mas alguma coisa está errada. "A preocupação com o corpo transformou-se em mania social", diz a psicóloga Judith Rodin. "Nós nos transformamos num país de malucos pela aparência e de fanáticos do corpo... levados a pensar, falar, a montar estratégias e a nos preocupar com o corpo com a mesma devoção fanática que investimos na ida do homem à Lua. No exterior, lutamos pela paz mundial. Em casa, declaramos guerra ao nosso corpo."[22]

Experiência: Ideais Culturais

Cada cultura e cada era têm diferentes ideais de beleza física, especialmente para as mulheres. Tradicionalmente, na Índia e no mundo árabe, ser gordo é positivo, enquanto ser magro é altamente indesejável, pois reflete subnutrição e pobreza, assim como uma possível infertilidade. Mulheres magras não são boas candidatas ao casamento. Na América, nos anos 20, o corpo esguio e sem curvas da melindrosa era a moda, mas nos anos 40 e 50, mulheres curvilíneas e cheias, como Jane Russel, eram mais cobiçadas. A partir dos anos 60, a obsessão pela magreza — "nunca se é magra demais" — tem predominado.

Quais foram suas experiências quando estava crescendo? Havia uma aparência ideal que você cobiçava? Para as mulheres, era "*in*" ter o peito reto, como Twiggy, ou ser curvilínea e cheia de saúde como Marilyn Monroe? No caso de ter sido uma garota alta entre meninos baixos, você andava curvada para diminuir a altura? Para os homens, ser magro era desvantagem? Era mais cobiçado quem conseguia flexionar os músculos do braço ou os músculos do cérebro?

Será que você passou a ter ódio do seu corpo por causa de preconceitos raciais? Você tentou escurecer ou clarear a pele? Você enrolava o cabelo liso ou alisava o cabelo crespo? Você oxigenava o cabelo escuro ou tingia de ruivo o cabelo castanho? Você fez plástica para diminuir o nariz ou operou as pálpebras para aumentar os olhos? Você usa lentes de contato verdes ou azuis em seus olhos castanhos?

Procure lembrar: quando criança, será que realmente havia alguma coisa excessiva em você — era baixo demais, gordo demais, grande demais, alto demais, pequeno demais? Se você tem fotos de quando era criança, pegue-as e dê uma olhada. O que você vê? Você tinha o cabelo tão espetado que nem dava para pentear? Tinha orelhas de abano? Era tão horrível assim?

Ou será que você tinha a aparência perfeita — a experiência que todos querem ter? Você tinha medo de que os outros só gostassem de seu belo corpo; achava que ninguém ligava para sua inteligência, mas apenas para sua beleza?

Hoje: você consegue olhar para a criança que foi e amar a si mesmo exatamente como era?

Experiência: Como Você Trata o Seu Corpo?

Não existe nada de errado com a boa forma — eu também me esforço para tê-la — mas o que você faz para entrar em forma? Seja honesto ao responder às perguntas. Se ajudar, feche os olhos, imagine-se fazendo seus exercícios de rotina e preste atenção ao que sente. Ou faça a si mesmo estas perguntas da próxima vez que se exercitar:

Você é agressivo em relação ao corpo, mostrando a ele quem é que manda? Você ignora suas mensagens, mesmo quando ele lhe diz para ir mais devagar ou dar um tempo a fim de se recuperar? Você o explora cruelmente, usando-o como uma máquina? Você o trata como as irmãs e a madrasta da Cinderela a tratavam, transformando-o em bode expiatório para seus problemas? Qual a verdadeira razão que o leva a fazer tanto esforço?

Perceba também como você se veste. Suas roupas são confortáveis ou ignoram as necessidades de seu corpo? A cintura de sua calça, saia ou vestido está muito apertada? E o cinto que está usando? Você pode respirar direito, mesmo sentado? Seus belos sapatos apertam os dedos ou parecem que vão provocar joanete? Sua gravata está tão apertada que prejudica a circulação no cérebro? Você tem a aparência correta, mas o corpo prejudicado?

INFLUÊNCIAS DA FAMÍLIA

E se, em criança, você tivesse sido ensinado a usar o banheiro quando já estava preparado e nunca tivesse sido obrigado a sentir vergonha da eliminação natural?

E se você tivesse sido aplaudido todas as vezes que conseguia andar sozinho?

E se nunca o tivessem levantado com brutalidade nem caçoassem quando você caía?

E se sua mãe não tivesse lhe dado um tapa quando, ainda bebê, você explorava seus genitais?

E se você tivesse recebido ajuda para subir de novo na bicicleta quando caía e se machucava, em vez de ver os outros debochando de suas lágrimas?

E se você tivesse tido permissão para demonstrar seus sentimentos em vez de ouvir que não havia motivo para chorar?

> *Será que não é a vergonha que está no centro de tudo o que se aprende sobre o que é correto? O terreno dos atos proibidos. Desejos, expressões, evidências da carne permeando uma atmosfera de negação. Vergonha misturando-se à pele, às células, aos ossos, até mesmo à respiração.*
>
> *– Susan Griffin*

E se ninguém tivesse caçoado quando você engordou na adolescência, com os hormônios em ebulição no seu corpo?

E se você não tivesse sido forçado a ficar sentado numa mesa desconfortável o dia inteiro, e pudesse ter aprendido movimentando o corpo?

E se as coisas tivessem sido diferentes — se você tivesse sido aceito como é, se tivesse sido elogiado cada vez que mostrava competência, se tivesse recebido compreensão quando passou pelas mudanças no corpo, se seus sentimentos e idéias tivessem sido levados em conta em vez de ignorados? Será que você teria desenvolvido uma relação de amizade com seu corpo, e não de alienação?

Clyde Ford, quiroprático e criador da Somatossíntese, chama o corpo de "nossa primeira sala de aulas". Jean Piaget, o psicólogo infantil suíço, diz que, durante os dois primeiros anos de vida, nosso pensamento ocorre através do corpo, pois nossa linguagem ainda é insuficiente. Antes de aprender a falar e antes mesmo de compreender as palavras, passamos por um estágio de aprendizado sensório-motor. Travamos conhecimento com o mundo à nossa volta pegando, apertando, rastejando, balançando, atirando, virando, caindo, torcendo e provando com o corpo.

O que aprendemos forma a base de nossa vida emocional além da infância. Considere, por exemplo, como nos tratam quando crianças. Se nossas necessidades são ignoradas, acabamos por nos fechar a elas também. Se somos maltratados, aprendemos a nos maltratar. Se somos protegidos e cuidados com carinho, aprendemos que merecemos atenção. A partir do que vemos e ouvimos, aprendemos maneiras eficazes ou destrutivas de estar no corpo. Nossos pais e outras pessoas que cuidam de nós são nossos primeiros modelos de relação com o corpo.

Mas, às vezes, a família invade todos os aspectos de nosso desenvolvimento, deixando-nos pouco espaço para reagir naturalmente. Se formos obrigados a sentar, ficar em pé ou andar antes de estarmos preparados, poderemos vir a ter tensões musculares que afetam os movimentos e distorcem a postura. Se, por conveniência dos adultos, formos obrigados a parar de brincar ou a acordar antes de termos terminado de dormir, aprenderemos que não há um ritmo interno a ser seguido. Perderemos o senso de harmonia com nós mesmos e com nosso meio. Ficaremos confusos, duvidando da própria capacidade de julgar com o corpo e de confiar nele. Veja a história de Elsie, página 47.

Um dia, quando Charlotte Selver, a decana da Consciência Sensorial, fazia uma visita a uns amigos, observou como os pais podem interferir na maneira inata de uma criança estar no próprio corpo:

> Entre os convidados, havia um casal com a filha, uma menina de 8 anos, uma criança gentil e graciosa. Enquanto conversávamos, a menina brincava no jardim e tive o prazer de observá-la pela janela. Então, ela entrou e sentou-se com uma perna em cima do sofá. A mãe: "Mas, Helen, veja como senta! Tire o pé do sofá! Meninas não se sentam assim!" A menina tirou a perna do sofá, o que fez a saia

subir um pouco. A mãe: "Helen, puxa essa saia! Está aparecendo tudo!" A menina corou, olhou para baixo e puxou a saia, mas perguntou: "Mas e daí, mãe?" A mãe olhou para ela chocada e disse: "Não se faz isso!" Com isso, o clima tinha ficado pesado na sala. A menina, além de baixar as pernas, tinha juntado os joelhos com firmeza. Os ombros ficaram um pouco levantados e os braços ficaram apertados contra o corpo. De repente, a menina não agüentou mais, espreguiçou-se e bocejou. De novo a mãe reagiu com indignação. A essa altura, tudo durou uns dez minutos, a menina tinha mudado completamente. Sua graça tinha se transformado em falta de jeito, todos os movimentos estavam travados, o corpo tenso, ela mal parecia estar viva."[23]

Como Helen, a maioria aprendeu a se inibir — inibir os sentimentos, os movimentos. Aprendemos a esconder o medo, o terror e a raiva, retesando os músculos, fazendo força para não chorar ou gritar, para não estragar a relação com os pais, para merecer aprovação, aceitação ou amor, ou para sobreviver. Em suas memórias, *Shot in the Heart*, Mikal Gilmore relembra os conselhos de seu irmão, Gary Gilmore, o assassino conhecido por ter desafiado com sucesso as autoridades de Utah a executá-lo por fuzilamento em 1977:

> Você precisa aprender a ser duro... a tomar as coisas sem sentir nada. Nem dor, nem raiva, nem nada. E você precisa compreender, se alguém quer bater em você... você precisa deixar... Fique quieto e deixe que batam em você. É a única maneira de sobreviver [na nossa família]... Prometa para mim que será um homem.[24]

Quando paramos de ouvir o corpo, paramos gradualmente de saber *como* ouvir. Quantos não acabam como James Duffy, o caixa de banco em *Dubliners*, de Joyce, que "vivia a pouca distância de seu corpo"? E quantos não passam a sofrer de bruxismo, dor de cabeça, úlcera, dor nas costas ou asma porque aprenderam a reprimir os sentimentos? Será que para ganhar autoconfiança é preciso perder a presença física por meio da anorexia e bulimia? E as sensações? Será que as desligamos porque não queremos nem saber o que está errado? Será que temos a esperança cega de que, ignorando e esquecendo alguma coisa, ela vai desaparecer como se o que não sentimos não existisse?

Ao "esquecer" o que sentimos, passamos a aceitar o que os outros dizem. Se alguém nos diz que somos desajeitados, acabamos nos adaptando a essa imagem, mesmo que ela não seja verdadeira. E, como qualquer pessoa desajeitada, ficamos sujeitos a acidentes, reforçando a imagem. Podemos também imitar, inconscientemente, as pessoas à nossa volta. Os psicoterapeutas Gay Hendricks e Kathlyn Hendricks contam o caso de um pai e três filhos que tinham todos a mesma postura: cabeça para a frente e peito afundado. Os rapazes presumiam que esse era um traço genético, mas depois descobriram que o mais novo tinha sido adotado aos 4 anos. Em fotografias anteriores a essa ocasião, ele não mostrava nenhuma tendência a essa postura. Ela apareceu, aos poucos, na escola primária, ficando mais pronunciada no colégio.[25]

Experiência: Modelos Corporais Familiares

Com que tipo de modelos você cresceu? As pessoas de sua família tinham maus hábitos de saúde ou sabiam se cuidar bem? Elas se queixavam de dores e limitações? Viviam doentes? Exigiam demais do corpo? Sabiam quando descansar? Abusavam fisicamente umas das outras? Eram reprimidas ou descontraídas? Cuidavam das necessidades do corpo a portas fechadas, como se estivessem fazendo algo vergonhoso? Elas se permitiam prazeres físicos? Você procurava ficar ereto como seu pai, o soldado? Ou ficava curvado e caído como ele depois de um dia duro de trabalho? Que tipos de mensagens corporais você recebia?

Em seu trabalho autobiográfico *Lovesong*, Julius Lester, antigo ativista dos direitos civis, descreve as relações corporais que tinha com os

As pessoas perdem o corpo e o querem de volta.

— Alexander Lowen

pais. Nesta passagem, ele conta o que lhe evocou a chegada dos pais já idosos. Depois de lê-la, procure imaginar o que uma visita assim evocaria para você.

Eu abraço meu pai. Ele ri nervoso, satisfeito, e dá um tapinha nas minhas costas. Não estamos habituados a nos tocar, ele e eu, ela e eu, ele e ela. É como se os seus corpos fossem algo proibido, como se seus corpos só tivessem permissão para trabalhar, como aconteceu com o corpo de seus pais e os de seus avós escravos, como se os seus corpos só pudessem conhecer o prazer através da madeira macia do cabo da enxada ou do arado, dos braços levantados para pendurar a roupa no varal. Quero apertá-lo nos braços para sentir os torrões de terra de um campo de algodão, sua dor pelos corpos dos filhos, cujas almas foram ter com Deus com as marcas da corda do feitor. Mas não ouso. Quero abraçar o corpo magro de minha mãe e todas as flores de macieira e a penugem

Gostar de mim mesma significa ser, literalmente, sem vergonha, ser sexualmente descontrolada com os prazeres de estar dentro de um corpo... do modo como eu sentia quando era criança, antes que o mundo tivesse interferido.

— Sallie Tisdale

dos pêssegos que ela colheu no pomar, a solidão e o medo no longo cabelo negro e na pele luminosa como a lua nova... mas não ouso.[26]

Lembre-se de que o nosso corpo é a nossa primeira sala de aula. Desde os primeiros dias de vida, o aprendizado físico forma o molde da vida emocional, governa os padrões de relacionamento e fornece recursos e desafios. Ao trabalhar agora com o corpo, temos a oportunidade de descobrir o que aprendemos e o que não nos foi ensinado direito. "O toque, o movimento e a consciência corporal são as ferramentas de ensino que podemos usar", diz Clyde Ford.[27] Os caminhos do corpo as fornecem.

EDUCAÇÃO

Na época em que escrevi este livro, fiz como ouvinte um curso na universidade, na minha área. Vinte anos depois de terminar meu curso de graduação, fiquei chocada ao ver que nada tinha mudado. Eu me ajeitei numa carteira pequena e desconfortável, com uma pequena superfície servindo de apoio para escrever. Colocadas em fila, as carteiras não permitiam que eu visse ninguém, só a parte de trás das cabeças.

> *Ironicamente, somos educados para não ter e não para ter consciência do corpo.*
> *– Jean Houston*

Não havia como me comunicar com os que estavam atrás de mim ou ao meu lado, a menos que torcesse desconfortavelmente o corpo. Não entrava ar na sala, e as luzes fluorescentes ficavam no teto. A atmosfera era fisicamente desanimadora. Se não fosse pelo fato de o assunto ser muito interessante e o professor muito dinâmico, acho que eu teria caído no sono.

Segundo alguns críticos do sistema educacional norte-americano, esse tipo de estrutura não nos ensina o que é fundamental ao conhecimento básico de si mesmo — a consciência do corpo. Não nos ensina a usar eficazmente o corpo, de maneira a evitar sofrimentos. Não nos ensina como o movimento, as sensações, os pensamentos e os sentimentos se inter-relacionam na interação da mente com ele. Assim, nem ao menos conhecemos o verdadeiro alcance de nosso potencial e nem sabemos usá-lo de maneira produtiva.

A dançarina Elaine Summers, criadora da Consciência Cinética, acredita que o confinamento às carteiras escolares é a causa das principais dificuldades físicas que temos depois de adultos. Nós temos que nos adaptar a cadeiras,

> *Hoje em dia, a criança que entra na escola faz um curso de alienação dos doze aos vinte e um anos. Aprende a manipular um mundo de palavras e números, mas não aprende a viver o mundo real.*
> *– Rudolf Arnheim*

o que contribui para o desequilíbrio muscular e para a falta de flexibilidade nas articulações, ao contrário das culturas em que as pessoas sentam no chão. E, para parar quietos na cadeira, precisamos bloquear as sensações do corpo. "O movimento é repousante", diz Summers, "mas ficar parado numa só posição não é."[28] O resultado é, geralmente, uma postura caída que distorce e contrai as costas.

Mas não é só ficando imóvel numa carteira que desenvolvemos síndromes dolorosas. A médica Christiane Northrup atende regularmente mulheres com constipação e distúrbios urinários, incapazes de fazer o intestino funcionar em banheiros públicos. Quando crianças, foram obrigadas na escola (e talvez em casa) a seguir as regras em relação aos horários de usar o banheiro. Essas regras danificaram a capacidade de saber quando o corpo precisa realizar suas funções normais.[29]

Quantos não ficam alienados do corpo depois de passar horas e horas por semana confinados a uma mesa? Será que aprendemos o que as coisas são por meio das palavras, que as rotulam abstratamente, ou pelos sentidos, que as exploram concretamente? Será que tivemos a oportunidade de aumentar o poder dos sentidos do corpo — especialmente a cinestesia — ou fomos obrigadas a desgastá-las, usando cada vez menos nossos sentidos? Uma mulher que conheci num seminário sobre o método Alexander de cura disse que, quando cursava a oitava série em New Jersey, foi obrigada a fazer um curso de etiqueta, em que aprendeu a sentar-se ereta, com os joelhos juntos e os tornozelos cruzados, levantar-se da cadeira com um livro na cabeça e a odiar o corpo porque ele não estava à altura do ser ideal apresentado no curso.

Experiência: Observe Sua Postura

Na escola, que relação você desenvolveu com o corpo? Você era obrigado a sentar-se numa carteira durante horas, concentrando-se em tarefas mentais às custas da necessidade de movimento do corpo? Você ficava jogado para a frente, com as costas curvadas, os ombros caídos? Você ficava nessa mesma posição depois, para fazer a lição de casa? Pare e observe como você se senta à mesa agora. Você volta à postura da sala de aula?

Quando ouve o comando "Costas retas" ou "Corrija a postura", você se lembra imediatamente das ordens dos professores e de seus pais? Como seu corpo reage a essas palavras? Observe-se. Você encolheu a barriga e estufou o peito? Os ombros ficaram tensos perto das orelhas? Os braços estão rígidos ao lado do corpo? Está segurando a respiração? O pescoço está enrijecido? Ande pela sala com essa postura, supostamente correta. Você parece um soldado de madeira? Dá para abranger com o olhar tudo o que está à sua volta ou você só vê o que está diretamente à sua frente? Observe seus pensamentos. Que clareza você tem assim tão contraído?

Experimente agora uma postura diferente. Fique de pé, com a atenção focalizada no centro do corpo, uns 5 centímetros abaixo do umbigo, no interior da pelve. Em vez de segurar a respiração, inspire profundamente por esse ponto do corpo e deixe os ombros caírem. Não trave os joelhos. Deixe-os frouxos, de maneira a ter uma base de apoio estável mas flexível. Relaxe os braços. Ande pela

> sala outra vez, mas com essa postura. Observe o alcance de sua visão: dá para ver em cima e embaixo, à direita e à esquerda, ou você ainda está olhando para a frente? Você se sente fluido ou rígido? Como o afetou em geral essa mudança para uma postura centrada na barriga? Como estão a percepção e os pensamentos?

AUTO-IMAGEM E IMAGEM DO CORPO

Segundo algumas correntes da psicologia, não nascemos com um ego. No início da vida, não temos consciência de nós mesmos como algo separado, nem do mundo como algo distinto de nós. Não existe diferenciação. Mas, aos poucos, o ego começa a emergir. Como os limites do corpo delimitam e separam do ambiente a nossa existência, a primeira sensação de identidade está no corpo. Nosso eu é um eu somático, corpóreo, carnal — um ego corporal.

Nosso senso de eu – a imagem de quem somos – é, primeiramente, uma imagem formada através do corpo.

– Clyde Ford

Assim, a auto-imagem é essencialmente imagem do corpo, pois sabemos quem somos por meio dele — na medida em que o sentimos fisicamente e o visualizamos. A auto-imagem tem relação com a maneira de o corpo se orientar no tempo e no espaço, com seus contornos, com as sensações cinestésicas e percepções visuais.

No entanto, a imagem do corpo ou auto-imagem não é apenas o que vemos ao olhar para nós mesmos e nem apenas a nossa maneira de sentir e controlar as partes do corpo. É também algo mental, emocional e histórico — é como nos sentimos em relação à aparência e como fomos moldados a partir das experiências agradáveis e desagradáveis, cheias de orgulho ou de críticas. A percepção do corpo é baseada em tudo isso: sensações físicas, idéias, emoções, projeções, ordens e expectativas.

Se você perguntar a ocidentais onde está o "eu", muitos apontarão para a testa. Se fizesse a Margaret Mead (antropóloga) a mesma pergunta, ela responderia simplesmente: "Em todas as partes de mim, é claro."

– Jean Houston

Cada um age conforme a imagem que tem de si mesmo. Cada um come, anda, senta, fala, pensa e ama à sua maneira. Nós nos identificamos com essa imagem, mesmo que ela não coincida necessariamente com o que é, na verdade, o nosso corpo. Por exemplo, quem assimilou a mensagem de que o corpo é mau ou inferior, de que as necessidades sensoriais são erradas, de que não devemos explorar e conhecer o próprio corpo, acaba tendo uma auto-imagem negativa. É provável que sinta vergonha do que faz com o próprio corpo e talvez nem tenha tido a experiência de se tocar para formar um mapa tátil rudimentar do corpo. Por essas e outras razões, o corpo se transforma num mistério suspeito, em que não confiamos. Não temos dele uma imagem precisa: faltam algumas partes, enquanto outras são indistintas ou distorcidas. A imagem negativa do corpo, por sua vez, pode ter conseqüências terríveis, como depressão, distúrbios alimentares, baixa auto-estima, sexualidade inibida e medo.

Em vez de formar a auto-imagem pela própria fisiologia e pelas próprias percepções, nós a captamos através de uma variedade de filtros sociais: família, comunidade, grupo étnico, religião. Nós a formamos a partir do que é exigido e esperado de nós à medida que crescemos. Assim, cada um passa a se ver como uma pessoa coordenada ou desajeitada, alta ou baixa, feia ou bonita, em comparação com o que está à sua volta. Usando as idéias de outras pessoas, *pensamos* em vez de *perceber* a auto-imagem ou imagem do corpo. Essa imagem acaba adquirindo falhas, distorções e contornos vagos pelo desuso e mau uso do corpo. As ansiedades sexuais, por exemplo, podem fazer com que os genitais se tornem vagos ou até desapareçam da imagem do corpo.

O corpo de todo mundo é invenção de alguém. A questão é: quem inventou a minha maneira de estar num corpo? Minha mãe? Meu marido? Minha mulher? Meu treinador? Eu mesmo?
– Sidney M. Jourard

Levei anos para fazer o meu corpo físico coincidir com a imagem que tinha dele. Sempre pensei que era mais alta e mais encorpada do que sou porque, quando ainda estava na escola primária, já era mais alta do que os meus pais. Na adolescência, presumia-se, por alguma razão, que eu tinha mais de 1,70, quando na verdade tinha apenas 1,65. Foi só depois dos 20 anos, quanto tive um namorado uns 30 centímetros mais alto do que eu, que percebi que tinha peso e altura medianos. Mesmo assim, continuei achando que usava um manequim maior do que o real, até que um dia uma amiga miudinha insistiu que experimentasse uma roupa dela. Para minha surpresa, serviu.

Com o tempo, minha auto-imagem foi se tornando mais precisa. Mas sei que muitas mulheres pensam, erroneamente, que são maiores do que são. Num estudo feito na Universidade da Flórida, mais de 95% das mulheres (sem distúrbios do apetite) que participaram superestimam o tamanho do corpo, em muitos casos em até um quarto do tamanho real. Quase 50% achavam que pelo menos uma parte do corpo é maior do que era na realidade.[30]

Para modificar a auto-imagem que desenvolvemos na infância, precisamos nos sentir de maneira diferente no corpo. Precisamos nos conhecer através do próprio toque e do toque dos outros. Precisamos sentir nossos sentimentos e nossas sensações. Aos poucos, ao plantar novas sementes, começaremos a colher outras recompensas do jardim do corpo. À medida que a imagem do corpo mudar, a auto-imagem também irá se modificar, vindo lá do fundo de nós mesmos e não do pensamento, da vontade ou do raciocínio. As falhas serão preenchidas. O que é vago passará a ser claro. As distorções serão transformadas em normalidade. A falta de auto-estima vai se transformar em autoconfiança. E, como diz a psicóloga Rita Freedman, a aversão pelo corpo se transformará em amor.

Experiência: Você se Sente Tranqüilo em Relação à Imagem Que Tem do Próprio Corpo?

Você se sente à vontade com a própria aparência ou é excessivamente autoconsciente? Você se compara, constantemente, com os outros? Você é obcecado com certas partes de seu corpo? Você se refere a elas com expressões do tipo "poupança", "peito de vaca leiteira"? Do que tem vergonha? Gostaria que um gênio realizasse seu desejo de modificar o corpo? Modificar o quê?

Você presta atenção ao que está sentindo por dentro ou se olha muito no espelho? Você se vê de maneira diferente a cada vez que se olha? A menor mudança no volume do seu corpo — por exemplo, na barriga, depois de uma refeição, ou antes da menstruação — é motivo de terror, fazendo que comece imediatamente uma dieta ou que aumente sua rotina de exercícios?

Nos caminhos corporais, a meta é sentir plenamente o corpo inteiro e reconhecer todo o seu potencial de movimento. Isso nos ajuda a trabalhar livremente e a evitar lesões. Mesmo que não recorra ao caminho do corpo motivado por dores ou limitações, com certeza vale a pena saber o mais plenamente possível quem é você no seu corpo. Isso vai levá-lo a ser você mesmo. "O privilégio de uma vida é ser quem você é", em vez de imitar outra pessoa, disse o mitologista Joseph Campbell.[31] Mesmo que essa outra pessoa seja a Madre Teresa, não ser você mesmo é pegar o caminho errado.

O criador do misticismo hassídico disse uma vez: "Desde a aurora da criação, não nasceram dois seres humanos iguais. Todos são únicos. E a tarefa de cada adulto é acentuar a própria unicidade. É o fracasso na realização dessa tarefa que tem atrasado a vinda do Messias."

– Lawrence LeShan

CAPÍTULO 3

A Sabedoria do Corpo

O corpo desempenha um papel crucial em todos os aspectos de nossa vida, mas superenfatizamos a mente, como se o corpo não passasse de uma bagagem incômoda ou de um pedestal, que existe apenas para sustentar e ostentar a cabeça. Pense nos pedestais que sustentam as cabeças de mármore e bronze dos imperadores romanos, que você já deve ter visto em museus e livros de arte. A essência do

Há uma profunda sabedoria na nossa própria carne. Basta um pouco de sensibilidade para percebê-la.
— Elizabeth A. Behnke

que foram esses imperadores está armazenada na parte superior do corpo. Aliás, quando dizemos "corpo", não nos referimos a tudo o que está abaixo do pescoço, sem incluir a cabeça?

A MATÉRIA ACIMA DA MENTE

Em quase todas as línguas, há expressões que revelam a tendência a colocar a mente em primeiro lugar. Na verdade, a ciência provou que as intenções mentais podem superar a dor e reverter uma doença. Sabemos também que a depressão prolongada e a raiva reprimida favorecem a doença e até a morte.

Mas o contrário também é verdade. Nossa maneira de estar no corpo — lutando contra a dor e a gravidade ou esbanjando prazer — tem também muita influência sobre o que pensamos e sentimos. Nossos pensamentos e sentimentos

Por mais que se procure, é difícil achar um ato mental que ocorra sem o apoio de alguma função física.
— Moshe Feldenkrais

são, ao mesmo tempo, sensações físicas. O processo de pensar é inseparável da atividade elétrica e química do cérebro e do sistema nervoso, assim como dos movimentos e tensões musculares que a acompanham.[1]

Ao reconhecer que o corpo exerce influência equivalente, nós finalmente "pagamos ao corpo seu tributo", diz Maxine Sheets-Johnstone, um professor e estudioso independente, antigo dançarino. Desafiamos atitudes, saturadas pela cultura, que ignoram o papel do corpo em nossa humanidade — em nossa capacidade de compreender o mundo e de dar-lhe sentido, de aprender, de criar, de compreender a nós mesmos e de manter relações interpessoais.[2]

O corpo silencioso e comum, de experiências silenciosas e comuns, guarda a chave para a explicação de seus próprios mistérios, contanto que se pare para ouvi-lo e se pague a ele o seu tributo.

— Maxine Sheets-Johnstone

"A vida é generosa em dádivas", disse Fra Giovanni no século XVI, "mas nós as jogamos fora pois, como as julgamos pela camada exterior, elas nos parecem feias, pesadas ou duras." Pagar ao corpo seu tributo é um passo para resgatar o banido, o mal compreendido, o oculto. "Remova a camada exterior e encontrará sob ela o esplendor vivo, feito de amor, sabedoria e poder", conclui ele.

SER AMIGO DO CORPO

Quantas vezes você censura o próprio corpo? Você fica zangado quando ele se esgota, quando ele fica doente, quanto ele sente dor, quando ele não tem a aparência que você quer? Você usa as informações sobre o seu corpo contra si mesmo? Você se sente culpado pelas necessidades e desejos do corpo?

Você culparia uma árvore por ela estar curvada em vez de estar bem reta, por ter um defeito no tronco ou por estar infectada de fungos? Você a puniria por precisar de chuva e luz do sol? Se um amigo estivesse com dor, você o censuraria dizendo: "Você é uma pessoa tão ruim que merece sofrer" ou "Você é estúpido [feio ou desagradável]"? Mas ao falar com o corpo usamos expressões terríveis.

Por que não se apaixonar pelo corpo com que você vem dormindo a vida inteira?

— Stewart Emery

É com aquilo que mais rejeitamos em nós mesmos que precisamos fazer as pazes. Se aceitarmos e tratarmos com carinho essa parte de nós mesmos, ela florescerá. Quando finalmente aceitou a cegueira e a surdez, em vez de amaldiçoá-las, Helen Keller começou a viver uma vida significativa e a contribuir para a sociedade. Quando Eleanor Roosevelt parou de se comparar à mãe, que era de fato uma linda mulher, e passou a dar valor ao que tinha, ela se tornou internacionalmente amada e respeitada pela sua bondade.

Precisamos aprender a ser um amigo gentil e compreensivo do nosso corpo, fazendo dele um de nossos amigos mais queridos. Se estabelecermos uma relação amigável com o corpo, ele retribuirá na mesma moeda — com conforto, prazer, energia, força, flexibilidade... *e* sabedoria.

O MILAGRE DO CORPO

Se você quer transformar sua vida, uma mudança de atitude já é meio caminho andado. Em vez de olhar para o corpo como se ele fosse uma imperfeição ou patologia a ser corrigida ou curada, aceite-o como uma dádiva. Segundo o Confucionismo, uma filosofia-religião que existe na China desde o século VI a.C., o corpo é a dádiva suprema que recebemos de nossos ancestrais. Em vez de ficar obcecado pela grossura de suas coxas, pelo ta-

> *É difícil gostar de si mesmo quando não se gosta do corpo ou de uma parte específica dele.*
> *– Linda Tschirhart Sanford e Mary Ellen Donovan*

manho de seus seios, pelo comprimento do nariz ou pelo tamanho das orelhas, dirija a atenção para o milagre de estar aqui como ser humano e considere a maravilha, a magia e a beleza desse milagre, como faz o poeta Gary Snyder:

Nosso corpo é fantástico. O erguer involuntário da cabeça ao som de um grito, a vertigem ao olhar um precipício, o coração na garganta no momento de perigo, a respiração que pára, os momentos calmos de reflexão relaxante e perplexa são reações universais do corpo dos mamíferos... O corpo não precisa da intercessão de um intelecto consciente para respirar, para que o coração continue batendo. Ele é, em grande parte, auto-regulado: ele tem vida própria.[3]

Experiência: Honrar e Amar o Seu Corpo

Em vez de gastar tempo, energia e dinheiro na tentativa de se transformar no ideal que a mídia nos exorta a aspirar, aqui estão três coisas que você pode fazer para honrar e amar essa coisa única que é o seu corpo:

1. Trace uma linha no meio de uma folha de papel para formar duas colunas, ou dobre a folha ao meio no sentido do comprimento. Num dos lados, liste vinte coisas que aprecia no seu corpo: pescoço longo, ombros fortes, cabelo grosso, boa digestão, pelve larga — que facilita o parto — mãos fortes, seios cheios — para alimentar seu bebê —, visão clara, boa coordenação, dedos graciosos e assim por diante. Se não conseguir pensar em vinte coisas, liste dez. Se ainda for muito, escreva cinco. E se não conseguir nem cinco, servem duas, mas tem de ser pelo menos duas. Depois, na outra coluna, escreva apenas uma coisa de que não gosta em seu corpo. Examine a lista. Será que dá para gostar mais e condenar menos?

2. Se tiver dificuldade para fazer essa lista, comece fazendo por escrito uma afirmação positiva sobre o seu corpo, mesmo que pare-

ça esquisita. Por exemplo: "Gosto da minha barriga." Depois escreva todas as críticas que surgirem para contrariar essa afirmação. Quando tiver esgotado as vozes negativas, repita a afirmação positiva. Procure, então, acrescentar a ela outras afirmações.

3. Sentado ou deitado, feche os olhos e passe em revista o seu corpo, de cima para baixo ou vice-versa. Passou depressa demais por alguma parte do corpo? Há alguma coisa que rejeitou ou tirou da imagem do corpo? Há alguma área que você não sente, que talvez nem saiba que rejeitou? Há algum aspecto do seu corpo que não lhe agrada, que você denigre com palavras como "revoltante" ou "horrível"? Focalize a atenção nessa área. Ela tem alguma qualidade própria, como cor, som, imagem, temperatura, textura, densidade, pressão ou outra sensação qualquer? Agora, a cada inspiração, leve energia para o coração, vinda da fonte sagrada que preferir. A cada expiração, faça o amor ir do coração para a área que você rejeita ou não sente. Vá respirando assim, até perceber que aconteceu alguma coisa. Sentiu uma onda de compaixão por si mesmo? A cor, qualidade, imagem ou sensação mudou?

Na verdade, como está escrito num dos Salmos, "somos espantosamente, maravilhosamente feitos".

- O olho, mais ou menos do tamanho de uma bola de pingue-pongue, pesa menos de 15 gramas. Os músculos que operam suas lentes se movem 100 mil vezes por dia, para que possamos olhar para tudo o que chama a nossa atenção. Teríamos de andar 100 quilômetros, todos os dias, para que os músculos das pernas fizessem a mesma quantidade de exercício. Cada nervo óptico é composto de 1,25 milhão de fibras individuais.

> *Todas as escrituras e ensinamentos sagrados, que passam de geração a geração, revelam, de uma maneira ou de outra, que é uma honra ser um ser humano – ter este corpo –, apesar dos períodos de sofrimento e dificuldade.*
> *– Stephen R. Schwartz*

- Nos 250 gramas de medula vermelha que existem nos nossos ossos, as células sangüíneas são criadas numa velocidade de 2 milhões a cada segundo para substituir as células que são destruídas em igual quantidade.

- No cérebro há 10 milhões de células nervosas, e cada uma delas tem, potencialmente, 20 a 25 mil conexões com as outras células nervosas.

- O nariz pode captar 10 mil odores diferentes, embora o órgão responsável pelo olfato, localizado na parte superior da cavidade nasal, não passe de dois pedacinhos de membrana com vários milhões de receptores.

- O revestimento interno do estômago é uma mucosa na qual existem 35 milhões de glândulas que segregam suco gástrico para "quebrar" proteínas e carboidratos.

- Nos 300 milhões de pequenas bolsas de ar (alvéolos) dos pulmões, o dióxido de carbono leva de um terço a três quartos de segundo para ser substituído por oxigênio, dependendo da nossa atividade no momento.

- Os rins filtram quinhentos galões de sangue todos os dias.

- O coração, menor do que um punho fechado, bombeia o sangue dia e noite através de uma rede de vasos sangüíneos que, calcula-se, tem quase 100 quilômetros de comprimento. Quando uma pessoa está em repouso, ele bombeia 66 galões por hora. Em setenta anos, são quase 60 milhões de galões de sangue. Quando um atleta está no auge do esforço, essa média aumenta seis vezes. Surpreendentemente, o coração realiza esse feito com a potência de dois pequenos motores elétricos, semelhantes aos que são usados em brinquedos. Ele bate 100 mil vezes por dia, sem descansar, durante toda a vida.

- Só o fígado, às vezes chamado de "fábrica química do corpo", é capaz de realizar mais de quinhentas funções diferentes, incluindo a produção de mais de mil enzimas essenciais para a boa digestão e para a saúde do metabolismo.

E como é bela a organização do corpo! Cada parte de cada célula — o corpo humano tem em média 50 trilhões de células — e cada célula como um todo realiza uma função especial. Cada tecido, por sua vez, é especializado em determinadas tarefas. Cada órgão e cada sistema é especializado em determinadas operações, necessárias ao corpo como um todo. Tudo é intrincadamente integrado. Quando, em alguma parte do corpo, alguma coisa perturba a situação existente, outras partes compensam, para restaurar a situação original, ajustando-se para manter um estado constante, ou homeostase.

Imagine que você está parado numa esquina, conversando com alguém que encontrou por acaso. De repente, você olha para o relógio e percebe que está atrasado para voltar ao escritório ou para pegar o filho na escola. Nesse instante, seu corpo muda de marcha para permitir que você corra até o escritório ou até o estacionamento. Você passa a respirar mais depressa, o coração começa a bater mais rápido, a pressão sangüínea sobe. Tudo isso para levar mais oxigênio aos músculos, para que você consiga correr. Quando chegar ao seu destino, você estará transpirando, uma reação do corpo ao calor gerado pelos músculos. Se não fosse dissipado, esse calor faria com que a albumina — uma proteína que existe no sangue e nos músculos — ficasse dura, como a clara de um ovo cozido. Quando você pára, a respiração e os batimentos cardíacos ficam mais lentos e a pressão sangüínea cai.

> *Seu corpo é um agente de cura de 3 milhões de anos. Em 3 milhões de anos de evolução neste planeta, ele desenvolveu muitas maneiras de se proteger e de se curar... Você tem todo o conhecimento, meios, materiais e energia de que precisa para se manter saudável.*
> *— Mike Samuels e Hal Bennett*

Se você já sofreu um acidente ou algum outro ferimento sério, pense no milagre da cura e da recuperação: você não sangrou até morrer; apesar de ter parte do corpo aberta, os ossos se juntaram outra vez e os cortes se fecharam; você conseguiu andar de novo; os olhos, que estavam inchados e roxos, voltaram ao seu tamanho e à sua cor natural. Em segundos, as substâncias químicas enviaram um sinal de alerta e as células se alinharam como um exército para se defender contra as bactérias e os vírus invasores que ameaçaram sua vida.

Como músicos tocando numa orquestra, os músculos se contraem em conjunto e erguem os ossos para que possamos levantar, andar, dançar, pular ou falar. O simples ato de levar a perna para a frente exige que mais de quarenta músculos se movimentem em uníssono, "como homens no convés, puxando um canhão". Nossos primeiros passos pela manhã mobilizam duzentos músculos. Abrir a boca para cumprimentar alguém com um "oi" significa coordenar intrincadamente os músculos dos lábios, do maxilar, da língua, do palato, da faringe, laringe e do sistema respiratório, que, no total, realizam mais de quinhentas contrações por segundo.[4]

> *O corpo humano é vapor materializado pela luz do sol, misturado com a vida das estrelas.*
>
> *– Paracelso*

Considere também a plasticidade do corpo, as mudanças que sofre continuamente, durante toda a vida. Apesar de termos no início da vida um traçado genético, todos os dias são cheios de mudanças. Não somos "uma estrutura anatômica congelada, mas, literalmente, um rio de inteligência, informação e energia que se renova constantemente", diz o médico Deepak Chopra.[5] A cada segundo da vida nós nos refazemos, com muito mais facilidade do que se trocássemos de roupa. Por exemplo: em menos de um ano, substituímos cerca de 98% de todos os átomos do nosso corpo:

- um novo fígado a cada seis semanas
- um novo esqueleto a cada três meses
- um novo revestimento estomacal a cada cinco dias
- uma nova pele por mês

A matéria-prima do DNA, que, como observa Chopra, "contém a memória de milhões de anos de tempo de evolução", vai e vem a cada seis semanas.[6] Sabendo disso, reconhecendo o milagre do próprio corpo, talvez você também faça a pergunta que a novelista Janet Burroway se fez:

> Minha pergunta é: por que — mesmo depois de meio século e já sem capacidade de se reproduzir — um corpo nem tão bem cuidado assim tem ainda entusiasmo para sobreviver... bombeia sangue e anticorpos, organiza-se para a coagulação, osmose, limpeza e criação, recupera-se completamente, restaurando a mobilidade, o que nem meia tonelada de tecnologia conseguiria fazer. Por que, pergunto, culpá-lo com azedume por trivialidades, como já fiz: por ter carne

demais neste ponto, músculos de menos naquele, por produzir esta ruga, aquele papinho, aquele cabelo branco ou esta textura? Corpo querido! Ele realiza seu trabalho incessante, recebendo tão poucos agradecimentos![7]

Inteligência no Corpo

Nossa tendência é não associar inteligência com o corpo. Achamos que não é com o corpo que discernimos, compreendemos e sabemos. Mas, como disse Thomas Edison: "As grandes idéias se originam nos músculos."

Considere por um momento as palavras de Edison. Quantas vezes você teve um rompante de idéias enquanto movimentava o corpo? Muitas das minhas idéias a respeito deste livro, incluindo a expressão *caminhos corporais*, ocorreram-me enquanto meus músculos me levavam de cá para lá na piscina ou pelo meio do bosque, ou enquanto lavava a louça.

> *Pense com o corpo inteiro.*
> *– Taisen Deshimaru*

Foram as caminhadas diárias que inspiraram ao compositor russo Tchaikovsky muitas de suas sinfonias. Foi durante um passeio a pé que o inventor Edwin Land elaborou o conceito que o levou à descoberta da câmera Polaroid. Por alguma razão, o movimento serve para remover o lodo que impede que as águas da criação fluam livremente. Até mesmo Albert Einstein, um dos mais brilhantes cientistas do nosso século, disse: "Meu processo básico de percepção é visual e muscular." Ou como escreveu Laura Riding à filha de uns amigos:

> Quando o Sol brilha, quando o vento sopra, quando você respira, vê, anda, fica sentada ou dorme – isso é fazer. Seu corpo inteiro está fazendo. A parte corporal de tudo está fazendo... Você deve sentir esse fazer, essa sua parte corporal, antes que comece a pensar.[8]

É também através do corpo que percebemos se uma situação está certa ou não e que detectamos o perigo. Como um sistema de radar, a sabedoria do corpo permite-nos saber quando precisamos ir mais devagar ou quando precisamos ser mais vigorosos e ativos. Nosso corpo indica-nos o que fazer, contanto que não abafemos as suas mensagens com metas e idéias abstratas ou com a última novidade em termos de saúde, sucesso, moralidade, beleza ou espiritualidade. Por exemplo: vegetariana há duas décadas, eu não podia nem me imaginar fazendo outra dieta, pois a que eu vinha seguindo funcionava muito bem para mim.

> *Esta atitude [de que a consciência se limita ao raciocínio] desvaloriza a inteligência dos sentidos, o "pensamento do coração", a mão e o olho que pensam, a reflexão do corpo que se move.*
> *– Shaun McNiff*

Mas, depois dos 40, meus hormônios começaram a se manifestar, deixando claro que já era hora de começar a ingerir mais proteína e gordura. Em vez de me ater a algo que não me servia mais, acrescentei ovos e peixes à minha dieta e meu corpo sentiu-se agradecido. Da mesma forma, a analista junguiana Jean Shinoda Bolen mudou drasticamente sua dieta. De volta à Califórnia, depois de um mês de peregrinação por locais sagrados na Europa, ela percebeu, diante da seção de carnes do supermercado, que seu corpo dizia: "Não, obrigado." Assim, o hábito de comer um bife todos os dias desapareceu. E, com ele, foi-se também o gosto pelo champanhe.[9] Para nós duas, não foi preciso usar força de vontade. Nós simplesmente seguimos a vontade do corpo.

> *Só estando interiormente atentos poderemos aprender a perceber o que devemos ingerir, quem nos dá segurança, onde preferimos ficar, o que é verdadeiro para nós.*
>
> *— Jean Shinoda Bolen*

Mas, em outra ocasião, eu não prestei atenção à voz do meu corpo e paguei por isso. Uma semana antes de minha primeira maratona, fui treinar pela última vez numa área que um amigo tinha recomendado. Mas o lugar tinha muitas ladeiras. Para não perder a viagem, eu me forcei a cumprir a minha cota, bobamente. Consegui terminar a corrida naquele dia, mas não no dia da maratona, em Napa Valley. Para me proteger de maiores prejuízos, meu joelho deixou claro que eu não iria participar da corrida.

Nesse sentido, o corpo funciona como um detetor de fumaça. Se estivermos "dormindo" — como geralmente estamos, mesmo acordados — podemos não perceber o fogo, ou seja, um problema. Mas o mais leve sinal — uma sensação de desconforto, uma rigidez, a inflamação de um antigo ferimento ou uma súbita dor de cabeça — dispara o alarme, despertando-nos para o que devemos fazer. A

> *Nosso corpo é o melhor sistema de saúde que temos — basta saber dar atenção a ele.*
>
> *— Christiane Northrup*

sabedoria do corpo luta sempre para assegurar a sobrevivência. O nariz detecta maus cheiros para nos ajudar a evitar alimentos estragados; o sistema digestivo reage acidamente quando comemos alguma coisa que não nos cai bem; uma úlcera chama a nossa atenção para o fato de que alguma coisa está profundamente errada; ao primeiro sinal de uma invasão, o sistema imunológico envia células brancas para impedir que bactérias e vírus prejudiquem nossa saúde com doenças e infecções. Esse instinto de autopreservação existe também nas estruturas

> *Aprender a prestar atenção a nós mesmos é uma maneira de aprender a nos amar.*
>
> *— Joan Borysenko*

primitivas não-conscientes do nosso sistema nervoso, capazes de perceber certas situações como potencialmente perigosas à nossa sobrevivência, mobilizando-nos para reagir — fugir ou lutar. Mas, se não conseguirmos reagir instintivamente, poremos a vida em perigo.

Em alguns casos extremos, a perda da inteligência embutida no corpo acaba levando à morte. Há muitos anos, fiz massagens numa jovem que tinha ficado cega por causa de uma retinopatia diabética. Além disso, havia necrose (morte localizada de tecido vivo) nos pés e parte interior das pernas. Como não enxergava e nem sentia os pés, ela não percebeu que tinha pisado na saída de ar quente de um sistema de aqueci-mento e se queimou. Não conseguiu se recupe-rar da infecção decorrente da queimadura e morreu com pouco mais de 20 anos.

A vida do corpo é a vida das sensações e das emoções. O corpo sente fome real, sede real, alegria real diante do Sol ou da neve, prazer real diante do odor de rosas ou de um arbusto florido, raiva real, mágoa real, ternura real, calor real, paixão real, ódio real, dor real. Todas as emoções pertencem ao corpo; a mente apenas as reconhece.
– D.H. Lawrence

Somos equipados com todo o aparato ne-cessário: neurotransmissores, receptores senso-riais, ajustes homeostáticos, unidades de desintoxicação, reguladores químicos e assim por diante. A inteligência se espalha por todas as células do corpo — por todas as enzimas, genes, hormônios, anticorpos e nervos — regulando as funções essenciais com perfeito *know-how*. A tendência a buscar o prazer e a evitar a dor é parte da estratégia do corpo para a sobrevivência e o bem-estar. Ver "Prazer", página 38. Tudo vai continuar a funcio-nar perfeitamente e primorosamente, contanto que saibamos prestar atenção e tomar cuidado.

SENTIMENTOS: EMOCIONAIS E FÍSICOS

Não existem sentimentos emocionais sem os físicos. É por meio do corpo que conhecemos o amor — que o recebemos e o transmitimos — e as outras emoções. Gestos e expressões faciais mostram, sem palavras, o que sentimos. Mesmo quando falamos, o corpo muitas vezes contradiz nossas palavras. Podemos dizer que não temos interesse em alguém, mas o rosto corado e a aceleração dos batimentos car-díacos traem a atração que sentimos. Podemos afirmar que não estamos nervosos, mas as palmas das mãos molhadas traem nossa ansiedade. Podemos não admitir que estamos aborrecidos, mas os ombros contraídos sobem quase até as orelhas de tanta raiva. Podemos negar que estamos tristes e solitários, mas o queixo caído e o peito afundado não nos deixa mentir.

Qual a ligação entre o físico e o emocional? Na terceira semana de vida, o em-brião é formado por três camadas de células. De uma dessas camadas primitivas, o ectoderma, forma-se, aos poucos, a pele, o cérebro e o sistema nervoso. Isso significa que é do mesmo grupo de células que se desenvolvem as estruturas que nos permi-tem sentir as sensações físicas — receptores sensoriais — e àquelas através das quais experimentamos as emoções. "Dependendo do ponto de vista", diz Deane Juhan, praticante de Trager, "a pele é a superfície externa do cérebro, ou o cérebro é a camada mais profunda da pele".[10] Ambos funcionam como uma unidade.

Experiência: Onde É Que Você Sente Raiva, Medo, Dor, Amor?

Como você sabe se está sentindo dor ou não, se está aborrecido ou aterrorizado? Como você sabe se confia ou não em alguém? Como você sabe se está triste ou contente? Procure lembrar-se da última vez que riu tanto que começou a chorar e da última vez que chorou até não poder mais. Apesar de as lágrimas virem aos olhos nas duas ocasiões, você não sabia a diferença? Você sabia a diferença porque pensou nela ou sentiu-a no corpo?

Da próxima vez que ficar zangado, frustrado, em paz, com medo, com dor, pergunte-se: onde, no meu corpo, eu vivo esse sentimento/emoção? Quais são as sensações específicas deste sentimento/emoção?

A pesquisa científica no campo da psiconeuroimunologia está provando que o "cérebro" e suas funções estão, na verdade, localizados em todo o corpo. Candace Pert, antigo membro do National Institute of Health, e outros pesquisadores descobriram receptores de neuropeptida (substância química do cérebro) não apenas no cérebro, no sistema nervoso e imunológico, mas no corpo inteiro.

> O corpo é um ser multilíngue. Fala através da cor e da temperatura, do rubor da descoberta, do brilho do amor, do cinzento da dor, do calor do despertar, do frio da não convicção... Fala através dos pulos que o coração dá, da queda do humor, do frio na barriga, do nascimento da esperança.
>
> – Clarissa Pinkola Estés

Quando temos consciência das mudanças físicas que ocorrem no corpo, sabemos também que emoções estamos sentindo. As sensações corporais agem como sinais protetores ou carregam significados emocionais. Alicia Appleman-Jurman compreendeu muito bem esse processo na Segunda Guerra Mundial, como conta em sua autobiografia. Judia, obrigada a se esconder dos nazistas e seus aliados na Polônia, vivia em constante terror. Em meio à tragédia, compreendeu que podia confiar mais nos sinais que seu corpo lhe enviava do que em qualquer outra coisa: "Sempre que havia perigo, sentia uma mão fria dentro de mim, torcendo minhas entranhas."[11]

> Negligenciamos a nossa realidade emocional e a fonte de nosso auto-sustento: o nosso corpo.
>
> – Stanley Keleman

Através de tentativas e erros, a psicóloga clínica Harriet Goldhor Lerner aprendeu a ver as sensações físicas como sinais de alerta das emoções. Com isso, aprendeu a reagir conscientemente. A sensação de uma "intensidade ansiosa, difusa", é uma luz vermelha para "parar, e pensar duas vezes" antes de partir para confrontos prejudiciais aos relacionamentos. Ela consegue distinguir esse sentimento da "paixão que incandesce a alma", que energiza e acrescenta sabor ao trabalho e às amizades.[12]

NOSSA VOZ INTERIOR

Quando tomamos consciência de que dentro de nós há recursos para saber e avaliar, começamos a ouvir a "voz silenciosa" que também há dentro de nós. Essa voz nos permite desenvolver uma fonte interior de confiança, que repercute na auto-estima, na moralidade, no comportamento e também nos relacionamentos, na saúde e na criatividade.

Uma mulher chamada Inez descobriu isso por si mesma. "Há uma parte de mim que até recentemente eu desconhecia — instinto, intuição, ou seja lá o que for", diz ela. O "seja lá o que for" de que fala é a sabedoria do corpo. "Ela me protege. É inteligente e astuta. É só prestar atenção ao que tenho dentro de mim para saber o que fazer... Só consigo saber com minhas entranhas. Cheguei a um ponto em que penso e sinto ao mesmo tempo... e sei o que está certo. Minhas entranhas são o meu melhor amigo — a única coisa no mundo que não vai me trair, mentir para mim ou me abandonar."[13]

Dê atenção ao que sabe por meio do corpo.

— Frances Payne Adler

O "saber das entranhas" faz aparições tão incomuns que nem sempre o aceitamos de pronto. Jean Houston, diretora da Foundation for Mind Research e autora de livros sobre potencial humano, conta o caso de uma dessas manifestações surpreendentes da sabedoria do corpo. Certa vez, quando tinha 23 anos, ficou de cama, profundamente fatigada por causa de uma gripe, segundo o diagnóstico do médico. No meio da noite, sua temperatura chegou a 40 graus, provocando alucinações. Numa delas, um grupo de mulheres de um clube de jardinagem, com enormes chapéus floridos, dizia para ela acordar a mãe, pois precisava fazer o exame de sangue que é prescrito para alcoólatras. Como raramente bebia, ela pedia às mulheres que a deixassem em paz. Como as mulheres insistissem, ela acabou chamando a mãe, que telefonou para o médico de manhã. E assim ela fez o exame de sangue, que revelou uma hepatite, e não uma gripe. Com o tratamento correto, ela logo se recuperou. Depois dessa experiência, ela se convenceu de que a sabedoria coletiva do corpo tinha se insinuado em sua consciência através do grupo de mulheres espalhafatosamente vestidas, que lhe traziam informações vitais. No estado alterado induzido pela febre alta, ela conseguiu receber a mensagem que sua mente consciente desconhecia.[14]

Experiência: Uma Viagem Dirigida à Sabedoria do Corpo

Alguém poderá ler para você estas instruções, ou você poderá gravá-las numa fita.

Sente-se ou deite-se confortavelmente. Feche os olhos. Vá relaxando o corpo de baixo para cima, dos dedos dos pés para a cabeça, inspirando profundamente e soltando lentamente o ar. Ao inspirar, sinta o abdômen e o peito se expandirem. Ao soltar o ar, sinta-se liberando a tensão. Respire várias vezes para sentir essas sensações de cheio e vazio. Então, inspire profundamente e focalize os pés. Solte o ar, imaginando que ele vai diretamente para eles. Como uma suave brisa tropical, ele acaricia e suaviza tudo o que toca. Sempre usando a respiração, percorra todas as partes do corpo, de baixo para cima. Se, ao chegar à cabeça, ainda não estiver totalmente relaxado, repita a seqüência inteira, começando novamente pelos pés.

Já bem relaxado, imagine que está numa montanha, pronto para descer. Há um caminho à sua frente. Siga por ele, circundando a montanha. Tenha cuidado para não escorregar nem tropeçar em pedras ou raízes. Leve o tempo que quiser para descer pelo caminho.

Lá embaixo, o caminho se transforma numa trilha que entra pelo bosque que cerca a montanha. Depois de andar um pouquinho, você vê algumas pedras. Ao chegar mais perto, vai perceber que é uma caverna na montanha que acabou de descer. Entre na caverna. Não precisa ter medo de nada. É bem arejada e você pode continuar respirando com facilidade, sempre relaxado. Dá também para ver o caminho, pois há velas acesas ao longo das paredes da caverna. Seguindo as luzes, você verá um ser sentado no fundo dela. Diante desse sábio, incline-se educadamente para mostrar respeito. Visualize-o (a) claramente, pois é a Sabedoria do Corpo, que sabe tudo o que é importante sobre você. A Sabedoria do Corpo tem acesso a infinitos *bits* de informação sobre seu corpo, sua saúde e suas necessidades.

Seja respeitoso, mas não tímido. É uma oportunidade de aprender coisas que podem ajudá-lo. Sentado diante da Sabedoria do Corpo, faça perguntas gerais e específicas sobre você mesmo. Espere pacientemente pelas respostas. Elas virão em palavras ou imagens, ou talvez você as sinta como sensações no corpo. Fique relaxado e receptivo para prestar atenção às mensagens. Demore-se quanto quiser e faça todas as perguntas que precisar.

> **Quando tiver todas as respostas que precisa por ora, incline-se novamente para agradecer à Sabedoria do Corpo. Saia da caverna e continue a andar pelo bosque, até chegar numa clareira. Então, gradualmente, mexa os dedos dos pés e das mãos, espreguice-se e abra lentamente os olhos. Agora cabe a você implementar as informações que recebeu para seu próprio benefício.**

Às vezes, as mensagens viscerais não são relativas à saúde, mas à criatividade. Pela experiência, o poeta Alfred E. Housman aprendeu a detectar sinais físicos relativos ao seu trabalho. De manhã, ao se barbear, ele observava cuidadosamente seus pensamentos, pois, se algum verso vagava entre eles, sua pele se eriçava, a ponto de impedi-lo de continuar a barbear. Ele sentia também um arrepio na espinha e um aperto na garganta, seus olhos lacrimejavam e ele sentia como se uma lança lhe percorresse a boca do estômago.[15]

> *Tudo o que eu quero expressar, no sentido mais verdadeiro, deve emergir de dentro de mim e passar por uma forma interior. Não pode vir de fora, mas deve emergir de dentro.*
>
> *– Meister Eckhart*

A PERCEPÇÃO DO CORPO

O psicólogo Sidney Jourard deu o nome de *percepção somática* à sabedoria do corpo.[16] Outros a chamam de *percepção vivaz* ou *comunicação vida-a-vida*. Referindo-se a ela, os *hippies* norte-americanos diziam *picking up the vibes* (pegar as vibrações). É a capacidade que todos nós temos de "ver" ou experimentar com o corpo. Se estivermos abertos a ela seremos inteligentes, ou seja, saberemos quando, o que e quanto comer, fazer exercícios, descansar, relacionar-nos com os outros ou ficar sós; saberemos se algo é mau ou bom para nós. Se estivermos amortecidos à sabedoria do corpo, ficaremos estúpidos (do termo latino *stupere* — estupor), tomaremos decisões não-inteligentes e agiremos com descuido.

> *Quem sente sabe mais.*
>
> *– Bob Marley*

Essa maneira de perceber lembra um costume dos antigos mineradores: eles levavam para a mina um canário, que logo morria se o ar não estivesse bom, alertando para o perigo. "O corpo inteiro funciona como um canário numa mina de carvão", disse Jourard.[17] Senão, como saberíamos que alguém que se esconde atrás de um sorriso está, na verdade, profundamente triste?

Reagindo às energias à nossa volta, o corpo vibra em várias freqüências e amplitudes, informando-nos do que está acontecendo. Por exemplo: um africano Kung San percebe de longe a aproximação de animais ou a localização de água, não pelo que vê na paisagem, mas consultando a sensação do corpo. Viajando pela savana Serengeti, a naturalista Terry Tempest Williams observou que seu guia Masai conservava sua inteligência nativa. "Samuel sentia a presença de animais muito antes de vê-los", escreve em *An Unspoken Hunger*. "Dava para vê-lo penetrar o silêncio com os sentidos." [18] Da mesma forma, os polinésios na- *Fecho os meus olhos para ver.* vegam não tanto pela localização das estrelas, mas graças à rara sensibilidade de seu corpo às *– Paul Gauguin* ondulações sutis no oceano. Quase nu, o nave-gador fica sentado de pernas cruzadas no fundo da canoa e, pela sensação nos testícu-los, lê a forma da onda, informando-se sobre a direção e a força da corrente sob ele.[19]

O escritor francês Jacques Lusseyran percebeu que tinha essa capacidade depois de ficar cego aos 8 anos, num acidente na escola:

> Essa tendência que os objetos têm de se projetarem além de seus limites físicos produzia sensações tão definidas quanto a visão ou a audição... Como explicar que os objetos se aproximavam de mim se era eu que andava na direção deles?... Eu os inspirava como o ar ou eu os ouvia? Eu os via? Parecia que não. Mas sua massa se modificava à minha aproximação, geralmente a ponto de defi-nir contornos reais, assumindo uma forma real no espaço, adquirindo uma cor definida, exatamente como acontece quando se tem a visão.
>
> Ao caminhar por uma estrada no campo, ladeada de árvores, podia apontar cada árvore da estrada, mesmo que não estivessem a distâncias regulares umas das outras. Sabia se eram retas e altas, suportando os galhos como o corpo supor-ta a cabeça ou se formavam tufos, cobrindo parcialmente o chão à sua volta... Árvores e pedras vinham a mim e gravavam em mim sua forma, como dedos deixando impressões na cera.[20]

A vivência de Lusseyran foi validada em *Meu corpo inteiro é coberto de olhos:* experiências conduzidas por Georg von Békésy, *Observe! Não tenha medo! Vejo tudo à* Prêmio Nobel de 1961 em medicina. Como o *minha volta.* tamanho e a localização inacessível do ouvido humano não permitiam a realização da experi- *– Poema esquimó* ência, ele trabalhava com a pele, que também é uma membrana sensível a vibrações, equipada com um extenso sistema de fibras nervosas. As experiências de Paul Bach-y-Rita demonstram que, pela pressão vibratória na pele, cegos de nascença conseguem imagi- *Dentro de mim, até o mais metafísico* nar visualmente e surdos conseguem "ouvir" o *dos problemas assume um corpo físico* som da voz humana. A pesquisa de Jules *com cheiro de mar, terra e suor* Romains, escritor francês e membro da Acade- *humano. Para me tocar, o mundo* mia, demonstrou a existência de percepção vi- *precisa se transformar em carne. Só* sual fora da retina, em certos centros nervosos *então eu compreendo – quando posso* da pele, especialmente nas mãos, na testa, na *cheirar, ver e tocar.* nuca e no peito.[21]

– Nikos Kazantzakis

Considere a quantidade de funções que a pele, o maior órgão do corpo, realiza. Pegue uma moeda e coloque-a sobre o braço. Procure imaginar o que há no pedacinho de pele sob ela:

* mais de 3 milhões de células
* cem glândulas sudoríparas
* 4 metros de nervos e centenas de terminações nervosas
* 1 metro de vasos sangüíneos
* 1 metro de vasos linfáticos

A pele é um órgão notável: à prova d'água dos dois lados (mantém a água do lado de fora e do lado de dentro); à prova de germes (protege os tecidos de infecção); capaz de proteger o que há sob ela dos raios UV do Sol; produtiva (transforma ergosterol em vitamina D quando exposta à luz do Sol); flexível (estica-se quando nos movemos e volta à forma original); durável (em vez de se desgastar, ela se regenera quando é danificada e sempre se substitui); reguladora (mantém a temperatura do corpo por meio das glândulas sudoríparas); armazenadora (armazena glucose e cloreto de sódio); tátil (permite sentir o toque). É nosso órgão sensorial mais importante. Com centenas de milhares de receptores sensoriais, que reagem ao toque, pressão, dor e mudanças de temperatura, a pele é uma fonte constante de informações sobre o ambiente.

Allan Gurganus, autor de *The Oldest Living Confederate Widow Tells All,* usa o corpo para ajudá-lo a escrever. É com essa ajuda que realiza o "teste supremo" do que funciona ou não. Ele sabe quando está seguindo a pista certa de uma história pelas sensações físicas que tem. Quando está no caminho certo, ele transpira abundantemente, e é suando que vai percorrendo a ficção. E como usa algo tão abstrato quanto as 26 letras do alfabeto para "conter todas as investigações humanas e todas as aspirações e apetites que temos e que já existiram na história humana", ele deixa que o corpo teste e decida como deve juntar as letras. Lê as histórias em voz alta dezenas de vezes até sentir uma "espécie de sincronicidade rítmica" com a química biológica do leitor. Assim, ele as insere ritmicamente na ficção, criando "uma espécie de batimento cardíaco na página". Além disso, Gurganus afirma: "Confiando em meu corpo e transformando-o em colaborador ativo, num Hammerstein do meu Rodgers,* tenho companhia no isolamento do trabalho."[22]

A percepção somática é vital não apenas para a sobrevivência de navegantes e caçadores tribais, mas também à nossa, seres humanos "modernos". Se não consegui-

---

* Referência aos compositores norte-americanos Oscar Hammerstein II e Richard Rodgers, autores de musicais de êxito, como *Oklahoma* (1943), *Caroussel* (1945) e *A Noviça Rebelde* (1959).

mos discernir como a relação com os outros nos afeta, se não conseguimos julgar a influência de hábitos físicos sobre nosso bem-estar, então estamos condenados a sofrer desarranjos físicos e psicológicos, que seriam evitados se mudássemos o estilo de vida. Se operamos com "piloto automático" — ou seja, "estupidamente" — não somos sensíveis à influência que têm sobre nós o que comemos, o lugar onde vivemos, nossa maneira de trabalhar, nossas ações, pensamentos e emoções. Quando não temos consciência dessas conexões, não sabemos por que ficamos doentes, tensos, deprimidos ou sofrendo de dores crônicas.

> *Nosso corpo é uma fonte de verdade.*
> *— Albert Pesso*

Essa sabedoria ou capacidade de ouvir o próprio corpo e reagir de acordo com ele é essencial também para que se possa colaborar com o médico ou terapeuta que escolhemos para nos tratar. Só você sabe quais são os seus sintomas e como está reagindo ao tratamento. "Aprender a ouvir o corpo é vital para melhorar a saúde e a qualidade de vida", diz Jon Kabat-Zinn, fundador e diretor da Stress Reduction Clinic da Universidade de Massachusetts.[23]

UM CORPO DE VERDADE

Se você preza a honestidade, confiar na sabedoria do corpo faz com que seja sempre honesto, consigo mesmo e com os outros.

Foi exatamente isso que a psicóloga Harriet Goldhor Lerner aprendeu quando tentava decidir se se casava ou não com um antigo namorado. Apesar de ele ser bem cotado em sua lista de qualificações, ela estava indecisa. Finalmente, um dia, não conseguindo mais tolerar a indecisão, ela resolveu assumir um compromisso emocional e se casar. Dormiu aliviada, mas na manhã seguinte acordou quase paralisada. Imobilizada na cama, derrotada pela depressão, ela percebeu que nunca se casaria com aquele homem.[24]

> *Se você é um corpo vivo, ninguém pode lhe dizer como sentir o mundo. E ninguém pode lhe dizer o que é a verdade, pois você a sente por si mesmo.*
> *— Stanley Keleman*

Da mesma forma, uma amiga de Lerner diz que o corpo faz com que ela continue sendo honesta mesmo quando a cabeça quer que ela minta: "Quando não falo a verdade, meu corpo se ressente. Assim, não dispenso as pessoas ao telefone dando desculpas do tipo estão tocando a campainha ou estou atrasada para um compromisso. Dizer uma mentira, assim como fingir um orgasmo, deixa-me fisicamente doente."[25]

Lerner percebeu que a sabedoria do corpo vem através do sentimento e da sensação, e não através do pensamento e do raciocínio. Quando fazemos uma lista de prós e contras para nos ajudar a tomar uma decisão, é provável que já saibamos visceralmente a resposta, sem estarmos preparados para ouvi-la. Eugene Gendlin, professor de psicologia e criador de um processo denominado Focalização, chama esse sentimento interior de *felt sense*: "não é uma experiência mental, mas física... a consciência corporal de uma situação, pessoa ou acontecimento... Pense nisso como um gosto... ou como um acorde musical que produz um impacto poderoso, um grande sentimento envolvente e difuso... Um *felt sense* não vem a você em forma de pensamentos, de palavras ou de outras unidades separadas, mas como um único (apesar de geralmente muito complexo) sentimento corporal".[26]

Tenho, geralmente, sentimentos de corpo inteiro, que me dizem que direção tomar. Uma vez, tentei me convencer a aceitar um trabalho bem pago, como diretora de propaganda de um centro cultural e artístico que estava sendo construído. O dinheiro ajudaria tremendamente, numa época em que viver como escritora *free-lancer* era no mínimo precário. Depois de calcular as vantagens, acabei aceitando. Mas, quando visitei minha futura sala, não consegui ignorar a sensação de escuridão e mal-estar que tomou conta de meu corpo. Nessa noite, um sonho me mostrou claramente que eu tinha meu próprio caminho a seguir, e que ele não incluía aquele trabalho. Foi duro desistir da segurança financeira que eu tanto queria e desapontar a pessoa que tinha me conseguido o trabalho. Mas desisti. Mais de um ano depois, conversei com a mulher que pegou o emprego. O trabalho era no mínimo extenuante.

> *Stress: o sentimento que você tem quando suas entranhas dizem "Não" e sua boca diz "Sim, vai ser um prazer".*
> — *Dick Francis*

Ao permitir que esse senso natural funcione — geralmente ele nos é retirado pela educação e socialização, para que nos submetamos às regras sociais — você começa a perceber no corpo o que está acontecendo com os outros. Quanto mais você conhece o próprio corpo, mais é capaz de ler outros corpos e de distinguir entre os seus sentimentos e os deles — de saber quando está percebendo e quando está projetando. Foi isso que aprendeu uma aluna de Robert Frager, o fundador presidente do Institute of Transpersonal Psychology de Palo Alto, Califórnia. Ela costumava dizer a ele coisas como: "Não sei o que está havendo com o meu cliente, mas o meu estômago ficou esquisito quando ele trouxe esse assunto à baila." Quando aprendeu a confiar em seu estômago, ela se tornou uma "terapeuta extraordinária", sensível às mais leves nuanças dos clientes, mesmo quando não conseguia compreender racionalmente o que estava acontecendo.[28]

> *Quando você entra no corpo, ele o mantém verdadeiro.*
> — *Jennifer Reich*

Se você não sabe em quem confiar, mesmo quando tudo parece perfeito, seu corpo vai lhe dizer que alguma coisa está errada. Lembro-me de uma vez em que isso aconteceu. Depois de

> *Sua saúde vai acabar sendo afetada se, dia após dia, você diz o oposto do que sente, se você elogia o que não gosta e se alegra diante do que só lhe traz infelicidade. O sistema nervoso não é uma ficção; é parte do corpo físico, e nossa alma existe no espaço e está dentro de nós, como os dentes na boca. Não pode ser violada para sempre impunemente.*
> — *Boris Pasternak*

alguns anos vivendo em Maui, decidi construir uma casinha. Assim, falei com vários candidatos à empreitada. Um deles tinha na mão um livro de *feng shui*, a arte chinesa da colocação, e tudo o que disse era politicamente correto. Mas meu corpo não confiou nele. Por mais que tentasse me abrir, meu corpo se afastava dele. Eu nem o convidei para entrar, apesar de acreditar nos princípios do *feng shui*. Por outro lado, ao conversar com outro candidato, meu corpo disse que podia confiar nele apesar das aparências, pois ele me lembrava os homens que, quando menina, diziam-me que não prestavam. Ele não tentou me seduzir com idéias e livros conhecidos, mas provou que era imensamente criativo, confiável e competente: desincumbiu-se muito bem da tarefa.

Experiência: Sentir a Mentira ou a Verdade no Corpo

Procure lembrar-se da última vez que falou uma mentira. Como você se sentiu? Ficou de cabeça baixa, olhando para o chão? Que sensações teve e o que elas provocaram? Você procurou se ocupar para fugir do que estava sentindo? Ou será que um aperto na garganta, no peito ou na barriga fez com que fosse pegar alguma coisa para comer? E neste momento, como seu corpo reage a essa lembrança?

Agora, lembre-se da última vez que disse a verdade. Como você se sentiu? Que sensações tem agora, ao reviver essa lembrança? Um sentimento de calor, plenitude, leveza?

Se tiver dificuldade para se lembrar de um incidente, faça o seguinte: sozinho, diga em voz alta uma mentira ultrajante e veja como seu corpo reage. Observe as sensações. Depois diga uma verdade profunda. Observe também o que sente no corpo.

FONTES DA SABEDORIA CORPORAL

De onde vem a sabedoria do corpo? O que nos dá acesso a ela?

Como sabemos o que sabemos é um processo complexo, até mesmo misterioso, que não chegamos a compreender totalmente. Mas tudo no corpo e na mente tem um papel num sistema total de comunicação. As mensagens sobre mudanças no ambiente externo chegam ao cérebro através dos receptores sensoriais nos olhos, nariz, ouvido e pele. As mensagens sobre o interior do corpo são enviadas ao cérebro por receptores que existem nos músculos e nas articulações. Esses si-

O que você não conseguir descobrir em seu corpo, não vai descobrir em lugar algum.

– Provérbio asiático

nais se deslocam pelos nervos sensoriais para comunicar ao cérebro o que está acontecendo. O cérebro, por sua vez, decodifica e traduz os sinais, ajustando-os ao ambiente interno, que os registra como calor, frio, pressão, dor e movimento. Esses sinais saem pelos nervos motores, que têm conexão com todos os músculos. Quando chegam os minúsculos impulsos elétricos, os músculos se contraem. Essa mensagem volta ao cérebro para novos ajustes e outra mensagem é enviada — é um processo constante de informação.

Sabemos por meio de todos os sentidos, mas a cultura ocidental enfatiza mais a visão, apesar de o tato ser o único sentido sem o qual não conseguimos sobreviver. Todas as experiências táteis que temos produzem um fluxo de informações. A pele, estendida, teria mais de 6 metros quadrados: é o maior órgão do corpo e a fonte mais ativa de informações. Repleta de receptores sensoriais, ela é a conexão exterior com o sistema nervoso central. O que sentimos ao tocar ou sermos tocados é tão importante para o pensamento quanto o raciocínio e a linguagem.

Propriocepção e Cinestesia

Sentado, feche os olhos e toque o joelho esquerdo com a mão. Ou abra os braços, erguendo-os até a altura dos ombros, e depois junte as pontas dos dedos indicadores. Se não conseguir, algo está errado com a sua propriocepção.

Todos conhecem os cinco sentidos — visão, olfato, audição, paladar e tato. Mas o conhecimento nos chega também através de vários sentidos interiores, que formam o sistema proprioceptivo (*propriocepção* significa, literalmente, "percepção própria"). Em vez dos cheiros, sons e luzes que vêm de fora, esses sentidos nos enviam estímulos que são produzidos no interior do corpo. Quando nós nos sentimos de dentro, sabemos quando comer ou beber e quando parar de beber ou de comer, quando nos refrescar ou nos aquecer, quando urinar ou defecar, e assim por diante. Nossos órgãos internos, ou viscerais, alimentam-nos com informações — sentimos, por exemplo, repleção, vazio, distensão, contração, pressão.

Temos cinco sentidos, com os quais nos rejubilamos, que reconhecemos e celebramos; sentidos que constituem o mundo sensível para nós. Mas existem outros sentidos — sentidos secretos, sextos sentidos, se quiser — igualmente vitais, que não são reconhecidos nem enaltecidos... inconscientes, automáticos.
— Oliver Sacks

O corpo sabe se proteger porque pensa mais depressa do que a mente.
— David Woodberry

Os órgãos sensoriais do equilíbrio e posição desempenham um grande papel em nossos movimentos. *Cinestesia*, um termo que vem do grego, significa "percepção do movimento". Os receptores cinestésicos são receptores sensoriais que informam o cérebro sobre o tipo de movimento que está ocorrendo em diferentes partes do corpo: informam, por exemplo, como e em que velocidade as pernas se movem, que a cabeça está virada, que os braços estão para trás, que estamos erguendo, empurrando ou puxando alguma coisa, que estamos mantendo o equilíbrio. Existem nos músculos estruturas especiais que transmitem informações sobre o movimento a partir do comprimento dos músculos. Os corpúsculos de Golgi (corpúsculos no interior das células) dos tendões detectam a força muscular e seu efeito sobre os tendões. Os receptores das articulações monitoram a compressão nas juntas. Células do ouvido, chamadas *maculae* e *cristae*, monitoram o equilíbrio, permitindo-nos conhecer nossa posição no espaço. Ver ilustração do ouvido na página 244. Os movimentos e tensões do corpo estimulam todos esses órgãos sensoriais.

Sem a cinestesia, os vários grupos de músculos necessários para caminhar nunca trabalhariam em conjunto. Os músculos mandariam as pernas para uma direção e o tronco para outra. Não conseguiríamos controlar os movimentos e ficaríamos cambaleando e caindo por aí. A propriocepção dá-nos coordenação no tempo e no espaço e monitora cada movimento. Ela permite que datilógrafos e músicos coloquem, sem olhar, os dedos no lugar certo, com a pressão exata. Faz com que nos seja possível ajustar a força muscular à tarefa que estamos desempenhando. Por outro lado, ao fazer movimentos errados, acabamos nos machucando. É o que acontece, por exemplo, quando tensionamos mais músculos do que é necessário ao abaixar para pegar um pacote pesado ou quando não tensionamos os músculos corretamente, ficando despreparados para o peso. Por isso, o sentido proprioceptivo é o mais visado por certos caminhos corporais: Consciência Sensorial, Técnica Alexander, Eutonia Gerda Alexander, Consciência Cinética, Método Feldenkrais, Educação Somática Hanna e outros. Esses caminhos do corpo procuram redespertar e ampliar essa capacidade inata.[28]

Quando esse senso muscular é combinado com o tato, percebemos a textura, o peso e a forma dos objetos mesmo com os olhos vendados. Essa capacidade se chama *estereognosis* ou *conhecimento sólido*. Jacques Lusseyran, que era cego quando lutou na Resistência francesa, conta que era mais seguro confiar nessa percepção do que apenas na visão:

> Os olhos percorrem a superfície das coisas. Precisam apenas de alguns poucos pontos espalhados, pois fazem a ligação entre eles num instante. Eles "meio-vêem" muito mais do que vêem, e nunca pesam... Eles se satisfazem com as aparências, e para eles o mundo brilha e desliza, mas não tem substância...
>
> [Os objetos] são vivos, até mesmo as pedras. Além disso, eles vibram e tremem... Tocar os tomates no quintal, realmente tocá-los, tocar as paredes da casa, o tecido das cortinas ou um torrão de terra é certamente vê-los completamente, como os olhos podem ver. Mas é mais do que vê-los, é sintonizar-se com eles e deixar que a corrente que carregam se ligue à nossa como eletricidade. Em outras palavras, isso significa o fim de viver diante das coisas e o início de viver com elas... Isso é amor.[29]

Experiência: Propriocepção

Os caminhos do corpo vão ajudá-lo a se conhecer melhor, mas você pode começar esse processo sozinho. Fique relaxado, com os olhos fechados, na frente de um espelho (se possível, de um conjunto de espelhos, que reflita também os lados e as costas). Sempre de olhos fechados, vá sentindo o seu corpo. Como seus pés se apóiam no chão? Eles estão apontando para a frente? Um deles está voltado mais para a direita ou para a esquerda, mais para dentro ou para fora? Você sente mais peso num pé do que no outro? Os joelhos estão relaxados ou superdistendidos? Você acha que os ombros e quadris estão bem nivelados ou um lado está mais alto do que o outro? Você sente o peso do corpo mais para a frente ou mais para trás? Está apoiado mais sobre os dedos dos pés ou sobre os calcanhares?

Agora, abra os olhos e olhe-se no espelho. Compare o que está vendo com o que sentiu por meio dos sentidos proprioceptivos. O que você já sabe sobre sua maneira de viver no corpo? O que aprendeu?

A percepção corporal dá a cada um de nós acesso privilegiado à informação sobre o próprio corpo, uma informação que ninguém mais tem e que não temos sobre ninguém. Isso explica, em parte, por que dizemos "meu próprio corpo". Se perdêssemos esse auto-sentir-se, o corpo ficaria cego e surdo a si mesmo. O neurologista Oliver Sacks conta a história de uma programadora de computadores de 27 anos que perdeu, de repente, seu senso de propriocepção. Ela não sentia o corpo, via-se descorporificada e irreal dos pés à cabeça. Incerta sobre a base de sua existência — o próprio corpo — ela perdeu também sua identidade fundamental, ou ego corporal. Precisou reaprender a funcionar através da visão, não do sentir, e vivia no domínio do "nada".[30]

> *Bem no fundo de nós age uma inteligência natural que abriga uma multidão de informações.*
> *– Richard K. Heckler*

Senso da Energia

Outra fonte da sabedoria corporal é o que alguns chamam de "senso da energia". Percebemos não apenas o que é palpável fisicamente, mas também o que é invisível, o campo eletromagnético que envolve tudo. Ver "Energia", página 305. Sentimos essa energia como vibrações sutis que emanam dos outros, quase como ondas banhando a praia do nosso corpo.

Joanne Wieland-Burston, analista junguiana, diz que, se aprendermos a usar o corpo como um sismógrafo extremamente preciso, capaz de registrar as mais leves instabilidades, teremos um instrumento valioso à nossa disposição. Os dados que ele nos transmite — sensações desagradáveis ou de prazer, descontração e alegria — permitem que tomemos as decisões certas do ponto de vista expresso pelo sismógrafo corporal. Essa comunicação faz com que uma nova ordem surja do caos dos sintomas físicos. Essa sensitividade também nos permite sentir o que está acontecendo com outras pessoas, animais e plantas.[31]

Isto é sabedoria: se abençoarmos nosso corpo, ele nos abençoará.
— Gloria Steinem

Para ser sensitivo ao máximo em relação a outra pessoa, é necessário ser sensitivo ao máximo em relação a si mesmo.
— Thomas Hanna

Tanto faz chamar esse conhecimento interior de *sabedoria do corpo, inteligência corporal* ou *percepção do corpo*. Poderíamos muito bem dizer: "Minhas vísceras estão dizendo..." ou "Sinto nos ossos..." O que importa é saber que temos esse conhecimento e aprender a usá-lo.

PARTE II

Como Começar

CAPÍTULO 4

Como Escolher um Profissional e Trabalhar Com Ele

Se os caminhos do corpo são novidade para você, ou mesmo que já tenha tido alguma experiência nessa área, é provável que tenha algumas reservas em relação a eles. É possível que um amigo seu tenha passado por uma experiência ruim, ou que você tenha lido alguma coisa negativa sobre caminhos do corpo. Existem também preocupações mais pessoais.

Todos nós somos corpos; criaturas que sentem e que se movem, maravilhosamente simples, maravilhosamente complexas... Na carne, até o interior dos ossos, todos nós somos corpos.
– Maxine Sheets-Johnstone

DIFICULDADES INICIAIS

Alguma dessas frases lhe parece familiar?

- Vou ter de tirar a roupa.
- Eu me sinto exposto e vulnerável quando fico nu.
- O terapeuta vai ficar chocado com o meu corpo.
- Para que me preocupar? Sempre tive dores.
- Vai estragar meu cabelo e minha maquiagem.
- O terapeuta vai me fazer perguntas pessoais.
- Não posso pagar.
- Não tenho tempo.
- Vou ficar tão à vontade que nem vou conseguir trabalhar direito.

- Vou ficar excitado e passar vergonha.
- E se o terapeuta fizer alguma insinuação sexual?
- Meu problema é genético, ninguém pode me ajudar.
- E se eu não gostar?
- Não gosto que ninguém me toque. Só o meu marido/mulher.
- Tenho medo de lembrar de coisas terríveis.
- Vou descobrir que estou em péssima forma.
- Vou ficar viciado.
- E se doer?

Além disso, há os sentimentos negativos, como ódio do próprio corpo ou falta de amor por si mesmo. Ou talvez lhe tenham ensinado na infância que pedir ajuda é admitir que você tem problemas, que é fraco e dependente ou que não tem controle. É possível também que você tenha vergonha ou se sinta fracassado, achando que seu corpo não tem um bom desempenho.

> *Quanto mais profundamente vivermos a vida do corpo, mais profundo será o surgimento do amor.*
> *— Stanley Keleman*

Mas lembre-se que um pedido de ajuda pode desencadear a mudança. Ao longo da vida, aprendi que pedir ajuda é um ato de força; é a coragem de reconhecer a própria humanidade, pois nenhum ser humano é realmente independente. Esse mito é muito forte na ética americana, que tanto preza a "capacidade de fazer". Essa ilusão alimenta a imagem romântica do *cowboy* solitário. Mas, assim como cada órgão e cada sistema do corpo depende dos outros, nós também, como seres plenos, somos interdependentes.

Uma última observação sobre medos. Há quem não suporte ser tocado, seja pela própria mãe, seja por um estranho. Essa aversão pode ter várias razões. Um abuso pode desencadear o medo de ter o espaço pessoal novamente violado. Um problema de pele pode causar constrangimento, e há quem tenha o sistema nervoso supersensível. Se você resiste à idéia de ser tocado, experimente um caminho corporal que ensine a consciência do movimento ou que cuide apenas do campo de energia que envolve o corpo.

Dá Para Fazer Sozinho?

Sozinho ou com um parceiro, você pode chegar a ter um bom domínio da prática escolhida, com a ajuda de um livro ou vídeo. Eu não teria participado do vídeo "Massage for Health", com Shari Belafonte, se não acreditasse que ele pode motivar as pessoas. Mas para fazer um trabalho realmente profissional, procure um profissional bem treinado.

O RELACIONAMENTO NOS CAMINHOS CORPORAIS

O relacionamento com um profissional das técnicas corporais é semelhante ao relacionamento com professores, médicos ou psicoterapeutas, mas a intimidade física é sempre maior. O toque geralmente é essencial, assim como a nudez total ou parcial.

A confiança é vital nesse relacionamento — confiança na competência do profissional, na sua responsabilidade, interesse, sinceridade e senso ético. Você deve se sentir à vontade para colaborar com essa pessoa como aliada, sabendo que são suas preocupações, e não as necessidades dela, que interessam no momento do trabalho. Prefira um relacionamento interativo a um relacionamento estritamente hierárquico, típico de situações médico-paciente ou professor-aluno, em que um dá as ordens e o outro as obedece.

> *Nada é mais excitante do que saber que o corpo e os sentimentos são um caminho aberto e claro em direção ao nosso destino.*
>
> *– Christiane Northrup*

Como em qualquer relacionamento, é importante esclarecer expectativas e necessidades. Lembre-se de que se trata de um relacionamento de troca — o profissional oferece serviços em troca de um pagamento estipulado. Assim, além de terapêutico, esse relacionamento é econômico. É também um relacionamento profissional que, como tal, tem certos limites. Você não está pagando alguém para ser seu amigo, mãe ou pai, irmão ou irmã, tio ou tia, avô ou avó. Veja bem se suas expectativas não são descabidas. Por outro lado, o profissional também deve ter consciência das próprias expectativas em relação ao trabalho. Como cliente, você não está lá para fazer papel de amigo, filho ou parente.

> *Nossa cultura atribui aos médicos papéis de autoridade, mas eu não me vejo como autoridade em nada. Só na capacidade de ter, a cada momento, confiança em mim mesma e na vida. Essa autoridade está em todos nós.*
>
> *– Jemille Cox-Hardy*

Quem procura ajuda num momento de aflição — com dores físicas ou emocionais — pode se sentir confuso e com medo, esperando encontrar alguém que o "cure". Mas na vida real não há muitas probabilidades de aparecer uma fada madrinha, e é perigoso atribuir esse papel ao terapeuta. Além disso, para participar do processo de cura, é preciso ativar os próprios recursos interiores. Procure alguém que tenha interesse numa parceria, numa troca. O relacionamento com o terapeuta funciona melhor quando é um processo de mão dupla, e não uma intervenção de mão única. Num relacionamento ideal, o profissional é capaz de segui-lo e de guiá-lo.

Hipócrates, o pai da medicina ocidental, disse há muitos séculos: "É mais importante saber que tipo de paciente tem a doença do que o tipo de doença que o paciente tem." Aileen Crow, uma terapeuta de Nova York, acrescenta: "Seguir o processo único de cada um (e o próprio), sem impor programas, por melhores que sejam, é a técnica mais relevante e mais difícil de se adquirir."[1]

Com certeza você quer a orientação de um profissional. Essa orientação é, de fato, muito importante pois, como diz Crow, "geralmente as pessoas não sabem o que querem e nem mesmo o que é possível querer, quanto mais o que perguntar... precisando de informações sobre as possibilidades existentes".[2] Por outro lado, ninguém quer depender totalmente de outra pessoa, especialmente de alguém que reforça a sensação de impotência.

Cuidado com terapeutas salvadores que alardeiam conhecimentos secretos e prometem ser a resposta às suas preces. É melhor confiar em alguém que diz: "Vamos ver se, trabalhando juntos, conseguimos traçar um trajeto na direção que você quer seguir." Nem o maior massagista do mundo consegue relaxar seus músculos se você não se soltar por dentro. Nem o melhor professor de Alexander consegue corrigir sua postura se você não estiver disposto a focalizar a atenção em seus movimentos. O terapeuta funciona mais como um agente facilitador, intermediário ou catalisador, que dá o impulso que seu corpo precisa para reconhecer a si mesmo, aliviar um espasmo, endireitar as costas ou equilibrar a energia. O que você faz na sessão é tão importante quanto o que o terapeuta faz.

Seu Papel

Seja qual for a prática corporal que escolher, há três coisas que, de sua parte, ajudam muito: receptividade, participação e empenho.

Receptividade. Estando receptivo, você inicia a sessão acreditando que a mudança ou o alívio são possíveis. Isso não implica a espera por uma solução mágica. Implica a ausência de pensamentos negativos como: "Sempre me senti assim, não vai adiantar" ou "Nunca vou me livrar disso, é inútil". Ninguém poderá ajudá-lo se você estiver convencido dessa impossibilidade. Além disso, se acredita que é pecado sentir-se bem, então será difícil aproveitar a sessão e seus benefícios. Jeffrey Maitland, diretor do Rolf Institute, diz: "Sem a decisão fundamental de melhorar, nada funciona, nem com a ajuda de Buda, Krishna e Cristo."[3]

Participação. Você não é um carro e nem uma peça de roupa. O profissional em caminhos corporais não é um mecânico, nem um tintureiro. Praticar um caminho corporal não significa deixar o corpo com um profissional e apanhá-lo pronto depois de uma hora. Quanto mais envolvimento tiver, quanto mais atenção prestar, quanto mais conseguir fazer associações entre o que faz no corpo e o que

Hoje, estamos aprendendo que uma das chaves para a boa saúde é um estado elevado de consciência.

– George Leonard

sente, entre o que faz na sessão e o que faz fora dela, mais duradouros serão os resultados do trabalho. Senão, é como quem vive levando o carro para trocar a embreagem porque nem percebe que dirige com o pé no pedal.

Empenho. A dor é uma grande motivação. Mas quando ela passa você volta aos velhos hábitos em vez de seguir as sugestões do profissional que procurou? Será que você está disposto a fazer o que for preciso para evitar que a dor volte?

Compreenda a Psicodinâmica Cliente-Terapeuta

Mesmo que seu terapeuta ou educador corporal não seja um psicoterapeuta por profissão, a relação com ele envolve certas psicodinâmicas, pois os caminhos corporais são de natureza terapêutica. É comum ocorrer transferência, contratransferência e projeção.

Projeção

Temos a tendência de projetar nos outros o que sentimos. Se acordamos cansados, como antes de uma gripe, ao cumprimentar os colegas de trabalho, a primeira coisa que dizemos é: "Você dormiu mal? Não está se sentindo bem?" Ou, se não conseguimos aceitar as próprias emoções — raiva, tristeza, desejo sexual — por medo ou por considerá-las inaceitáveis, achamos que é o outro que está com raiva ou sexualmente atraído por nós.

Lembro-me de duas ocasiões em que clientes meus projetaram em mim sua repulsa em relação ao próprio corpo. Uma dessas clientes

> *Ensinam-nos, de infinitas maneiras, que não pertencemos a nós mesmos. Isso pode resultar numa erosão total da conexão com o corpo, e do amor por ele e pelo que ele representa.*
> *— Harriet Goldhor Lerner*

tinha feito mastectomia e pensou, de antemão, que eu acharia seu peito repulsivo. Mas eu não achei. Na verdade, gostei de ter a oportunidade de trabalhar com ela. A outra, muito acima do peso, tinha certeza de que eu ficaria horrorizada quando ela tirasse a roupa. Como eu não fiquei horrorizada, ela compreendeu que estava fazendo uma projeção e que aqueles pensamentos eram só dela.

Transferência

A transferência é diferente da projeção, pois aqui o que se projeta no terapeuta são emoções e reações antigas. O jeito de ele se vestir, por exemplo, faz com que você se lembre, de maneira positiva ou negativa, de alguém que foi importante no passado. Numa sessão você acha que ele é o melhor e mais compreensivo dos profissionais, que faz até milagres. Na sessão seguinte, você fica desapontado com alguma coisa e o mesmo terapeuta passa a ser insensível, estúpido ou incompetente. Em ambos os casos você está, inconscientemente, responsabilizando a outra pessoa pelo que está sentindo. Seu humor depende do que aquela pessoa diz ou faz. Um terapeuta competente sabe usar a transferência para expor antigos padrões e descobrir novas maneiras de reagir. Se ele não estiver preparado para lidar com essas situações, deve estar disposto a encaminhá-lo a um psicoterapeuta.

Contratransferência

Sempre com base no passado, o terapeuta também pode ter fortes reações, positivas ou negativas, em relação a você. Quando isso ocorre, a dinâmica é a contratransferência. Qualquer profissional das técnicas corporais deve estar apto a reconhecer essas reações e a assumir a responsabilidade por elas. Só assim, talvez até aconselhando-se com um colega, ele não prejudicará o relacionamento profissional com você.

Limites

Numa relação terapêutica surge também a questão do que é confidencial, assim como questões sobre segurança, limites e confiança. Os limites são uma linha divisória e também um ponto de encontro. A linha costeira é uma divisão entre a terra e o mar, mas é também o lugar onde a água encontra a terra. Esse limite muda de acordo com as marés. As pessoas constroem casas para ficar ao abrigo da destruição. Aqui se aplica o mesmo princípio. Os limites profissionais são estabelecidos para segurança e proteção do cliente, mas também do profissional. A tendência é pensar que o terapeuta pode tirar vantagem da vulnerabilidade do cliente — a mídia já registrou casos assim —, mas há também casos de clientes que tentam seduzir o terapeuta e que se tornam vingativos quando rejeitados.

Estar em contato com o corpo ou, mais exatamente, ser o próprio corpo, é a maneira de saber o que é verdadeiro.
– Harriet Goldhor Lerner

Como consumidor de caminhos corporais, você tem direito a um tratamento respeitoso e seguro, sem nenhum abuso físico, sexual ou emocional. Se o limite correto não for respeitado, você pode interromper a sessão e se recusar a continuar o tratamento. Não deixe que ninguém o convença do contrário. Sinta-se à vontade para conversar sobre o que aconteceu com amigos ou com outros profissionais e, se necessário, para dar queixa de comportamento antiético. Se a situação ficar insustentável, se o terapeuta cruzar os limites da relação profissional e entrar no terreno sexual, você pode e deve se proteger. Ver Apêndice: "Como lidar com assédios sexuais", página 415.

Considerações Éticas

Para médicos, psicoterapeutas ou terapeutas corporais, a regra básica é o juramento de Hipócrates: "Em primeiro lugar, não causar nenhum mal." Infelizmente, como sabemos pela mídia, vários profissionais quebram essa regra.[4]

Vulnerabilidade e confiança fazem parte do relacionamento entre médico e paciente, entre terapeuta e cliente, entre professor e aluno. Como quem tem mais poder no relacionamento pode tirar vantagem da situação, as diversas categorias profissionais estabeleceram códigos de ética. Mas, ao contrário das práticas médicas, as disciplinas corporais não contam com uma regulamentação geral. Não existe um código que se aplique a todos os casos. Pessoas que trabalham sem licença e certificado não estão sujeitas a comitês de ética. Mesmo assim, a prática é guiada por princípios éticos, havendo certos padrões que servem de orientação.

Intimidade Demais?

Você tem o direito de questionar qualquer coisa que lhe pareça invasiva ou que tenha alguma conotação sexual. Se você ficar sem jeito com o comportamento do terapeuta, mas não souber como expor o problema, considere estas questões:

- Você se sente mais como um confidente do que como um cliente desse terapeuta corporal? Nas sessões você recebe um tratamento profissional ou está pagando para ouvir o terapeuta falar das próprias ansiedades pessoais e sexuais? A sessão vai de encontro às necessidades dele ou às suas? Você costuma consolá-lo?
- Ele costuma fazer comentários ou piadinhas de fundo sexual que não têm relação com o tratamento?
- Você se sente sexualmente estimulado por ele? Sente que ele também fica excitado? Tem fantasias sexuais com ele?
- Você já tentou seduzi-lo? Veste-se de maneira especial quando sabe que irá vê-lo?
- Ele o convida para reuniões sociais? Você já o convidou?
- Vocês se encontram para beber ou usar drogas?
- Ele se intromete demais em sua vida pessoal?
- Você tenta encontrá-lo "por acaso" para ter mais contato?
- Você está financeiramente envolvido com ele em vez de simplesmente pagar pelo serviço?
- Ele ouve com atenção o que você tem a dizer, interessando-se por seus sentimentos e experiências, ou vai além de seu papel, tentando ser também psicoterapeuta?
- Ele já sugeriu que certos tipos de toques íntimos, ou até mesmo uma relação sexual, seriam benéficos para você?

A maioria dos terapeutas corporais age eticamente. Ao discutir esse assunto, não tenho a intenção de deixá-lo desconfiado em relação à profissão como um todo. Pelo contrário: quero que você seja um consumidor bem informado, com os olhos sempre abertos.

O princípio ético central de qualquer terapia é a preocupação com o bem-estar do cliente. Isso significa que o terapeuta:

- nunca deve tentar envolvê-lo em alguma coisa imoral, ilegal ou prejudicial, e nem mesmo sugerir tais coisas.
- não deve discriminá-lo por causa de idade, peso, sexo, religião, orientação sexual, origem nacional ou étnica, profissão e assim por diante.

- nunca deve oferecer serviços fora do âmbito de sua competência. Por exemplo: um massagista sem formação como psicoterapeuta deve se ater à massagem e, se necessário, encaminhá-lo a um psicoterapeuta licenciado. Alguém que é especializado em massagem, mas não em Integração Psicofísica Trager, não pode ter um cartão que mencione essa prática.
- nunca deve oferecer serviços que não possa realizar por motivos de doença, crise pessoal, abuso de álcool ou drogas. Esses fatores comprometem a eficiência do profissional e podem comprometer também a sua saúde.
- tem de assumir a responsabilidade pelo trabalho com você.
- tem de respeitar sua privacidade e sua confiança.
- deve encaminhá-lo a outro especialista, se for necessário, em vez de tentar mantê-lo como cliente exclusivo.
- deve evitar as complicações de relacionamentos múltiplos (que implicam papéis sobrepostos — sexuais, sociais, financeiros — com diferentes expectativas), evitando envolvimento sexual, financeiro e social, a menos que você tenha estabelecido limites claros em relação a pagamento, intimidade sexual e questões confidenciais.

Essas normas podem parecer severas demais, mas nesse caso prefiro errar por excesso. É como trabalhar com um elástico. Se for esticado demais, até o elástico mais forte ficará frouxo e inútil. Houve situações em minha vida em que foi preciso reforçar os limites.

Um psicoterapeuta, que já tinha sido meu cliente, perguntou-me por que eu continuava a ter com ele uma atitude distante. Ele achava que podíamos ser amigos. Na época, eu morava num lugar tão conservador que o registro profissional era emitido pela polícia, que tinha direito de fazer inspeções a qualquer momento no meu local de trabalho, provavelmente para verificar se eu não estava praticando a prostituição. Assim, para não criar problemas profissionais, eu evitava as amizades com os clientes, pelo menos com os do sexo masculino. Além disso, não confiava naquele homem, que parecia interessado demais em minha vida pessoal. Aliás, como psicoterapeuta, ele tinha a obrigação de saber dessas coisas. Seja como for, mantendo-me num nível estritamente profissional, eu evitei complicações e consegui manter uma boa reputação.

Como cliente, conheci um profissional que desconhecia seus limites. Há muitos anos, durante uma seção de Shiatsu, senti de repente um contato muito inconveniente nos seios. Esse profissional tentava acariciar-me os seios, acreditando, como ele mesmo insinuou, que todas as mulheres adoravam aquilo. Fiquei ali imóvel, curiosa para ver o que ele faria. Como não reagi, ele parou. Eu me arrependo agora de não tê-lo denunciado. Isso nunca tinha me acontecido antes e fiquei tão chocada que na hora nem soube o que dizer. Mas mencionei o fato a mulheres que pretendiam consultá-lo.

DIFERENÇAS ENTRE PROFISSIONAIS

Até mesmo dentro da mesma terapia ou disciplina encontram-se profissionais com diferentes técnicas, formação e perspectivas. Alguns foram ou ainda são professores de filosofia, engenheiros, programadores de computador, músicos, físicos, dançarinos, enfermeiros, pastores. Cada qual tem uma abordagem diferente em relação aos caminhos corporais, trazendo a própria contribuição ao trabalho: ciência, estética, amor à natureza, prática espiritual. Assim como não há dois ceramistas que trabalhem o barro da mesma maneira, também não há dois especialistas em práticas corporais que trabalhem de maneira idêntica, mesmo que tenham tido os mesmos professores, na mesma época. O método que praticam é filtrado por seu corpo e por sua personalidade.

> *Quando tiver provado o relaxamento interior, seu corpo será o seu guia mais verdadeiro.*
>
> *– Tarthang Tulku*

Cada um de nós aprende e, depois, ensina pelo método sensorial que mais se ajusta aos nossos talentos. Alguns têm a capacidade de "ver" dentro do corpo pelo toque ou de "ver" como estão seus pulmões só de ouvir a sua voz. Às vezes, o trabalho com um determinado profissional não dá certo porque você tem uma maneira de perceber diferente da dele. Por exemplo: ele procura dirigi-lo visualmente enquanto você sente melhor através dos músculos.

Há outras variações: a abordagem pode ser holística ou se basear nos sintomas, a meta pode ser o relaxamento ou o estímulo. Isso se aplica a qualquer sistema, pois diz respeito à maneira do profissional trabalhar. Ele se limita a desfazer a tensão no seu ombro? Faz perguntas sobre seu trabalho e, depois, o ensina a modificar a postura para evitar a tensão nos ombros? Ele considera a conexão que possa existir entre os ombros e uma dor crônica nos joelhos? Ver "Amplitude da prática", página 131.

> *A inteligência está presente em todos os lugares do corpo... e a inteligência interior é muito superior a qualquer outra – vinda de fora – que possamos usar para substituí-la.*
>
> *– Deepak Chopra*

Alguns são muito especializados, enquanto outros têm um estilo mais eclético. Alguns são puristas, outros sintetizam. Há quem seja, exclusivamente, professor de Alexander, instrutor de Feldenkrais, rolfista ou mestre de T'ai Chi Chuan. Outros dominam várias técnicas, abordando cada situação de vários modos. Mas uma coisa não é melhor do que a outra. Essas diferenças de temperamento caracterizam também outras profissões. Algumas pessoas têm predisposição à arqueologia, cavando muito tempo no mesmo lugar, enquanto outras estudam várias culturas, procurando descobrir o denominador comum entre elas.

Em qualquer caso, há vantagens e desvantagens. Quem tem "vários truques na cartola", certamente terá um que funcione, mas provavelmente não é especialista em nenhum deles. Por outro lado, um rolfista pode conhecer Integração Estrutural como ninguém, mas tende a ver o mundo através das lentes de sua especialidade. Há uma expressão que descreve isso muito bem: se a única ferramenta que você tem é um martelo, qualquer coisa vai lhe parecer um prego. Há quem trabalhe com várias técnicas porque é difícil sobreviver com uma só. Nesse caso, a especialização seria uma forma de limitar o potencial de ganhar dinheiro. Além disso, é possível que essas pessoas tenham encontrado, durante o próprio processo de cura, terapeutas que passavam de uma técnica a outra.

Atualmente, no campo dos caminhos do corpo, a tendência é levar em conta as questões emocionais que surgem durante as sessões. Algumas escolas de caminhos do corpo já incorporaram determinadas disciplinas da área da psicologia em seus programas, e outras exigem que os alunos já tenham uma certa formação nessa área. Alguns profissionais, diante da necessidade de lidar com as emoções

> *Qualquer técnica pode transformar-se numa receita única, que não serve para ninguém.*
>
> *– Aileen Crow*

que afloram espontaneamente durante as sessões, procuram informações por conta própria ou encaminham os clientes a um psicoterapeuta. Da mesma forma, vários caminhos do corpo deixaram de ser simples práticas de manipulação para incorporar também lições de movimento. Se o caminho corporal que escolheu não tem um componente de movimento, você pode escolher também uma arte do movimento, depois de ler a seção referente a elas na Parte III. Para um exemplo de uma terapia corporal que se transformou em multissistema, leia a história de Ilana Rubenfeld, na página 388.

ONDE PROCURAR UM TERAPEUTA E O QUE PROCURAR

Depois de escolher um caminho corporal (ver "A escolha de um caminho corporal", página 122), como encontrar o terapeuta? Se você estivesse começando a reformar a sua casa, não aceitaria a proposta do primeiro empreiteiro que aparecesse. Da mesma maneira, pesquise antes de escolher um terapeuta corporal, a menos que isso seja impossível no lugar onde você mora. Mesmo assim, é bom se informar sobre a pessoa.

Além da lista telefônica, há outras fontes de referência:

> *Começaremos a curar nossas vidas nos níveis mais profundos quando começarmos a valorizar o corpo e a respeitar suas mensagens, em vez de nos sentirmos vitimados por ele.*
>
> *– Christiane Northrup*

- Amigos, colegas de trabalho, vizinhos, colegas de escola.

- Outros profissionais da área, especialmente quiropráticos e especialistas em medicina natural, que às vezes trabalham com terapeutas corporais.

- Clubes e academias.

Para formar uma idéia melhor sobre o terapeuta, não hesite em perguntar:
- Se ele terminou os cursos e estágios de treinamentos em cada uma das modalidades que constam em seu cartão. Cuidado com profissionais que enumeram muitos tipos de abordagem no cartão. É provável que eles as conheçam apenas superficialmente.
- Se ele é especializado numa única técnica, será que estará aberto a outros sistemas que possam complementá-la? Ele está disposto a encaminhá-lo a outros especialistas? Cuidado com pessoas que defendem apenas a própria abordagem.

- Lojas de produtos naturais.

- Escolas e institutos de terapia corporal. Nesses lugares, você pode conseguir listas de ex-alunos. Alguns oferecem sessões a preços moderados ou de graça, como parte de programa de treinamento para os alunos. Mas lembre-se que esses alunos não podem lhe oferecer o tipo de experiência que teria com um profissional.

- Organizações e associações profissionais de massagem terapêutica e terapia corporal. Ver em "Recursos" uma lista de organizações norte-americanas e internacionais.

- Centros de saúde holística. Alguns promovem atividades freqüentadas também por profissionais da área. É um bom lugar para conhecê-los.

- Exposições e feiras relacionadas à saúde. Há profissionais que fazem demonstrações gratuitas de seu trabalho como parte desses eventos.

- Em revistas que tratam de saúde e forma física encontram-se artigos escritos por profissionais ou relacionados com o assunto, além de anúncios de escolas, academias, clínicas e terapeutas. Entre as publicações norte-americanas se destacam: *Natural Health, Yoga Journal* e *Massage Magazine*.

Antes de Pular de Cabeça

Se o seu dinheiro está curto e você não quer gastar nada pesquisando, seja criativo. Há várias maneiras de experimentar a água antes de mergulhar.

- Vá a palestras ou demonstrações em feiras relacionadas à saúde ou em centros de saúde holística.

Se tivéssemos uma cultura que, desde a infância, alimentasse a inteligência que está implícita no sangue e nos ossos, não precisaríamos de tantas práticas terapêuticas e o nosso avanço seria inimaginável.

– Gloria Steinem

- Participe de um curso ou seminário organizado por profissionais da área para ter uma idéia do que eles sabem, de como se comunicam e de como você se sente em relação a eles.

- Procure algum lugar que ofereça descontos na primeira sessão.

- Ofereça-se como cobaia para treinamento de alunos de uma escola de massagem, por exemplo.

- Veja se dá para fazer uma minissessão introdutória.

- Converse com o terapeuta. Você compraria um carro sem fazer certas perguntas importantes ao vendedor? Pois é muito mais importante fazer perguntas antes de confiar o corpo a um estranho. Às vezes, só de conversar ao telefone, você percebe se tem ou não compatibilidade com o terapeuta.

Compatibilidade é a Chave

Você quer, de preferência, alguém que seja bem treinado, tenha muita experiência e seja simpático — além de ser agradável e profissional, atento e respeitoso. Segundo Jack Engler, membro do departamento clínico da Harvard Medical School, e Daniel Goleman, antigo editor de *Psychology Today*, "pesquisas demonstram claramente que certos fatores interpessoais, sociais e emocionais são ingredientes importantes em *todos* os tipos de terapia, e a possibilidade de trabalhar bem com o terapeuta é determinante para um resultado satisfatório".[5] O sucesso depende da química pessoal entre vocês dois e da atmosfera de confiança mútua.

Competência

Apesar de a qualidade geral do relacionamento de cura ser determinante para um bom resultado, não esqueça a técnica. O mais importante é que ela seja adequada às suas necessidades. Antes de conhecer o trabalho de alguém, é difícil determinar sua eficácia, a não ser pelas conversas com outros pacientes. Mas você pode fazer uma avaliação provisória.

Os profissionais de todos os caminhos corporais diferem muito no que diz respeito a treinamento e experiência. Até mesmo dentro de cada disciplina há uma grande variação em termos de treinamento: alguns profissionais tiveram apenas algumas aulas, outros seguiram programas rigorosos de quatro anos. Cabe a você perguntar. Cuidado com pessoas que resolvem pendurar uma tabuleta anunciando seus serviços depois de ir a um único seminário.

Dependendo do tipo de treinamento, nem todo mundo que tem diploma ou

PERGUNTE A SI MESMO:

- Eu me sinto mais à vontade com um homem ou com uma mulher? Sinto que uma mulher não teria a força necessária? A idéia de um homem me tocar me deixa ansiosa? Eu me sinto mais segura com uma mulher? Ela vai me entender melhor e ser mais sensível?
- Prefiro trabalhar com alguém que já conheço ou fico mais à vontade com um estranho, que não tenha relação com minha família e círculo de amizades?
- É importante que a pessoa tenha a minha idade, ou que seja mais velha ou mais nova?
- A religião dessa pessoa, ou o caminho espiritual que ela segue, é importante para mim?

licença é necessariamente competente ou sincero, pois as exigências variam muito. Algumas pessoas têm muito talento, independentemente de terem ou não diplomas pendurados na parede. Aqueles que fizeram seu treinamento em outros países podem ser ótimos terapeutas, embora não tenham documentação que o comprove, pois os sistemas educacionais são diferentes.

Um diploma não é garantia de capacidade ou de honestidade. Um profissional pode ter vários certificados na moldura e não fazer bem seu trabalho. Fui a uma terapeuta que tinha uma quantidade respeitável deles, mas quando lhe pedi que usasse uma das técnicas que ela supostamente dominava, ela admitiu que esse era um de seus pontos mais fracos. Ela até tentou, mas dava para sentir que não estava segura. Lembre-se que o relacionamento com o terapeuta é profissional. Uma coisa é a massagem nas costas feita por um amigo e outra é o trabalho do profissional que recebe por isso. Nesse caso, você deve esperar serviços profissionais.

Se o terapeuta não tiver um folheto que lhe dê uma idéia dos serviços oferecidos, de seu treinamento e experiência, da sessão, do esquema de pagamento e dos direitos que você tem como consumidor, então pergunte. É importante colher todas essas informações, principalmente se você estiver preocupado com questões sexuais.

Eis algumas perguntas que você poderá fazer:

- Como foi o treinamento do terapeuta? Procure descobrir se ele se limitou a ler um livro, se foi a um curso de fim de semana ou se participou de um programa extensivo de treinamento, que pode durar vários anos.

- Esse profissional tem licença para trabalhar? Isso depende da localidade. Ver boxes sobre licenças e certificados, na página 106. Sua licença lhe dá o direito de trabalhar em qualquer lugar?

LICENÇAS E CERTIFICADOS

Não existe uma lei que padronize, em nível nacional, a terapia corporal como profissão. Por isso, as licenças e certificados variam conforme a localidade. Os institutos e escolas fornecem certificados para os alunos e depois algum outro órgão emite a licença. Nos Estados Unidos, por exemplo, só dezenove Estados têm um órgão centralizador que regulamenta a prática da massagem. Os outros 31 têm vários tipos de regulamentos e estatutos, que variam conforme a região ou município. Assim, as informações precisam ser obtidas no local.

O National Certification Board for Therapeutic Massage and Bodywork (NCBTMB) norte-americano foi formado em 1992 como órgão independente, reconhecido em 1993 pela National Organization for Competency Assurance (NOCA), um órgão de proteção ao público, que estabelece padrões de trabalho corporal em conformidade com as diretrizes do U.S. Department of Education. Para obter um certificado nacional, o profissional deve completar pelo menos quinhentas horas de treinamento em massagem e/ou outras disciplinas corporais, como Trager, Rolfing, Terapia da Polaridade, Shiatsu, Terapia Neuromuscular ou Reflexologia antes de fazer o exame escrito. Esse treinamento deve incluir um número especificado de aulas práticas e teóricas de anatomia e fisiologia, além de aulas de ética. O certificado fornecido pelo NCBTMB tem validade de quatro anos e só é renovado se o profissional apresentar, ao fim desse tempo, os comprovantes de atualização profissional exigidos. O NCBTMB submete os profissionais a um código de ética e tem autoridade para julgar queixas feitas contra eles. Esse órgão fornece também ao público listas de nomes e endereços de profissionais licenciados. NCBTMB, 1735 N. Lynn ST., SUITE 950, Arlington, VA 22209, (703) 524-2000, fax (703) 524-2303, ou (800) 296-0664.

- O que significam as abreviaturas no cartão? São títulos? Essas letras nem sempre indicam uma qualificação legítima. Não tenha medo de perguntar se ele obteve seus títulos pelo correio ou depois de freqüentar um curso de verdade. Conheci um instrutor que colocava *N.D.* depois do nome e que se denominava "doutor Fulano". Mas ele só tinha feito um curso de medicina natural pelo correio.

- Há quanto tempo o terapeuta trabalha nessa área?

- Ele pertence a alguma associação profissional, a algum instituto, clínica ou escola?

- Será que daria para conversar com algum dos clientes? Mas lembre-se: o que funcionou para outra pessoa pode não funcionar para você. Só você pode dizer se o sapato não lhe aperta o pé.

SUA SESSÃO

Nessa primeira conversa com o terapeuta, você também precisa ser acessível. Diga quem o indicou e explique por que o procurou, sem contar toda a história da sua vida. Por exemplo:

> *O corpo também pede compaixão. Ele não quer ser tratado da mesma maneira com que os poluidores tratam os rios e os céus.*
>
> *– Sy Safransky*

- "Eu corro (ando de bicicleta, surfo, jogo tênis) e ouvi dizer que a massagem pode melhorar o meu desempenho" ou "A yoga pode aumentar a minha flexibilidade".

- "Sou dançarino, sofro muitas distensões, mas não posso parar e descansar."

- "Estou muito estressado."

- "Caí e machuquei os quadris. Estou me recuperando da cirurgia."

- "Sou divorciado (ou viúvo), vivo sozinho e li numa revista que o toque é tão vital quanto o alimento e alivia a depressão."

- "Sou secretária e todas as noites chego em casa com os ombros e o pescoço duros" ou "Sou motorista de caminhão e dirijo dez horas por dia".

Como Evitar Mal-Entendidos

Para evitar mal-entendidos e preocupações que o impeçam de relaxar durante a sessão, esclareça alguns pontos antes da primeira sessão:

- Qual é o sistema do terapeuta? Para que é o mais indicado? Quais são os seus limites? Ele é especializado no tratamento de algum grupo social — atletas, mulheres grávidas, idosos — ou de algum problema específico, como dor de cabeça, dor nas costas? Se você quer fazer uma massagem com óleos para relaxar, não marque uma sessão de Shiatsu.

- Onde são as sessões? Num consultório ou em casa? Numa clínica com outros profissionais? Há nessa clínica uma sauna ou hidromassagem? Está tudo incluído no preço? Você pode tomar banho antes ou depois da sessão?

Uma Observação Sobre Preço e Duração

O preço das sessões de caminhos corporais varia muito, dependendo de cada sistema, bem como da experiência e reputação do terapeuta. Varia também conforme o lugar: nas grandes cidades, as sessões serão provavelmente mais caras do que em cidadezinhas do interior. O preço varia também conforme a duração da sessão. Há massagens em domicílio que duram apenas quinze minutos, enquanto uma sessão de Shiatsu dura uma hora e uma aula de T'ai Chi Chuan costuma ter duas horas. Há terapeutas que se atêm às sessões de cinqüenta minutos, enquanto outros fazem sessões de até uma hora e meia. Há também outros fatores: uma aula particular de Yoga, por exemplo, é muito mais cara do que uma aula em grupo. Por causa de todas essas variações, não vou discutir a duração das sessões nem os preços. Cabe a você, como consumidor, negociar esses itens com o terapeuta.

- Quanto tempo dura a sessão? E se você precisar de mais tempo? O que acontece se você se atrasar ou desmarcar? É possível marcar sessões de emergência?

- Quanto custa uma sessão? Há algum plano de pagamento? O pagamento é feito em dinheiro, cheque ou cartão de crédito? Algum plano de saúde cobre esse tratamento? Se cobrir, é necessário o encaminhamento de um médico? O pagamento é feito logo depois da sessão ou em alguma data combinada? Há algum desconto no caso de pagamentos antecipados? A sessão vai custar a mesma coisa se for mais curta ou mais longa? Se houver a possibilidade de fazer sessões em domicílio, o preço é o mesmo?

- No caso de uma série, de quantas sessões ela é? Você vai precisar fazer a série inteira? O que acontece se você precisar interromper a série? Qual é o intervalo entre as sessões?

Se o terapeuta não é de dar muitas informações e você sente que precisa saber de mais detalhes antes de marcar a sessão, eis algumas perguntas que poderá fazer:

Eu acho que o sangue e a carne são mais sábios do que o intelecto.
– D. H. Lawrence

- Vou ficar vestido ou tirar a roupa — toda a roupa?
- Vou ficar deitado numa cama, num colchonete ou no chão? Vou ficar sentado numa cadeira ou me movimentando?
- Vou ser tocado?

- Vou ficar de olhos abertos ou fechados?
- Vai ser usado algum produto — óleo, creme, loção?
- Vou ficar imóvel ou vou participar ativamente? Como?
- Vou precisar usar a visualização?
- Vai haver música? De que tipo?

Expectativas Razoáveis

Quando for à sessão, é razoável esperar que a atitude e o ambiente do terapeuta sejam profissionais, que ele o trate com respeito, que lhe dê as informações necessárias, que ouça com atenção o que você tem a dizer, que o aceite sem fazer julgamentos, que não elogie demais nem critique seu corpo, que não toque seus genitais.

O corpo é muitos mundos num só.
— Tom Monte

Se para você essa é uma experiência nova, é importante que o terapeuta lhe dê todas as informações e que lhe diga se é normal chorar, bocejar, arrotar, soltar gases (os caminhos do corpo implicam movimento, fazem com que tudo se movimente no seu corpo). Você precisa saber também se pode pedir para sentar, deitar, levantar, ir ao banheiro ou beber água.

A menos que você diga expressamente que ele pode tocar seus seios (se for mulher) ou seus mamilos (se for homem), não é correto que o terapeuta o faça, presumindo que você não se importa. Não há nada de errado em tocar essa parte do corpo, mas algumas pessoas têm medo de ficar excitadas. Não deixe que o terapeuta o diminua ou o critique se você não quiser que ele massageie seus seios ou seus mamilos. É um direito seu limitar ou ampliar a área de contato em seu corpo. É razoável esperar também que o terapeuta saia da sala para você pôr ou tirar a roupa, e que o cubra com um lençol ou toalha, descobrindo seu corpo apenas o necessário para trabalhar.

É um direito seu decidir se vai ou não tirar a roupa, determinar a intensidade da pressão que será aplicada no seu corpo, escolher se quer ou não conversar ou ouvir música, *parar uma sessão a qualquer momento se achar que alguma coisa não está correndo bem.* Fale se sentir dor, cócegas ou se não agüentar a pressão. O terapeuta também pode ter suas expectativas. É razoável, por exemplo, que ele espere que você coopere dando informações relevantes ao tratamento: estado físico, histórico médico, experiências com os caminhos do corpo.

Se nem mesmo o corpo — sua saúde, sua liberdade, seu embelezamento, seus hábitos — é realmente nosso, então o que será?
— Gloria Steinem

ANTES DA SESSÃO

1. É importante perguntar ao seu médico se você não tem algum problema que possa ser agravado por certos tipos de caminhos corporais. Por exemplo: as massagens mais vigorosas não são indicadas para quem tem varizes ou flebite, pois há o risco de deslocar algum coágulo, o que pode ser perigoso. Ver "Contra-indicações", na página 181. A maioria dos terapeutas faz um histórico de sua saúde, com base nas informações que você dá, antes de estabelecer um curso de ação. Isso é diferente de fazer um diagnóstico médico, que é a identificação de uma doença a partir dos sintomas. Caso o seu terapeuta não pergunte, diga a ele se você tem alguma área sensível, ferimentos recentes, problemas crônicos.

2. Sempre que possível, não marque a sessão para logo depois de uma refeição, para não se sentir mal se precisar deitar de bruços ou trabalhar o abdômen.

3. Geralmente, é melhor tirar óculos e jóias, pois podem atrapalhar o terapeuta e machucá-lo. É melhor também tirar as lentes de contato.

4. Não esqueça de dizer ao terapeuta se tem alergia a algum produto contido em óleos, loções, cremes ou perfumes. Assim, ele poderá escolher substâncias mais neutras. Se achar necessário, faça um teste para saber se pode ter alguma reação.

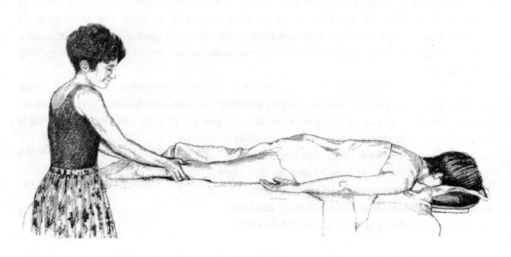

Paciente coberto com lençol, durante uma sessão de massagem

Dor: Até Que Ponto Ela é Boa?

Não é preciso sentir dor durante uma sessão de trabalho corporal para ter certeza de sua eficácia. Pelo contrário: a dor pode até atrapalhar. Para se proteger dela, você fica tenso e prende a respiração — são mecanismos de defesa do próprio corpo. E você frustrará os objetivos do trabalho se ficar rangendo os dentes.

Qual das seguintes afirmações descreve melhor a sua atitude?

- Se doer, é sinal que alguma coisa está errada.
- O que faz bem dói.
- Se a sensação é boa, deve fazer bem.

> Durante uma pesquisa que fiz na Ásia, descobri que lá todos acreditam que, se uma massagem não é forte — quanto mais forte melhor —, não traz nenhum benefício. Às vezes, a massagem era tão pesada que eu enrijecia o corpo para me defender da dor. Um homem, em Java, pressionou minha perna com tanta força que não agüentei mais e gritei, o que lhe deu muita satisfação. Depois dessa e de outras experiências, percebi que não valia a pena forçar meus limites. Para mim, a massagem não era uma questão de sobrevivência ou de competição. Não queria que ninguém me invadisse nem me forçasse, e nem por isso estava ficando "mole" demais. Eu só estava aprendendo a ter um novo relacionamento comigo mesma e com os outros, a respeitar meus limites e a esperar que os outros também os respeitassem.

Nenhuma das atitudes acima é boa ou má, é apenas limitada. A dor é subjetiva, relativa. Depende da resistência à dor de cada um, do contexto do toque e da intenção que o motiva. É diferente o toque de alguém que agarra o seu braço com raiva, para machucá-lo, e o toque do terapeuta que massageia o seu braço, mesmo que a pressão aplicada seja a mesma. O primeiro toque, provavelmente, vai doer, enquanto o segundo vai passar uma sensação de cura. A pressão aplicada pelo terapeuta, que para você é apenas pressão, para outra pessoa pode causar dor. Além de ter o seu próprio limite para a dor,

> *A coisa mais suave do mundo supera a coisa mais dura do mundo. O que não tem substância entra onde não existe espaço.*
>
> *– Tao Te Ching*

você tem também os seus medos e experiências. Quem não enrijece o corpo quando o terapeuta se inclina para trabalhar tem menos probabilidades de sentir dor e mais probabilidade de sentir apenas a pressão.

O corpo tem a tendência a reagir positivamente quando a intenção do toque é proporcionar bem-estar. Mas não existe uma relação direta entre boas sensações e bons resultados. Muitas coisas produzem ótimas sensações mas são prejudiciais — certas drogas, por exemplo. Além disso, em alguns casos, a pressão solta um ponto desencadeante, e, com ele, a dor. O terapeuta geralmente sugere que você se concentre na respiração, o que ajuda a suportar a intensidade da pressão.

Até mesmo na prática de exercícios, recomenda-se moderação. Antigamente, a palavra de ordem era "forçar os limites". Agora sabe-se que o caminho do meio geralmente é o melhor. Às vezes a sensação pode ser mais intensa; mas se você passa a sessão rangendo os dentes de dor, alguma coisa deve estar errada.

O trabalho suave geralmente é mais eficiente do que a manipulação pesada. Essa idéia é corroborada por uma lei biológica: a Lei Arndt-Schulz, que recebeu o nome dos médicos alemães que a formularam, em 1899. Segundo ela, os estímulos leves ativam a função dos sistemas biológicos, enquanto os pesados a inibem. Depois de muitas críticas à brutalidade de seu método, os rolfistas descobriram maneiras mais suaves de se chegar aos mesmos resultados. Don Johnson, que treinou com a própria Ida Rolfing, criticou-a por estabelecer para todos um ideal de postura e alinhamento da coluna. Ele acredita que os terapeutas somáticos acabam provocando experiências dolorosas quando se prendem a um modelo idealizado.

Se eu trabalhar no seu pé, por exemplo, com a idéia de que sei de antemão qual a posição ideal para o seu tornozelo, tenderei a forçá-lo para que se aproxime da "norma". Mas a direção que escolhi para movimentar o seu pé pode estar em conflito com os critérios inatos do organismo. Esse conflito produz dor, muitas vezes interpretada como resistência por parte do cliente. Assim, a dor do cliente pode indicar, não a resistência dele à mudança, mas um conflito entre a sabedoria corporal dele e as metas do terapeuta.[6]

Só você pode determinar a diferença entre a dor benéfica e a dor nociva em seu próprio corpo. Procure perceber essa diferença em cada situação. Teste seus limites, mas não deixe que ninguém o force a ultrapassá-los.

E Se Você Ficar Excitado?

O fato é que somos seres sexuados. As sensações sexuais fazem parte dos seres vivos e vitais. Não há nada de errado com elas, mas geralmente aprendemos com a nossa família, com a cultura e a religião a evitar esse aspecto de nós mesmos. Se, por acaso, você — ou o terapeuta — sentir algum desejo sexual, seria errado estimulá-lo e esperar que a outra pessoa corresponda. O toque com intenção sexual está fora dos limites da prática profissional.

Não vale a pena viver a vida sem sentimentos.

— Alexander Lowen

Se Surgir uma Lembrança

É possível que surjam lembranças e emoções durante e após uma sessão do caminho corporal — e até dias depois — pois seu corpo continua a se soltar. Observe-as. Aceite-as. Você não precisa fazer nada: deve apenas observá-las como observaria uma paisagem que vê do carro. Se o seu terapeuta corporal souber lidar com as questões psicológicas que acompanham certas lembranças, você poderá trabalhar com ele. Caso contrário, peça a ele que lhe indique um psicoterapeuta, a menos que já tenha um. Se você abriu uma caixa de Pandora — incidentes de abuso, de terror, de dor — provavelmente precisará de apoio profissional.

Lidar ou não com essas lembranças depende de várias coisas: você se sente preparado ou está relutante? Você se sente seguro — tem recursos internos e externos — para um processo de mudança? Está disposto a integrar essa experiência na consciência? Se não, é melhor deixar a lembrança em paz e, talvez, deixar os caminhos corporais para outro momento. Só faça o que se sentir preparado para fazer, e não deixe que ninguém o force a ir mais longe.

Para uma discussão mais ampla sobre lembrança corporal, ver "Lembrar-se por meio do corpo", página 155.

Numa cultura em que tocar não é uma prática freqüente, podemos não ter a oportunidade de tocar outro adulto fora do contexto sexual. Assim, a nudez, o toque, a intimidade e o sexo tendem a se confundir. Dada essa confusão, não se surpreenda se ficar excitado numa sessão, independentemente do comportamento do terapeuta. O toque habilidoso e competente pode despertar o corpo inteiro. Para algumas pessoas, a primeira sessão de caminho corporal é uma experiência sensorial e emocional muito forte. Isso pode levar a um estado semelhante ao do sonho, no qual surgem medos e fantasias.

Se você tem medo de ficar excitado durante a sessão, fale disso com o terapeuta. Provavelmente, ele vai lhe dizer que é comum o pênis, nos homens, ou o bico dos seios, nas mulheres, ficarem eretos. Assim, você não precisa se envergonhar. Na maior parte das vezes, a excitação desaparece. Houve uma vez em que um cliente ficou inconveniente depois de uma ereção. Precisei ser firme e dizer-lhe que eu era estritamente uma massagista terapeuta. O problema não se repetiu. Numa relação profissional, o terapeuta tem a responsabilidade de manter a interação no nível correto, independentemente do que o cliente possa fazer.

Uma última observação sobre questões sexuais e caminhos corporais. Cada terapeuta tem um tipo de ambiente de trabalho, com conotação e atmosfera próprias. Como as variações são muitas, você pode ficar confuso. Alguns ambientes são mais informais, outros mais clínicos: um quarto na casa de alguém, o consultório de um quiroprático, um hotel, o *spa* de um navio. Mas, independentemente de onde é feita a sessão, você deve ter a certeza de que não será molestado sexualmente.

E Se a Sessão Desencadear Lembranças?

Muitos terapeutas corporais relatam casos — em número cada vez maior — de "lembranças corporais" que surgem durante as sessões. Assim como a analista junguiana Anita Greene, eles sabem que "certas imagens e lembranças, positivas e negativas, ficam tão entranhadas nos tecidos que nunca mais aparecem... até serem liberadas pelo toque".[7]

AVALIAÇÃO DA SUA EXPERIÊNCIA

Agora que você já passou pelo processo de procurar um terapeuta corporal e já teve sua primeira sessão, reserve alguns minutos para refletir sobre a experiência. Algumas destas questões podem parecer simples, até mesmo tolas, mas na atmosfera carregada de contato íntimo e de vulnerabilidade, inerente à sessão, os pequenos detalhes aumentam de tamanho.

Qualquer um que esteja no processo de cura está restabelecendo o contato com partes perdidas de si mesmo, está entrando em contato com novas partes de si mesmo, fazendo a ligação entre o passado e o presente e imaginando a conexão com o futuro.

— Jude Franko

- Você conseguiu explicar por que foi à sessão? Ficou à vontade para falar de si mesmo?

- Você sentiu que o terapeuta estava sintonizado com você, que o interesse dele era verdadeiro? Ou ele estava distraído, mais preocupado em atender ao telefone?

- Havia interesse sincero por parte dele, ou você era apenas outro cliente a ser atendido e logo dispensado?

- Ele o tratou com educação e respeito, ou assumiu uma atitude paternalista e condescendente?

- Ele lhe deu atenção? Ou desconsiderou o que você disse e fez o que bem entendeu? Ele se mostrou sensível em relação ao seu corpo e ao seu ritmo, ou tentou impor-lhe o dele? Por exemplo: meu rolfista sempre levava em conta minhas reações físicas e psíquicas. Às vezes ele dividia uma sessão em duas — digamos a número oito numa série de dez —, em vez de fazer tudo de uma só vez. Variava também a duração do intervalo entre as sessões, em vez de seguir uma programação rígida. Ele não tentava me adequar ao seu estilo, mas adaptava a mim o estilo dele.

- O terapeuta respondeu claramente às suas perguntas ou saiu-se com evasivas? Ele tentou impressioná-lo com comentários espertos sobre o corpo em jargão incompreensível?

- Ele foi sensível à sua vulnerabilidade?

- Ele foi simpático e solícito demais ou, pelo contrário, foi muito distante?

Só você sabe se tem ou não compatibilidade com alguém. Assim, isso a ajuda a ter bastante clareza sobre aquilo de que gosta ou de que não gosta. Com base nessa primeira sessão, você prefere:

> *O corpo sabe, mas nós do Ocidente perdemos a ligação viva com essa sabedoria.*
>
> *– Jean Houston*

- Alguém que trabalhe em silêncio ou alguém que converse com você? Você prefere falar ou não? Meu amigo Bill, que prefere o silêncio, costuma dizer: "É uma experiência não-verbal. A comunicação está no toque."

- Alguém que seja amistoso e informal ou alguém que seja estritamente profissional? O terapeuta intrometeu-se onde não era necessário? Ele fala mais das próprias dores e problemas do que dos seus? Ele faz fofoca de outros clientes, referindo-se a eles pelo nome? Ele é paquerador?

- Alguém que tenha senso de humor ou alguém que tenha um jeito mais sério?

- Alguém que seja paternal e autoritário ou alguém que se põe no mesmo nível, descobrindo com você, em vez de já ter todas as respostas?

Há também algumas considerações práticas:

- O terapeuta foi pontual?

- Ele trabalha no próprio quarto, na sala, ou num lugar preparado para esse fim? A sessão é feita num consultório? O ambiente é uma mistura agradável de austeridade e desordem? Ou é um lugar desagradável por causa de barulho, sujeira ou mau cheiro? Tinha luz batendo diretamente nos seus olhos? Você teve acesso ao banheiro? Teve privacidade para pôr e tirar a roupa? Tinha onde pendurá-la?

- Você se sentiu bem acomodado e seguro? O terapeuta usou equipamento profissional ou uma cama? A mesa — ou o chão — era bem acolchoada? Os lençóis estavam limpos? O terapeuta lavou as mãos, antes de tocá-lo? Você ficou bem aquecido? Tinha apoio para a cabeça ou precisou torcer o pescoço? O apoio estava bem ajustado? Ele usou almofadas, travesseiros, toalhas dobradas ou algum outro tipo de apoio para diminuir a tensão nas articulações? Ele tomou todos os cuidados, principalmente no caso de você estar grávida ou de já ter uma certa idade? Ele o ajudou a se deitar e a se levantar da mesa ou do chão? Ficou atento a você durante a sessão? Você se sentiu à vontade para falar de eventuais necessidades? Você teve escolha em termos de luz, temperatura, música, óleo ou loção e assim por diante?

Se você foi a uma aula e não a uma sessão particular, aplique as questões acima ao ambiente e à atenção dada pelo instrutor.

Quando Uma Sessão Não Funciona

Se a sessão não foi muito bem, não vá logo achando que há alguma coisa errada com você, que foi culpa sua. Por exemplo: o terapeuta pode pedir-lhe para visualizar um nó no ombro para simbolizar a tensão e a dor que você sente nessa área. Se você não conseguir ver um nó com a visão interior, isso não significa que você está reagindo mal. Talvez sua percepção seja diferente. Talvez você *sinta* um nó se desfazendo, embora não consiga vê-lo. Quanto mais habilidoso for o terapeuta, mais versátil ele será, em vez de forçá-lo a "entrar na dele".

Por outro lado, considere como o momento é importante. A sessão foi numa hora em que nem um gênio o faria relaxar? O horário ficou apertado entre reuniões de negócio, que o impediram de voltar toda a atenção para a sessão?

É possível também que a abordagem que experimentou não seja a que você precisa. Antes de uma corrida, não faça uma massagem relaxante, que lhe dê sono, mas uma que prepare os músculos e desperte o sistema nervoso. Se o corpo ficou doendo depois de uma maratona, não faça trabalho estrutural, mas sim uma massagem que ajude a eliminar os resíduos do metabolismo que se acumulam nos tecidos. Isso vai tornar mais rápida sua recuperação depois do desgaste. Ou experimente a abordagem Trager, que ajuda a liberar a tensão de uma corrida de 50 quilômetros.

> *Técnica demais entorpece a mente. Criatividade demais deixa o corpo flácido.*
>
> *– Merce Cunningham*

Se não ficou satisfeito com a sessão, você pode tentar fazer uma outra com o mesmo terapeuta depois de conversar com ele, ou pode experimentar fazer uma sessão do mesmo caminho corporal com outro terapeuta. Às vezes, com outra pessoa funciona melhor. Lembre-se que o profissional deve ser seu aliado. Se tiver a mesma reação com outro profissional, talvez não seja esse o tipo de trabalho que precisa neste momento.

Resistência

Não deixe que ninguém o intimide dizendo que você é resistente. *Resistência* é um desses termos que provocam culpa ou vergonha e que não deveriam fazer parte

DEPOIS DE UMA SESSÃO

Não se preocupe se, logo depois de uma sessão, você se sentir pior. Isso acontece por vários motivos. Muitos caminhos corporais estimulam as circulações sangüínea e linfática. Quando isso acontece, as toxinas acumuladas nos tecidos (subprodutos metabólicos e todos os tipos de poluentes gerados pelo ambiente, alimentação, drogas, tabaco, álcool) são liberadas na corrente sangüínea, podendo provocar um pouco de tontura e enjôo. Além disso, enquanto o corpo procura chegar ao equilíbrio, é provável que você precise esvaziar a bexiga ou os intestinos. Há quem fique dolorido, como depois de um desgaste muito grande. Isso geralmente se deve à eliminação dos ácidos carbônico e láctico dos músculos. Essa dor muscular deve desaparecer em um dia ou dois.

É possível também que seu corpo esteja reagindo a certas mudanças de postura. Assim, apesar de estar mais equilibrado estruturalmente, você se sente estranho quando levanta ou quando anda. Além disso, à medida que os músculos mais superficiais relaxam, as tensões profundas tendem a vir à tona. Tive uma cliente que tinha dor de cabeça no fim da sessão, apesar de gostar muito do trabalho.

Você pode tomar alguns cuidados depois da sessão:

- Beba mais água durante o dia inteiro, para ajudar a limpar o organismo.
- Um banho quente também ajuda, além de prolongar os efeitos do relaxamento.
- Procure tirar algum tempo livre.
- Ande um pouco (ou muito, dependendo do tipo de caminho corporal) para permitir que seus músculos e sua estrutura sintam as mudanças pelas quais acabaram de passar. Se estiver meio zonzo e desorientado, espere passar antes de sair para a rua.

Algumas pessoas ficam com vontade de dormir ou de passar o resto do dia descansando, enquanto outras querem se movimentar, sentindo-se energizadas, e até mesmo inquietas, por causa da nova onda de energia. Faça o que o corpo pede — alongue-se, dance, faça uma caminhada. Seja sensível a essas necessidades, mas não exagere, para não se machucar.

Não fique desanimado se, depois de uma boa sessão, sentir novamente os ombros tensos e rígidos. Isso não quer dizer que o caminho corporal não funcionou, pois o próprio fato de você perceber a tensão já é um bom sinal. Isso vai lhe dar a oportunidade de relaxar os ombros, mudar de posição ou ficar em pé e andar um pouco depois de ficar sentado muito tempo. Ou talvez seus ombros tenham uma boa razão para estarem tão tensos, embora você ainda a desconheça.

Lembre-se de fazer uma anotação no seu *diário da sabedoria corporal.*

Experiência: Diário da Sabedoria do Corpo

Faça anotações no diário antes e depois da sessão, que são ótimos momentos para isso. Para ativar as idéias, é bom rever as questões da Experiência das páginas 23-24 da Introdução. Segue-se um exemplo do tipo de coisa que deve ser anotada no diário. Você pode escrever apenas algumas palavras que acessem lembranças ou entrar em detalhes elaborados, dependendo do seu estilo pessoal.

2 de fevereiro de 1996

Antes da sessão com _____, eu não me sinto muito bem. Tenho dor na base das costas. Ainda estou com raiva, depois daquela briga de ontem com... Não dormi bem à noite. E foi uma semana dura. Estou cansado de ficar tão aborrecido, sempre que sou criticado por alguma coisa. Hoje de manhã sonhei com um incêndio no porão de um prédio antigo. Não conseguia chegar ao telefone para chamar os bombeiros. Saí correndo e deixei o prédio pegando fogo. Dormi demais, fiquei grogue o dia inteiro. No trabalho, fiquei bebendo café toda hora. Agora estou muito tenso.

Durante a sessão. No início, eu não conseguia me ajeitar. As costas ainda me incomodavam. Depois de um tempo, comecei a bocejar e, finalmente, consegui respirar mais fundo. Quando... pressionou com mais força, senti um nó apertado na base das costas. Depois, essa área ficou quente. Os nós se afrouxaram um pouco. De repente, vi uma imagem, que veio junto com um sentimento. Vi meu pai curvado de dor nas costas quando eu era pequeno. Lembro-me de sentir o sofrimento dele e de querer ajudá-lo. Será que o que está acontecendo agora tem relação com o que aconteceu naquele tempo?

Depois da sessão. Quando me levantei e dei alguns passos, senti que meus pés realmente tocavam o chão. Senti meu corpo mais para baixo, como se o peso estivesse no centro. A tensão tinha desaparecido. Preciso parar de tomar tanto café. Não estou mais com raiva. Quero falar com ... de um outro jeito.

do vocabulário de um bom profissional. E se houver resistência? Qual é o problema? Ela pode até ser um aviso: talvez você não esteja pronto para esse caminho corporal ou talvez ele não sirva para sua atual condição. Mesmo que tente superar conscientemente essa resistência, não vai adiantar nada.

"É preciso dizer aos clientes que eles não são obrigados a se submeter às orientações, sugestões e manipulações do terapeuta corporal", diz Aileen Crow, que combina Técnica Alexander, Movimento Autêntico e outras abordagens em sua prática.

"Eles precisam saber que podem rejeitar as idéias do terapeuta e usá-las como um estímulo para descobrir o que querem fazer. Quando um cliente resiste a uma sugestão, essa resistência contém as sementes daquilo que será mais apropriado ao seu processo."[8]

Alguém que o rotula de "resistente", em vez de aceitá-lo, está cometendo um ato de violência. É falta de confiança na sua capacidade de acompanhar o ritmo mais apropriado à sua evolução. Se você *estiver* resistindo a um trabalho ou a um terapeuta, é provável que tenha uma boa razão, mesmo que ela pareça inexplicável. Não deixe que os outros, nem mesmo os amigos, o influenciem com as suas preferências.

Nos anos 70, eu tinha um amigo que praticava Aikidô. Muito entusiasmado, queria que eu fosse treinar com ele. Na época, eu fazia Yoga. Mesmo correndo o risco de desapontá-lo, recusei o convite. Mas, em 1993, fui a um *dojô* (sala de treinamento) para assistir a uma aula de Aikidô. Observando os alunos, senti a energia daquele movimento no meu corpo e percebi que um dia estudaria Aikidô.

Um terapeuta que insiste em conduzi-lo, sem nunca se deixar ser conduzido por você, também pode gerar resistência da sua parte. Tive uma terapeuta corporal que, durante o trabalho, me dizia para dizer-lhe tudo o que ia por dentro de mim. "Qual é o componente mental ou emocional?" "Que forma ele tem?" "Se tivesse voz, o que diria?" Essas sugestões impediam que as coisas surgissem espontaneamente, à maneira dos sonhos.

> *Ninguém é especialista na vida de outra pessoa.*
> *— Eugene Gendlin*

Continuei com ela por um tempo para ver o que acontecia. Mas, um dia, ela me pediu para reproduzir um diálogo com um amigo (que não estava ali) e eu disse que não o faria. Percebi que minha resposta não era o que ela esperava, que eu estava me tornando uma cliente difícil, mas não me importei — eu tenho direito à minha privacidade.

E você também tem esse direito. Não tenha medo de dizer que não gostou de alguma coisa. Basta dizer: "Isso não está funcionando comigo." Se você costuma ter medo de criar conflito, essa é uma boa oportunidade de mudar seu padrão de comportamento. Se, quando criança, você teve os desejos ignorados ou sofreu algum abuso fisicamente, falar é uma oportunidade de reconquistar seu poder, de sentir que você tem no corpo algo a que pode recorrer em outras ocasiões.

> *Crescemos mais depressa e com mais eficácia quando — em vez de "trabalhar o problema" — reconhecemos e celebramos nossas forças.*
> *— Jean Houston*

Depois dessa sessão, percebi que me aborrecia o fato de a terapeuta aplicar a própria linguagem e a própria visão de mundo a mim e aos outros clientes. As palavras que ela usava e sua maneira de ver as coisas não combinavam com as minhas. Não havia uma base comum. Ela não disse nada, mas imagino que me rotulou de "bloqueada" ou "resistente", por não reagir "como deveria", ou seja, de acordo com o paradigma dela.

Tudo isso não significa que orientar o cliente seja necessariamente a abordagem errada. Muitos profissionais usam muito bem essa técnica, mas ela é só uma entre outras. Ela tem sua hora e seu lugar, dependendo das necessidades ou preferências do cliente. Ela pode, aliás, ser muito útil, especialmente se você ainda não sabe prestar atenção no seu processo interior: nos pensamentos, nos sentimentos, nas imagens e nos sons que levam a novas descobertas. É bom ter alguém que o mantenha atento. Mas o terapeuta deve ter a sensibilidade de trabalhar *com* você; de seguir suas sugestões, em vez de impor as dele. A arte da terapia está cada vez mais sintonizada à experiência de vida e à unicidade da expressão da vida individual, em vez de estabelecer princípios, teorias e metodologias.

Digo isso porque, numa outra ocasião, deitada na mesa de outra terapeuta, eu me senti invadida por uma onda de nostalgia, trazida pela música que tocava. Contei o que estava sentindo. Ela que me perguntou o que era esse sentimento. Depois, não perguntou mais nada, sentindo que eu podia lidar sozinha com aquilo. De fato: num certo momento da sessão, tive um idéia inexplicável. Se ela tivesse continuado a falar comigo, provavelmente isso não teria acontecido. Essa idéia foi tão oportuna que me levou a mudar de atitude quanto a um relacionamento muito importante para mim. No silêncio e na privacidade do meu corpo e da minha mente, eu recebi, sem pedir, exatamente o que precisava, coisa que jamais aconteceu na sessão em que a terapeuta insistia em me orientar.

Confie na sabedoria do corpo: ela vai afastá-lo do que não tem relação com você. Isso faz parte do processo de discernimento. Se alguma coisa lhe parecer falsa, respeite essa sensação. Lembre-se que nem sempre o terapeuta sabe mais do que você e que nem sempre suas observações são válidas. Às vezes elas têm um efeito negativo, como mostram os dois exemplos abaixo:

Uma professora de Alexander contou-me uma experiência que teve numa sessão de massagem. Em dado momento, o massagista começou a pressionar seus ombros com tanta força que ela não agüentou mais e reclamou. "Agüente!", ele gritou, como se uma resposta agressiva fosse ajudá-la a relaxar. Ela achou errada essa atitude e nunca mais fez massagem com ele. Em outra ocasião, durante uma sessão de Shiatsu, meu amigo Bill ouviu um outro terapeuta dizer ao cliente: "Você está com o pescoço duro. Relaxe. Solte." O cliente respondeu com firmeza: "Você tem razão, meu pescoço está duro. É por isso que eu estou aqui. Mas é para você trabalhar no meu pescoço e não para ficar falando dele."

Uma pequena advertência em relação à resistência: é sempre bom procurar saber o que ela está mascarando. Por exemplo: se você passa de um terapeuta para

> *Muitas pessoas procuram uma solução rápida para suas dificuldades – uma solução que venha de fora. Elas nem percebem que têm um interior. Para essas pessoas, tudo vem de fora para dentro, e não de dentro para fora. Elas querem receber a comida na boca. Algumas pessoas nunca aprendem a comer sozinhas.*
>
> *– Hannah Fraenkel*

outro, sem dar uma oportunidade a nenhum deles, pergunte-se se não está buscando resultados instantâneos e uma perfeição inatingível. Pense no conselho de Natalie Goldberg: "Persista em alguma coisa, porque é assim que se aprofunda a vida. Senão, você ficará sempre na superfície."

FIM DA RELAÇÃO COM O CAMINHO CORPORAL

A duração do relacionamento com o terapeuta corporal depende de muitos fatores. Às vezes uma sessão é o suficiente e você nunca mais vê essa pessoa, especialmente se mora em outra cidade, Estado ou país (se foi alguém que você consultou durante uma viagem). Ou talvez não goste do método ou do terapeuta e decida procurar outra coisa. Em geral, o envolvimento com um terapeuta corporal ou do movimento dura enquanto a terapia traz benefícios. Alguns atletas e atores têm seu próprio massagista e fazem sessões diariamente. Há pessoas que acham que uma sessão por semana ou por mês é essencial ao seu bem-estar. Outras combinam as sessões com aulas de Yoga, T'ai Chi Chuan ou Aikidô.

A freqüência das sessões e a duração do tratamento depende de você, de sua disponibilidade e da natureza do trabalho que escolher. É provável que o terapeuta lhe diga que o efeito do trabalho é cumulativo, que uma única sessão pouco adianta, assim como uma corrida ou um jogo de tênis ocasional não têm o mesmo efeito do treino regular. Talvez outro lhe diga que o método que pratica é um processo de aprendizado a longo prazo, e não um relaxamento esporádico e nem uma abordagem tipo *band-aid*. Não

> *É a linguagem do corpo que está sendo aprendida.*
> – *Richard K. Heckler*

rejeite informações oferecidas por terapeutas experientes, mas lembre-se que a decisão é sempre sua. Não deixe que ninguém o convença a ir além do que você acha que é confortável, satisfatório, benéfico ou financeiramente possível. E não deixe que ninguém se torne possessivo em relação a você.

Eu sei que todas essas precauções parecem conselhos de mãe superprotetora, tentando protegê-lo dos perigos da vida. Viver envolve tentativa e erro. Você tem experiências agradáveis e satisfatórias e outras nem tanto. Ao pedir-lhe para tomar cuidado com os perigos do rio antes de mergulhar, não estou dizendo que você não deva nadar. Meu conselho é: comece um caminho corporal, mas com consciência. E, por favor, mergulhe, nade e divirta-se.

CAPÍTULO 5

A Escolha de um Caminho Corporal

Os praticantes de Shiatsu dizem que o ki é que precisa ser trabalhado. Os terapeutas neuromusculares acham que são os pontos desencadeantes. Para os rolfistas e os especialistas em Hellerwork ou em Liberação Miofascial, é a fáscia. Os praticantes do Toque Terapêutico afirmam que é o campo de energia. E outros, que é o ritmo craniossacral.

Estarão se contradizendo? Em quem acreditar? E que tipo de terapia corporal serve para você?

Na verdade, nenhum deles está errado. Ao olhar o seu corpo, cada terapeuta vê ou sente um quadro diferente: uma rede de fáscia, condutores de energia, conjuntos de músculos, canais de linfa. Quando esse quadro fica desajustado, eles tentam ajustá-lo usando métodos diferentes: comprimindo, alongando, torcendo, esfregando, movimentando articulações ou fluidos, modulando energia e assim por diante. Algumas abordagens aliviam imediatamente a dor e aceleram a cura. Outras favorecem a consciência do movimento ou a compreensão das informações que o corpo fornece para a cura emocional.

Um único país... uma única ideologia, um único sistema não são suficientes. É bom ter várias abordagens... Poderemos então fazer um esforço conjunto para resolver o problema de toda a humanidade.

– Dalai Lama

NÃO UM, MAS MUITOS

Nenhum caminho corporal tem a resposta ou a fórmula para cuidar do seu corpo. Para cada princípio terapêutico proposto num determinado caminho corporal, existe um princípio oposto. Num deles você fica deitado, enquanto no outro fica em pé. Um estimula a liberação de sentimentos, outro sua contenção. Um enfatiza a pelve como elemento-chave do alinhamento, enquanto outro se concentra na relação cabeça/pescoço. Um focaliza a expiração, enquanto outro enfatiza a inspiração. "Fique de olhos abertos." "Feche os olhos." "Prenda." "Solte."

Não sou totalmente devotada a um só caminho corporal. Já me entusiasmei por caminhos diferentes em épocas diferentes e todos têm seu valor. Mas alguns profissionais (como se fossem missionários ou vendedores) querem que os outros acreditem que o sistema deles é *a* resposta para todos os males. Não acredite neles! Pode até ser verdade, mas há também outras coisas que funcionam. Como assinala o historiador, filósofo e novelista Theodore Roszak: "Todas as escolas de terapia têm como característica generalizar o próprio método a ponto de torná-lo exclusivo e universal. São arrebatadas pela nova idéia." [1]

> *Tendo em vista todos os maravilhosos tipos de ferramenta que os homens inventaram nas últimas décadas (e antes disso), é surpreendente que nenhuma delas seja tão complexa, tão potencialmente perfeita, tão maravilhosa quanto o corpo humano.*
> — *Isaac Asimov*

Cada caminho corporal surgiu no contexto de uma cultura e desenvolveu-se de acordo com a personalidade de seu criador, com todos os seus pontos cegos. Com isso, cada sistema tem virtudes e defeitos, assim como a própria visão de nosso funcionamento e do que significa ser humano. Mas essa perspectiva reflete as preferências da pessoa que a criou. Muitos pioneiros dos caminhos corporais desenvolveram seus sistemas motivados pelas próprias limitações. Seu problema específico e suas experiências anteriores permitiram que explorassem o funcionamento do próprio corpo com consciência muito maior, até descobrir como lidar com ele. Veja, por exemplo, as histórias de Moshe Feldenkrais, página 264, de F.M. Alexander, página 249, de Ilana Rubenfeld, página 388, de Elisabeth Dicke, página 196 e de Yamuna Zake, página 216.

Todos os caminhos corporais são potencialmente úteis. Na Índia, vários sistemas médicos coexistem, inclusive a alopatia, o Unani e o Ayurveda. Numa emergência, a medicina alopática ocidental é a mais indicada. Se você se cortou e está se esvaindo em sangue, as ervas não estancam a hemorragia a tempo de você sobreviver. Mas, para males crônicos e para obter benefícios a longo prazo, Ayurveda e Unani são preferíveis. Se você está com dor de cabeça, não vai logo marcando uma cirurgia (a menos que haja um tumor no cérebro). Os indianos sabem que a pluralidade de modalidades de cura cobre um número maior de possibilidades. Depender de uma só fecha a porta para o que as outras têm a oferecer.

É possível fazer uma analogia entre caminhos corporais e arte. Por exemplo: a cerâmica, a pintura, o desenho e a escultura usam diferentes materiais — barro, papel, tela, mármore, lápis, tinta —, mas o processo criativo subjacente é o mesmo em todas as artes. Isso vale também para os caminhos corporais. Eles são modalidades diferentes de trabalho corporal, mas o processo de cura é o mesmo: o que estava estático e

O Que Você Prefere?

Ao escolher um caminho corporal, é muito bom conhecer as suas preferências:

- Você fica mais à vontade numa situação a dois ou em grupo?
- Você gosta de receber atenção exclusiva, como numa aula particular, ou aprende melhor numa situação de sala de aula?
- Você se sente à vontade quando fica sozinho com outra pessoa numa sala?
- Você prefere ficar totalmente passivo, enquanto a outra pessoa faz o que é necessário, ou prefere saber o que está acontecendo e participar do resultado?
- Você prefere trabalhar com um método que lhe permita fazer tudo sozinho ou prefere trabalhar com um professor? Você precisa de uma estrutura imposta para se concentrar?
- Você gosta de seguir uma série ordenada de atividades ou prefere esperar para ver o que acontece?

bloqueado começa a se mover; onde havia separação e fragmentação passa a haver unidade ou plenitude. "Todos os verdadeiros sistemas curam", diz o antropólogo Richard Grossinger, "mesmo que comecem em pontos diferentes e trabalhem em diferentes níveis." [2]

Mas há os que atendem melhor suas necessidades num determinado momento. Como nenhuma abordagem resolve tudo, e como hoje em dia há tantas opções, fica difícil escolher uma só. Os próprios terapeutas discordam quanto à maneira de lidar com certos problemas, bem como ao caminho corporal mais adequado a determinados propósitos. Mas existem várias formas de escolher um caminho corporal. Essa escolha depende de uma combinação de fatores, que incluem sua personalidade e preferências físicas.

PERSONALIDADE

Como você escolhe o lugar em que vai passar as férias? Basta uma fotografia bonita para fazê-lo comprar as passagens? Ou você lê tudo o que encontra sobre vários lugares e, depois, compara cuidadosamente vantagens e desvantagens? Você procura ver algum vídeo e conversar com pessoas que já foram a esses lugares? Você sai de peito aberto, em busca de novidade, ou estuda a língua, os costumes, a geografia e a história do lugar antes de entrar no avião? Nenhuma dessas maneiras está certa ou errada, são apenas reflexos de diferentes personalidades.

Esses mesmos estilos pessoais afetam a escolha do caminho corporal. Você pode fechar os olhos, deixar o dedo pousar em algum ponto deste livro e pronto, a escolha foi feita: Centramento Mente-Corpo, Chi King, Liberação Miofascial ou Consciência Cinética. Você também pode ler no jornal o anúncio de um Mioterapeuta e resolver fazer Terapia dos Pontos Desencadeantes. Talvez você acompanhe um amigo a uma aula de Aikidô e comece assim a praticar essa arte.

Ao ler as seções da Parte III, um dos caminhos corporais pode lhe chamar a atenção. Se quiser ter mais informações, antes de marcar uma sessão, você vai encontrá-las em "Recursos". Talvez você descubra vídeos sobre o assunto ou até mesmo uma demonstração prática. E sempre se pode perguntar aos amigos. Mas lembre-se que a experiência deles é só deles e que a sua será apenas sua.

Faça o que fizer, o importante é conhecer o seu estilo. Mergulhe de cabeça ou pesquise primeiro: faça o que for melhor para você. Escolha o que o atrai, e não o que está mais na moda ou o que seus amigos, família ou grupo étnico aprovariam. Com o tempo, você vai aprender a distinguir o que quer, mesmo que seja só a curiosidade que o motive a experimentar uma coisa diferente.

O importante é embarcar numa viagem de descoberta de si mesmo. Os caminhos corporais representam um vasto recurso para ampliar seu alcance psicológico. Por mais estranho que lhe pareça no início um caminho corporal, ele vai lhe propiciar, pelo menos, a oportunidade de ampliar os horizontes e viver uma vida mais balanceada. Por exemplo: se, considerando-se um hedonista, você sempre escolhe as coisas por suas características agradáveis e sensuais, experimente um caminho corporal que ofereça outro tipo de compensação. Se você age sempre de maneira altamente estruturada, procure um caminho corporal que abale o seu senso de ordem. Caso

Experiência: Padrões Automáticos

Sentado numa cadeira, cruze os braços sobre o peito. Você cruzou o direito sobre o esquerdo ou o esquerdo sobre o direito? O que você fez, seja o que for, é um padrão automático. Agora cruze na outra direção. Qual posição é mais confortável? Qual a mais estranha? Cruze agora os tornozelos e os joelhos. Você sempre cruza as pernas na mesma direção?

Entrelace os dedos das mãos. O dedão direito repousa sobre o esquerdo ou vice-versa? A direção é a mesma das pernas?

Agora, levante. De pé, observe de que lado apóia o peso. Você tende o tronco sempre para a direita ou para a esquerda?

Será que você sempre cruza as pernas na mesma direção? Os caminhos corporais podem ajudá-lo a conquistar o equilíbrio ao fazê-lo experimentar outras possibilidades.

você viva com a cabeça nas nuvens, escolha um caminho corporal que o ajude a ficar equilibrado e com os pés no chão. Se você costuma fazer exercícios que exijam força, experimente acrescentar ao seu treinamento uma arte do movimento, que favoreça a fluidez e a flexibilidade.

PREFERÊNCIAS FÍSICAS

Por que será que seu irmão faz Aikidô, seu companheiro gosta de Improvisação do Contato, sua melhor amiga faz Yoga, mas você adora T'ai Chi Chuan? Isso acontece por acaso ou há uma base fisiológica para a diversidade de preferências? Segundo a coreógrafa Betsy Wetzig, temos padrões neuromusculares que nos predispõem a uma abordagem ou a outra. Ver "Padrões de Coordenação Wetzig", página 302. Você nasce com algumas preferências físicas e depois desenvolve outras. Elas determinam com o que você se sente melhor e, portanto, explicam por que escolhe certas atividades e não outras. Assim, elas influenciam também na escolha de um caminho corporal.

Experiência: Qual É o Seu Estilo Físico?

Se você ainda não conhece bem suas preferências físicas ou seu estilo de toque e movimento, as questões seguintes vão ajudá-lo a descobrir como você usa seu corpo, como se movimenta no espaço que o cerca e quais são as suas qualidades gerais em relação ao movimento.

1. Você procura movimento ou sossego? Você é atlético, gosta de desempenhos vigorosos? Você prefere não se exercitar? Você se movimenta depressa, moderadamente ou devagar? Você tende a se movimentar de maneira linear ou ao acaso? Seus movimentos são mais amplos ou mais contraídos? Você gosta de controlar e moldar seus movimentos com precisão? Você tende a se mover com esforço ou com leveza? Você é flexível? Quanta força você tem?

2. Você só sente o toque quando ele é pesado e penetrante? Você sente cócegas, a menos que a pressão seja mais profunda? Prefere o toque suave? Sente dor ao mais leve toque? Gosta de pressão demorada ou ela lhe dá aflição? O toque pode também mover-se em direções diferentes — em linha reta ou em diagonal, em círculo ou em espiral. Pode ser liso, deslizante ou áspero, com muita fricção. Pode torcer, agarrar ou apertar. Observe sua reação aos diferentes tipos de toques e perceberá quais são as suas preferências.

Mesmo sabendo a sua preferência, a situação que enfrenta no momento pode exigir alguma coisa diferente; talvez um caminho corporal com o qual você nem sinta afinidade. Por muitos anos, preferi sessões com muita ação e massagens com pressão profunda. Mas, aos poucos, aprendi que, em alguns casos, é melhor aplicar pressão suave e constante em pontos de energia. Às vezes o pouco é melhor. Percebi que não é apenas uma questão de diferentes toques de acordo com as pessoas, mas de diferentes toques de acordo com as ocasiões.

O QUE VOCÊ ESTÁ PROCURANDO?

Ao escolher um caminho corporal, seja pela primeira vez ou pela décima, há quatro pontos a considerar: cura paliativa e cura integral, tratamento e educação, meta e processo, benefícios a curto e a longo prazo. Se for honesto consigo mesmo, terá mais probabilidade de ficar satisfeito com a escolha e evitar a frustração. Essas metas fazem parte de um espectro, e nenhum extremo do espectro é , por si só, melhor ou pior. Às vezes, é preciso trabalhar com uma, antes de partir para a outra.

> *O próprio conceito de "consertar" e de "quebrado" sugere a existência de uma insensibilidade à maneira como o mundo funciona.*
> *— Rachel Naomi Remen*

Cura Paliativa e Cura Integral

Você espera eliminar rapidamente os sintomas ou está interessado em compreendê-los como agentes de mudança? Os sintomas são indícios do inconsciente, que o conduzem às necessidades do corpo e às mudanças no estilo de vida que elas exigem. Por outro lado, os sintomas são às vezes tão dolorosos que você fica sem condições de explorá-los.

A jardinagem é, por um lado, uma boa metáfora para se compreender a diferença entre o alívio sintomático e, por outro, a tentativa de se chegar às causas subjacentes da dor e dos cuidados com a parte doente. Quando as verduras crescem pouco, ficam cheias de pragas e sem sabor, você tem duas escolhas. De pronto, você pode usar fertilizantes químicos para estimular o crescimento e borrifar pesticidas para matar as pragas que atacam as plantas. Ou você pode criar um ambiente mais saudável, o que leva tempo. Revolvendo e arejando o solo antes de plantar, você faz com que as raízes tenham espaço para crescer mais para o fundo, até encontrar a umidade. Acrescentando adubo orgânico e deixando que ele se decomponha na terra, você torna o solo mais rico e mais produtivo. Escolhendo e combinando corretamente o que planta, você permite que as próprias plantas se ajudem entre si em seu processo de crescer e repelir insetos. Alqueivando a terra, em vez de cultivá-la constantemente, você permite que ela descanse e se recomponha.

A escolha é entre atacar e cuidar. Você pode ver o próprio corpo como um inimigo que deve ser dominado ou como um amigo que precisa ser cuidado para que floresça a saúde e o bem-estar. Como há séculos dizem os sábios do mundo inteiro: o amor é o maior agente da cura.

Por isso, ao escolher um caminho corporal, é importante ter uma atitude branda de cuidar do que é bom e sábio dentro de você, e não uma atitude agressiva: "Vou lá consertar o que estiver errado." A cura não tem relação alguma com os julgamentos ressentidos — "Meu joelho está péssimo." Seria como ficar aborrecido com uma planta porque ela cresceu torta para desviar-se de uma pedra. Em vez de

> *A conclusão é sempre a mesma: o amor é a mais poderosa energia do mundo, e, mesmo assim, a mais desconhecida.*
> *— Pierre Teilhard de Chardin*

culpá-la — afinal ela está se adaptando da melhor maneira possível, dadas as circunstâncias — remova a pedra, se for possível.

Tratamento e Educação

Você quer receber passivamente os cuidados de alguém ou prefere aprender ativamente? Para você, o terapeuta é um educador que pode ensiná-lo a estar no corpo de maneira mais eficaz em qualquer atividade? Talvez você precise que alguém o ajude, para depois participar de maneira mais consciente.

Apesar de preferir a educação voltada para benefícios a longo prazo, há momentos em que só quero relaxar, deixando que alguém cuide de mim, ou livrar-me, imediatamente, de alguma limitação. Por exemplo: um dia, percebi que

> *Um crescimento e educação verdadeiros e sólidos são lentos. Olhe uma árvore. Não é possível enterrar a semente e, depois, enfiar os dedos na terra e puxar um carvalho. Tudo tem seu tempo e tudo é alimentado ao ritmo do Sol e da Lua, ao ritmo das estações.*
> *— Natalie Goldberg*

todas as vezes que ia espirrar, bocejar ou respirar fundo, uma dor aguda me detinha. Era como se alguma coisa estivesse apertando minhas costelas, impedindo que o peito se expandisse. Achei que devia ser um espasmo muscular. Eu sabia que era importante descobrir o que aquilo tentava me dizer ou o que tinha feito para provocar essa situação, mas também sabia que precisava resolver o problema imediatamente, pois quanto mais superficial ficasse a respiração, menos oxigênio meu organismo — incluindo o cérebro — receberia.

Para uma solução imediata, fui a um Terapeuta Neuromuscular, que trabalhou os pontos desencadeantes relacionados ao espasmo. Depois de um único tratamento, voltei a respirar normalmente. Se o problema tivesse se repetido, eu teria procurado um educador somático que me ajudasse a descobrir que padrão eu estava repetindo para ativar os pontos desencadeantes. Poderia também escolher uma terapia de convergência para descobrir se o espasmo muscular escondia alguma emoção não resolvida.

Meta e Processo

Você está interessado apenas em chegar lá — seja qual for o resultado final que pretenda alcançar — ou está ansioso para aproveitar a viagem? Você vê a vida como um "lá" a que deva chegar ou como um processo sem fim de aprendizado? Quando você está envolvido no processo, torna-se secundário alcançar as metas, ou totalmente sem importância. Por outro lado, ter uma meta é o que o motiva, no início, a procurar um caminho corporal.

O bom viajante não tem planos fixos nem pressa de chegar.

— Tao Te Ching

Seja qual for o seu problema físico, seja ele recente ou crônico, é importante não considerá-lo como uma coisa que precisa ser eliminada porque incomoda. Isso geralmente intensifica a dor. O primeiro passo para iniciar um processo não é sair correndo para atingir a meta, mas estar *disposto* a aceitar a dor ou dificuldade.

F. M. Alexander, o ator australiano que criou a técnica Alexander, chama de *end-gaining* o desejo de atingir uma meta sem nem se importar como. Buscamos o fim sem levar em conta os meios. É a diferença entre querer e estar disposto. Querer é ordenar que alguma coisa aconteça, confinar-se com rigidez a um só resultado, enquanto estar disposto é ficar aberto e flexível às possibilidades, estar inclinado a ver como se desenrolam. É muito bom iniciar as disciplinas corporais com disposição para se envolver no processo, e não apenas com vontade de atingir um fim. O próprio caminho corporal o ajuda a efetuar essa mudança, a substituir a ansiedade em relação ao resultado pela disposição para saborear cada momento da jornada.

Quando o impulso para a mudança é movido pela aversão a si mesmo, geralmente o resultado da suposta melhora é uma sensação ainda mais profunda de fracasso. Mas se você fizer primeiro as pazes com os defeitos do seu corpo, coisas boas já terão começado a acontecer.

— Thomas H. Rawls

Da próxima vez que perceber que está tenso, ansioso e apressado, pare para ver o que está acontecendo dentro de você. É provável que você esteja fixado na meta e não envolvido no processo. Você perdeu o contato com o próprio corpo? Você está em outra zona do tempo, em vez de estar no presente? Você quer acabar de almoçar ou está aproveitando cada garfada? Você quer chegar assim que sai de viagem ou aproveita para apreciar a paisagem pelo caminho?

Curto Prazo e Longo Prazo

Você quer resultados imediatos, mesmo que eles não durem, ou consegue ser paciente para fazer mudanças duradouras? Há um provérbio chinês que diz: "Paciência é poder. Com tempo

O sucesso é uma jornada, não um destino.

— Ben Sweetland

130 — Descubra a Sabedoria do Seu Corpo

e paciência, a folha de amoreira se transforma em seda." Os resultados imediatos podem fazer com que, logo no início, você adquira confiança nos caminhos corporais, mas os resultados a longo prazo resultam em transformação profunda.

Se um caminho corporal não lhe trouxer satisfação imediata, isso não significa necessariamente que ele não serve para você. Dê a ele uma oportunidade. Os caminhos corporais geralmente não agem como as drogas. Costumam levar mais tempo, pois trata-se de um processo. Você pode "consertar" o pescoço ou pode redescobrir o corpo e reaprender seus movimentos, evitando, assim, ter um "gargalo" entre a cabeça e o resto do corpo. À medida que você se reeducar — que aprender a ver, sentir e ouvir com o corpo inteiro — menos probabilidades terá de se machucar. A cura a curto prazo parece mais fácil e mais rápida, mas a cura a longo prazo vai evitar que os sintomas voltem a toda hora, pois não se restringe à parte do corpo que está dolorida ou que está sofrendo limitações. Ronald Kotzsch conta a história de uma mulher chamada Susan, que ilustra muito bem esse ponto.

> *O tempo é um grande fator de cura... são muitos os elementos que formam a maneira como as pessoas se familiarizam com a saúde e os problemas físicos.*
>
> *— Rosie Spiegel*

Em 1978, Susan escorregou no piso encerado da escada e caiu. Como, apesar dos tratamentos médicos, continuava a sentir dor no rosto, pescoço, costas e sacro, ela começou a fazer terapias corporais. Como a quiroprática proporcionou apenas alívio temporário, ela fez uma série de doze sessões do Método Feldenkrais, complementando os exercícios em casa. Essa abordagem, por ser suave, não aliviou apenas a dor nas costas, mas mostrou a ela que há várias maneiras de se movimentar e que elas afetam os sentimentos.

Dez anos depois do acidente, Susan começou a ter vertigens. Dessa vez, os tratamentos médicos também não ajudaram muito. Infelizmente, a acupuntura e a quiroprática também não tiveram bons resultados. Mas a Terapia Craniossacral fez a vertigem desaparecer.

Esses anos de sofrimento ensinaram a Susan que a nossa maneira de usar a nós mesmos — ao sentar, ao ficar em pé, ao andar, ao falar — afeta o corpo inteiro. Apesar de não sentir mais nada, ela resolveu aprender a usar seu corpo de maneira a se sentir melhor. Começou a treinar a Técnica Alexander, passando a entender o corpo de maneira inteiramente nova. Aos 50 anos, ela tem mais agilidade do que aos 30.[3]

> *O corpo se transforma em sabedoria para compreender o que precisamos fazer em termos da nossa jornada de cura.*
>
> *— Clyde Ford*

Susan é um bom exemplo de alguém que aprendeu muito a partir da própria jornada de cura. Para ela, a mudança veio da combinação de tratamentos a curto prazo — que trouxeram alívio imediato mas de curta duração — com o processo de reeducação da mente e do corpo. Sua participação ativa foi tão importante quanto a intervenção externa e acabou sendo mais interessante e satisfatória do que a simples cura. Mas é possível que a quiroprática e a acupuntura, apesar de não terem feito desaparecer os sintomas de Susan, tenham acendido, num ponto mais profundo, a centelha de cura que levou anos para mostrar bons resultados.

A história de Susan também ilustra outros pontos. Nenhuma técnica é a resposta certa para todas as pessoas, sob todas as condições. Algumas pessoas obtêm resultados duradouros com a quiroprática e acupuntura, mas outras não. Para algumas pessoas basta uma única terapia corporal, enquanto para outras é preciso combinar várias abordagens, que se complementam entre si. A combinação de Susan funcionou bem para ela, mas a Acupressão, o método Hellerwork ou a Consciência Cinética poderiam também ter funcionado. Há infinitas variedades, e você vai descobrir a própria seqüência. Para o sucesso não importa muito o "correto", mas o que é certo para você, em dado momento, com determinado terapeuta.

AMPLITUDE DA PRÁTICA

Além das questões discutidas acima, há outras considerações a serem levadas em conta ao se escolher um caminho corporal. Atualmente, há três maneiras de considerar a amplitude da prática dos diversos caminhos: *relaxamento, correção, holismo.*[4] Cada uma dessas perspectivas representa uma lente diferente, através da qual o terapeuta vê o corpo e trabalha com ele. Elas não se excluem: são inter-relacionadas, assim como o corpo, a mente, as emoções e o espírito.

Relaxamento

O relaxamento não trata apenas problemas específicos, mas traz benefícios gerais. Comparado aos dois outros níveis de prática, ele é o que requer menos treinamento e habilidade técnica. Baseia-se no fato de que, biologicamente, todos nós precisamos do toque e da proximidade. A meta da sessão é proporcionar, por meio do toque, uma experiência relaxante, redutora do *stress*, agradável e sensual (mas não sexual).

Mas, mesmo que o objetivo não seja tratar disfunções específicas, como insônia, constipação, hipertensão, depressão e indigestão, uma pesquisa indica que a diminuição do *stress* alivia esses e outros males. Relaxado, você tem mais condições de se manter saudável e de evitar a doença. Tiffany Field, diretora do Touch Research Institute da Universidade de Miami, supervisiona vários estudos sobre o impacto da massagem em adultos e crianças que sofrem de dermatite, *stress* pós-traumático, queimaduras, abuso, asma e outros traumas físicos. No centro de todos eles, diz Field, há algum tipo de *stress*. Diminuindo a ansiedade e a atividade do sistema nervoso simpático, é possível reduzir também a dor e os problemas a que o *stress* está associado.[5]

Correção

Algumas terapias corporais têm como objetivo o alívio da dor e a correção da disfunção. O terapeuta faz uma avaliação clínica para investigar a natureza da dor, antes de aplicar o tratamento. Alguns dos métodos usados nessas terapias são semelhantes aos do relaxamento, mas exigem um maior conhecimento de anatomia e de fisiologia e técnicas manuais mais precisas, pois o trabalho é muito mais específico. Apesar de as terapias corporais corretivas não terem como objetivo imediato o relaxamento e a modificação do corpo como um todo, esses efeitos acompanham às vezes o alívio da dor e a correção de disfunções específicas.

Holismo

Apesar de não ser este seu objetivo direto, a abordagem holística acaba trazendo, como efeitos secundários, relaxamento e correção. Os terapeutas holísticos chegam a esse resultado pelo equilíbrio de um sistema do corpo — neuromuscular ou miofascial, por exemplo. O terapeuta pode trabalhar no sistema de tecidos conectivos de seu corpo para melhorar sua estrutura e sua postura, o que, por sua vez,

> *Ao tocar o corpo, toca-se a pessoa inteira, o intelecto, o espírito e as emoções.*
>
> *— Jane Harrington*

favorece o bom funcionamento geral, certas modificações psicológicas e a prevenção de doenças. Na perspectiva holística, todas as partes do corpo e todos os aspectos do ser estão ligados entre si e se influenciam mutuamente. Nada é totalmente à parte e independente: a alteração de qualquer dimensão de um dos sistemas atua sobre todos os demais. O que modifica a estrutura modifica também a função, além de alterar o coração e a mente.

Para ilustrar essa idéia, pode-se usar um conceito asiático, chamado "A rede dos diamantes de Indra". Imagine-se como uma grande rede, com um diamante multifacetado em cada ponto de conexão. Cada faceta de cada diamante reflete todos os outros diamantes. Quando sacudimos uma parte da rede, toda ela reverbera. É no nível holístico que a atenção do terapeuta — mais ainda do que sua intenção — é vital, sendo essencial também o envolvimento do cliente na própria cura ou evolução.

A Lente Tripla

Esta explicação da lente tripla pode ajudá-lo a se decidir por um caminho corporal e também a perceber se aquele que escolheu está funcionando ou não. Uma abordagem não é superior à outra: trata-se apenas de saber qual serve melhor aos

Experiência: Tudo Está Relacionado

Levante-se e ande pela sala ou por toda a casa. Fique o mais relaxado e solto possível. É fácil se movimentar? Observe como você está se sentindo. Agora pare. Enrijeça uma parte do corpo: a mão direita, por exemplo. Com a mão tensionada, ande outra vez. O que acontece? Você consegue balançar os braços livremente ou todo o lado direito ficou rígido? A garganta também ficou apertada? O passo mudou? E como você se sente? É possível sorrir livremente com a mão apertada?

Faça a mesma experiência com outra parte do corpo — enrijeça as nádegas, cerre os maxilares, contraia a barriga. O que fazemos numa parte do corpo afeta o todo. E nosso estado físico afeta o nosso estado emocional.

seus propósitos. Se você quer relaxar depois de uma semana difícil e desfrutar do prazer de uma boa massagem com óleo, não marque uma série de sessões de Hellerwork. Da mesma forma, se deseja uma modificação estrutural, uma massagem que não penetre até a fáscia não vai satisfazê-lo. Ou, se acabou de correr numa maratona, você precisa de um trabalho que favoreça a eliminação de toxinas dos músculos e acelere sua recuperação. Não use um martelo se o que precisa é uma chave de fenda.

Suponhamos que você tenha dor nas costas. A dor incomoda tanto que você nem consegue mais trabalhar direito. Resolve então fazer alguma coisa para resolver o problema. Como está muito estressado e as costas são seu "calcanhar-de-aquiles", qualquer coisa que o faça relaxar irá aliviar o problema. Por exemplo: se você fizer sessões diárias de Yoga intercaladas com sessões de massagem, você ficará menos tenso e a dor estará mais controlada. Ou, talvez, um tratamento específico, como a liberação dos pontos desencadeantes, seja mais eficaz para seu tipo de dor. O alívio pode ser imediato. Mas, se quiser saber por que está sempre com dor nas costas, procure uma abordagem holística — de perspectiva funcional ou estrutural — que trabalha com a influência recíproca entre estrutura do corpo, movimento e comportamento. Em vez de se concentrar nas costas como fonte da dor, você levará em conta toda a sua organização corporal. Você pode experimentar também uma terapia de convergência, que favorece a compreensão das emoções que estão por detrás dos sintomas físicos.

> *O poder que o amor tem de modificar o corpo é lendário, fazendo parte do folclore, do senso comum e da experiência cotidiana. O amor move a carne e a matéria... Ao longo da história, "o cuidado terno e amoroso" tem sido universalmente reconhecido como um valoroso elemento da cura.*
> *– Larry Dossey*

Se você compreender as diferenças entre relaxamento, correção e holismo, vai estar mais preparado para escolher um caminho corporal e para perceber qual é a perspectiva do terapeuta que escolheu. Digamos que você escolheu uma abordagem holística, como Rolfing, mas logo percebe que o terapeuta trabalha numa perspectiva corretiva. Isso não quer dizer que o sistema não seja holístico. O fato de um sistema ser concebido e organizado como holístico não garante que todos os seus praticantes trabalhem na perspectiva holística. É possível também que um terapeuta que use um sistema corretivo trabalhe de maneira holística.

Lembre-se de que não é apenas a técnica que vai lhe dar o que você quer, mas a combinação do método, do relacionamento com o terapeuta, da abordagem feita por ele e de seu nível de abertura, disposição e envolvimento. Tenha em mente também que nem sempre sabemos o que funciona em cada situação. Não menospreze o efeito placebo. A atitude pessoal tem um efeito poderoso e pode ser tão importante quanto a própria técnica. No caso de muitos caminhos corporais, não existe uma pesquisa definitiva que comprove a eficácia do mecanismo envolvido: só provas isoladas. Assim, a cura pode muito bem resultar do calor humano.

MODELOS E CATEGORIAS: DIFERENÇAS E SEMELHANÇAS

Como consumidor, de comida ou de caminhos corporais, você precisa saber identificar o tipo, não as marcas. Ao andar no supermercado à procura de vagem congelada, a marca não importa tanto. Pelo menos não é tão importante quanto saber a diferença entre vagem, nabo e quiabo. Se você compreende as diferenças fundamentais entre um vegetal e outro, não vai se confundir com os rótulos.

De repente eu percebi como o corpo e as emoções – em mim mesmo e na sociedade inteira – eram negligenciados e difamados. Comecei a ver que o corpo não é apenas um instrumento de agressão e sedução, mas uma fonte de informação e conhecimento que não se pode simplesmente desprezar...

– George Leonard

Para se ter uma idéia geral de um caminho corporal, é bom saber em que modelo ele se baseia: ocidental (estrutura e função) ou oriental (energia). A maneira ocidental de compreender a estrutura e a função do corpo é baseada na anatomia e na fisiologia. Ela está estreitamente relacionada com a idéia de diferenciação e integração: você é composto de partes discretas, mas que funcionam juntas e colaboram entre si.

Quais são as diferentes partes? Os tecidos, de vários tipos, transformam-se em músculos, ossos, fáscia, vasos sangüíneos e linfáticos, nervos, órgãos, glândulas e fluidos. Eles formam todos os sistemas do corpo: muscular, ósseo, nervoso, circulatório, endócrino, digestivo, respiratório, excretor, craniossacral e reprodutor. Os caminhos corporais baseados no modelo ocidental visam sistemas físicos específicos. Por exemplo: os terapeutas estruturais trabalham com o tecido conjuntivo, chamado fáscia, para alinhar sua estrutura com a força da gravidade. Os terapeutas funcionais educam o sistema neuromuscular ou sensório-motor para aumentar o alcance do movimento, influenciando assim as funções. Outros terapeutas focalizam a rede linfática, com o objetivo de ativar a circulação e aliviar o edema.

O modelo oriental ou energético vê o corpo como um sistema de energia. Apesar de trabalhar com a estrutura física, os terapeutas que baseiam seu trabalho nesse modelo se concentram em campos, linhas, fluxos e canais de energia. O objetivo é fazer com que a energia circule de maneira desimpedida e equilibrada.

Aos olhos do leigo, essa energia é invisível, intangível e imensurável, principalmente quando comparada com os tecidos e fluidos, que são visíveis, palpáveis e mensuráveis. Mas, para os especialistas nos caminhos corporais energéticos, a energia é real. Energia e estrutura/função são maneiras complementares de compreender o que está acontecendo no corpo. Isso é bem ilustrado nesta história sobre um médico tibetano:

Yeshi Dhonden, o médico pessoal do Dalai Lama, foi convidado a acompanhar um médico do Yale Medical Center de Connecticut numa visita à enfermaria. Diante de uma paciente, ele usou o método chinês do diagnóstico pelo pulso — leitura da energia ou *chi*. Ver "Tradição Chinesa", página 306. O médico ocidental usou tudo o que a tecnologia oferece para examinar a anatomia e a fisiologia da mesma paciente. Mas os dois chegaram às mesmas conclusões. Segundo Dhonden, os ventos uivavam pelo corpo da mulher, correntes do sangue formavam redemoinhos ao bater em barreiras. Tudo isso indicava um coração imperfeito, cujo portão profundo tinha sido aberto antes do nascimento dela. O médico do hospital diagnosticou uma doença cardíaca congênita: um defeito intraventricular septal, que resultava num mau funcionamento do coração.[6] Linguagem diferente, mesmo problema.

Apesar de haver diferenças entre os conceitos de corpo aceitos por cada tipo de abordagem e entre as técnicas usadas para alcançar seus objetivos, a divisão entre Ocidente e Oriente não é rígida. O trabalho energético influencia a estrutura e a fisiologia, e o trabalho estrutural/funcional influencia a energia. Hoje, poucos profissionais trabalham exclusivamente de uma maneira ou de outra, pois a dinâmica geral do campo é agora rica em sobreposições e convergências. A América do Norte é uma grande salada de pessoas de todas as partes do mundo. Cada grupo, além de seus costumes, língua e tradição espiritual, traz também suas práticas de cura e a visão de mundo subjacente a elas. Tudo isso se reflete na natureza eclética dos caminhos corporais.

Cada caminho corporal ocidental se concentra num determinado aspecto físico para obter melhora geral e específica, mas todos eles trabalham com a anatomia básica e com a fisiologia mapeada pela medicina ocidental. Os caminhos corporais orientais variam, conforme sua origem cultural, quanto aos mapas anatômicos do corpo energético e quanto à maneira de estimular ou suavizar a energia, visando curas específicas, assim como o bem-estar geral.

Categorias de Manipulação e de Artes do Movimento

Modelo Ocidental – Estrutura e Função:

Massagem tradicional e terapias contemporâneas
Abordagens estruturais
Abordagens funcionais
Artes ocidentais do movimento

Modelo Oriental – Energia:

Tradição chinesa
Tradição japonesa
Tradição indiana
Outros sistemas energéticos
Artes orientais do movimento

Sistemas de Convergência – Integração Físico/Emocional

Para ajudá-lo a formar um quadro dos diferentes caminhos corporais, eu os agrupei segundo o modelo fundamental que os inspira. A seção ocidental inclui massagem e outras técnicas de manipulação, abordagens estruturais, abordagens funcionais e artes do movimento, nas quais é você – e não o terapeuta – que inicia o movimento. A seção oriental inclui artes de manipulação e movimento das tradições chinesa, japonesa e indiana, assim como os caminhos corporais energéticos de origem ocidental. A seção sobre abordagens de convergência sintetiza elementos de vários sistemas orientais e ocidentais, para integrar as emoções que surgem quando se trabalha com o corpo. As emoções podem surgir em qualquer sessão de trabalho corporal, mas nem todos os caminhos corporais se propõem a lidar com elas e nem todos os terapeutas estão preparados para isso.

As mensagens que contribuem para formar nossa vida emocional e mental devem ser procuradas nos tecidos do corpo.

– Robert Marrone

Parece que os caminhos corporais como um todo se movem em direção à convergência. A tendência atual é ser mais abrangente, incluindo o movimento e as emoções. Os terapeutas sabem que a cura é apenas ilusória quando você não aprende a se movimentar de outra maneira e não resolve as questões emocionais subjacentes ao problema físico.

Por mais que essas categorias o ajudem a compreender as diferenças entre os caminhos corporais, lembre-se que o seu corpo não faz essas separações arbitrárias. Ele não distingue entre uma sessão ocidental de Padronização Aston e uma sessão oriental de Shiatsu. Assim como não reconhece as diferenças entre sistemas da mesma categoria, como Rolfing e Hellerwork, duas abordagens estruturais. Seu corpo sabe, no nível mais básico, que está recebendo impressões sensoriais — dor, picadas, pressão, alongamento, calor e assim por diante. Fora isso, o que sabemos sobre o sistema é conceitual.

Os sistemas também podem ser divididos em categorias e subcategorias, de acordo com a linguagem que seus criadores e seguidores usam para descrever suas intenções e técnicas e de acordo com o ponto que mais enfatizam. Todas as abordagens funcionais, por exemplo, têm o mesmo objetivo e usam ferramentas semelhantes, como a consciência focalizada, mas diferem quanto *àquilo que enfatizam* ao descrever o que fazem e como fazem.

As abordagens estruturais e funcionais também se assemelham. Fisicamente, ambas trabalham com a postura em relação à gravidade e com a distribuição equilibrada de tensão. Mas partem de perspectivas opostas — estrutura afeta função *vs.* função afeta estrutura. Elas visam também sistemas corporais diferentes — miofascial *vs.* sensório-motor. E usam diferentes níveis de manipulação — profunda *vs.* leve (ou nenhuma).

Cada sistema produz um corpo diferente. Um corpo treinado em Yoga não é igual a um que pratique T'ai Chi Chuan. Dub Leigh, que estudou com alguns dos mais conhecidos pioneiros dos caminhos corporais, disse:

> Os corpos trabalhados pelos sistemas Rolfing, Feldenkrais e Corpoterapia Zen são muito diferentes entre si, apesar de serem todos bem trabalhados. No sistema de Ida têm uma leveza que me lembram um toureiro. No de Moshe têm mais mobilidade e parecem fluidos em quase todas as configurações. No sistema Zen têm base no chão. Parece que podem resistir imóveis a qualquer força externa, mas têm movimentos deslizantes, sem nunca perder sua ligação com o universo.[7]

Foi com o corpo que viemos a este mundo e é ele que deixaremos. E no meio tempo há apenas uma conscientização e uma compreensão crescente, que começa com o corpo e continua daí.

— Olivia Vlahos

Apesar dessas diferenças, todos lutam para que o cliente chegue a uma maior economia funcional e a uma maior liberdade em todos os níveis do ser, o que resulta em certa similaridade básica. Ainda segundo Leigh:

> Todos os corpos bem trabalhados, mencionados acima, abrigam psiques emocionalmente mais maduras e mais otimistas do que as dos não trabalhados. Vi-

vem, geralmente, em estado de entusiasmo, animação, interesse e contentamento. Quando é o caso, podem descer à raiva, ao medo e à dor. É só raramente, sob condições incomuns, que cairão em desespero, ressentimento, apatia ou autodegradação. E quando isso acontece eles reagem depressa. Não chafurdam nessas emoções negativas.[8]

MISTURAR E COMBINAR

Não existe um caminho com o qual você deva começar e outro para o final. Ninguém é obrigado, por exemplo, a começar com Yoga e massagem e terminar com Aikidô e Técnica Alexander. Não existe uma hierarquia. Existe, isso sim, uma espécie de fertilização recíproca: o caminho corporal que você escolher vai informar os outros que você resolver seguir depois. Um vai afetá-lo em certo nível do ser, outro pode ter um efeito de cura em outro nível, e ambos talvez influenciem outros aspectos. Em geral, as abordagens não são mutuamente exclusivas, podendo ser combinadas, simultaneamente ou seqüencialmente. Mas algumas são mais compatíveis do que as outras. Se você já segue um caminho corporal e quer experimentar outro, leia as seções sobre cada um deles para ter uma idéia das melhores combinações e do que pode confundir desnecessariamente seu corpo, resultando em desperdício de tempo e dinheiro.

Prefiro não forçar nem confundir meu corpo fazendo mais do que uma abordagem estrutural ou energética por vez. Por exemplo: não misturo sessões de Padronização Aston com sessões de Hellerwork, Rolfing ou Liberação Miofascial. Prefiro concluir um processo antes de iniciar outro. É simples compreender por que é necessário tomar esse cuidado. Imagine que o praticante de Rolfing ou Hellerwork é um escultor que trabalha com barro. Depois de ele ter mexido no barro do seu corpo, não é bom que outro artista distorça a forma que ele criou. Se você está fazendo um trabalho energético, imagine que chamou um eletricista para arrumar a fiação de sua casa. Não faz sentido chamar outro eletricista para desfazer o trabalho e refazer os circuitos de outra maneira.

Certas combinações são vantajosas. Por exemplo: as práticas do movimento acompanham bem as abordagens estruturais, pois reforçam as mudanças obtidas por meio do trabalho de manipulação. O movimento insere outras informações proprioceptivas a respeito do novo estado de bem-estar e liberdade, tornando o alívio mais duradouro. Facilita também o relaxamento em partes do corpo que o terapeuta não conseguiu soltar ou que exigiriam pressão invasiva ou intolerável. Alguns sistemas atrelam o movimento à estrutura. Por exemplo: Integração Funcional Feldenkrais com Consciência Através do Movimento, Rolfing com Integração do Movimento Rolfing, Trager com Mentástica. Os sistemas energéticos que visam o equilíbrio geral são uma boa

Experiência: Mapeamento do Corpo

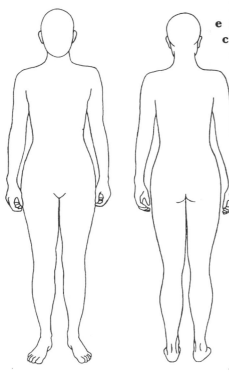

Para identificar suas necessidades e suas metas, assim como para comunicá-las ao terapeuta, é bom ter uma idéia do que está acontecendo no seu corpo. Use estes desenhos do corpo para anotar as respostas às seguintes perguntas, mas não se limite a elas. Se lhe ocorrer outra pergunta, use-a.

Antes de começar, relaxe respirando profundamente algumas vezes, com os olhos fechados, para conseguir voltar a atenção para dentro. Quando estiver pronto, abra os olhos e leia uma pergunta. Se achar melhor, feche os olhos de novo. Faça o que for melhor — ande, fique sentado ou deitado — para sentir o que está acontecendo em seu corpo.

- Eu sinto equilíbrio no corpo? As metades de cima e de baixo, da frente e de trás, os lados direito e esquerdo são igualmente desenvolvidos, fortes e flexíveis? Observe como está cada área do corpo: pesada, fraca, flexível ou tensa.
- Algum movimento está limitado? Em que pontos sinto ansiedade, rigidez, tensão ou medo? Anote o que sente.
- Onde eu me sinto livre e relaxado? Onde estou mais à vontade em meu corpo?
- Sinto dor? Onde? Como é essa dor? Queima como ferro quente? É aguda como uma faca? Pesa como uma pedra? Espeta como agulha? Tem uma cor específica? Se tiver dificuldade para descrevê-la, escreva apenas "dor" nessa área.
- Onde não sinto nada? Anote os locais amortecidos.
- Alguma parte do meu corpo está tentando me dizer alguma coisa? Qual é a mensagem?

preparação para o trabalho fascial mais profundo. A massagem geral é compatível com quase tudo, principalmente se você quer relaxar de forma suave. Uma mulher que conheço faz sessões de Rolfing intercaladas com sessões de massagem a cada duas semanas para relaxar, além de praticar Yoga regularmente.

Os terapeutas corporais geralmente aprendem diferentes abordagens para complementar seu trabalho principal. Assim, é possível experimentar algumas combinações com um único terapeuta. Por exemplo: meu rolfista, que tem alguma prática em trabalho craniossacral, verifica meu ritmo craniossacral no início e no fim de cada sessão. Conheço outro rolfista que combina Integração Estrutural com Educação Somática Hanna porque acha que são práticas complementares. Ambas cultivam o movimento livre e equilibrado, mas uma o faz por meio da rede de fáscia e o outra pela consciência sensorial e pelo domínio do movimento. Há ainda um outro rolfista que combina Rolfing com Yoga.[10]

OS MEANDROS DO RIO

À medida que for conhecendo melhor as diversas categorias, é possível que você comece a relacionar seus sintomas com um dos caminhos corporais, que parece ter mais possibilidades de aliviá-los. Isso tem lógica. Você quer ter algum grau de segurança e controle sobre o que lhe parece caótico: a dor, a disfunção, a limitação. Você tem medo que isso nunca passe e, ao mesmo tempo, espera que alguém acabe com os seus sintomas. Ao usar categorias ordenadas para escolher um caminho corporal, você está procurando previsibilidade.

Mas muitas vezes os caminhos corporais agem de maneiras misteriosas. Você faz uma escolha com um determinado propósito em mente, mas acaba tendo benefícios que não previu. É possível também que algo inconsciente oriente sua escolha, embora você não consiga tomar racionalmente uma decisão. Você não precisa saber todos os porquês. É importante ficar aberto a todas as possibilidades, pois talvez queira racionalmente uma coisa e precise de outra.

Resolvi retomar o sistema Rolfing quinze anos depois de ter feito algumas sessões. Durante esse período, meu corpo havia sofrido algumas contusões durante as corridas, uma queda da escada e outros *stresses*, para não mencionar o passar dos anos. Escolhi o Rolfing porque sabia que estava estruturalmente fora de equilíbrio — o quadril, o braço e o ombro do lado direito estavam mais altos do que os do lado esquerdo. Apesar de não ter ficado completamente alinhada — meu lado direito continua mais baixo — algo mais importante aconteceu durante a série. Eu vivia indispondo-me com minha família, especialmente com minha irmã. Mas, de alguma forma, ao trabalhar o peito eu abri meu coração. Reconciliei-me com minha família e temos agora relações muito melhores.

É por isso que recomendo maneiras mais criativas de abordar os caminhos corporais. Com o coração leve, explore o desconhecido. Não se preocupe em encontrar o "certo". Deixe-se ser levado pelo inesperado ou pelo "acidental" e veja o que acontece.

Se pudesse ver a vida de cima ou ter uma visão retrospectiva, você notaria que as mudanças e curas não estão no final de uma linha reta. Talvez você pense agora que encontrar a técnica "certa" significa encontrar o alívio mais simples e rápido para seus sintomas. Mas eu lhe peço para não se ater à idéia de procurar um sistema que lhe traga resultados imediatos, satisfatórios e permanentes. Isso não existe. Pode ser que você depare com o caminho corporal e com o terapeuta certo no momento correto. Mas é mais provável que avance como um rio, repartindo-se em meandros que voltam a se juntar à medida que o curso d'água for se aproximando de águas mais profundas.

DESENVOLVIMENTO DE UM SENSOR INTERNO

Experimentar vários tipos de trabalhos corporais é uma oportunidade de desenvolver um sensor interno, de recuperar a voz do "médico interior", do "guia interior", do "agente de cura interior" ou do "mestre interior". Assim como é possível aprender a linguagem de instrumentos musicais, é possível também aprender a linguagem do corpo. Você fica sensível às necessidades do corpo, sem fazer disso uma idéia mental. Quanto maior a sintonia com a música do próprio corpo, mais condições terá de perceber o tipo de movimento que ele pede num determinado momento.

Quero despertar aquela voz silenciosa e intuitiva que existe em todos nós, aquela voz do nosso corpo que temos sido forçados a ignorar, pela disfunção, má informação e doença da nossa cultura.
– Christiane Northrup

Num dia de verão, eu dirigia pela estradinha que atravessa o bosque onde morei na época em que estava escrevendo este livro. O Sol me cegou por um momento quando saí de um trecho sombreado e não vi o carro que vinha na direção contrária. Pisei no freio, mas derrapei e acabei batendo. A frente do meu carro afundou, mas felizmente ninguém se feriu. Mesmo assim, sabia que o choque tinha ficado registrado em meu corpo e em minha psique. Depois de fazer a ocorrência, refleti sobre o acontecido e achei que precisava fazer alguma coisa para que o trauma não se alojasse permanentemente em meu corpo. Felizmente, minha amiga Linda, que tinha vindo me visitar, faz Terapia Craniossacral. O trabalho que fizemos liberou o impacto do meu corpo e, assim, não sofri as repercussões do acidente, com exceção das financeiras. Outros caminhos corporais suaves teriam levado ao mesmo resultado.

Em outra ocasião, eu estava com dificuldade para dormir e acordava cansada. Tinha enxaqueca pós-menstrual, em vez de pré-menstrual, e sentia uma pressão amortecida no olho direito. A base do crânio doía do lado direito. Estava com os olhos cansados, com os ombros e o pescoço rígidos. Como nadava e caminhava todos os dias, sabia que o problema não era falta de exercício. Aparentemente, não tinha

Experiência: Pergunte ao Seu Corpo o Que Ele Quer

Quando tiver mais familiaridade com os caminhos corporais descritos na Parte III, pergunte ao seu corpo qual a abordagem mais eficaz. Como as necessidades e as metas estão sempre se modificando, você pode voltar a perguntar quantas vezes quiser.

Sente-se ou deite-se e feche os olhos. Respire normalmente, sem forçar nada, até que a mente e a respiração se acalmem. Em silêncio, internamente, pergunte ao seu corpo o que ele quer, ou faça a pergunta apenas à área afetada. Você pode fazer uma pergunta genérica, como: "O que o ajudaria mais?" Se nada surgir — nenhuma palavra, imagem ou sentimento — você pode ser mais específico e pedir um sim ou não. Por exemplo: "Será que uma sessão de relaxamento geral lhe faria bem?" ou "Quer equilibrar a energia?" ou "Será que seria melhor fazer uma terapia profunda?" ou "Este é o momento para fazer realinhamento estrutural?" ou "Você está preparado para aprender a se mover de maneira diferente?" E assim por diante.

Se você está se sentindo muito bem e gostaria de melhorar ainda mais, faça outro tipo de pergunta. Por exemplo: "Que abordagem me ajudaria a realizar todo meu potencial como corredor?" "O que me ajudaria a me sentir mais leve e mais gracioso como dançarino?" "O que fazer para não enrijecer com o passar dos anos?"

Ver também "Uma Viagem Dirigida à Sabedoria do Corpo", página 80.

---

preocupações, pois tudo corria bem em minha vida. Então o que era? Percebia que a área do pescoço e dos ombros não estava bem, mas não no aspecto muscular. Isso pedia não uma massagem, mas o reequilíbrio do ritmo craniossacral. Logo depois de uma sessão, ocorreu uma mudança. Meu sono voltou ao seu padrão normal e a enxaqueca desapareceu.

Em outra situação, tive uma experiência bem diferente. Sentia dor no quadril direito sempre que andava de carro ou me virava na cama, mas não ao andar. A dor tinha começado quando troquei a bicicleta ergométrica comum por uma que me permitia pedalar deitada. Além disso, tinha ficado sentada numa má posição, enquanto conversava com o instrutor de Aeróbica na academia. Meu quadril já era uma área sensível, cheia de lembranças de traumas físicos, incluindo um tombo da escada. Dessa vez, senti que devia trabalhar os músculos responsáveis pela dor. Para soltá-los, escolhi a Terapia Neuromuscular. O massagista aplicou pressão nos pontos desencadeantes e, com muita arte, combinou outros métodos. O resultado geral foi relaxamento e alívio.

Um outro método — energético — ajudou a soltar o espasmo. Três dias depois de uma sessão de Jin Shin Do, meu ombro esquerdo soltou e ouvi um estalo no pescoço. Depois disso, pude novamente virar a cabeça para a esquerda.

Lembre-se que meu sensor funciona apenas para mim, e não para meus amigos e clientes. É por isso que você precisa desenvolver o seu. Depois disso, é possível que volte a fazer caminhos corporais que já conhece. Há alguns anos, a Yoga era apenas um exercício para a minha amiga Maria. Agora a Yoga é para ela uma prática que aumenta a consciência corporal. Com o conhecimento corporal expandido nos meandros do rio, sua experiência com a Yoga é agora muito diferente do que era antes. Como disse Heráclito, o antigo filósofo grego, não dá para entrar duas vezes no mesmo rio.

> *Você está em busca da paz interior, mas odeia o seu corpo e os seus sentidos. Você quer a alegria interior, mas alimenta hostilidade contra o corpo — que é um meio para essa alegria — como se ele fosse o seu mais formidável inimigo.*
>
> *— Swami Muktananda*

Qualquer passagem que você transpuser vai levá-lo a outras. Com a experiência, você irá adquirir o poder de tomar as próprias decisões. Com o passar dos anos, seu corpo ficará mais seu amigo, será seu aliado para que viva com mais conforto, com mais bem-estar. Assim, você vai poder evitar — ou pelo menos aliviar — a exaustão, a dor e a doença. Além disso, atendo-se à experiência sensível — ficando dentro do corpo e não da cabeça — do caminho corporal que escolher, sua intenção se volta para dentro e não para fora. Você fica mais preocupado com o bem-estar do que com a aparência ou o desempenho.

> *A visão interior modifica a visão exterior.*
>
> *— Joseph Chilton Pearce*

Esse é um processo que leva a vida inteira e que às vezes provoca desânimo, pois avança em ziguezague, e não em linha reta. Aprender a linguagem do corpo depende da disposição de conhecer a si mesmo, de desfazer os padrões emocionais que limitam a sensitividade e a expressão autêntica.

CAPÍTULO 6

Dimensões Psicológicas dos Caminhos Corporais

Seria fácil considerar os caminhos corporais como algo estritamente físico. Na verdade, é como muitos começaram e alguns continuam assim até hoje. Mas a influência da psicologia é grande nesse campo. A psique e o corpo pertencem ao mesmo *continuum* – o que afeta um afeta o outro. Hoje em dia, raro é o terapeuta corporal ou educador somático que não leva em conta a contrapartida emocional dos problemas físicos. Se você souber alguma coisa sobre psicologia dos caminhos corporais, vai compreender melhor que, durante uma sessão, nem só seu corpo físico é tocado.

Seja qual for a explicação para a relação entre mudanças corporais e emocionais, é verdade que somos afetados em nossos pensamentos por nossas atitudes corporais, assim como é verdade que nossas atitudes corporais são afetadas quando refletem nosso estado mental e corporal.

– Mabel E. Todd

A TRADIÇÃO TERAPÊUTICA

Inconsciente, repressão, couraça, libido e outros termos são comumente usados hoje em dia para analisar a interação mente-corpo. Eles se originaram no início do século XX com dois médicos austríacos: Sigmund Freud (1856-1939) e seu discípulo, depois renegado, Wilhelm Reich (1897-1957). Esses homens mudaram o curso do pensamento sobre o corpo e da maneira de trabalhar com ele para influenciar a mente. Mas a tradição já existia.

Em outras culturas, a "cura falada" (psicanálise), como a conhecemos, nunca foi o tratamento mais indicado para sanar os chamados "problemas mentais". Em primeiro lugar, nessas outras visões de mundo, não é a mente, como aspecto isolado, que adoece, pois corpo, mente, psique e espírito são uma coisa só. Em segundo lugar — apesar do uso de palavras em cânticos ou feitiços — não se explora intelectualmente o passado numa relação interpessoal entre médico e paciente. Os povos indígenas usam massagem, ervas, movimento, canções e música, mas não análise. Eles utilizam meios físicos para distúrbios físicos ou mentais, pois não fazem distinção entre os dois. Seus rituais de cura não visam apenas um aspecto da vida. Entre eles, ninguém diria: "Está tudo na sua cabeça."

> *Muitas doenças psíquicas são, na verdade, causadas pela superatividade da mente, e as terapias exclusivamente analíticas podem deixar o pântano ainda mais profundo.*
> — *Shaun McNiff*

Na sociedade ocidental contemporânea, para tratar problemas emocionais ou mentais, nós geralmente levamos a cabeça ao consultório do psicoterapeuta e deixamos o corpo do lado de fora. Mas nem sempre foi assim. Os gregos antigos curavam a mente e o corpo com uma combinação de banhos, dieta, ervas, massagem, exercício e outros remédios naturais. Isso servia tanto para tratar casos de melancolia quanto os de febre, dor de cabeça ou epilepsia.

No final do século XIX, alguns médicos europeus e americanos puseram de lado a linguagem como meio de alcançar os mentalmente doentes e passaram a usar métodos físicos. Por exemplo: a massagem passou a fazer parte do tratamento da neurastenia, um distúrbio emocional mais comum entre as mulheres, caracterizado por sintomas como tendência a se cansar facilmente, falta de motivação e sentimento de inadequação. No Hospital Salpêtrière, na França, Jean-Martin Charcôt (1825-1893) usava massagem e hipnose para tratar a histeria. Num sanatório em Baden-Baden, na Alemanha, o húngaro Georg Groddeck (1866-1934) utilizava banhos, massagens, correção óssea e exercícios a fim de estimular a comunicação com o que ele chamava de *It* (depois conhecido por *id*, a parte inconsciente da psique). Pioneiro da medicina psicossomática, ele escreveu a Freud dizendo que não via separação entre doença física e doença psíquica. O corpo se transformou no principal meio de acesso à psique.

O Inconsciente

Freud foi o primeiro a propor a existência do inconsciente, aquela parte oculta da natureza humana que invade a consciência em forma de sonhos, lapsos de linguagem e atos falhos. Ele é como um vasto território não mapeado, onde as necessidades instintivas de sobrevivência e os desejos de satisfação correm soltos, sem o controle da razão e da lógica. Na

> *A emoção sempre tem suas raízes no inconsciente e se manifesta no corpo.*
> — *Irene Claremont de Castillejo*

superfície, parecemos civilizados, seguidores das regras da sociedade, mas, no inconsciente, agimos e reagimos espontaneamente. As boas maneiras externas não anulam os verdadeiros anseios. Nós internalizamos os acontecimentos que nos moldam — emoções, choques e frustrações ficam registrados fisiologicamente no corpo — e continuamos a validá-los ao longo da vida. Nas palavras no antropólogo Richard Grossinger:

> A atitude ou posição moral expressa da pessoa, seja ela qual for, é formada apenas por instintos brutos. A proibição ideológica do ato sexual, por exemplo, não esgota a questão. O desejo permanece inconscientemente no organismo e é expresso em alguma outra atividade que serve de compensação, apesar de não ter conteúdo sexual. A civilização, com suas etiquetas e repressões, não oferece santuário contra desejos básicos e contra a dor original. Uma vida futura de prazer não alivia os terrores e agonias da infância. A dor que nunca foi experimentada limita o prazer sem que a pessoa tenha consciência disso.[1]

E o corpo é a expressão da personalidade; ele expressa a maneira pela qual a pessoa experimenta a si mesma e vive no mundo.
— Hannah Fraenkel

Repressão

Freud disse: "No inconsciente nada termina, nada é passado ou esquecido."[2] Tudo o que suprimimos — ou varremos para debaixo do tapete — no início da vida, para sobreviver e conseguir aprovação social, fica *reprimido*, pois na época não sabíamos como resolver o conflito.

Quantas pessoas não precisaram conter o medo diante do pai zangado ou crítico demais, sufocar a raiva diante de um abuso, suportar a dependência em relação aos pais, engolir o ciúme provocado por um irmão, fazer coisas para satisfazer desejos não realizados dos pais ou pôr de lado as próprias necessidades a fim de cuidar do pai ou da mãe, incapaz por causa de uma doença, da depressão, do alcoolismo? Tivemos de excluir tais sentimentos da consciência e da memória. De outra forma, estaríamos sempre atormentados, pois eles poderiam, a qualquer momento, sobrepujar o "eu normal", que desenvolvemos para sobreviver no mundo. Esses sentimentos são como esqueletos num armário, do qual perdemos a chave. Aprendemos a nos defender contra eles distorcendo a imagem que fazemos de nós mesmos e dos outros, limitando os movimentos e a auto-expressão; em suma, alterando a experiência de vida.

Usamos nossas atitudes no corpo.
— Patti Davis

Mas, como você deve saber, Freud afirmou também que a repressão não é bemsucedida em todos os níveis. As emoções não-resolvidas aparecem disfarçadas, penetrando nos sonhos e na arte, vazando nas brincadeiras, manifestando-se como sintomas físicos, assombrando padrões de relacionamento. A depressão ou a raiva crônica podem levá-lo a um psicoterapeuta, problemas físicos crônicos podem encaminhá-lo a um terapeuta corporal.

Um toque numa sessão de massagem ou uma asana numa aula de Yoga podem abrir inesperadamente a porta trancada. De repente, vem à superfície a lembrança de alguma coisa que aconteceu há vinte ou trinta anos e, com ela, certas emoções. O acesso às informações e sentimentos ocultos permite que você trabalhe com eles para assimilá-los. Ao tomar consciência deles, você não precisará mais usar tanta energia para contê-los. Passará a vê-los como realmente são, e não como um bicho-papão todo-poderoso. Você poderá começar a reagir de maneira diferente da que lhe foi imposta há tanto tempo, e poderá se libertar para viver a vida sem essa sombra andando no seu encalço.

O EGO DO CORPO

Apesar de a psicanálise ter se transformado numa "cura falada", Freud, seu fundador, afirmava que o desenvolvimento do ego — nossa percepção de nós mesmos — é, acima de tudo, o desenvolvimento de um ego ou eu do corpo. Mais tarde, a psicologia infantil chamou essa fase inicial de período sensório-motor, quando as sensações corporais nos dão informações sobre nós mesmos e sobre o mundo à nossa volta, antes mesmo de conhecermos a linguagem.

O conhecimento e o discernimento psicológico raramente são suficientes para gerar mudanças.

— Stanley Keleman

Privar o corpo de certas sensações limita o desenvolvimento do ego, da mesma forma que a falta de chuva inibe o crescimento das plantas. Por exemplo: o ego de quem não teve, quando criança, a sensação corporal de apoio contra a gravidade — ser levantado no colo, embalado — não irá desenvolver plenamente a capacidade de sustentar a si mesmo. Mais tarde, essa pessoa será "fraca das pernas", terá problemas nos joelhos, nos tornozelos ou nos pés. A mera análise dessa dificuldade, com o intuito de produzir *explicações* intelectuais, não tem poder para efetuar a mudança. Para que ela ocorra, é preciso sentir de fato as sensações corporais e as emoções que estavam ocultas — permitir que sejam registradas como sensações e emoções reais. As sensações trazem a consciência para o presente. Você passa a saber sobre si mesmo coisas que não conhecia antes. Você percebe como funcionavam os velhos padrões e vislumbra novas possibilidades, tendo, assim, a oportunidade de agir sobre eles e integrar novos padrões.

Libido

Além do inconsciente e do ego do corpo, Freud nos deu a libido. Apesar de ser definida como "impulso sexual", ela é muito mais do que isso. É o impulso básico, a energia vital em forma de impulso sexual. É a energia emocional ou psíquica, derivada de necessidades biológicas básicas. Quando bebês, revelamos a libido no desejo de chupar o dedão ou de conhecer as coisas com a boca. A sexualidade genital não passa de uma fase posterior a esse processo de desenvolvimento.

Teoria da Sedução

Freud tinha uma aguda consciência do corpo. Ele o via como fonte e local de nossas experiências — onde vivemos. Assim, ele tornou possível a integração do corpo na psicoterapia, mas nunca foi além disso. Na era vitoriana e pós-vitoriana em que ele viveu, o clima era tão saturado de tabus que não é de se surpreender que algumas de suas primeiras idéias jamais tenham vingado. Por exemplo, em 1895 e 1896, Freud descobriu, pelos relatos de suas pacientes, que eram antigos traumas sexuais e não a hereditariedade que estavam no centro de suas neuroses. Ele foi o primeiro psiquiatra a acreditar nas lembranças de abuso relatadas pelas pacientes em vez de desconsiderá-las, como mentiras histéricas ou fantasias. Mas quando, em abril de 1896, expôs essa revolucionária teoria da doença mental na Sociedade de Psiquiatria e Neurologia de Viena, Freud defrontou com o silêncio. Seus colegas desaconselharam veementemente a publicação de *A etiologia da histeria*, por meio de uma advertência: esse livro arruinaria sua reputação. Freud desafiou essa opinião dos colegas e acabou sendo vítima de condenações, ostracismo e isolamento. Em 1905, ele se retratou publicamente e renegou sua teoria da sedução, dizendo que suas pacientes estavam só fantasiando. Com isso, reingressou na sociedade médica. Mas, até recentemente, os médicos omitiam relatos de abuso sexual, principalmente por parte de mulheres, questionando sua validade.[3]

> *Sejam quais forem os seus outros significados, "lugar" significa, antes de mais nada, o ponto onde está a carne e onde ocorre a permanência humana.*
> — Robert Kugelmann

> *Não existe neurose sem uma transformação ou distúrbio corporal secreto que a organize.*
> — François Dagognet

No entanto, a semente lançada por Freud inspirou novas abordagens para a inclusão do corpo na psicoterapia. Um dos mais conhecidos alunos de Freud, Sandor Ferenczi, da Hungria (1873-1933), foi o pioneiro da consciência corporal, concentrando-se no tônus muscular e na postura. O grande formulador da consciência corporal, Wilhelm Reich, foi influenciado por Ferenczi.

Wilhelm Reich: Couraça do Caráter e Orgone

Reich rompeu com a psicanálise tradicional e concentrou seu interesse no corpo. Foi o primeiro a estabelecer a conexão entre neurose (rigidez psicológica) e tensão muscular (rigidez física), conhecida como couraça do caráter. Essa couraça vai se formando no corpo, como a pele grossa da planta dos pés de quem anda descalço. Essa pele grossa é uma defesa contra pedras, espinhos e outras coisas que possam machucar os pés. Da mesma maneira, o corpo desenvolve estratégias de tensão ou padrões de defesa, para proteger-se de certas emoções, traumas, *stresses* e lembranças.

> *Há um pouco de loucura na pessoa que não tem contato com a realidade do seu ser – o corpo e seus sentimentos.*
> *– Alexander Lowen*

Sentimos, desde cedo, o conflito entre as necessidades instintivas (incluindo as sexuais, como a masturbação), por um lado, e, por outro, as exigências da família, da sociedade e da religião. Para inibir ou negar a necessidade, enrijecemos os músculos que realizariam o impulso. Se a criança é empurrada ou ouve um não sempre que estende as mãos para um adulto – principalmente quando as práticas de educação ensinam que o toque e a afeição estragam a criança, transformando-a num ser fraco, dependente e indisciplinado – ela aprende a impedir que os músculos expressem sua necessidade de ser tocada. Ela suprime também a tristeza e a raiva que sente, sufocando a respiração e enrijecendo os músculos para conter a explosão de soluços ou gritos. Finalmente, ela não sabe mais se está zangada. Quem habitualmente se contrai para conter ações e sentimentos acaba tendo um comportamento neurótico e espasmos crônicos que bloqueiam o fluxo de energia pelo corpo, gerando distúrbios psíquicos. Ao isolar a fonte da dor, você isola também a fonte do prazer.

> *Todos os sentimentos, positivos ou desagradáveis, vêm da mesma torneira. Fechar a torneira da dor é diminuir também o fluxo de sentimentos agradáveis.*
> *– Gay e Kathlyn Hendricks*

Reich achava que esse fluxo consiste em energia bioelétrica mensurável (seu aluno, Alexander Lowen, chamou-a de *bioenergia*). Ele substituiu a "libido" de Freud pelo "orgone". Tinha como premissa que a dissolução da couraça de espasmos musculares permite o livre fluxo do orgone. Retirando-se as camadas protetoras, chega-se ao âmago vivo e pulsante da pessoa. Reich afirmava que a expressão do âmago é o orgasmo de corpo inteiro – um jorro de energia da cabeça aos pés. Segundo ele, o paciente só deixaria de ser neurótico quando tivesse essa experiência orgástica.

Atualmente, com exceção dos reichianos ortodoxos – médicos chamados *orgonomistas* – os psicoterapeutas que trabalham com o corpo não se limitam às teorias de Reich do orgone e do orgasmo. Eles vão além dos movimentos reflexos do nascimento e do orgasmo para afirmar o prazer básico de estar vivo. Assimilaram a energia da força vital – conhecida na tradição chinesa como *qi*, e na tradição japonesa como *ki* – e têm como meta promover seu livre fluxo pelo corpo. Na Índia, a disfunção psicológica é relacionada com o distúrbio energético nos sete vórtices de energia — *chakras* ou rodas — do corpo sutil. Ver seções sobre chi e chakras, páginas 319 e 329.

A couraça do caráter pode ser descrita também como história pessoal corporalizada, ou seja, as dores físicas e emocionais inscritas no seu corpo deixam marcas em forma de restrições cumulativas à respiração e à mobilidade. Todos nós temos essas marcas, algumas mais perceptíveis que as outras.

Os acontecimentos do seu passado agora estão gravados na sua carne, e hoje o seu corpo revela claramente a história da sua vida.

— Joseph Heller

Susan Griffin relata a história tocante de uma japonesa que conheceu em Hiroshima. Quando a bomba explodiu, em 6 de agosto de 1945, Yoko, com 2 anos na época, foi atirada por uma janela. Ela não se lembra da explosão, mas seu corpo lembra: ela ainda tem duas cicatrizes no rosto, onde foi cortada pelo vidro. Sua mãe, muito queimada, morreu duas semanas depois, vitimada pela radiação. O pai desapareceu. Para os filhos que sobreviveram, começou uma vida de provações: sem eletricidade nem aquecimento, tinham só um pouco de comida e algumas peças de roupa. Sua irmã adoeceu por causa da exposição à radiação e foi hospitalizada. O irmão as abandonou. Yoko passou a viver um pouco na casa de cada parente, sentindo-se um

Como os padrões musculares básicos são a herança do homem, o corpo inteiro do homem registra o seu pensamento emocional.

— Mabel E. Todd

fardo para todos eles. Ela nunca teve uma cama que fosse sua e carregava todas as suas coisas numa trouxinha. Trabalhava até tarde da noite e ouvia os parentes discutirem por sua causa.[4]

"Uma infância assim se aloja na carne e nos ossos", reflete Griffin. "É visível, pois aparece na linha dos ombros, na respiração, na mão que cobre a boca, nas palavras ditas e não ditas. A história que não é contada acaba sendo relatada, repetidas vezes, numa mímica de timidez e medo, estabelecendo no corpo um lugar para armazenar esse antigo sofrimento."[4]

Reich veria o caráter e a couraça de Yoko por meio dos sete segmentos corporais principais, semelhantes aos sete chakras, e não pelos músculos individuais ou trajetos nervosos. Cada segmento é um anel de tensão que circunda o corpo e contém os órgãos internos. De cima para baixo, que é como procedia, Reich teria observado e trabalhado a área em torno dos olhos (segmento ocular), boca, queixo, maxilar e garganta (segmento oral), pescoço (segmento cervical), peito, braços e mãos (segmento torácico), diafragma e órgãos circundantes (segmento diafragmático), músculos abdominais, sacro e base das costas (segmento abdominal), a pelve, genitália, reto, pernas e pés (segmento pélvico). A constrição em qualquer um dos segmentos, assim como em qualquer chakra, interrompe o fluxo longitudinal de energia pelo corpo. A liberação de um segmento abre o caminho para a liberação de outro.

Reich foi revolucionário ao se afastar da prática de cavoucar o passado do paciente por meio de sonhos e livres associações. Em vez disso, ele via o caráter e a história da pessoa que estava à sua frente. Em vez de reconstruir dolorosamente momentos traumáticos, ele via o trauma na forma que ainda existia, em cada movimento da respiração e em cada gesto.

Reich desenvolveu uma variedade de técnicas não-verbais para dissolver a couraça muscular e produzir catarse (expressão e liberação emocional).[6] Como seu tratamento envolvia diretamente o sistema nervoso autônomo ou vegetativo, ele o chamou de "vegetoterapia". Para começar, ele fazia o paciente ficar só com as roupas de baixo. Assim,

> *O corpo revela da maneira mais clara possível o que mais queremos esconder.*
> *– Marion Rosen*

podia diagnosticar visualmente o que as palavras nunca revelavam. "Logo que o paciente pára de falar, a expressão corporal da emoção aparece claramente", dizia ele.[7] Para acionar o processo, ele fazia o paciente respirar profundamente. Depois, pressionava, apertava e sacudia os músculos e os órgãos. Reich fazia com que o paciente se expressasse de maneira ativa — vocalmente, facialmente ou com o corpo inteiro — gritando, empurrando,

> *Estar totalmente encarnado significa sentir outra vez todos aqueles sentimentos desagradáveis que as pessoas evitam, deslocando-os para a cabeça.*
> *– Anita Greene*

batendo, chutando. Ele trabalhava também com reflexos de tosse, bocejo e dificuldade de falar, além de fazer o paciente ficar em posições estressantes.

CHUA KA

Segundo Oscar Ichazo, fundador da Arica School para o desenvolvimento da consciência humana, sabia-se há muito tempo que o corpo armazena emoções. A lenda diz que na antiga Mongólia os guerreiros usavam, antes das batalhas, um sistema de manipulação do corpo para liberar experiências dolorosas e traumas, retidos em forma de tensão muscular. Nesse sistema, o Chua Ka, o corpo é dividido em vinte e sete regiões ou "zonas do carma". Cada uma serve de depósito para um medo diferente. Por exemplo: a base das costas retém o medo da perda. Depois de expulsar, pela massagem, esses velhos males e medos, os guerreiros estavam prontos para a ação.

Chua Ka significa "tirar por meio da modelagem". A técnica consiste em aplicar pressão firme nos músculos e em esfregar a pele com um bastão ka (um instrumento achatado de massagem). Essa técnica solta a pele e os músculos e libera profundamente o tecido conjuntivo, até os ossos. O relaxamento se instala e o *stress* e o trauma saem do corpo.

152

Descubra a Sabedoria do Seu Corpo

Todas essas técnicas ajudavam a despertar e a liberar energias emocionais e sexuais reprimidas. O paciente conseguia reviver acontecimentos havia muito esquecidos e sentir outra vez as emoções provocadas por eles: angústia pela morte do pai ou da mãe na infância, humilhação e raiva diante de um antigo patrão e assim por diante. Reich enfatizava que o paciente não devia falar do passado, mas revivê-lo, pois primeiro vinha a emoção e, depois, a lembrança.

O objetivo dessa liberação de tensões e de sentimentos reprimidos era permitir à pessoa sentir mais vitalidade física, com energia fluindo pelo corpo e a respiração cheia e profunda. Mas, para que as mudanças continuassem, Reich deixava claro que o paciente devia adotar outro estilo de vida. Não era suficiente fazer análise ou exercícios físicos, mas liberar a causa da formação da couraça: as atitudes e ações defensivas.

A Leitura do Corpo

A divisão do corpo em segmentos de couraça, feita por Reich, fez com que proliferassem as técnicas de leitura do corpo — de interpretação da personalidade ou caráter a partir do que o corpo revela em termos de tônus muscular, o tônus da pele, os movimentos, a proporção, as tensões e a postura. Por exemplo, no livro *The Body Reveals*, Ron Kurtz e Hector Prestera dizem que o peito superestufado de certas pessoas indica medo de absorver energia de fora, como a energia dos relacionamentos. Essas pessoas permanecem dentro dos limites das regras e programações, um sistema rígido que determina as ações, e de uma estrutura racional, lógica e intelectual que não inclui aspectos emocionais e intuitivos. Em *Emotional Anatomy*, o psicólogo somático Stanley Keleman associa a postura oposta — peito afundado, abdômen caído, a pelve protuberante — com um caráter indefeso, obediente, desesperançado e apático.[8]

Como a Pedra de Roseta, o corpo, para quem sabe lê-lo, é um registro vivo da vida concedida, da vida tomada, da vida esperada, da vida curada.
— Clarissa Pinkola Estés

Não se surpreenda se o terapeuta olhar o seu corpo, interpretá-lo e traçar uma minibiografia. Mas lembre-se de que essas interpretações do corpo refletem a teoria e a tipologia de cada sistema. Outro terapeuta pode fazer uma interpretação diferente, chegando a uma outra história emocional a partir de sua estrutura física, assim como cada artista reproduz a mesma cena pelos próprios olhos.

Acima de tudo, não deixe que ninguém o controle, rotulando-o de um tipo ou de outro, ou dizendo o que você sente ou retém em qualquer parte do corpo. Não se trata de saber se o terapeuta tem ou não razão. O importante é que ele deve ajudá-lo a se educar — a sentir por si mesmo aquilo que ele observa em você. Se você não souber o que há em

Antes que você fale... seu corpo fala por você.
— Isabelle Anderson

Experiência: Emoções no Corpo

> **Se alguém sugerir que uma parte do seu corpo abriga determinada emoção, não vá logo aceitando isso como verdade. Tome consciência do que sente nesse local. Focalize a sensação ligada a essa área: conforto, calor, rigidez, frio, enjôo, peso, dor, suavidade, amortecimento. Surgiu alguma imagem? Ao concentrar a atenção nessa área, pensou de repente em alguma pessoa ou incidente? Teve alguma lembrança? Qual o sentimento ligado a essa área: raiva, amor, dor, remorso, conflito? Procure saber por si mesmo o que seu corpo retém nesse lugar.**

seu corpo por meio do próprio discernimento e da própria experiência, como poderá desenvolver o poder da sabedoria corporal?

Desenvolvimento da Terapia Baseada no Corpo

Em 1939, Reich deixou a Escandinávia e foi para os Estados Unidos. Nessa época, já era grande sua influência entre profissionais europeus da área da psicologia. Fritz Perls, por exemplo — que foi seu aluno antes de os dois precisarem fugir da Alemanha, em 1933 —, foi um dos que levaram a terapia da Gestalt para a América. Essa terapia baseia-se na idéia de que perder o contato com os sentimentos e com o corpo leva ao sofrimento, enquanto a cura ocorre com a recuperação da autoconsciência. A influência de Reich continuou, mesmo depois de sua morte numa prisão federal em 1957, punido por suas idéias e experiências radicais.[9] Alguns dos alunos de Reich seguiram ao pé da letra sua tradição. Outros desenvolveram seu próprio estilo terapêutico, inspirados não apenas no trabalho revolucionário do mestre, mas também em outros modelos, como artes marciais e práticas de meditação da Ásia. Esses estilos, por sua vez, geraram outras terapias que se baseiam no corpo, mas de maneiras divergentes.[10]

Como qualquer criador de um sistema, Reich tinha seus pontos cegos. Outros terapeutas mudaram parcialmente seus métodos ou passaram a trabalhar de maneira totalmente diferente. Os educadores somáticos também influenciaram os estilos terapêuticos. Por exemplo: Gerda Alexander, criadora da Eutonia Gerda Alexander, era contra o trabalho agressivo, feito para derrubar a resistência da pessoa e forçar o amadurecimento. Segundo ela, isso enfraquece ainda mais as pessoas, em vez de ajudá-las a caminhar pelos próprios pés. Alguns terapeutas — principalmente os que usavam os métodos Lomi e Hakomi — abandonaram a catarse vigorosa, permitindo a expressão da emoção de maneiras mais suaves, além de incorporar as práticas de atenção e consciência do Budismo.

Outros vieram da tradição junguiana. Como Reich, o psiquiatra suíço Carl Gustav Jung (1875-1961) separou-se de Freud e criou uma escola diferente de análise. Jung desempenhou um papel muito importante no desenvolvimento da psicoterapia, introduzindo conceitos como arquétipo, inconsciente coletivo, sombra, *anima* e *animus*. Vários terapeutas, influenciados por Jung, acrescentaram um componente somático a seu trabalho. Por exemplo: Arnold Mindell criou a *Dreambody – Process-Oriented Psychology.*[11]

Os terapeutas mais novos foram se tornando, em geral, mais brandos. Por verem as defesas como estratégias de sobrevivência, eles não as derrubam, mas ajudam a construir defesas mais saudáveis e mais apropriadas para o momento. Para eles, mús-

ALGUMAS PSICOTERAPIAS BASEADAS NO CORPO E SEUS CRIADORES

TERAPIA DA GESTALT	Fritz Perls
BIOENERGÉTICA	Alexander Lowen
RADIX	Charles Kelley
ENERGÉTICA DO ÂMAGO	John Pierrakos
BIOENERGÉTICA SUAVE	Eva Reich
ESCOLA LOMI	Robert Hall
DINÂMICA CORPORAL	Lisbeth Marcher
TERAPIA PRIMAL	Arthur Janov
FOCALIZAÇÃO	Eugene Gendlin
HAKOMI	Ron Kurtz
DANÇATERAPIA	Marian Chace
INTEGRAÇÃO SENSORIAL	Jean Ayres
PSICOLOGIA SOMÁTICA	Stanley Keleman
PSICOTERAPIA ORGANÍSMICA	Malcolm Brown
SISTEMA PSICOMOTOR PESSO	Albert/Diane Pesso
TERAPIA BASEADA NO CORPO	Gay/Kathlyn Hendricks
DREAMBODY — PSICOLOGIA ORIENTADA PARA O PROCESSO	Arnold Mindell
TRABALHO RESPIRATÓRIO HOLOTRÓPICO	Stanislav Grof
PSICOTERAPIA CORPORAL INTEGRATIVA	Jack Lee Rosenberg e Marjorie Rand

culos hipotônicos ou subdesenvolvidos, o reverso de músculos hipercontraídos, indi-cam uma reação diferente a situações estressantes.

As psicoterapias somáticas cresceram em número e popularidade na América e na Europa. Continuam a influenciar profundamente os caminhos corporais mas, en-quanto estes partem do corpo, as psicoterapias baseadas no corpo partem da psique. Mas não são disciplinas separadas, pois cada vez mais as psicoterapias e as terapias corporais se aproximam, como certos segmentos da medicina e da educação que se fundiram em multidisciplinas, como a psiconeuroimunologia. Profissionais atuando nos dois extremos desse *continuum* interagem cada vez mais. Os terapeutas corporais aprendem técnicas da psicoterapia para tratar problemas emocionais que surgem durante o trabalho corporal. Os psicoterapeutas aprendem técnicas corporais para alcançar emoções ocultas.

Seja qual for o caminho corporal que você escolher, sua estrutura psíquica será afetada pela prática de massagem, exercícios ou Yoga. A maioria das terapias corpo-rais e do movimento pressupõe que o corpo tem muita memória, que ele tem história.

LEMBRAR-SE POR MEIO DO CORPO

Qualquer trauma — acidente, ferimento, cirurgia, abuso físico, emocional ou se-xual, guerra, nascimento difícil — pode surgir, espontaneamente em forma de lem-brança, décadas depois —, durante uma sessão de caminho corporal. Assim, aparen-temente, as lembranças residem no corpo, e não apenas no cérebro. Esse fenômeno já recebeu vários nomes: *memória corporal, memória dos tecidos, memória celular, memória somática.*

Esses termos ainda não têm uma definição estabelecida nem constam dos dicioná-rios. A justaposição de palavras como *corpo* e *memória* parece até uma contradição. Quem não aprendeu que a memória é uma função men-tal? Mas, ao ir além do dualismo cartesiano men-te-corpo, que molda o nosso pensamento desde o século XVII, não podemos mais acreditar que

> *Seu corpo é o lugar que a sua memória chama de lar.*
>
> *— Deepak Chopra*

a memória, a emoção e o sentimento estejam apenas no cérebro. Pesquisadores intré-pidos estão fornecendo as provas que sustentarão a mudança dessa opinião.

Entre eles destaca-se Candace Pert, que foi chefe de bioquímica cerebral no De-partamento de Neurociência Clínica do National Institute of Mental Health. Pert descobriu que os neuropeptídios — substâncias químicas como a betaendorfina — e seus receptores aparecem não apenas no cérebro, mas no corpo inteiro. Ela os chama de "chave para a bioquímica da emoção".[12] São o elo de comunicação entre o cére-bro, o sistema imunológico e as emoções. A maior parte dessa interação química ocorre em pontos nodais, onde estão localizados os receptores de neuropeptídios e por onde entra a informação sensorial.

O trabalho de Pert ampliou o conceito de sistema límbico — a base das emoções no cérebro — ao corpo inteiro. Os pesquisadores da memória, como Marvin Mishkin, chefe do laboratório de neuropsicologia do National Institute of Mental Health, traçou o fluxo da informação: dos receptores sensoriais da pele, ele passa pela medula espinhal e se distribui em diferentes áreas do cérebro. Ali, a informação ativa o sistema límbico para estabelecer as lembranças; nesse caso, imagens de experiências táteis. Em outras palavras, a memória não ocorre apenas no cérebro e nem é confinada a uma região do cérebro. Ela depende da comunicação com tudo o que acontece no corpo. Os bilhões de neurônios (células nervosas) e os trilhões de sinapses (pontos de conexão) são as linhas telefônicas do corpo.

> *Nosso corpo lembra-se de tudo: do nascimento, das delícias e terrores da vida inteira, da jornada dos antepassados, da própria evolução da vida na Terra.*
>
> — *Kat Duff*

"A memória não reside num só local, mas está em cada célula", diz Saul Schanberg, professor de farmacologia e psiquiatria biológica do Medical Center da Duke University. "Ela é cerca de 2 mil vezes mais complicada do que imaginamos."[13]

Muitos profissionais dos caminhos corporais explicam a memória corporal de acordo com as próprias idéias. Ilana Rubenfeld, por exemplo, criadora do Método Sinergético Rubenfeld®, diz: "A pele, o sistema muscular e o sistema nervoso registram todas as nossas lembranças, do útero até o fim da vida. A memória corporal é um padrão de defesa, sendo que os músculos recordam um dado incidente ou uma série de incidentes por meio de um padrão de tensão [em reação a abusos, ferimentos, doenças, choque, medo, raiva]."[14] Esses padrões de defesa são registrados antes mesmo de conseguirmos verbalizar e compreender o que está acontecendo. É por isso que primeiro conhecemos o mundo através do corpo — pelos sentidos, principalmente do tato.

Clyde Ford, fundador e diretor do Institute for Somatosynthesis Training and Research, explica como o corpo lembra através de percepções sensoriais:

> O tecido somático funciona como um serviço de estocagem secundário para o cérebro. O exemplo de um acidente de carro mostra como isso ocorre. O som dos pneus cantando a árvore que se aproxima, o contato com um volante descontrolado, são os indícios sensoriais que nos fazem enrijecer o corpo e sentir medo, poucos momentos antes do impacto. O medo e os espasmos que permanecem depois do impacto são, na verdade, imagens armazenadas desses indícios originais. Os espasmos musculares são uma lembrança somática que vem de três fontes diferentes: visão, audição e tato.[15]

Outros terapeutas somáticos fogem de termos como *memória corporal* porque a própria idéia de memória atualmente está sendo revista pelos cientistas. Peter Levine, criador da Experimentação Somática®, diz: "Apesar da dedicação de cientistas do mundo inteiro e dos milhões de dólares investidos na solução do problema da localização da memória, ninguém foi muito além do ponto a que chegou o psicólogo Karl Lashley, que, em 1930, depois de realizar diversas experiências com ratos à procura da memória, declarou: "Não encontrei nada. A memória, por si só, não existe."[16]

Mas, acrescenta Levine, há operações que vêm das sensações do corpo — alguma coisa acontece e o corpo reage. Por exemplo: se há uma explosão, você provavelmente reage com uma contração — os ombros sobem e as pernas amolecem — e, depois, o corpo volta ao seu estado normal. Mas se você ficou traumatizado pelo acontecimento, suas reações não se completam. "É como uma fotografia — as coisas parecem congeladas numa posição", diz Levine. "A memória corporal é a reação congelada ou incompleta."[17]

John E. Upledger, um osteopata que ensina Terapia Craniossacral, diz que os tecidos retêm a lembrança da posição em que seu corpo estava por ocasião de ferimentos e acidentes. Explica que a "energia do ferimento" pode penetrar

> *A pele não é separada do cérebro, assim como a superfície de um lago não é separada de suas profundezas – são locais diferentes de um meio contínuo... O cérebro é uma única unidade funcional, do córtex às pontas dos dedos dos pés e das mãos. Tocar a superfície é agitar as profundezas.*
> *– Deane Juhan*

no corpo além da localização externa do ferimento. Por exemplo: uma pancada no pé ou no tornozelo pode percorrer a perna e ir até a pelve. Ao alcançar o ponto máximo dessa penetração, ela pára e forma uma "bola" de energia estranha ou externa, que não pertence àquele lugar. Quando o corpo não consegue desintegrá-la, para que ocorra a cura normal, a energia fica cada vez mais compactada, em bolas cada vez menores, a fim de minimizar a área em que a função do tecido foi afetada. Finalmente, de tão comprimida, ela se transforma num "cisto de energia". Para liberar a energia desse cisto, o corpo precisa ficar exatamente na posição em que estava quando a energia externa entrou. O terapeuta sente, nesse lugar, um ponto de calor crescente, ou "pulso terapêutico". Quando esse pulso diminui, o lugar esfria, a dor diminui e os tecidos relaxam. Nesse momento, a pessoa pode sentir alguma emoção, como medo ou raiva, e ter uma lembrança viva de um acidente ou ferimento relacionado àquela parte do corpo.[18]

Mas o toque, por si só, não desperta necessariamente a lembrança. Além dele, são necessárias as condições corretas. Você precisa confiar no terapeuta a ponto de baixar as defesas. Estar deitado também ajuda. Nessa posição, você pode entrar num estado de profundo relaxamento, sentindo-se mais vulnerável e com o inconsciente mais acessível. Essa posição também elimina os efeitos da gravidade, o que permite ao terapeuta distinguir entre a tensão muscular necessária para mantê-lo em pé e a tensão que é parte dos padrões crônicos da couraça.

> *O corpo conta a história. Ele é, na verdade, uma autobiografia viva.*
> *– Elaine Mayland*

E você precisa estar psicologicamente preparado — ou seja, precisa estar seguro — para lidar com a lembrança. Paul Linden, criador do método Ser em Movimento®, diz: "Para permitir que essas lembranças venham à superfície, o organismo precisa saber que a pessoa está forte, capaz de enfrentar as lembranças e sobreviver a elas."[19]

Sabendo que é possível retraumatizar, os terapeutas sensatos não forçam o cliente, mas orientam e respeitam a capacidade que o corpo tem de decidir o que deve despertar. Bloquear a memória pode ter sido uma maneira de sobreviver ao trauma original. Desbloqueá-la e liberar sua tensão é algo que depende de um consenso entre o "censor" e o "especialista em eficiência" que existe dentro de nós, na terminologia de Upledger. O censor quer que as lembranças permaneçam enterradas para proteger a pessoa de informações dolorosas. Mas manter a tampa fechada tem um preço: dor, limitação, infelicidade, raiva crônica, irritabilidade, falta de auto-estima e assim por diante. O especialista em eficiência prefere que as lembranças sejam levadas à superfície e resolvidas, sabendo que isso permite a cura de muitas coisas — depressão, ansiedade, maus relacionamentos, dependências, distúrbios do apetite, problemas de trabalho e males físicos.

> *No nosso corpo, neste momento, vive a semente dos impulsos de mudança e crescimento espiritual que buscamos; para despertá-la, precisamos trazer a consciência ao corpo, ao aqui e agora.*
> *— Pat Ogden*

Muitos terapeutas desaconselham a evocação de lembranças pelo uso de métodos fortemente catárticos. Esses métodos criam dependência, diz Levine, pois em certo sentido a catarse tornar-se um estado de grande excitação. O alívio vem da liberação de energia, com uma explosão de endorfinas e catecolaminas (substâncias semelhantes à adrenalina). Mas, em questão de horas, dias ou semanas, você pode voltar ao vórtex do trauma, precisando novamente de liberação, estabelecendo assim um padrão de dependência. Levine acredita que esses métodos estimulam também o surgimento das chamadas "falsas lembranças".[20]

A questão da veracidade das lembranças gira em torno das recentes teorias sobre o funcionamento do cérebro. Ao contrário do que se acredita, não lembramos com precisão de pessoas, lugares, coisas e acontecimentos, segundo Israel Rosenfield, autor de *The Invention of Memory: A New View of the Brain* (Basic Books, 1988). As lembranças não ficam registradas permanentemente no cérebro, à maneira de imagens gravadas numa fita magnética, sem deixar espaço para a imaginação.

A pesquisa do neurocientista Gerald Edelman, ganhador do Prêmio Nobel, sugere que a memória é um ato criativo ou reconstrutor, e não uma reprodução perfeita daquilo que foi. Em vez de ter acesso a dados cuidadosamente arquivados, como um computador, o cérebro usa procedimentos que reestruturam o passado em termos das necessidades e desejos presentes. Ele seleciona imagens, sons, sensações e interpretações registradas no passado, e depois combina tudo para produzir o que chamamos de "lembrança". Essa lembrança pode ser uma descrição verídica do que aconteceu. Mas pode ser também uma criação pessoal, combinando dados de vários incidentes.[21]

Ela parece real, dizem os cientistas, graças ao despertar da porção límbica do cérebro, que media as emoções. As emoções e sensações associadas ao trauma, por exemplo, são intensas, e é por isso que a experiência é fragmentada, diz Levine. Assim, é provável que só os fragmentos da lembrança de um acontecimento traumático sejam inteiramente precisos. As outras partes podem ter origem diferente.[22]

Levine explica que o sistema nervoso, quando despertado, percorre o arquivo de imagens para explicar esse despertar. Algumas dessas imagens têm relação com o que aconteceu, outras são uma mistura de coisas diferentes. Por exemplo: se esse despertar ocorre quando você está lendo uma revista ou falando com o terapeuta, isso também vai para o arquivo. Assim, da próxima vez que o sistema nervoso for despertado, a experiência pode combinar todas essas situações: o acontecimento real, a foto na revista, algo que o terapeuta disse.

"Ela surge como um sonho", diz Levine. "Sabemos que os sonhos não são literais, mas quando estamos acordados, o estímulo associado a diferentes imagens parece uma lembrança. Quanto mais estímulo, mais verídica parecerá a lembrança. Mas todas as lembranças são sonhos que temos acordados."[23]

O principal objetivo de trabalhar as lembranças do corpo não é recordar fatos e nem reexperimentar emoções. A cura exige que modifiquemos a relação com as nossas lembranças. A transformação ocorre ao revestir o acontecimento traumático de um novo significado — Rubenfeld chama isso de *rescripting*. Para tanto, é necessário substituir episódios de fracasso por episódios bem-sucedidos e gravar novos padrões neuromusculares. Nesse processo, estabelecemos ou restabelecemos recursos somáticos, emocionais e psicológicos.

A PRÁTICA DA CONSCIENTIZAÇÃO

Algumas das psicoterapias baseadas no corpo incorporam a prática da conscientização como forma de aproximar as pessoas das próprias experiências, trazendo-as do distante mundo do intelecto. Essa prática, tomada de empréstimo à meditação, à educação somática e ao movimento, ajuda o cliente a centralizar a atenção no corpo. Sua utilidade é igualmente grande nos caminhos corporais. Ela pode ser aplicada para intensificar qualquer sessão ou qualquer outra prática, esteja você deitado, de pé, sentado ou em movimento.

> *O primeiro passo da mente em direção à autoconsciência deve ser dado através do corpo.*
>
> *– George Sheehan*

A prática da conscientização permite que você aumente a vivacidade e a atenção no aqui e agora. Ela também desenvolve e fortalece a autoconfiança. A filosofia de tal prática é: "Você é quem mais entende da própria vida, do próprio corpo e da própria mente ou, pelo menos, está na melhor posição possível para se tornar esse especialista, se sua observação for cuidadosa", diz Jon Kabat-Zinn, professor da divisão de medicina preventiva e comportamental da University of Massachusets Medical School.[24]

As tradições espirituais ensinam práticas de conscientização há milênios. Não há nelas nada de esotérico ou sectário, assim como não têm relação alguma com dogmas religiosos. Elas não são orientais nem ocidentais, mas universais – a consciência direta e imediata da experiência sensorial, exatamente como ela é a cada momento.

A atenção e a conscientização não precisam ser formalizadas como prática de meditação, mas, se você não tem experiência, a Meditação da Consciência é um bom ponto de partida. Ela foi ensinada originalmente na Índia, pelo Buda, há 2.500 anos, mas hoje é praticada também no Ocidente, em centros de meditação e como parte de programas de saúde. Relatos de casos e evidências de pesquisas indicam os efeitos terapêuticos, no nível psicológico e fisiológico, da meditação: redução

> *A consciência, o* insight *e também a saúde amadurecem por si sós se estivermos dispostos a prestar atenção no momento e a lembrar que temos só momentos para viver.*
>
> *– Jon Kabat-Zinn*

da pressão sangüínea e do colesterol, alívio da asma, da enxaqueca e das dores crônicas.[25] Na clínica de redução do *stress* do University of Massachusetts Medical Center, que fundou e dirige, Kabat-Zinn ensina Meditação da Consciência aos pacientes, para ajudá-los a enfrentar a dor crônica, a doença e o *stress*.

Experiência: A Prática da Conscientização

Você pode começar com estas instruções ou experimentar as opções listadas em "Recursos", página 163. Mas, para desenvolver essa técnica, é importante ter a orientação de um professor competente (ver "Recursos"). Lembre-se: seu corpo é para você o que um instrumento é para um músico. Até que se tenha bastante prática e domínio, seja da flauta, seja da consciência, é bom ter alguém com mais experiência para orientá-lo no seu treinamento.

Sente-se e feche os olhos, de preferência num lugar calmo, em que você não seja interrompido. Escolha um momento em que se sinta mais presente, alerta e à vontade, um momento em que os compromissos não o empurrem para o futuro e em que o cansaço excessivo não o empurre para o sono. Com o tempo, você poderá praticar em qualquer lugar, com os olhos abertos: esperando no sinal vermelho, na fila do supermercado, lavando louça ou caminhando no bosque. No início, reserve quinze minutos. Depois, na medida do possível, vá acrescentando de cinco a dez minutos a cada sessão, até completar uma hora.

Respire naturalmente, sem forçar. Esta prática não é um exercício de respiração, mas uma incrementação da consciência pela observação de sensações corporais que surgem no movimento da respiração. Também não é uma meditação, que usa imagens ou mantras para desenvolver a concentração (como na Meditação Transcendental, ou M.T.)

Sente-se confortavelmente numa cadeira ou almofada. Mantenha as costas retas, numa posição alerta, mas repousada. É uma postura de dignidade, e não de rigidez. Descanse as mãos juntas, sobre o colo, ou separadas, sobre os joelhos. Deixe que os olhos se fechem suavemente. Deixe que o ar entre e saia naturalmente — que respire a si mesmo — por vários minutos. Depois, passeie a atenção pelo corpo, procurando possíveis áreas de tensão: olhos, testa, maxilar, pescoço, ombros, peito, mãos, pelve, joelhos, pés. Leve suavemente a atenção a cada lugar, deixando que cada um deles se solte e relaxe.

Observe em que lugar do corpo sente mais distintamente o movimento da respiração, mantendo-a natural. Pode ser no abdômen, no peito ou nas narinas. É importante escolher só uma dessas áreas e mantê-la como "âncora primária" da atenção porque ela irá servir de base para a calma que vai surgir.

Agora leve a atenção para o início de uma inspiração e a mantenha lá o máximo possível, até o fim da inspiração. Faça o mesmo com a expiração. Às vezes ajuda dizer mentalmente "para dentro" ou "subindo", ao inspirar; e "para fora" ou "descendo", ao expirar. Essa técnica de anotação mental fortalece sua prática, ligando claramente a atenção com as sensações físicas da respiração. Ajuda também a focalizar mais precisamente a atenção.

Depois de respirar alguns momentos, é provável que sua mente comece a divagar e vá até uma das seis portas sensoriais (os cinco sentidos físicos e a mente). Observe onde você está no instante em que isso ocorrer, fazendo uma anotação mental sobre o que quer que esteja acontecendo: você está divagando, pensando, ouvindo, sentindo dor, coceira, frio, tristeza, felicidade, está fantasiando etc. Essa "perambulação" da mente é normal. É importante ser paciente consigo mesmo. Permaneça relaxado mas alerta, e esteja disposto a recomeçar muitas vezes. Leve suavemente a atenção de volta para a âncora primária da respiração, sentindo cada movimento da respiração o mais plenamente possível e continuando a anotar: "para dentro/para fora" ou "subindo/descendo".

Procure manter o equilíbrio nessa prática: nem se esforce demais e nem sucumba à preguiça. É assim que encontrará alegria nessa experiência. Com o tempo, esse treinamento estabiliza a atenção e aumenta a energia. Aos poucos, comece a cultivar a calma interior e a capacidade de concentrar-se nos ritmos mutáveis da respiração — e, por extensão, nos ritmos mutáveis da vida. Dessa calma interior você poderá compreender claramente os pensamentos, as palavras e as ações do mundo, o que proporciona uma paz e compreensão incalculáveis.

— Cortesia de Kamala Masters, professor de Vipassana.

A maneira mais simples de descrever essa consciência é: percepção sem julgamento das coisas cotidianas da vida. A principal é a respiração: as sensações corporais mutáveis na área do abdômen, do peito ou das narinas durante a inspiração e a expiração. Você pode sentir leveza, pressão, expansão, calor, peso ou frio.

Essa consciência é também a consciência dos cinco sentidos: audição, tato, visão, paladar e olfato. É a consciência de curvar o corpo ao sentar, de se inclinar para a frente ao levantar da cadeira, de erguer os pés ao andar, de colocar um prato na pia, de levar a escova de dentes à boca. E é a consciência da sucessão de pensamentos: planejar o jantar, preocupar-se com as contas, lembrar-se de uma briga ou ensaiar mentalmente a conversa com o patrão.

Minha tarefa não é mudar a mim mesma, mas me familiarizar com quem eu sou.

– Maureen Cook

Nesse estado você observa tudo isso sem condenar, criticar, culpar, forçar, descartar, interpretar, depreciar, repreender, elaborar, comparar, traduzir, gostar ou desgostar. Você não coloca rótulos de bom ou mau, de certo ou errado, de melhor ou pior. Você experimenta diretamente os processos que estão ocorrendo no corpo e na mente. Deixa de viver no domínio dos conceitos, da ideologia, das condições e dos comentários para cultivar uma vida de experiências plenas das verdades do corpo.

Assim, você tem a oportunidade de parar de ver a si mesmo como um problema a ser corrigido e de passar a ver a bondade, a força e a inteligência que você pode alimentar. A Meditação da Consciência não é um projeto de auto-aperfeiçoamento. Nós não o usamos "para nos jogar fora, transformando-nos depois em algo melhor", diz a monja budista Pema Chödron. "Trata-se de ficar amigo de quem você já é."[26]

Mas a consciência exata e sem julgamentos daquilo que você faz a cada momento cria o espaço no qual a transformação pode ocorrer. No presente momento, o único momento que se tem, você aprende a ouvir suas vozes originais, as vozes que não estão condicionadas por regras e modismos. Quieto ou em movimento, você aprende a ficar à vontade no corpo, de maneira natural e espontânea. Você tem a sensação física de estar vivo: os pés pressionando o chão, a brisa fresca acariciando a pele, o calor se alastrando no peito, a rigidez apertando suas entranhas, os braços deslizando na água. Sensível ao corpo, você entra em sintonia com as coisas mais sutis, com as camadas mais profundas, com a sabedoria do corpo. Você observa mais cedo os desequilíbrios. Você não espera até chegar a um ponto sem volta, a um estado de doença. Você ouve a mensagem e age de acordo com ela.

É como se você fosse uma casa de tábuas de sequóia na costa da Califórnia. Mesmo sem pintura e exposta ao ar salgado, à chuva e ao sol, a sequóia não estraga, mas vai adquirindo um belo tom cinzento. Mas, se a casa fosse pintada, teria de ser raspada e repintada muitas vezes para manter uma boa aparência, pois o tempo destruiria as camadas de tinta. Por meio da atenção e da consciência, você chegará ao eu, sem pintura, e agüentará qualquer tempo. Você também pode ser naturalmente bonito.

Em qualquer caminho corporal, a consciência do próprio corpo é uma ferramenta essencial ao processo de cura. Você vai começar a perceber que é a sua atenção, e não o seu esforço que traz o sucesso. Ter a atenção relaxada ou a quantidade certa de consciência é como segurar um ovo: se apertar muito quebra, se soltar demais cai e quebra. Faça o que fizer — T'ai Chi Chuan, Yoga, Aikidô ou Continuum — pela atenção você saberá quanto esforço deverá despender. Esforço correto é o que ensinam os profissionais da Técnica Alexander, do Método Feldenkrais, da Educação Somática Hanna, da Consciência Cinética e de outras abordagens funcionais. Como dizem os taoístas: você aprende a deixar que o "não fazer" seja o seu fazer.

> *Ser consciente é a unidade do ser e do fazer.*
>
> *— Seymour Kleinman*

RECURSOS:

A Meditação da Consciência é conhecida também como Meditação do *Insight* ou Vipassana.

Livros: Joseph Goldstein, *The Experience of Insight: A Simple and Direct Guide to Buddhist Meditation* (Shambhala, 1993); Joseph Goldstein e Jack Kornfield, *Seeking the Heart of Wisdom: The Path of Insight Meditation* (Shambhala, 1987); Jon Kabat-Zinn, *Full Catastrophe Living: Using the Wisdom of Your Body and Mind to Face Stress, Pain, and Illness* (Delta, 1990); Thich Nhat Hanh, *The Miracle of Mindfulness: A Manual on Meditation* (Beacon, 1992).

Audiovisual: catálogos: Dharma Seed Tape Library, Box 66, Wendell Depot, MA 01380, (800) 969-SEED; "Guided Body Scan Meditation"e "Guided Sitting Meditation", audiocassetes de Jon Kabat-Zinn, da série Stress Reduction Tapes, P.O. Box 547, Lexington, MA 02173, ou Institute of Noetic Sciences, (800) 383-1586; "The Inner Art of Meditation", Jack Kornfield, 6 audiocassetes, e "The Present Moment: A Retreat on the Practice of Mindfulness", Thich Nhat Hanh, 6 audiocassetes, ambos pelo Sound True, (800) 333-9185; *The Mindful Way*, videotape de Bhante Gunaratana, 50 minutos, VHS, Bhavana Society, (304) 856-3241, fax (304) 856-2111.

Cursos e Centros de Meditação: Nos Estados Unidos há publicações que trazem listas de endereços do mundo inteiro, como por exemplo: *Inquiring Mind,* uma publicação semi-anual da comunidade Vipassana, P.O. Box 9999, North Berkeley Station, Berkeley, CA 94709; e *Vipassana Newsletter*, P.O. Box 51, Shelburne Falls, MA 01379.

Outros contatos: Insight Meditation Society, 1230 Pleasant St., Barre, MA 01005-9707, (508) 355-4378; Vipassana Meditation Center, P.O. Box 51, Shelburne Falls, MA 01370-0051, (431) 625-2160, fax (413) 625-2170; Southern Dharma Retreat Center, Route 1, Box 34H, Hot Springs, NC 28743, (704) 622-7112; Northwest Dharma Association, 311 W. McGraw, Seattle, WA 98119, (206) 286-9060; Spirit Rock, P,O. Box 909, Woodacre, CA 94973, (415) 488-0164, fax (415) 488-0170; California Vipassana Center, P.O. Box 1167, North Fork, CA 93643, (209) 877-4386; Vipassana Support Institute, 4070 Albright Ave., Los Angeles, CA 90066, (310) 915-1943.

PARTE III

Guia dos Caminhos Corporais

CAPÍTULO 7

Como Usar Este Guia

Este guia dos caminhos corporais nasceu de um envolvimento de mais de vinte anos. No início, eu lia sobre caminhos corporais e tentava praticá-los por conta própria. Depois comecei a freqüentar cursos e seminários. Participei também de programas de treinamento, para me habilitar à prática profissional — em escolas, academias ou centros de meditação. Muitas das pessoas com quem estudei e trabalhei são agora conhecidas e respeitadas em suas áreas. Para ter maior compreensão histórica e cultural do papel dos caminhos corporais, pesquisei exaustivamente a história da medicina oriental e ocidental, bem como artes de cura indígena no mundo inteiro. Conversei também com profissionais e terapeutas corporais de diferentes culturas e experimentei várias técnicas. Como colaboradora da *East/West* (atualmente *Natural Health)* e do *Massage Therapy Journal*, tive oportunidade de entrevistar pessoas reconhecidas por suas contribuições à área. Desde 1980 venho escrevendo sobre essas pessoas, sobre métodos e tendências em geral.

> *Conhecer a si mesmo como corpo é mais importante, neste momento da história, do que ler as palavras de todos os sábios que já viveram.*
> — *Marco Vassi*

O que sei sobre caminhos corporais baseia-se, em parte, nas experiências e idéias das pessoas com quem trabalhei e que entrevistei ao longo dos anos e durante a preparação deste livro. As descrições das teorias, técnicas e benefícios dos diversos sistemas têm base nas descrições feitas pelos criadores e profissionais desses sistemas. Se algumas idéias lhe parecerem esotéricas, lembre-se que muitas vezes são metáforas de realidades intangíveis do corpo. Se, por algum motivo, uma determinada maneira de compreender o corpo não lhe agradar, não descarte a prática só por causa disso. Não importa se o corpo tem sete segmentos ou dezessete, se tem canais de energia ou vasos sangüíneos. Nenhuma teoria é, individualmente, a verdade absoluta sobre o nosso funcionamento. Essas interpretações não são minhas. Procurei reproduzi-las com exatidão, e minhas descrições foram revisadas por profissionais conceituados.

> *A cura do corpo é melhor quando estamos vivendo no presente.*
> — *Christiane Northrup*

A introdução a cada categoria de caminhos corporais é uma síntese minha, mas a maneira de categorizar os diferentes caminhos corporais baseia-se também nas explicações auto-referenciadas dos sistemas. Essas categorias não são rígidas como camisas-de-força, confinando os caminhos corporais. São formas imperfeitas, abertas ao debate e à mudança. Em muitos casos, uma prática poderia muito bem pertencer a uma ou outra categoria. Por exemplo: o Centramento Mente-Corpo, o Sistema Mensendieck, o Método Pilates e outros sistemas do capítulo "Abordagens Funcionais" poderiam fazer parte do capítulo "Artes Ocidentais do Movimento". Equilíbrio Zero poderia estar em "Sistemas de Convergência" ou "Outros Sistemas Energéticos". Ser em Movimento poderia fazer parte de "Abordagens Funcionais", "Artes Ocidentais do Movimento" ou "Sistemas de Convergência".

O QUE FOI INCLUÍDO, O QUE NÃO FOI, E POR QUÊ

Pode ser que você reconheça imediatamente o nome de alguns caminhos corporais, mas é provável que outros sejam novos para você. Os sistemas mais conhecidos são geralmente o centro a partir do qual os outros surgiram, ampliando-se, combinando-se, sintetizando-se, fertilizando-se mutuamente ou até divergindo. Pense nesse sistema central como uma árvore com seus galhos. Mas lembre-se que até mesmo o tronco não surgiu sozinho, mas das raízes no chão. Cada caminho corporal que surge é baseado no que veio antes dele. Por exemplo: Rolfing é a árvore da qual cresceram todas as abordagens estruturais, mas Ida Rolf foi muito influenciada pela osteopatia.

Incluí no livro práticas pouco conhecidas que me parecem novas estrelas surgindo nessa área. Além disso, algumas são mais conhecidas na Europa e na Ásia do que na América do Norte. Apesar dos meus esforços, tive dificuldade para reunir informações sobre algumas práticas, que por isso não aparecem neste livro. E com tantos sistemas novos surgindo a cada ano, é bem provável que eu tenha omitido alguns. Mas não quis, de maneira alguma, menosprezar nenhuma prática. Qualquer informação sobre outros caminhos corporais será muito bem-vinda. No entanto, é impossível descrever, ou até mesmo mencionar todas as terapias ou disciplinas que apareceram recentemente ou que são conhecidas em outras partes do mundo. O livro ficaria muito difícil de manusear, como uma enciclopédia. O teste do tempo nos dirá quais têm realmente alguma coisa positiva a oferecer, pois estas resistirão.

Disciplina é trazer a si mesmo de volta às experiências e expressões do próprio corpo, de maneira total e constante.
— Barbara Dilley

Como expliquei em "Escolha de Um Caminho Corporal", o grupo das práticas do Ocidente é formado por massagens, abordagens estruturais, abordagens funcionais e artes do movimento. O grupo oriental abrange práticas chinesas, japonesas, indianas, tailandesas e curdas, além de versões originadas no Ocidente e artes orientais do movimento. Um terceiro grupo, os sistemas de convergência para integração físico-emocional, combina os dois primeiros.

Originalmente, eu queria incluir neste livro as psicoterapias que se baseiam no corpo; aquelas que incluem o comportamento corporal no trabalho com a psique. Mas, depois de muitas pesquisas e discussões, percebi que elas merecem outro livro. Pela mesma razão, deixei de fora tradições místicas que envolvem o corpo, como a Cabala e o Sufismo. Mas o capítulo "Dimensões Psicológicas dos Caminhos Corporais" explica como o desenvolvimento da psicologia informa os caminhos corporais, fazendo um apanhado das psicoterapias baseadas no corpo. Discute também a prática da atenção, ou Meditação da Consciência, que integra abordagens funcionais e é útil em todos os caminhos corporais.

Excluí também sistemas que já foram inovadores e relativamente desconhecidos, mas que hoje já se tornaram "oficiais", como a osteopatia, a quiroprática, o *biofeedback* e a fisioterapia. A osteopatia foi criada por Andrew Still, um médico do século XIX desiludido com a medicina de sua época. Baseia-se na teoria de que a principal causa de doenças é a perda da integridade estrutural, que pode ser restaurada pela manipulação. Além de fazer os cursos convencionais de medicina, o que lhes permite receitar remédios e tratar de doenças infecciosas, os osteopatas passam centenas de horas estudando o sistema muscular e o sistema ósseo. Como Still, Daniel David Palmer acreditava que o corpo cura a si mesmo quando está em equilíbrio. Palmer praticava a cura magnética antes de inventar a quiroprática, em 1895. Desenvolveu técnicas de manipulação da coluna para aliviar pressões sobre o sistema nervoso, provocadas por subluxações (deslocamentos) das vértebras. O quiroprático é agora um profissional indispensável na área dos procedimentos terapêuticos. Em 1905, depois de pesquisar a prática *napravit*, na Checoslováquia, o quiroprático americano Oakey G. Smith criou outra terapia de manipulação, a naprapatia, que se concentra mais no tecido conectivo do que nos ossos.

O método de *biofeedback* usa aparelhos para localizar e refletir funções corporais, como batimentos cardíacos, tensão muscular, ondas cerebrais, temperatura das mãos e dos dedos e condutibilidade da pele, aumentando o controle consciente sobre o sistema nervoso autônomo (involuntário). A Fisioterapia surgiu da massagem terapêutica para reabilitação de feridos da Primeira Guerra Mundial. Atualmente, os fisioterapeutas combinam técnicas de manipulação e procedimentos mecânicos para tratar uma grande variedade de problemas.

A medicina natural, a homeopatia e a aromaterapia também não fazem parte deste livro. A medicina natural usa agentes naturais de cura e evita medicamentos e cirurgias, sendo que a manipulação é apenas um aspecto do tratamento. A homeopatia, criada no século XVIII pelo médico alemão Samuel Hahnemann, não usa a manipulação. Trata os sintomas das doenças com a administração de doses pequenas de substâncias que, em grande quantidade, os provocariam — a Lei dos Semelhantes. A aromaterapia usa óleos essenciais aromáticos extraídos de plantas silvestres ou cultivadas. Alguns terapeutas corporais usam esses óleos em massagens e para aromatizar o ambiente, obtendo assim certos efeitos fisiológicos, como a sedação ou o estímulo.

A arte da respiração é parte integrante dos caminhos corporais, sendo essencial para o desenvolvimento da pessoa e para a boa saúde. O assunto mereceria um livro. (Ver "Trabalho Respiratório — Recursos".) Diferentes práticas respiratórias visam chegar a tipos diferentes de respiração, com finalidades diferentes: energizar e incrementar a atenção, relaxar e reduzir a tensão, tratar as emoções,

> *À medida que a respiração fica mais profunda, o corpo inteiro revive, pronto para a ação.*
>
> *— Mabel A. Todd*

liberar energia bloqueada, liberar a criatividade, equilibrar o sistema nervoso. Em seu trabalho, os terapeutas corporais geralmente dão atenção à respiração.

TRABALHO RESPIRATÓRIO — RECURSOS:

Para obter informações sobre Trabalho Respiratório Holotrópico (respiração rápida e profunda, coordenada com ritmos e sons para induzir estados psicodélicos), entre em contato com Stanislav Grof, M.D., Holotropics, 38 Miller Ave., Suite 158, Mill Valley, CA 94941, (415) 721-9891. Para informações sobre o trabalho de Ilse Middenford, considerada a maior autoridade da Europa em respiração relacionada à saúde e ao movimento físico, entre em contato com o Middendorf

> *A respiração reflete todos os desgastes físicos e emocionais, e todos os distúrbios.*
>
> *— Moshe Feldenkrais*

Breath Institute, 198 Mississippi, San Francisco, CA 94107, (415) 255-2174. Para informações sobre *pranayama*, ou respiração yogue, ver ☞ "Yoga — Recursos", página 380.

Livros e fitas: Jonathon Daemion, *The Healing Power of Breath: An Introduction to Wholistic Breath Therapy* (Prism/Avery, 1989); Jane Huang, *The Primordial Breath, vol. II, An Ancient Chinese Way of Prolonging Life Through Breath Control (Original, 1990);* Gay Hendrick, *Conscious Breathing: Breathwork for Health, Stress Release, and Personal Mastery* (Bantam, 1995); e "The Art of Breathing and Centering", fita de 60 min., Audio Renaissance, (800) 266-2834; Ilse Middendorf, *The Perceptible Breath* (Junsermann Verlag, 1900), livro e dois audiocassetes, Feldenkrais Resources, (800) 765-1907 ou (510) 540-7600; Carola Speads, *Ways to Better Breathing* (Felix Morrow, 1986); Carl Stough e Reece Stough, *Dr. Breathing: The Story of Breathing Coordination* (The Stough Institute, 1981).

SEÇÕES SOBRE CAMINHOS CORPORAIS

Em cada capítulo, uma discussão sobre os fundamentos de cada grupo de trabalhos corporais precede as seções individuais. Essas discussões oferecem uma visão geral da filosofia que torna esses caminhos corporais semelhantes entre si e diferentes de outras categorias e práticas. São indicadas também as diferenças entre caminhos corporais do mesmo grupo.

As seções explicam a teoria que sustenta os sistemas mais importantes, suas metas ou intenções, as técnicas usadas para obtê-las e os benefícios conhecidos. São mencionadas também as pesquisas existentes na área. Algumas seções contêm um *box* sugerindo uma experiência, que dá uma idéia da prática. Há também minibiografias e pequenas histórias relativas aos criadores dos métodos. No final de cada seção, você vai encontrar uma lista de recursos: livros, periódicos, materiais audiovisuais, institutos, escolas e associações. A relação não é completa, mas é um começo, para ajudá-lo a iniciar seu trabalho. Como a evolução é muito grande nessa área, as informações contidas nas seções, especialmente em relação a treinamento e recursos, estão sujeitas a modificações.

Por questões de espaço, não faço descrições detalhadas de cada caminho corporal. A extensão das descrições e explicações seguiu alguns critérios. Em alguns casos, o caminho corporal é a prática original ou mais importante de um grupo de práticas semelhantes, ou já é conhecido há muito tempo, com terapeutas e professores em todo o país. Em outros casos, a terapia ou sistema não é conhecido, mas tem potencial para se desenvolver e representa um avanço na área. Ou, ainda, há métodos simples e diretos, que não exigem longas explicações. O número de palavras dedicadas a cada caminho corporal não é um atestado de eficiência ou de preferência. Só você pode saber o que se aplica melhor aos seus gostos e necessidades.

CAPÍTULO 8

Estrutura e Função Ocidental:
Massagem Tradicional
e Terapias Contemporâneas

Os caminhos corporais de origem ocidental praticados hoje são baseados no conceito de estrutura e função humanas, bem como em informações empíricas e científicas. Geralmente, a pesquisa experimental segue e confirma as experiências e observações clínicas realizadas por profissionais atuantes em diversas áreas da saúde. O conhecimento científico emergiu (e continua a emergir) de um longo processo que reduz o todo aos seus componentes, determinando, então, a finalidade de cada um e sua inter-relação. Ainda hoje, nas escolas de medicina, os futuros médicos aprendem através da dissecação de cadáveres, à maneira de um mecânico que estuda o funcionamento de um motor desmontando-o até o último parafuso.

O corpo é naturalmente organizado para se recuperar. Assim, quando você normaliza a circulação e recupera a sensibilidade, estimulando a pele, o corpo começa a se recuperar por si mesmo. O cérebro precisa do estímulo do corpo.

– Gerda Alexander

COMPARAÇÃO DE MODELOS MÉDICOS

Os médicos dos tradicionais sistemas orientais, ao contrário, aprendem quase que exclusivamente pela observação de seres humanos vivos. Essa diferença aparece também nos diagnósticos, explicações e tratamentos das doenças. A ciência ocidental explica o corpo e seu funcionamento em termos impessoais, físico-químicos. Usando a abordagem da engenharia, a ciência ocidental encara os nossos problemas de saúde como problemas mecânicos, que exigem manipulação técnica das partes defeituosas. Para a visão energética oriental, um distúrbio reflete desequilíbrio do corpo inteiro, e não apenas sintomas isolados, enquanto a medicina ocidental enfrenta o problema tratando apenas partes do corpo: olhos, estômago ou coração, por exemplo. A tradição médica oriental procura restabelecer o fluxo da energia vital da pessoa, para que a capacidade do corpo de curar-se a si mesmo possa vencer a doença.

Nem a abordagem ocidental nem a oriental estão totalmente certas ou erradas. O corpo não é um conglomerado de elementos discretos e nem tampouco é apenas fluxo de energia. Cada uma delas representa um lado da mesma moeda. Na linguagem da física, somos partículas (um pedaço de matéria) e onda (energia em movimento). Os caminhos corporais orientais partem da premissa de que a pessoa tem estrutura e função energéticas. O ponto de partida dos caminhos corporais ocidentais é a estrutura e a função material do corpo. No entanto, as duas abordagens têm uma prioridade em comum: a circulação. Qualquer sistema — energético, respiratório, digestivo ou muscular — que fique bloqueado, estagnado ou que pare totalmente de funcionar, prejudicará o movimento em todos os outros.

Os caminhos corporais do Ocidente são baseados na anatomia e na fisiologia, mas isso não significa necessariamente que aqueles que os praticam vejam seus pacientes como máquinas humanas, como conjuntos de componentes que, juntos, formam os vários sistemas. Os conceitos de interligação, energia e interação mente-corpo permeiam atualmente as práticas ocidentais. Os terapeutas corporais sabem que nenhuma parte do sistema funciona isoladamente. Como tudo no corpo é interdependente, cuidar de um aspecto — dos músculos, por exemplo — beneficia outras áreas, aumentando a circulação do sangue e da linfa, acalmando os nervos, realinhando os ossos. Uma modificação na estrutura energética pode se traduzir numa mudança na estrutura física e vice-versa.

Todos os sistemas do corpo literalmente tocam e afetam uns aos outros. Toque o seu braço. O que os seus dedos sentem? Você está tocando apenas a pele? Como sente a densidade, está também em contato com os músculos. Se pressionar mais, sentirá a dureza do osso. O fato de você sentir a pressão significa que as terminações nervosas estão recebendo e transmitindo. A mudança na cor da pele significa que você tocou os vasos sangüíneos, além de pressionar os linfáticos.

Os Tecidos Moles

O objetivo dos caminhos corporais do Ocidente é melhorar o funcionamento dos diversos sistemas. A maior parte deles atinge esse objetivo trabalhando os tecidos moles do corpo: músculos e fáscia. A Quiroprática e a Osteopatia, pelo contrário, ajustam os tecidos duros.

Os músculos que os terapeutas corporais manipulam são os músculos esqueléticos, ou estriados. São eles que dão a forma do corpo. Ao contrário dos músculos lisos, presentes nas paredes dos órgãos e dos vasos sangüíneos, que se contraem involuntariamente, os músculos esqueléticos obedecem aos controles conscientes. Eles movimentam os ossos quando se contraem, pois são ligados a eles nas articulações. Essas contrações dependem de impulsos nervosos. Sem mensagens do sistema nervoso, esses músculos atrofiam e morrem. Os músculos esqueléticos são o objeto principal da maioria das massagens.

Temos tendência para achar que os músculos formam a maior parte da estrutura do corpo, mas o tecido conectivo, ou fáscia, é distribuído mais amplamente do que todos os outros tecidos do corpo. Ele aparece em todos os lugares. Como tecido de ligação, ele une um tipo de tecido a outro: órgãos a órgãos, músculos a ossos (em forma de tendões) e ossos a outros ossos (em forma de ligamentos).

A fáscia superficial ou subcutânea, que fica diretamente sob a pele, armazena gordura e é ricamente provida de terminações nervosas. A massagem Bindegewebs concentra-se principalmente nessa camada. A fáscia profunda é uma rede contínua de tecido conectivo, que vai dos pés à cabeça. Em forma de envoltório fino e fibroso, esse tecido envolve e sustenta músculos esqueléticos, nervos, vasos sangüíneos, órgãos e até mesmo células. Ver ilustração na página 219. A maior parte dos caminhos corporais estruturais, como o Rolfing, manipula a fáscia profunda. A fáscia mais profunda envolve o sistema nervoso central e o cérebro, formando a *dura mater* (a membrana fibrosa e densa que envolve o cérebro e a medula) do sistema craniossacral. O tecido conectivo participa também da produção de novas células sangüíneas, da remoção de resíduos da corrente sangüínea e da defesa do organismo.

É Tudo uma Questão de Prioridades

Cada método ocidental prioriza um sistema diferente do corpo, com a intenção de aliviar certas disfunções e de conquistar o bem-estar. Por exemplo: a Drenagem Linfática Manual restaura o movimento do sistema linfático, enquanto a Terapia dos Pontos Desencadeantes trabalha o sistema neuromuscular. Para dar uma idéia de como os caminhos corporais do Ocidente podem ajudá-lo, eu os reuni em capítulos separados, em vez de organizar, por exemplo, uma lista em ordem alfabética. Cada grupo reflete uma orientação diferente.

Neste capítulo, vamos conhecer as massagens, desde a massagem geral até as terapias mais especializadas. Algumas delas foram criadas por médicos. Nos capítulos que se seguem, iremos examinar as abordagens que enfatizam a estrutura do corpo e aquelas que dão ênfase à função e ao movimento. Vamos examinar também as artes ocidentais do movimento. Essa divisão deverá ajudá-lo a escolher o caminho corporal que melhor atenda às suas necessidades.

RECURSOS:

Livros: Para compreender melhor a anatomia e a fisiologia: N. Elson e Wynn Kapit, *The Anatomy Coloring Book* (HarperCollins, 1977); Wynn Kapit e Robert Macey, *The Phisiology Coloring Book* (HarperCollins, 1987); Mabel E. Todd, *The Thinking Body* (Dance Horizons, 1959); *Andrea Olsen e Caryn McHose, BodyStories: A Guide to Experiential Anatomy* (Station Hill, 1991); Irene Dowd, *Taking Root to Fly: Ten Articles on Functional Anatomy* (Contact, 1990); Deane Juhan, *Job's Body: A Handbook for Body Work* (Station Hill, 1987).

MASSAGEM

Você tem dor nas costas, dor de cabeça, pés doloridos ou os maxilares sempre cerrados? Tem cãibras nas pernas, rigidez nas articulações, ombros tensos? Nunca é tocado por outra pessoa, e isso lhe faz falta? Você odeia o próprio corpo e trata mal a si mesmo? Perdeu alguma pessoa querida? Está muito preso? Precisa perder ou ganhar peso? Mesmo não sendo uma panacéia, a massagem pode dar sua contribuição, direta ou indireta, à solução de todos esses problemas.

Massagem é apenas uma palavra de oito letras, mas essa manipulação dos tecidos moles realiza maravilhas há milhões de anos no mundo inteiro. É a tetravó de todos os outros caminhos corporais porque é um ato primordial e instintivo, que transmite bem-estar através do toque.

A massagem é praticada não apenas por massagistas, mas também por profissionais da área médica, treinadores, xamãs, professores de dança e artes marciais. Os índios americanos, da Argentina ao Alasca, usam a massagem na gravidez, em cerimônias de cura e no tratamento de distúrbios psicológicos. Antigos médicos gregos, romanos e árabes receitavam massagem para tudo: insônia, problemas ginecológicos, paralisia, histeria. Seus tratados médicos descrevem em detalhes como e quando a massagem devia ser administrada, incluindo-a também em treinamentos esportivos.[1] Hipócrates (460-377 a.C.), o pai da medicina ocidental, é o autor de preceitos citados até hoje: "O médico deve ter experiência em muitas coisas, entre elas a fricção. A fricção pode juntar uma articulação solta demais ou soltar uma articulação rígida demais" (*Sobre as Articulações*).

No Ocidente, houve épocas em que, apesar de sua eficácia, a massagem era vista com maus olhos. Para a Igreja Católica, o corpo era a morada do pecado. Ela condenava qualquer prática que pudesse ser considerada prazerosa ou erótica, podendo assim levar a transgressões. Muitas das "bruxas" queimadas nas fogueiras eram, sem dúvida, parteiras e outras agentes de cura, que usavam a massagem em seu trabalho. Mas, no século XVII, apesar da pressão da Igreja, alguns médicos, como o cirurgião francês Ambroise Paré, começaram a reavivar o interesse pelos benefícios terapêuticos da massagem.

A partir de 1800, ocorreu um verdadeiro renascimento da massagem no mundo ocidental, apesar de alguns períodos desfavoráveis. Em conseqüência do trabalho de Per Henrik Ling, da Suécia, e Johan Georg Mezger, da Holanda, muitos médicos norte-americanos e europeus passaram a prescrever tratamentos de massagens a seus pacientes. Alguns faziam a massagem pessoalmente, relatando depois a experiência em livros e publicações médicas. Depois da Guerra Civil, dois suecos abriram as primeiras clínicas de massagem terapêutica dos Estados Unidos. Uma delas, em Washington, tinha entre seus clientes membros do Congresso e os presidentes Benjamin Harrison e Ulysses S. Grant.

No início do século XX, a massagem fazia parte do treinamento das enfermeiras. Foi também a base de onde se desenvolveu a fisioterapia, durante a Primeira Guerra Mundial. Mas diante do aumento dos custos dos serviços médicos e pressionados pelo tempo, médicos e outros profissionais passaram a preferir os avanços tecnológicos ao trabalho de manipulação. Com o florescimento dos tratamentos alternativos de saúde houve um novo renascimento da massagem, inclusive em hospitais.

> *O corpo humano... Um laboratório químico, uma casa de força. Cada movimento, voluntário ou involuntário, é cheio de segredos e maravilhas!*
> — *Theodor Herzl*

Atualmente, há um sem-número de massagens terapêuticas — do tradicional sistema sueco às modalidades contemporâneas, mais profundas ou mais leves, mais específicas ou mais generalizadas. Entre elas: massagem esportiva, Drenagem Linfática Vodder, Terapia dos Pontos Desencadeantes, Esalen, Bindegewebsmassage, Terapia Muscular Profunda Pfrimmer® e Terapia Craniossacral. Algumas estão condicionadas à anatomia e à fisiologia ocidentais, outras vão além da abordagem puramente física para cuidar também de aspectos emocionais e espirituais.

O termo *massagista terapeuta* indica que o profissional faz uma massagem sueca básica ou, o que é mais provável, que combina vários tipos de massagem. Fui acrescentando à minha prática todos os novos sistemas que aprendia, combinando técnicas de acordo com as preferências e necessidades dos clientes.

O trabalho do massagista reflete o tipo de treinamento que teve. Os programas variam muito de escola para escola em relação ao método, carga horária, profundidade e extensão do conhecimento. Quem faz massagem para relaxamento não precisa de tantos conhecimentos quanto quem trabalha com o condicionamento e a recuperação de atletas. Um curso básico de massagem abrange o procedimento sueco e, eventualmente, outras práticas. Em alguns lugares, 150 horas de treinamento bastam para se obter um certificado. Em outros, exige-se 2.200 horas. Os cursos de massagem podem, ainda, ser complementados por seminários sobre Terapias Neuromuscular e Craniossacral, por exemplo.

ESTILO SUECO

A massagem "tradicional" ou sueca é uma combinação dos movimentos usados por Ling e Mezger. Era o procedimento padrão utilizado por enfermeiras e fisioterapeutas, sendo muito usada também em *spas* e clubes esportivos. Alguns filmes dessa época mostram estereótipos: uma robusta mulher escandinava surrando um cliente na mesa ou um treinador cuidando de seu campeão.

Existem hoje muitos tipos de massagistas terapeutas, das mais diversas procedências. Para agir sobre a estrutura e a função do corpo, eles têm um repertório de técnicas e movimentos, como um pintor, que vai misturando as cores primárias na paleta até chegar ao efeito desejado. Por exemplo: os massagistas terapeutas adaptam a profundidade e o ritmo dos movimentos clássicos da massagem sueca aos resultados desejados: estímulo, relaxamento e reabilitação. Levam também em conta a idade, o estado de saúde e a força de cada um, além de outros fatores: nascimento prematuro, gravidez, treinamento atlético rigoroso. Dependendo do tipo de trabalho, o cliente não precisa tirar toda a roupa.

A prática da massagem terapêutica e estudos de laboratório sugerem que a massagem sueca ajuda a resolver problemas de saúde tão numerosos que seria impossível enumerá-los aqui. Isso é possível porque a pressão aplicada na pele e na camada imediatamente inferior desencadeia uma série de reações através do corpo inteiro. A pele é o nosso maior órgão, tão vital quanto o cérebro, o coração e os pulmões. Ver *box* sobre pele, na página 83. O estímulo dos tecidos por meio de movimentos de pressão, estiramento e percussão, aplicados ritmicamente, produz resultados que se fazem sentir na textura e na aparência da pele, nos vasos sangüíneos e linfáticos, nos receptores sensoriais, nas glândulas sudoríparas, nos músculos, na fáscia, nos ossos e, pela ação reflexa, até mesmo nos órgãos viscerais e na estrutura respiratória.[2]

Por exemplo: o trabalho na área abdominal ajuda a movimentar o intestino, aliviando problemas como indigestão ou constipação. Os resultados podem até ser imediatos. Vários clientes precisam ir ao banheiro no meio da sessão, depois de ter a região do cólon massageada. Movimentos de percussão aplicados nas costas ajudam a soltar e a limpar o catarro e o muco dos pulmões. A massagem na área de uma fratura — mas não diretamente sobre ela — acelera a recuperação, pois remove substâncias tóxicas e estimula a circulação, alimentando a área afetada com oxigênio e nutrientes. Ajuda também a impedir que os músculos sem uso se atrofiem e que músculos usados demais fiquem tensos e pouco flexíveis. Além disso, ajuda a drenar o excesso de líquido que provoca o inchaço decorrente de torções ou da imobilidade pós-operatória. Se você tem dificuldade para dormir, a massagem ajuda a sedar o sistema nervoso. Se você precisa ficar mais alerta, a massagem vigorosa funciona como estimulante.

Movimentos Suecos Clássicos

Effleurage é um movimento que provoca a sensação de água correndo sobre o corpo. O terapeuta trabalha com as palmas das mãos, polegares, pontas dos dedos ou antebraço. Repetido ritmicamente, com pressão leve ou superficial, esse movimento fluente, longo e constante tem um efeito hipnótico que leva ao relaxamento. Quando é firme e profundo, com direção centrípeta — indo em direção ao coração — estimula a circulação na área massageada. O sangue acorre aos tecidos, alimentando-os com mais oxigênio e outros nutrientes. A circulação linfática também melhora. Esse movimento serve também de aquecimento, preparando os tecidos para o trabalho mais profundo. O efeito calmante sobre os músculos e nervos induz o sono e diminui a dor.

Pétrissage, um movimento que lembra o ato de amassar, consiste em puxar os músculos, afastando-os dos ossos, para depois apertá-los e pressioná-los. O terapeuta usa as duas mãos ou os dois polegares, alternadamente, para segurar o tecido, fazendo um movimento contínuo no mesmo ponto ou ao longo da perna, do braço, do ombro, etc. Como é mais vigoroso, esse movimento estimula a circulação sangüínea num nível mais profundo do que a *effleurage*. Ajuda a reduzir o edema e descongestiona os músculos, drenando fluidos e resíduos metabólicos e substituindo-os por um novo suprimento de sangue. Como estimula as terminações nervosas, é uma técnica muito usada para revigorar atletas e dançarinos, antes de uma atuação, sendo que, depois do esforço intenso, é utilizada também para limpar os tecidos, evitando a rigidez e a dor.

A fricção consiste em movimentos circulares, lineares ou transversais, feitos com o polegar, a ponta dos dedos ou com a palma das mãos. Quando é superficial, toca apenas a superfície da pele. A fricção profunda, transversal ou perpendicular ao comprimento das fibras, como na técnica Cyriax, penetra sob a pele e a fáscia superficial, afastando as fibras musculares. Diminui também anomalias do tecido muscular, que se formam em decorrência de ferimentos ou contusões. (As fibras musculares danificadas muitas vezes aderem umas às outras ou aos ligamentos e ossos.) A fricção ajuda também a soltar as articulações e os tendões.

Tapotement baseia-se em uma série de movimentos de percussão rápidos e curtos, aplicados apenas em partes mais carnudas do corpo. Dependendo do movimento, usa-se a palma da mão, as pontas dos dedos ou, até mesmo, os punhos, com maior ou menor força. Usa-se também a palma da mão em forma de copo, com os dedos juntos. Para puxar, o terapeuta segura um pedacinho do músculo entre o polegar e as pontas dos dedos. Essas técnicas têm efeito estimulante ou tonificante quando aplicadas por alguns segundos. Aplicações prolongadas levam à superestimulação e, até mesmo, à exaustão de músculos e nervos.

A vibração, um movimento feito com a mão ou com as pontas dos dedos, produz uma sensação de tremor. Estimula os nervos e alivia a rigidez dos músculos. No abdômen, ativa o sistema digestivo.

Compressão é um "bombeamento" nos músculos, feito para relaxá-los e para aumentar a circulação, eliminando resíduos metabólicos.

Amplitude do movimento é o exercício passivo dos membros, que movimenta as articulações. O terapeuta gira, flexiona e estende partes do corpo.

Um estudo feito na Maryland University pelo neurocirurgião Walker Robinson sugere que os analgésicos não eliminam a tensão que provoca a dor de cabeça, mas apenas tornam mais fácil suportar a dor, enquanto a massagem terapêutica reduz realmente a dor. Em outro estudo, Michael I. Weintraub, professor de neurologia do York Medical College, relata que a massagem aliviou acentuadamente a dor nas costas de 86% dos pacientes, enquanto que tratamentos de calor e

> *Negligenciar o corpo em nome de qualquer outra vantagem da vida é a maior das tolices.*
>
> *– Arthur Schopenhauer*

ultra-som não chegaram à fonte da dor. Vários estudos indicam também que o uso da massagem terapêutica favorece a redução dos gastos públicos na área da saúde.[3]

LUBRIFICANTES

Em algumas técnicas não se usam lubrificantes, mas, em geral, os massagistas costumam lubrificar a pele do cliente para reduzir a fricção. Há uma grande variedade de lubrificantes, cada um com suas vantagens e desvantagens.

Como o óleo é um líquido escorregadio, que demora mais tempo para ser absorvido, ele permite movimentos mais suaves. Os óleos vegetais — amêndoa, abacate, amendoim, girassol, oliva, coco — são os mais saudáveis para a pele, mas mancham a roupa, e alguns têm cheiro forte. O óleo mineral (óleo de bebê) é límpido, sem cheiro e não mancha. Mas como é refinado do petróleo, não é recomendado para ser usado sobre o corpo.

Se você acha o óleo muito gorduroso, peça uma loção ou um creme. A loção é calmante, mas algumas marcas contêm álcool, que evapora rapidamente, provocando uma sensação de frio. Isso significa que a loção deve ser aplicada várias vezes para manter a pele escorregadia. Uma boa solução é misturar loção com óleo. Se você é alérgico a esses produtos, experimente talco ou escolha um caminho corporal que não exija lubrificação.

O efeito mais conhecido de qualquer estilo de massagem é a redução da tensão e do *stress*. Pesquisas feitas entre pacientes que sofrem de inflamação crônica no intestino (colite ulcerosa e mal de Crohn), um mal acentuado pelo *stress*, revelam que a massagem terapêutica diminui a freqüência das crises de dor.[4] Outras pesquisas mostram que a massagem diminui a ansiedade em crianças e adolescentes, aliviando também a depressão.

> *Um corpo está abandonado quando se torna fonte de dor e humilhação, ao invés de fonte de prazer e orgulho.*
> *– Alexander Lowen*

Mesmo que não cure certas doenças, a massagem sempre conforta o paciente. Um estudo feito pelo Touch Research Institute indica que a massagem diminui o *stress* e a ansiedade dos portadores de HIV, além de efetivamente aumentar sua resposta imunológica.[5]

Todos esses resultados têm relação com a mudança que a massagem produz no sistema nervoso autônomo. A atividade do sistema nervoso simpático diminui – é essa atividade que mobiliza o corpo em situações de emergência, aumentando o ritmo cardíaco e respiratório, fazendo com que o sangue aflua para os músculos esqueléticos, elevando os níveis de adrenalina e de açúcar no sangue e provocando sudorese intensa e dilatação das pupilas. Por outro lado, a atividade do sistema nervoso parassimpático aumenta. Essa atividade faz parte do processo de nutrição e recuperação, diminuindo o ritmo cardíaco e respiratório, fazendo com que o sangue volte aos órgãos digestivos e estimulando as secreções do trato gastrointestinal, do fígado e do pâncreas, o que leva à peristalse e ao esvaziamento do intestino e da bexiga. Ao reduzir o *stress*, a massagem influencia positivamente todos os sistemas do corpo.

ESTILO ESALEN CONTEMPORÂNEO

A partir dos anos 60, quando foi criado o Esalen Institute, considerado, em todo o mundo, o primeiro centro de potencial do movimento humano, desenvolveu-se um estilo de massagem ocidental mais contemporâneo. Em piscinas naturais de água

---

APROVEITE AO MÁXIMO A MASSAGEM

Durante a sessão de massagem (ou de outro caminho corporal), use o que aprendeu sobre si mesmo nas Experiências anteriores. Assim, poderá despertar partes do corpo negligenciadas, desprezadas ou congeladas, liberar a tensão e aproveitar melhor a massagem. Quando o terapeuta tocar uma dessas partes, dê a ele toda a sua atenção. Ao acalmá-la com o toque, faça o mesmo com a sua mão mental. Deixe que as mãos do terapeuta liguem, pelo toque, as diferentes partes de seu corpo, recriando o corpo total.

CUIDADO: CONTRA-INDICAÇÕES

A menos que a massagem seja recomendada como tratamento complementar, a pressão profunda e a manipulação podem agravar certos problemas:

Fratura óssea, deslocamento ou torção.

Infecção aguda.

Inflamação de tecidos e articulações (quando há dor, inchaço e vermelhidão).

Doenças de pele e regiões em carne viva.

Hemorragia.

Hérnia.

Tumores cancerosos.

Rompimento de ligamentos, tendões ou músculos.

Problemas cardiovasculares — arteriosclerose avançada, aneurisma, varizes, trombose, flebite aguda, embolia.

Diabetes avançado.

Osteoporose.

Doenças dos rins.

Hipertensão.

Ulcerações da pele.

Um massagista experiente sabe o que deve evitar, sabe quando é preciso modificar a pressão e quando é mais indicado trabalhar em volta da área afetada e não diretamente sobre ela, obtendo assim bons resultados terapêuticos. Em caso de dúvida, consulte um médico que conheça o seu caso e que tenha também um certo conhecimento de caminhos corporais. Assim, poderá tomar uma boa decisão. Mas, mesmo que haja contra-indicações, você não precisa se privar totalmente do toque: há práticas em que o toque é muito leve, e até as que trabalham o campo de energia em torno do corpo, sem tocar diretamente a pele. Elas proporcionam conforto e bem-estar, sem contra-indicações. Ver Capítulo 13: "Outros Sistemas Energéticos".

---

quente, nos rochedos batidos pelas águas do Pacífico — no trecho de Big Sur, Califórnia — os terapeutas foram abandonando o método estritamente sueco, considerado impessoal, clínico, mecânico e vigoroso demais. Criaram uma abordagem mais personalizada, sensual e holística, visando à redução geral do *stress* e a unidade mente-corpo-espírito. O método é mais um processo pessoal do que um tratamento médico, satis-

182   *Descubra a Sabedoria do Seu Corpo*

fazendo um outro tipo de necessidade: o prazer do toque restaurador. Para corpos fragmentados, vivendo num mundo fragmentado, essa é uma sensação de plenitude.

A massagem de relaxamento Esalen (estilo Sueco-Esalen) usa os movimentos básicos da massagem sueca, enfatizando os mais longos, fluentes e deslizantes, para obter um efeito sensual e sedativo. Como essa massagem não trata problemas específicos, com a exceção da necessidade de relaxar, não espere uma avaliação clínica antes da sessão. Dependendo do lugar, o cliente pode até fazer uma sauna ou tomar um banho quente para ajudar a soltar os músculos. É preciso tirar a roupa para fazer essa massagem, a menos que você peça para ficar de roupa íntima ou de banho. O terapeuta vai cobri-lo com um lençol, descobrindo apenas as partes do corpo a serem massageadas. (Óleos ou loções aromáticas feitos com ervas especiais favorecem o processo de relaxamento. Se tiver alergia, tome as precauções necessárias.)

A massagem pode começar nos pés ou na cabeça, nas costas ou na frente, prosseguindo até que todas as partes do corpo (com exceção dos seios e genitais) tenham sido tratadas. Cada terapeuta segue a própria seqüência e o próprio ritmo. No fim da sessão, você estará agradavelmente calmo. Apesar de a massagem relaxante não tratar diretamente contusões ou disfunções estruturais, o estado de profundo descanso e calma tem um efeito terapêutico geral. Com a diminuição dos hormônios da ansiedade e do *stress*, o corpo poderá funcionar com mais eficiência e a dor vai diminuir. A sensação boa que a massagem produz pode vir também da liberação de endorfina, o ópio próprio do corpo.

Que tal aprender a fazer uma massagem simples de relaxamento? É uma ótima maneira de mostrar carinho pelos amigos e de aumentar a intimidade com o parceiro.

Recursos:

Informações e terapeutas: American Massage Therapy Association (AMTA), 820 Davis ST., Suite 100, Evanston, IL 60201-4444, (708) 864-0123, fax (708) 864-1178 [peça "A Guide to Massage Therapy in America", um livreto de 24 páginas, distribuído gratuitamente]; Associated Bodywork and Massage Professionals (ABMP), 28677 Buffalo Park Rd., Evergreen, CO 80439, (303) 674-8478; International Massage Associaton and National Association of Massage Therapy, 3000 Connecticut Ave., NW, Suite 102, Washington, DC 20008, (202) 387-6555, fax (800) 776-NAMT, (202) 332-0531; Associated Massage Therapists, QWL Services, 124 W. 93rd St., New York, NY 10025, (212) 222-4240, fax (212) 222-4208; Massage Therapy Resource Network, (312) Massage; National Association of Nurse Massage Therapists (NANMT), P.O. Box 1268, Osprey, FL 34229, (813) 966-6288, fax (813) 918-0522.

Seu corpo tornou-se indescritivelmente sensível, servindo apenas para que nele estivesse puramente e cuidadosamente presente.

– Rainer Maria Rilke

Pesquisa: Há um periódico que mantém o leitor bem-informado sobre as mais recentes pesquisas no campo da massagem: *Touchpoints*, uma publicação quadrimensal do Touch Research Institute (TRI), o primeiro trabalho científico do mundo dedicado ao estudo do toque, feito pela University of Miami School of Medicine. Esse instituto pesquisa os efeitos da massagem em pessoas de várias idades — desde crianças expostas à cocaína e portadoras do HIV até adultos que sofrem de fibromialgia, hipertensão e lesões do esforço repetitivo. Além disso, publica estudos realizados por outras instituições. *Touchpoints*, Touch Research Institute, Dept. of Pediatrics (D-820), University of Miami School of Medicine, P.O. Box 016820, Miami, FL 33101.

Periódicos: *Massage Magazine*, P.O. Box 1500, Davis, CA 95617, (916) 757-6033 ou (800) 872-1282; *Massage Therapy Journal*, AMTA, ver "Informações e terapeutas", acima; *Massage and Bodywork Quarterly*, ABMP, ver "Informações e terapeutas", acima.

Livros: Armand Maanum e Herb Montgomery, *The Complete Book of Swedish Massage* (Harper & Row, 1988); George Downing e Anne Kent Rush, *The Massage Book* (Random House/Bookworks, 1972) (esse é o livro sobre o estilo de massagem desenvolvido na Califórnia, que já vendeu mais de 1 milhão de exemplares); Lucinda Lidell et al., *The Book of Massage: The Complete Step-by-Step Guide to Eastern and Western Techniques* (Fireside/Simon & Schuster, 1984).

Vídeos: "Massage for Health", apresentado por Shari Belafonte, com participação de Mirka Knaster e James Heartland, 65 min., acompanha um livreto de 38 páginas de Mirka Knaster (Healing Arts Home Vídeo), (800) 254-8464; "Massage for Every Body", 90 min., Swedish Institute (Increase Video/Wishing Well Distrib.); "Massage for Beginners: A Cayce/Reilly Massage Video Workshop", Vicki Battaglia, 60 min. (A.R.E. Bookstore, [800] 723-1112).

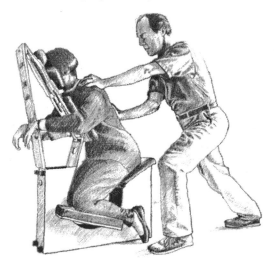

MASSAGEM *ON-SITE* / NA CADEIRA

Se você quer experimentar os efeitos benéficos da massagem, mas não se sente à vontade sem roupa ou não gosta de óleo na pele, há uma opção. É uma massagem que se faz vestido, numa cadeira especial, que permite ao terapeuta o acesso aos músculos e articulações. Essa cadeira é dobrável e pode ser levada a qualquer lugar: loja, clube, aeroporto, escritório, escola. Usando uma combinação de técnicas — percussão, pressão, amplitude do movimento e outras — o terapeuta vai ajudá-lo a liberar o *stress* e a eliminar problemas como dor na nuca.

Alguns massagistas trabalham exclusivamente com essa cadeira, tendo aprendido essa técnica como parte do treinamento na escola de massagem, num seminário para iniciantes ou em algum curso especial. Outros usam-na para sessões em domicílio, utilizando a mesa no consultório. Atualmente, em Nova York e Las Vegas (já existe o projeto em outras cidades), na Great American Backrub Store, você pode entrar, sentar e fazer uma sessão.

RECURSOS:

Informações, terapeutas e vídeos: Seated Massage Experience, Raymond Blaylock, (800) 868-2448; Skilled Touch Institute, David Palmer, 584 Castro St., #555. San Francisco, CA 94114, (800) 990-5026 ou (415) 472-2011.

MASSAGEM NA GRAVIDEZ

A gravidez é uma época de cuidados. O simples fato de estar grávida exige muito esforço da futura mãe. Todos os sistemas do corpo da mulher começam a trabalhar em dobro para sustentar outro ser. Na gravidez, o peso extra e desigualmente distribuído altera o centro de gravidade do corpo, provoca dores (especialmente na base das costas, pescoço, ombros, pernas e pés), dificulta os movimentos e atrapalha o repouso.[6] As mudanças que a gravidez provoca no corpo e na psique precisam de atenção especial. A massagem pré-natal reduz esses problemas e é um ótimo conforto nessa importante fase da vida.

Mesmo para quem não tem dores específicas, a massagem funciona como um tônico. Deixa o corpo mais desperto e dá à mulher uma oportunidade de aprender a relaxar, preparando-a para o parto. Ao sedar o sistema nervoso, a massagem favorece a liberação de endorfinas, levando a um estado de relaxamento profundo, que afeta também o bebê no útero. Cuidar do corpo de maneira positiva aumenta a autoaceitação num período em que é fácil se achar "gorda e feia".

Durante a gravidez, a massagem tem também um efeito rejuvenescedor, pois, aumentando a circulação do sangue e da linfa, traz mais nutrição a todas as partes do corpo, incluindo a placenta, e ajuda na remoção de resíduos. Isso

> *Temos o corpo que temos porque ele é exatamente o veículo no qual podemos fazer melhor o que viemos fazer.*
> *– Christiane Northrup*

se traduz em mais energia, menos fadiga e menos inchaço. Para a gestante que está impossibilitada de fazer exercícios por algum problema médico, a massagem é a alternativa, a fim de ativar a circulação, alongar os músculos e manter as articulações flexíveis.

Experiência: Relaxamento da Base das Costas Durante a Gravidez

Para aliviar a dor e o mal-estar na base das costas, experimente o toque calmante dos movimentos circulares. Para ter uma idéia dos benefícios de uma massagem durante a gravidez, peça ao seu parceiro que lhe faça esta massagem. Essa é também uma forma de criar um vínculo especial entre vocês.

Para ser massageada, deite-se de lado, com travesseiros ou toalhas enroladas nos pontos em que falta apoio — sob a barriga, sob os seios, entre os joelhos, no pescoço.

Para fazer a massagem, posicione-se como na ilustração. Esfregue um pouco de óleo ou loção na palma das mãos e faça com elas movimentos no sentido horário, aplicando o lubrificante no sacro e na base das costas. A palma de uma das mãos deve estar sempre em contato com a pele. O mesmo movimento, com pressão mais firme, ajuda até no parto.

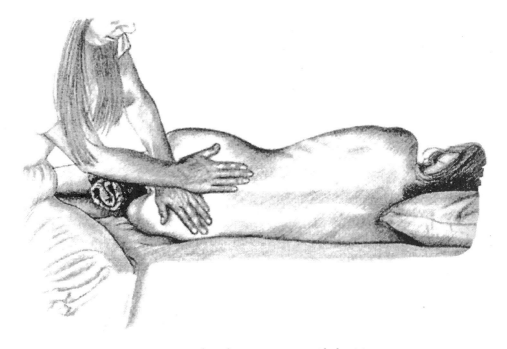

Massagem no sacro com a palma das mãos — no sentido horário.

Houve uma época em que a massagem era contra-indicada na gravidez, mas os médicos sabem agora que ela traz muitos benefícios, a menos que seja feita de maneira agressiva. Por exemplo: movimentos circulares lentos e suaves no abdômen, na base das costas e no sacro acalmam, mas nunca se deve esfregar com força. A pressão profunda é contra-indicada sempre que provocar dor. A partir do quarto mês, é desconfortável — e pode ser perigoso — deitar-se de costas. Nessa posição, o peso do bebê pode comprimir vasos sangüíneos importantes (como a veia cava) contra a coluna, provocando uma queda de pressão.[7] Nos últimos estágios da gravidez, quando um hormônio solta as articulações, já em preparação para o parto, a manipulação deve ser muito cuidadosa, sem nunca forçar ou puxar as articulações. É aconselhável evitar a massagem se você tem enjôo matinal, náusea, vômitos, diarréia, sangramento vaginal, dor abdominal, pressão alta ou trombose.

Voltar a atenção para o corpo é o primeiro passo para cuidar compassivamente de si mesmo.
— Stephen R. Schwartz

Em todo o mundo, a massagem pós-parto é uma tradição tão antiga quanto a massagem pré-natal. Ela alivia a fadiga e a tensão provocadas pelo esforço do parto, ajudando também a remodelar o corpo e a tonificar o útero. A massagem fortalece os músculos e previne a fraqueza provocada pela inatividade, principalmente para quem precisou ficar imóvel durante a gravidez. Diante do desafio de ser mãe, o conforto da massagem pós-parto é bem-vindo.

Não há uma escola de massagem voltada exclusivamente para o ensino de massagem para grávidas. Certos massagistas aprendem alguma coisa como parte do treinamento; outros freqüentam seminários organizados por massagistas com experiência na área.

RECURSOS:

Cursos e terapeutas: National Association of Pregnancy Massage Therapists, P.O. Box 81453, Atlanta, GA 30341, (404) 633-7731; Bodywork for the Childbearing Years with Carole Osborne-Sheets and Kate Jordan, Somatic Learning Associates, 8950 Villa La Jolla Dr., #2162, La Jolla, CA 92037, (619) 436-0418 ou (619) 748-8827; Elaine Stillerman, Swedish Institute, Inc., 226 W. 26th St., 5th fl., New York, NY 10001, (212) 924-5900, fax (212) 924-7600; Claire Miller-Pohlen, Nurturing the Mother Workshops, 36316 Foxfire Dr., Chapel Hill, NC 27516, (919) 929-4253.

Livros: Gordon Inkeles, *Massage and Peaceful Pregnancy: a Daily Book for Mothers and Fathers* (Perigee/Putnam, 1983); Elaine Stillerman, *Mother-Massage: A Handbook for Relieving the Discomforts of Pregnancy* (Delta/Delacorte, 1992); Kate Jordan e Carole Osborne-Sheets, *Maternity Massage* (Somatic Learning Associates, 1995); Bette Waters, *Massage During Pregnancy* (Research Triangle Publishing, 1995).

MASSAGEM EM CRIANÇAS E BEBÊS

É geral, em nossa época, o medo pela forma mais negativa de toque — o abuso de crianças. Muitas delas são maltratadas fisicamente, sexualmente e emocionalmente. O toque carinhoso da massagem é uma forma de garantir que a próxima geração cresça com uma base de confiança, fundamental para o desenvolvimento de um sentimento positivo de eu.

A massagem no bebê é uma continuação da massagem na gravidez e uma forma de estabelecer um vínculo entre os pais e a criança, especialmente entre o pai e o recém-nascido e entre os pais e filhos adotivos. Massagear o bebê é uma forma de conhecê-lo melhor e de aprender a pegá-lo com confiança.

Afinal, o toque é a linguagem do corpo.
— Clyde Ford

Como o toque é a primeira forma de comunicação do bebê, ele entende rapidamente a mensagem que é transmitida quando alguém o toca.

A massagem em crianças vem sendo mais difundida no Ocidente nos últimos vinte anos, desde que o médico francês Frédéric Leboyer publicou um ensaio fotográfico sobre uma mãe massageando seu bebê em Calcutá, na Índia.[8] A massagem é uma prática muito difundida na Ásia e nas Ilhas do Pacífico, e faz parte do banho rotineiro do bebê. A mãe, alguma parenta ou a parteira faz as vezes de massagista. Por experiência, essas mulheres sabem que a massagem torna os bebês fortes e saudáveis, além de diminuir a irritabilidade, facilitar a digestão e aliviar cólicas e outras dores. Historicamente, algumas culturas — como os maoris e os havaianos — usam a massagem para corrigir partes deformadas do corpo (pé chato, por exemplo), para moldar as feições conforme os padrões de beleza e para preparar a criança para futuras atividades, como a dança.

Atualmente, os estudos indicam que a massagem ajuda a acelerar o desenvolvimento neurológico, físico, mental e motor de bebês prematuros.[9] Além disso, ela aumenta a resistência à pneumonia nesses bebês, favorecendo também a liberação de traumas e tensões associados à cesariana e ao fórceps.[10] Filhos de mães deprimidas ou viciadas em cocaína sofrem menos complicações no pós-natal e menos reações de *stress* quando são tratados com massagens.[11]

Comprovou-se também que a massagem melhora os níveis de açúcar no sangue em crianças diabéticas. Seus efeitos relaxantes ajudam crianças deficientes a melhorar o equilíbrio, a postura, o ritmo e a coordenação, diminuindo também a hiperatividade e melhorando o desempenho escolar. Ver "Maior Habilidade", na página 41. Efeitos semelhantes ocorrem também em crianças normais, sem deficiências mentais ou físicas. Há quinze anos, fiz uma sessão de Trager na filha de dois anos de minha amiga Jo Lynn. Dias depois, minha amiga me telefonou entusiasmada. Segundo a diretora da escolinha que Sara freqüentava, a menina estava mais calma e bem comportada do que nunca, relacionando-se melhor com as outras crianças. Além disso, ir para a cama tinha deixado de ser um suplício. Sara dizia: "Mamãe, papai, façam como a Mirka fez." E chegou a lhes ensinar a fazer a massagem.

Experiência: Massagem no Bebê

Para gozar de alguns momentos divertidos e íntimos com seu bebê, coloque-o num colchonete e fique de joelhos ou de pernas cruzadas diante dele. Se você encostar na parede, não precisa do colchonete: coloque o bebê deitado sobre as pernas, com a cabeça apontando na direção dos seus pés. O quarto e as suas mãos devem estar aquecidos. Espalhe devagar um pouco de óleo vegetal (não é bom que o bebê ponha loção ou óleo mineral na boca) em todo o corpo do bebê, com exceção do rosto.

Use as palmas das mãos ou só as pontas dos dedos, pois a superfície a ser trabalhada é pequena, assim como seus movimentos. Massageando com as duas mãos, suba pelo peito e depois vá descendo ao lado das costelas. Repita três vezes. Coloque a mão direita no quadril direito do bebê e suba em diagonal para o ombro esquerdo, descendo depois pelo lado. Com a mão esquerda, repita o movimento do outro lado. Sincronize esses movimentos para que eles se sucedam como ondas. Repita três vezes. Antes de massagear o abdômen, repita o primeiro movimento: deslize as mãos pelo peito e desça pelos lados do corpo. Para massagear a barriga, alterne as mãos, fazendo movimentos circulares no sentido horário, pressionando suavemente, como se fosse para esvaziar o estômago. Se as pernas do bebê estiverem dobradas na direção do abdômen, a área ficará mais mole para receber a massagem. Dar batidinhas curtas e ritmadas no tronco favorece a digestão, a eliminação e o movimento dos gases.

Se o bebê arquear as costas ou reclamar de alguma maneira, deixe para outra hora. Os bebês agüentam períodos muito curtos de massagem e geralmente querem mamar logo depois. Quando ele começar a andar, faça da massagem uma brincadeira, em vez de obrigá-lo a ficar quieto.

Se estiver interessada em aprender a fazer massagem em seu bebê, existem aulas e livros sobre o assunto. Se possível, faça antes uma sessão com um profissional, para ter mais segurança, sem ficar com medo de errar os movimentos. Preste atenção também às preferências individuais do bebê em relação à intensidade da pressão. Você pode trabalhar com um massagista-terapeuta que tenha experiência com bebês e crianças ou com um instrutor licenciado em massagem para bebês — que não precisa necessariamente ser um massagista-terapeuta licenciado.

Lembre-se que a massagem (ou qualquer caminho corporal) é útil para crianças e adultos. Nascemos todos com a mesma anatomia e fisiologia e estamos igualmente sujeitos a acidentes, ferimentos, dores, desequilíbrios estruturais, distúrbios psíquicos e outras coisas. O caminho corporal que for bom para você poderá também ser bom para os seus filhos.

RECURSOS:

Instrutores e terapeutas: International Association of Infant Massage (IAIM), 5660 Clinton St., Suite #2, Elma, NY 14059, (800) 248-5432 ou (716) 684-3299; Diana Moore, International Loving Touch Foundation, Inc., P.O. Box 16374, Portland, OR 97216-0374, (503) 253-8482, fax (503) 666-8974; Canadian Institute of Baby Massage, P.O. Box 354, Station S, Toronto, Ontario M5M 4M9 Canada, fax (416) 488-3716.

Livros: Para uma introdução básica: Teresa Kirkpatrick Ramsey, *Baby's First Massage* (1992), distribuído pela AMTA, (708) 864-0123. Outras obras: Frédéric Leboyer, *Loving Hands: The Traditional Indian Art of Baby Massage* (Alfred A. Knopf, 1976); Amelia Auckett, *Baby Massage: Parent-Child Bonding Through Touch* (Newmarket, 1988); Tina Heinl, *Baby Massage Book: Shared Growth Through the Hands* (Coventure/Sigo, 1991); Vimala Schneider McClure, *Infant Massage: A Handbook for Loving Parents* (Bantam, 1982); Healthy Alternatives Inc., *Tender Touch: A Guide to Infant Massage* (Healthy Alternatives, 1986); Wataru Ohashi, *Touch for Love* (Ballantine, 1986) — shiatsu para bebês; Marybetts Sinclair, *Massage for Healthier Children* (Wingbow, 1992); Claude Lavoie, *Le massage des enfants: Guide pratique* (Montreal: Louise Courteau, 1989).

Vídeos e fitas: "Baby Massage", 30 mins., Cumberland Gap Productions, 635 W. Main St., Louisville, KY 40202, (502) 587-7348. A IAIM (ver "Instrutores e Terapeutas", acima) têm várias fitas de vídeo sobre massagens para bebês, crianças e jovens — além de massagens especiais para deficientes. A International Loving Touch Foundation (ver acima) tem também vários vídeos. "Pediatric Massage: For the Child With Special Needs" (vídeo de 117 min. e livro, em inglês e espanhol — para profissionais), Kathy Fleming Drehobl e Mary Gengler Fuhr, Therapy Skill Builders, 3830 E. Bellevue, P.O. Box 42050-TN3, Tucson, AZ 85733, (602) 323-7500.

MASSAGEM ESPORTIVA

Exercício e massagem: uma combinação campeã, desde o tempo dos gregos e dos romanos. Os atletas faziam massagem antes e depois das competições, para preparar o corpo, para aliviar o cansaço e as dores e também para ajudar a curar contusões. A Europa e a antiga União Soviética seguiram essa tradição e contribuíram para sua difusão. Atualmente, quase todos os atletas, dançarinos e ginastas internacionais usam a massagem como parte de seus programas de condicionamento. E, desde épocas antigas, o motivo é o mesmo: aumentar a resistência e diminuir o tempo de recuperação. A cor-

A consciência – em si mesma e de si mesma – é um remédio.

– Robert Marrone

redora Mary Decker Slaney, por exemplo, bateu oito recordes mundiais e ganhou vários títulos nacionais e internacionais depois que descobriu a massagem, em 1982.

Mas você não precisa ser um campeão olímpico para que a massagem esportiva faça uma diferença notável na sua vida. Associada a um programa de alongamento e aquecimento, ela aumenta a flexibilidade, solta as fibras musculares, alonga músculos atrofiados pela fibrose, evita a formação de aderências, diminui o inchaço e reduz a tensão muscular.[12] Se você gosta de competir, mas fica muito nervoso antes das competições, lembre-se que a massagem acalma, além de aumentar a atenção. Você aprenderá a evitar as lesões causadas pelo mau uso do corpo — forçá-lo demais, no momento errado, por exemplo — quando aprender a ler seus sinais. A massagem ajuda também a diminuir a dor e a restabelecer o movimento depois de tendinites, torceduras, epicondilite. Alguns atletas juram que a massagem deixa o corpo novinho em folha, pois recupera os músculos fatigados muito melhor do que o simples repouso.

Qualquer técnica aplicada a atletas para tratar dores e contusões é uma terapia esportiva. Os massagistas misturam os movimentos clássicos da massagem sueca com outros métodos — compressão, pressão localizada, fricção perpendicular às fibras, mobilização das articulações, hidroterapia e crioterapia (massagem com gelo) — para tratar de atletas e de entusiastas da boa forma. São especialmente difundidos os procedimentos que usam movimentos ativos das articulações, como a Facilitação Neuromuscular Proprioceptiva (FNP), a técnica de relaxamento muscular ativo, a técnica de mobilização do corpo e a técnica de energia muscular. Um bom exemplo de combinação de métodos usados para aliviar a dor e melhorar a função biomecânica é a Técnica ONSEN, desenvolvida por Rich Phaigh, que trabalhou com corredores olímpicos como Mary Decker Slaney e Alberto Salazar.

A massagem atlética é mais específica, mais precisa, mais estimulante e mais profunda do que as massagens mais gerais, como o relaxamento estilo Esalen ou a massagem sueca padrão. O conjunto de músculos que recebe mais atenção na massagem varia conforme o esporte. A massagem varia também conforme o momento em que é aplicada: antes ou depois de uma competição ou entre duas competições. Antes da atividade, os massagistas geralmente combinam alongamentos e compressões leves para completar o aquecimento. Depois da competição, eles usam movimentos mais lentos, como a *pétrissage* leve, para aliviar cãibras, torções e para remover resíduos dos músculos.

A massagem esportiva exige de seus praticantes um treinamento mais específico. Em 1995, a American Massage Therapy Association (AMTA) estabeleceu um pro-

Experiência: Massagem Esportiva

Os massagistas esportivos usam muitas técnicas. Na ilustração, uma técnica ensinada por Robert K. King, antigo presidente da American Massage Therapy Association e autor de *Performance Massage*. Experimente fazer o *heel squeeze* num amigo ou peça a alguém para fazê-lo em você. Essa massagem funciona bem em músculos grandes, como os glúteos (nádegas), os gêmeos (barriga da perna) e o semitendinoso (parte de trás das coxas).

Entrelace os dedos e coloque as bases ("calcanhares") das palmas das mãos nos dois lados do músculo (ver ilustração). Mantenha as mãos alinhadas aos braços para não forçar os pulsos. Prenda a parte do meio do músculo entre as bases das palmas das mãos e aperte, produzindo uma compressão bilateral nos tecidos. Você pode usar esse método para trabalhar a perna inteira, frente e costas.

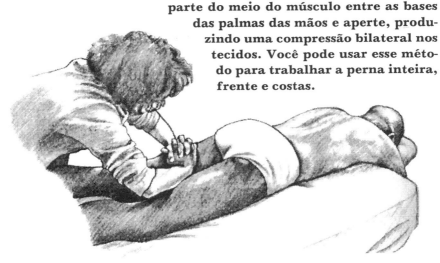

grama de licenciatura em massagem esportiva, com exames escritos e práticos que testam os conhecimentos teóricos do terapeuta e também a capacidade de massagear com segurança atletas de primeira linha nos estágios de pré e pós-competição. Algumas escolas têm programas avançados de treinamento técnico.

RECURSOS:

Terapeutas e cursos: AMTA National Sports Massage Team, (708) 864-0123; Sports Massage Training Institute, 2156 Newport Blvd., Costa Mesa, CA 92627, (714) 642-0735; Kurashova Institute (massagem esportiva russa), P.O. Box 6246, Rock Island, IL 61202, (309) 786-4888, fax (309) 786-8687. Procure também clínicas de medicina esportiva.

Livros: Robert K. King, *Performance Massage* (Human Kinetics, 1993); Jack Meagher e Pat Boughton, *Sportsmassage: A Complete Program for Increasing Performance and Endurance in Fifteen Popular Sports* (Station Hill, 1990); Rich Phaigh e Paul Perry, *Athletic Massage* (Fireside/Simon & Schuster, 1986); Myk Hungerford, *Beyond Sports Medicine: Injury Prevention and Care Through Sports Massage* (Sports Massage Training Institute, 1994); Joan Johnson, *The Healing Art of Sports Massage* (Rodale, 1995).

Vídeos: "Athletic Massage: Therapeutic Massage for Sports and Fitness", Rich Phaigh, CVT Productions, (800) 284-4403; "Clinical Sports Massage", Benny Vaughn, CSM Video, (404) 457-5136; "Russian School of Sports Massage; Kurashova Method", 3 vídeos de 60 min. cada, (916) 757-6033.

MASSAGEM PARA A TERCEIRA IDADE
(MASSAGEM GERIÁTRICA)

Nas culturas tradicionais, várias gerações vivem juntas, cada qual com uma função importante na família, o que inclui a agradável responsabilidade de fazer massagem nas crianças, desde o nascimento. À medida que crescem, as crianças passam a fazer massagem nas pessoas mais velhas que cuidaram delas. Mas em nossa sociedade a tendência é viver longe da família; assim, as gerações ficam separadas umas das outras. Mesmo que a distância não seja um obstáculo, levamos vidas tão agitadas que acabamos esquecendo os mais velhos. Mas a necessidade que os seres humanos têm de serem tocados não diminui com os anos. Aos 70 anos ou aos 7 meses de idade, o toque é vital para o bem-estar físico e emocional.

A massagem alivia o isolamento e a solidão dos idosos, revitaliza o contato com os outros e reafirma a auto-estima. A massagem também proporciona estímulo físico, ajudando a abrandar certos problemas que aparecem com a idade. A circulação fica mais lenta, a pele fica mais fina, os ossos tornam-se porosos, os músculos perdem o tônus e as articulações deixam de ter flexibilidade. O reumatismo e a artrite provocam dor. O trabalho de massagem e de amplitude do movimento ativa a circulação, mobiliza as articulações e melhora a condição da pele. Para pessoas sedentárias ou acamadas, os movimentos passivos evitam o edema. Os efeitos relaxantes ajudam também a baixar a pressão sangüínea e a aliviar dores crônicas de cabeça.

Como na gravidez, certas precauções são necessárias: a massagem não é indicada no caso de problemas cardiovasculares ou de inflamação nas juntas, assim como não se deve pressionar as regiões com varizes. Essa massagem geralmente é feita por massagistas sem treinamento específico, embora alguns se especializem em tratamentos geriátricos fazendo cursos complementares ou freqüentando seminários.

RECURSOS:

Programas de treinamento, livros e vídeos: Day-Break Productions, P.O. Box 1629, Guerneville, CA 95446, (707) 869-0632.

Experiência: Massagem nas Mãos

Ensinei um grupo de internos de um abrigo de idosos a fazer massagem nas mãos uns dos outros. Como não é necessário usar uma mesa de massagem e nem pedir para a pessoa tirar a roupa, o procedimento é bem simples. A massagem nas mãos é especialmente reconfortante para quem sofre de artrite, mas só pode ser feita quando as articulações não estão inflamadas.

Coloque uma das mãos da pessoa no seu colo, para que ela fique bem relaxada. Espalhe um pouco de óleo ou loção na palma das suas mãos e aplique. Segure a mão com a palma voltada para baixo entre as suas e faça breves movimentos de pressão com os polegares, indo para cima e para fora em direções opostas. Depois, alternando os polegares, passe-os nas depressões entre os ossos das mãos, até chegar ao pulso. Vire a mão da pessoa e entrelace seus dedos nos dela para alongá-los. Nessa posição, faça pequenos círculos na palma da mão com os polegares. Solte os dedos e vá pegando, um a um, os dedos da pessoa: use o polegar e o indicador, apertando e torcendo suavemente cada dedo, da base até a ponta. Segure a mão entre as suas, antes de começar a trabalhar a outra.

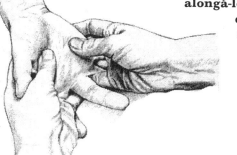

MASSAGEM RUSSA

Segundo Zhenya Kurashova Wine, que estudou fisioterapia na Rússia, seu país de origem, a massagem tem lá um papel muito importante em tratamentos médicos e no treinamento atlético avançado. Ao contrário da América do Norte, na Rússia os massagistas são considerados profissionais da medicina. O departamento de massagem terapêutica é, geralmente, o maior de todos nas clínicas e hospitais russos, pois lá a massagem é vital na recuperação não apenas de problemas ósseos e musculares, mas também de doenças cardiovasculares, neurológicas, ginecológicas e

Os que amam os fracos e os sadios são ajudados. Nenhum dos seus filhos, nenhum de seus antepassados, assim como parte alguma do seu corpo serão desprezados.

– Alice Walker

de estados pós-operatórios. Kurashova Wine trabalhou também com ciclistas, corredores, jogadores de basquete e hóquei e outros atletas na antiga União Soviética.

A massagem russa usa movimentos semelhantes aos da massagem sueca, juntamente com outras técnicas, como a massagem segmento-reflexiva. Ver "Bindegewebsmassage", página 195. Mas, segundo Kurashova Wine, a versão russa é muito precisa, clinicamente orientada e adaptada especificamente às necessidades de cada paciente ou atleta. Uma pesquisa realizada na União Soviética comprova a eficácia desse trabalho.

RECURSOS:

Informações, cursos, terapeutas e vídeos: Kurashova Institute, P.O. Box 6246, Rock Island, IL 61202, (309) 786-4888, fax (309) 786-8687.

O SISTEMA BENJAMIN DE TERAPIA MUSCULAR

Ben E. Benjamin criou o Sistema Benjamin de Terapia Muscular em 1967, influenciado pelo psiquiatra austríaco Wilhelm Reich, pelo ortopedista inglês James Cyriax e pelo ator australiano F. M. Alexander. Combinando tratamento e educação, seu objetivo é acabar definitivamente com tensões musculares crônicas. A técnica trabalha a tensão mecânica causada por maus hábitos físicos e de postura, por acidentes, ferimentos, cirurgia, lesões ocupacionais, mau alinhamento do corpo e condições ambientais.

O sistema combina massagem profunda, exercícios de liberação auto-induzida de tensões, técnicas de tratamento corporal e realinhamento da postura. Apesar de esse método ser útil também no relaxamento e na redução do *stress*, a descrição precisa e detalhada de setecentos movimentos específicos aplica-se a vários problemas, incluindo os do atletismo.

O treinamento consiste num programa de dois anos, com especializações em relaxamento, massagem terapêutica e massagem esportiva.

RECURSOS:

Terapeutas, cursos, vídeos e livros: Muscular Therapy Institute, 122 Rindge Ave., Cambridge, MA 02140, (800) 543-4740 ou (617) 576-1300 em Massachusetts.

Livros: Ben E. Benjamin, *Are You Tense? The Benjamin System of Muscular Therapy* (Pantheon, 1978); Ben E. Benjamin e Gale Borden, *Listen to Your Pain: Understanding, Identifying and Treating Pain and Injury* (Viking Penguin, 1984).

BINDEGEWEBSMASSAGE

Bindegewebsmassage é um termo alemão que significa "massagem do tecido conectivo" ou "terapia reflexiva do tecido conectivo". O terapeuta trabalha a fáscia subcutânea, a camada de tecido conectivo que não é tão profunda quanto a fáscia trabalhada em abordagens estruturais, como Rolfing, Hellerwork ou Liberação Miofascial. Localizada entre a pele e o músculo, essa camada fascial é rica de terminações nervosas. Assim, a massagem provoca um forte estímulo sensorial nos nervos num reflexo cutâneo-visceral, ou seja, da pele ao órgão, o que não é muito diferente da acupuntura. Na fase embrionária da nossa vida, essas conexões nervosas vão formando camadas diferentes. Por exemplo: a endoderme, a camada interna, transforma-se na base para a maioria dos órgãos internos, enquanto a ectoderme, ou camada externa, dá origem à pele, ao sistema nervoso e à maioria dos órgãos sensoriais.

Dependendo da área do corpo, variam os tipos de movimentos usados e o lado do corpo em que são aplicados. O massagista não usa lubrificante nem faz muita pressão: ele puxa os tecidos com os dedos dobrados. Mas você sente uma pressão abafada ou até mesmo cortante, que arranha. Na sessão de Bindegewebsmassage que fiz, parecia que o médico estava usando um bisturi para traçar linhas agudas em minha pele, mas não senti dor.

Os movimentos são organizados em padrões específicos, para ativar as terminações nervosas logo abaixo da pele. A informa-

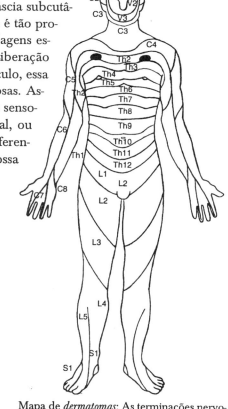

Mapa de *dermatomas*: As terminações nervosas que ficam na fáscia subcutânea têm, em cada zona, ligação reflexa com órgãos em outras partes do corpo, estando relacionadas a problemas diferentes. Por exemplo, na dor de cabeça, os segmentos de Th2 a 9 são afetados na frente, com as áreas escuras em Th2 contraídas e sensíveis ao toque; nas costas, as zonas C3-4, Th2-12 e L1-2 estarão tensas.

ELISABETH DICKE

Elisabeth Dicke, uma fisioterapeuta da Alemanha, descobriu a Bindegewebsmassage por ocasião de uma doença grave. Em 1929, devido a problemas circulatórios, ela ficou com uma perna gelada e acinzentada, sentindo como se tivesse anéis apertando os dedos dos pés. A circulação estava tão prejudicada que a gangrena parecia inevitável. O médico havia recomendado a amputação da parte inferior da perna. Tudo isso tinha sido provocado por uma infecção de dentes não tratada.

Mas, durante os cinco meses que ficou na cama, com dores fortíssimas na perna e nas costas, ela descobriu a cura. Passando a mão pela região em torno do sacro (a base da espinha) e do ligamento iliolombar (a parte superior da pelve, logo abaixo da cintura), Dicke descobriu uma área de tecido espesso e de grande tensão na pele. Ela tentou relaxar essa área massageando com movimentos de puxar. Apesar da supersensibilidade nessa parte do corpo, ela persistiu e gradualmente a tensão e a dor nas costas diminuíram.

Aos poucos, Dicke começou a sentir formigamento na perna direita, seguido de ondas de calor. Sua perna "morta" estava ressuscitando. Ela continuou a massagem, trabalhando também a coxa. Já dava para ver as veias, que se enchiam de sangue. Em três meses, todos os sintomas tinham desaparecido. Depois de um ano, período no qual um colega lhe aplicou a massagem, ela voltou ao trabalho. Finalmente, todos os problemas decorrentes da doença — gastrite crônica, cólica renal, dores no peito, falta de ar, inchaço do fígado e problemas cardíacos — também desapareceram. A massagem numa parte do corpo tinha produzido um reflexo positivo em todas as outras áreas.

Pela observação sistemática de seus pacientes, Dicke confirmou sua descoberta. Elaborou, depois, um mapa das zonas da pele — dermatomas — por meio das quais pode-se atingir órgãos internos com um procedimento ordenado. Tempos depois ela soube que Henry Head, um neurologista inglês, tinha criado um mapa semelhante. Dicke chamou sua nova técnica de "massagem nas zonas reflexas do tecido conectivo" e testou-a clinicamente — com a colaboração de médicos e professores — na década de 30 na Alemanha.

ção vai então para a medula espinhal, onde é processada, transformando-se em informação "melhorada" para os órgãos. Como essa massagem trabalha os nervos, o dr. Ronald Lavine, um quiroprático de Nova York que se especializou em massagem no tecido conectivo, acha que ela deveria se chamar "massagem nervosa periférica".

Nessa massagem, só é necessário deitar-se para trabalhar as pernas, sendo que no resto da sessão o cliente pode ficar sentado se preferir. O trabalho pode ser feito também dentro da água. A sessão começa sempre na área crânio-pélvica, chamada de "seção básica", para induzir o primeiro efeito reflexo: um impulso no sistema nervoso parassimpático. O tratamento segue gradualmente para o peito e pescoço. Outras zonas de *dermatomas* (áreas da pele e camada subcutânea afetadas pelos nervos espinhais) relacionam-se com o fígado, o coração, o estômago, o pâncreas, os ovários e assim por diante.

Nos círculos médicos europeus, a Bindegewebsmassage é prescrita para tratar os mais variados problemas — de asma brônquica e lesões ortopédicas a colite crônica e infecções uterinas. Há tratamentos para periartrite, epicondilite da articulação do ombro, reumatismo muscular, lumbago crônico, torcicolo, mal de Pott, cifose infantil, síndrome de Sudeck, ciática, paraplegia, mal de Parkinson, enxaqueca, distúrbios circulatórios, como a doença de Raynaud, doenças cardíacas e respiratórias, doenças do fígado, bexiga e rins.

Alguns terapeutas usam a Bindegewebsmassage como auxiliar no diagnóstico. A dor numa área do corpo é relacionada à parte interna a que ela se refere, revelando assim o problema.

Na Alemanha Ocidental existe a Elisabeth Dicke School. Alguns terapeutas aprenderam o método nos Estados Unidos, mas desconheço a existência de programas de treinamento institucionalizados fora da Alemanha.

RECURSOS:

Terapeutas: Informe-se com fisioterapeutas e massagistas, que podem saber de algum profissional que tenha treinamento em Bindegewebsmassage, ou telefone para associações profissionais.

Livros: Elisabeth Dicke, H. Schliack e A. Wolff, *A Manual of Reflexive Therapy of the Connective Tissue, "Bindegewebsmassage"* (Sidney S. Simon, 1978); Maria Ebner, *Connective Tissue Massage* (Williams and Wilkins, 1962).

MASSAGEM LINFÁTICA

Quase todas as massagens acabam estimulando o movimento da linfa, mas a massagem linfática usa pressão externa para afetar especificamente esse fluxo. Há versões diferentes dessa massagem, vindas de diferentes partes do mundo — Ayurvédica da Índia, Huna do Havaí e Drenagem Linfática Manual Vodder (DLM), desenvolvida na França pelos fisioterapeutas Estrid e Emil Vodder, durante a década de 30.

Para compreender a função da massagem linfática, é bom saber qual o papel da linfa na saúde do corpo. Assim como seu irmão vermelho, o sangue, a linfa, que é branca, filtra substâncias estranhas e remove o excesso de fluido, de proteína e de resíduos dos tecidos, transportando-os para o sangue, para que circulem e sejam eliminados. Se a linfa parasse de fazer esse trabalho, você morreria de envenenamento por proteína em 24 horas.

Mas, ao contrário do sangue, a linfa não conta com um coração para bombeá-la pelo corpo. Ela se move lentamente, com a ajuda de várias forças. As contrações dos músculos voluntários (é por isso que os exercícios são tão benéficos) e dos músculos dos intestinos (na peristalse) comprimem os vasos linfáticos. A pulsação das artérias os massageia e a pressão negativa da cavidade peitoral provoca sucção. O estímulo externo da manipulação ajuda a aumentar o fluxo linfático, especialmente quando ele está obstruído.

A linfa se junta em cerca de oitocentos nódulos espalhados pelo corpo, duzentos dos quais se localizam no pescoço. Quando os nódulos do pescoço, das axilas ou da virilha incham, essas áreas ficam sensíveis. E quando os tornozelos, os pés, as pernas, os braços e as mãos ficam cheios de fluido acumulado, surge o edema. O linfedema também ocorre depois da remoção de gânglios linfáticos, nos casos de câncer.

A Drenagem Linfática Manual Vodder é um método rítmico, suave e preciso, usado especialmente em clínicas da Europa, onde é a quarta técnica de massagem mais prescrita pelos médicos. Há relatos de bons resultados em casos de luxações, ferimentos, inchaço do rosto depois de cirurgia plástica ou dentária, e espasmos musculares por excesso de exercício ou tensão crônica. É usada também no tratamento de sinusite, queimaduras, acne, cicatrizes, artrite, enfisema, enxaqueca, zumbido no ouvido, nevralgia do trigêmeo, lesões da coluna e certos distúrbios cerebrais. Alguns profissionais afirmam que, no caso de pacientes que passaram por cirurgias como histerectomia, prostatectomia e mastectomia, a DLM movimenta o fluído nas áreas que não realizam mais essa função. Se for iniciada antes do quarto mês de gravidez, evita o inchaço e as estrias. Pesquisa feita por cientistas europeus confirmam os efeitos da DLM.[13]

Ao contrário da massagem comum, a DLM é muito

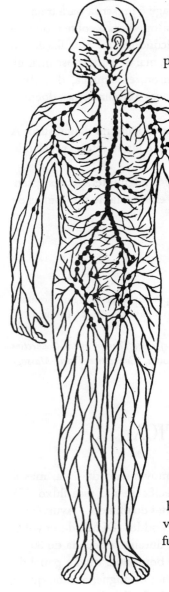

Sistema Linfático

leve e não penetra até o nível dos músculos, pois metade da linfa do corpo fica nas camadas superficiais abaixo da pele. Há também uma técnica mais profunda para tratar espasmos nos vasos linfáticos que drenam os músculos. Numa sessão que fiz, fiquei surpresa com o toque leve como pena do terapeuta. Como na década de 70 eu tinha aprendido um tipo diferente de massagem linfática, com movimentos mais fortes, presumi que só a pressão profunda agia sobre a linfa.

Seja leve ou profunda, a DLM usa uma pressão pulsante — um leve bombeamento — que tem efeito relaxante imediato no sistema nervoso autônomo. Usa também outras técnicas de manipulação: pressão com a mão em concha, movimentos rotativos e círculos imóveis. O terapeuta segue o trajeto da linfa, movendo-se no sentido das fibras musculares, que é o mesmo dos vasos linfáticos. A DLM é eficaz até mesmo quando o terapeuta não pode trabalhar diretamente sobre a área afetada devido a queimaduras ou a outros problemas. A massagem no lado oposto do corpo ou na área próxima ao local pode trazer os resultados esperados.

A DLM é muito mais difundida em clínicas e escolas européias. Massagistas e fisioterapeutas recebem um certificado, depois de quatro semanas de treinamento, parte do qual é feito sob orientação médica. Mas algumas escolas de massagem dos Estados Unidos e do Canadá oferecem treinamento em DLM, que exige do aluno quinhentas horas de trabalho prático ou formação em fisioterapia. A North American Vodder Association of Lymphatic Therapy (NAVALT), criada em 1992, faz uma reavaliação obrigatória do treinamento a cada dois anos, sendo que os professores precisam renovar o certificado a cada ano.

Recursos:

Terapeutas e cursos: NAVALT, P.O. Box 861, Chesterfield, OH 44026, (216) 729-3258; escolas de massagem; Robert Harris, Dr. Vodder School — North America, P.O. Box 5761, Victoria, British Columbia, Canada, V8R 6S8, (604) 598-9862, fax (604) 598-9841. Há também a National Lymphedema Network (NLN), (800) 541-3259.

Livros: Como é um trabalho altamente especializado, há apenas manuais técnicos de drenagem linfática, alguns em alemão. H. e G. Wittlinger, *Introduction to Dr. Vodder's Manual Lymph Drainage*, 3ª ed. revisada (Haug, 1986); Ingrid Kurz, *Introduction to Dr. Vodder's Manual Lymph Drainage*, vol. 2, terapia 1 e vol. 3, terapia 2 (Haug, 1986 e 1990).

TERAPIA MUSCULAR PROFUNDA PFRIMMER®

A origem da Terapia Muscular Profunda Pfrimmer é semelhante à da Bindegewebsmassage — a incapacidade levou à invenção, que levou à cura. Thérèse Pfrimmer, massagista e fisioterapeuta, descobriu a técnica em 1946, quando trabalhava numa grande lavanderia em Ontário, Canadá. As lesões provocadas pelo trabalho pesado tiveram conseqüências tão graves que os médicos disseram que ela não poderia mais andar. Mas ela começou, por conta própria, a massagear e a manipular os músculos. Depois de três meses, estava completamente curada e saiu da cadeira de rodas.

Pfrimmer percebeu depois que a solução para muitas deficiências não está nos nervos, mas nos músculos. Ela atribuiu a paralisia a dois fatores: quando o sangue não circula nos músculos, eles degeneram, tornando-se duros, borrachudos, polpudos ou fibrosos. E quando a linfa não se movimenta nos músculos eles aderem uns aos outros. Assim, os movimentos no sentido oposto ao das fibras suavizam as fibras endurecidas em todas as camadas do músculo, eliminam as aderências, diminuem a congestão e a inflamação, aliviam a dor, aumentam a capacidade de movimento das articulações, soltam nervos, vasos linfáticos e sangüíneos, aumentando, assim, a circulação nos músculos afetados.

Quem conhece essa terapia diz que ela é eficaz no tratamento da artrite, constipação e perturbação digestiva, dores no pescoço, nas costas e na cabeça, problemas cardíacos, dor nas articulações, lesões ocupacionais, problemas decorrentes da prática de esportes, dor ciática, tendinite e bursite, traumas ocasionados por acidentes de carro. Dizem também que é coadjuvante no tratamento de disfunções provocadas por esclerose amitrópica lateral (EAL), paralisia de Bell, danos cerebrais, paralisia cerebral, fibrosite e fibromialgia, lúpus, esclerose múltipla, distrofia muscular, nevralgia, neurite, mal de Parkinson, pólio, escoliose, derrames.

O método Pfrimmer é usado por profissionais de vários tipos: médicos, enfermeiras, quiropráticos, fisioterapeutas e massagistas. Nos Estados Unidos há duas escolas autorizadas que ensinam essa técnica. Como pré-requisito, o aluno deve ter feito pelo menos quinhentas horas de anatomia, fisiologia, higiene, ética e outras disciplinas.

RECURSOS:

Terapeutas e outras informações: Thérèse C. Pfrimmer International Association of Deep Muscle Therapists, Inc., c/o Cindy Gaydos, 269 S. Gulph Rd., King of Prussia, PA 19406, (800) 484-7773, ext. 7368.

Cursos e instrutores: Alexandria School of Scientific Therapies, P.O. Box 287, Alexandria, IN 46001, (317) 724-7745; Pennsylvania School of Muscle Therapy, 651 S. Gulph Rd., King of Prussia, PA 19406, (610) 265-7939.

Livros: Thérèse C. Pfrimmer, *Muscles... Your Invisible Bonds* (Blyth, 1983).

Método Lauren Berry

Lauren Berry tinha uma resposta direta para quem lhe perguntava o que fazia. "Não sou médico nem agente de cura: sou apenas um mecânico." Era fisioterapeuta licenciado, mas sua profunda compreensão da mecânica do corpo veio da convivência que teve na infância com um médico finlandês que praticava ginástica sueca, das experiências com cadáveres do necrotério municipal e de sua formação em engenharia.

Berry dizia que os músculos, tendões e ligamentos são a "amarração" do corpo e que as distorções nessa amarração constituem a principal causa de problemas mecânicos da coluna e extremidades. Ele acreditava também que todo o corpo é programado para corrigir a si mesmo. Mas se o centro natural de gravidade (localizado na pelve, entre a quinta articulação lombar-sacral e um ponto mais ou menos 5 centímetros abaixo do umbigo) está fora de equilíbrio, então tudo — acima e abaixo — fica distorcido para se adaptar ao novo centro de gravidade. Isso prejudica a capacidade de sustentação do corpo.

Os terapeutas que aplicam o método de Lauren Berry usam técnicas de massagem profunda e manipulação dos tecidos moles. Tratando espasmos, distorções e aderências no tecido conectivo, nos músculos esqueléticos e nos músculos viscerais, eles favorecem a tendência natural do corpo ao equilíbrio e à harmonia de estrutura e função. Por exemplo: tal correção pode restaurar rapidamente os movimentos do joelho ou eliminar a dor nas costas.

Os praticantes do método Lauren Berry estudaram diretamente com Berry. Agora, alguns deles estão passando a técnica adiante.

Recursos:

Informações: Institute of Integral Health, Inc., 1442A Walnut St., Berkeley, CA 94709.

Técnica Bowen

A Técnica Bowen é um sistema que foi desenvolvido na Austrália por Tom Bowen. A idéia é a seguinte: certos conjuntos de tendões, nervos e fáscia muscular, quando puxados suavemente como cordas de um violão, produzem uma vibração que transmite novas informações aos músculos, desencadeando um turbilhão de reflexos neuromusculares. Esses reflexos, por sua vez, soltam as articulações, relaxam os músculos, melhoram a circulação do sangue, da linfa e da energia e equilibram os sistemas.

Gene Dobkin, instrutora da técnica nos Estados Unidos, descreve a Técnica Bowen pelo que ela não é: não é quiroprática, nem Terapia dos Pontos Desencadeantes,

Técnica Bowen – Uma Experiência

Para se saber que sensação os movimentos da técnica Bowen provocam, coloque o polegar de uma das mãos no centro do bíceps (não flexionado) do outro braço. Num movimento horizontal, puxe a pele na direção do peito. Depois, pressione o músculo por alguns segundos. Sem pressionar muito, faça movimentos rotativos na parte de cima do bíceps até sentir que ele volta à forma original. Não esfregue a pele, que deve deslizar de um lado a outro do músculo.

nem liberação fascial, nem massagem linfática, nem trabalho energético e nem educação neuromuscular. A técnica não usa movimentos bruscos, ajustes violentos, nem pressão profunda. É uma prática delicada. Não penetra profundamente nos músculos e articulações e também não manipula os ossos ou o tecido conectivo sob os músculos. A pressão usada nunca é mais forte do que a "pressão para o globo ocular" (a que se tolera sobre as pálpebras fechadas). Não são necessários lubrificantes, e o cliente pode ficar vestido.

Na sessão de massagem Bowen, o terapeuta aplica uma seqüência de movimentos na coluna, nas costas e no pescoço e, depois, trabalha pernas e braços. Além disso, há procedimentos dirigidos para problemas específicos. A seqüência de movimentos é semelhante ao trabalho de um afinador de piano, que busca a harmonia geral com o ajuste de algumas cordas. O terapeuta sincroniza os movimentos com a respiração do cliente, que deve suspirar sempre que solta o ar para conseguir um relaxamento ainda maior.

Na sessão que fiz, o terapeuta saía da sala, depois de cada série de movimentos, para que eu pudesse ficar um pouco "no forno". E eu caía imediatamente num profundo estado de calma e relaxamento. Depois, ele sugeriu que eu bebesse muita água e andasse (sem me esforçar demais) para remover resíduos metabólicos e continuar flexível. Além disso, disse-me que, durante uma semana, eu não deveria me expor a outras técnicas, que poderiam prejudicar os efeitos do trabalho, que continua a "cozinhar", por cinco a dez dias. Uma segunda ou terceira sessão afina e reforça os benefícios da primeira. Tratamentos mais prolongados só são indicados em caso de doenças muito graves ou crônicas.

Os terapeutas que usam essa técnica dizem que são bem-sucedidos os tratamentos de dor abdominal, dor nas costas, na região sacro-iliacal, no peito, no cóccix e na região do diafragma. Eles tratam também inchaço nos seios, paralisia de Bell, bursite, cãibras na virilha, infertilidade, vômitos, ciática, escoliose, asma, febre alérgica, sinusite, enxaquecas, ombros rígidos, constipação, mal de Ménière, problemas digestivos, hérnia, joanete, doenças do fígado, da bexiga, da próstata, dos ouvidos e dos olhos. Há também tratamentos para bebês.

Mirka Knaster

TOM BOWEN

Tom Bowen, criador da Técnica Bowen, nasceu na Austrália em 1903. Estudou por um breve período numa escola de medicina, mas acabou sendo químico industrial. Um dia, em 1952, houve um acidente perto do escritório onde trabalhava. Um operário tinha caído de um andaime e estava deitado na calçada, sentindo dores terríveis. Esperando pela ambulância, ninguém sabia o que fazer. Vendo que ninguém fazia nada pelo pobre homem, Bowen ajoelhou-se ao seu lado, colocou a mão suavemente no ombro do homem e ficou falando com ele, para acalmá-lo. Mais tarde, o homem disse que, no momento em que Tom o tocou, seu corpo se encheu de calor e a dor desapareceu. Apesar das fraturas e dos ferimentos internos, o choque foi muito leve.

Logo que a notícia se espalhou, as pessoas começaram a procurar Bowen, pedindo ajuda. Elas o cercavam no trabalho e o seguiam até sua casa, à noite. Como não conseguia dizer não, ficava até de madrugada tratando de todos. Acabou deixando a química industrial e abriu uma clínica em Geelong, Victoria. Na clínica, desenvolveu aos poucos a técnica que muda as relações estruturais e funcionais do corpo.

Em 1976, esse autodidata chegou a tratar mais de 13 mil pacientes por ano, sendo que raramente fazia mais de duas sessões por pessoa. Mesmo depois de perder as duas pernas por causa da diabete, ele continuou a trabalhar na cadeira de rodas. Morreu em 1982. Vários anos depois, Oswald e Elaine Rentsch, treinados e autorizados por Bowen, começaram a ensinar a técnica na Austrália e em outros países.

— Cortesia de Gene Dobkin, terapeuta Bowen.

Profissionais de vários tipos — massagistas, fisioterapeutas, médicos, enfermeiros, dentistas, pediatras, especialistas em medicina natural e acupunturistas — usam a Técnica Bowen. O treinamento básico é de 28 horas, seis meses de prática e, depois, mais quatorze horas para obtenção do certificado. Na Austrália, existe a Bowen Therapy Academy, mas nos Estados Unidos também há instrutores licenciados.

RECURSOS:

Informações sobre treinamento e terapeutas: Milton e Deni Larimore-Albrecht, 177 Valley View Dr., Auburn, CA 95603, (916) 823-6336, fax (916) 823-5759; Gene Dobkin's Bowen Seminars, (800) US Bowen.

Terapia dos Pontos Desencadeantes

Pontos desencadeantes são áreas localizadas de hiperirritabilidade nos músculos. Quando pressionados, parecem nós e são extremamente doloridos, sendo que a sensação se reflete em outras partes do corpo. É a ação do sistema nervoso. Quando não há *stress* no músculo, as terminações nervosas disparam em ritmo lento. Mas, se o ponto for provocado por um distúrbio emocional ou por algum esforço excessivo, a atividade neurológica se acelera e a função fisiológica normal se inibe. Isso gera um ciclo de espasmo, dor, tensão, fraqueza e limitação do movimento das articulações. O espasmo faz com que o músculo fique mais curto, afetando os ligamentos, tendões e ossos ligados a ele.

Os pontos desencadeantes podem se formar muito cedo, num trauma de nascimento, ou mais tarde, como resultado de pancadas, torções, ferimentos, doenças, desgaste decorrente da prática de esportes ou de rotinas de trabalho, desequilíbrios estruturais e outros *stresses*. Muitas vezes permanecem latentes durante anos, até que alguma coisa os estimule. Os pontos desencadeantes provocam dor não apenas na área do corpo onde se alojaram pela primeira vez, mas também em pontos distantes. Isso ocorre em padrões específicos e previsíveis, seguindo um tipo de mapa rodoviário de dor reflexa. Por exemplo: um ponto desencadeante no trapézio (músculos que vão do pescoço e ombros até o meio das costas) pode enviar a dor para a base do crânio, para os maxilares e para a área atrás dos olhos. A dor pode ir de um músculo a outro, de um músculo para um órgão ou glândula e vice-versa, e de um órgão ou glândula a outro.

Originalmente, os médicos faziam Terapia dos Pontos Desencadeantes com injeções. Essa técnica começou a ser usada na Europa nos anos 30, e foi introduzida nos Estados Unidos pela doutora Janet Travell. Ela tratou a dor nas costas de John F. Kennedy, na época em que ele foi senador e, depois, presidente. Travell aplicava nas costas injeções de uma solução salina com procaína, depois completava a sessão com alongamentos passivos e um *spray* de fluoretano.

Alguns médicos, especializados em tratamentos com calor, água ou manipulação, ainda usam essa técnica dos alongamentos e do *spray*. Outros encaminham os pacientes para fisioterapeutas ou para terapeutas corporais que aplicam a Terapia dos Pontos Desencadeantes sem drogas nem injeções. É o caso dos que praticam Mioterapia Bonnie Prudden e Terapia Neuromuscular. Nessas terapias, a pressão é aplicada com as pontas dos dedos, nós dos dedos e cotovelos, ou com pequenas barras em T ou L. A pressão varia em profundidade, intensidade e duração, dependendo do nível de sensibilidade do cliente e da parte do corpo a ser tratada. Esse procedimento "desmancha" o ponto desencadeante, interrompendo o ciclo de espasmo e dor.

Esses terapeutas explicam o mecanismo de liberação de um ponto desencadeante em termos de diferentes processos. Um deles é o arco reflexo. O *stress* num ponto resulta em excesso de carga sensorial numa área da medula espinhal. Os músculos e órgãos internos servidos por aquele segmento nervoso ficam, por sua vez, num estado de superatividade e passam a provocar estímulo anormal, estabelecendo um círculo vicioso. A pressão interrompe ou anula esse reflexo, diminuindo ou até eliminando a transmissão de sensações de dor, da mesma maneira que uma nova gravação numa fita já gravada apaga a antiga gravação. A pressão também faz com que o sistema nervoso libere os analgésicos produzidos pelo próprio corpo, como a encefalina e a serotonina, que inibem os estímulos nervosos.

Além disso, a pressão e a fricção aquecem o músculo e aumentam o fluxo sangüíneo. Isso traz oxigênio e nutrientes para os tecidos e remove os resíduos metabólicos que provocam dor. O calor diminui as contrações musculares e aumenta a flexibilidade da fáscia circundante, permitindo que o músculo se alongue, além de diminuir a pressão na articulação e os impulsos para a medula espinhal.

Depois de desmanchar o ponto desencadeante, os terapeutas usam movimentos suaves que reeducam o músculo, para que ele continue relaxado e livre de espasmos. Mas, se o tratamento não for acompanhado dos exercícios, é provável que o *stress* ative novamente os pontos desencadeantes e provoque espasmos.

Quando o ponto desencadeante se solta, os sistemas neuromuscular e nervoso voltam ao funcionamento normal. A dor diminui ou desaparece. Como os músculos se estendem novamente, os ossos podem voltar a seus lugares naturais de descanso e abandonar as distorções posturais. Isso também libera os nervos "pinçados" pelo tecido afetado pelo espasmo.

A Terapia dos Pontos Desencadeantes oferece um tratamento preciso para dores crônicas e agudas relacionadas aos músculos: dores de cabeça, pescoço e costas, bruxismo, paralisia de Bell, cólicas menstruais, artrite, bursite, fibromialgia, esclerose múltipla, dor ciática, formigamento, estados pós-cirúrgicos, além de lesões esportivas e ocupacionais. A extensão da prática e o protocolo usado variam conforme o treinamento que o terapeuta teve. Há duas ramificações principais da Terapia dos Pontos Desencadeantes originalmente desenvolvida por Travell.

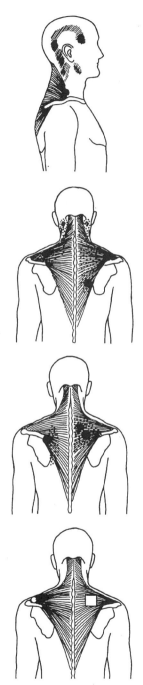

Pontos Estratégicos nos Músculos Trapézio.

Experiência: Alívio de Pontos Desencadeantes

Use uma bola de tênis para alcançar os pontos desencadeantes do próprio corpo. Coloque a bola na área desejada, logo à direita ou à esquerda da coluna e encoste-se na parede. Ou deite-se no chão, com a bola entre as costas e o chão. Faça a bola girar lentamente pelas costas, até encontrar um ponto sensível. Deixe a bola nesse ponto por uns vinte segundos, pressionando-a contra a parede ou apoiando sobre ela o peso das costas.

Se quiser trabalhar pontos desencadeantes dos dois lados da coluna, coloque uma bola dentro de uma meia, faça um nó para mantê-la no lugar, ponha uma segunda bola na meia e dê outro nó. O espaço formado pelo nó entre as duas bolas deve ser suficiente para passar sobre a coluna, de maneira que a pressão não seja aplicada diretamente sobre as vértebras.

A *Mioterapia Bonnie Prudden* é uma técnica que Bonnie Prudden, uma autoridade em *fitness*, desenvolveu em 1976 com a cooperação de um grupo de médicos. Bonnie Prudden dirige o Institute for Physical Fitness and Myotherapy, que oferece treinamento nessa técnica: o treinamento para obtenção de certificado é de 1.400 horas, sendo que o profissional precisa renová-lo a cada dois anos, depois de um período adicional de treinamento para atualização. Antes da primeira sessão, o paciente deve apresentar uma autorização médica por escrito. Essa autorização pode ser feita por um médico, osteopata, dentista ou quiroprático, certificando que não há impedimentos de saúde ou que a pessoa está sob orientação médica. Os terapeutas que usam essa prática trabalham em hospitais, consultórios médicos e dentários e em clínicas próprias. Há também mioterapia para crianças, bebês e animais. Prudden costuma chamar seu trabalho de *Pain Erasure*.

A *Terapia Neuromuscular* (TNM) costuma fazer parte dos programas básicos das escolas de massagem. Para treinamentos mais avançados, há também séries de seminários de fim de semana organizados por profissionais — massagistas, enfermeiros ou fisioterapeutas — dos Estados Unidos e do Canadá.

RECURSOS:

Equipamento, cursos e terapeutas: Bonnie Prudden Institute for Phisical Fitness and Myotherapy e Pain Erasure Clinic, 7800 E. Speedway, Tucson, AZ 85710, (602) 529-3979; St. John Neuromuscular Therapy Pain Relief Seminars, 10950 72nd St. N., #101, Largo, FL 34547, (800) 232-4668; Neuromuscular Therapy Center, 900 14th Ave. N., St. Petersburg, FL 33705, (813) 821-7167;

National Association of Trigger Point Myotherapists, 2600 S. Parker Rd., Suite 1-214, Aurora, CA 80014, ou 2821 Baxter Rd., #3A, Anchorage, AK 99504.

Livros: Bonnie Prudden, *Pain Erasure: The Bonnie Prudden Way* (Ballantine, 1985); Bonnie Prudden, *Myotherapy: Bonnie Prudden's Guide to Pain-Free Living* (Ballantine, 1985).

Fitas de vídeo e áudio: "How to Get Started with Bonnie Prudden Myotherapy", vídeo de 90 min.; "Quick Rx for Back Pain", vídeo de 90 min.; "Quick Rx for Headaches", vídeo de 90 min.; "How to Relieve Pain", fita de 40 min. — distribuídos por Bonnie Prudden, 7800 E. Speedway, Tucson, AZ 85710, (602) 529-3979; Neuromuscular Therapy Home Study Video Program (vols. 1, 2, 3, 4), 6 horas, e vídeos educativos, Paul St. John NMT, 10950 72nd St. N., #101, Largo, FL 34547, (800) 232-4668.

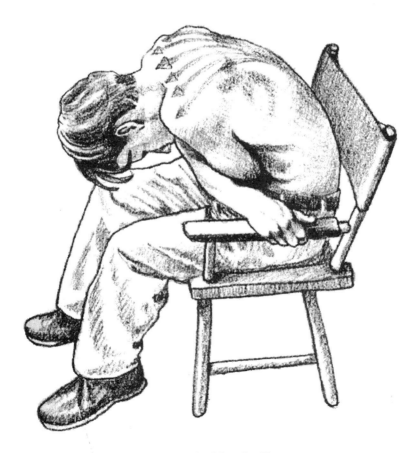

Alongamento dos Músculos Trapézio.

Integração Psicofísica Trager®

A Integração Psicofísica Trager, criada pelo médico Milton Trager, parte do princípio de que é por meio de sensações corporais agradáveis que aprendemos a ser mais leves, soltos e livres. Pelas mãos, os praticantes do método Trager comunicam ao inconsciente do cliente que há uma maneira mais fácil de viver. Para isso, trabalham num estado elevado de consciência, que Trager chama de *hook-up*: um processo, semelhante à meditação, de se "tornar um com a força que envolve todas as coisas vivas".[14]

> *As sensações físicas... são a base da autoconsciência.*
> – Deane Juhan

O método Trager combina mobilização dos tecidos pela manipulação, relaxamento e uma técnica de reeducação do movimento chamada Mentástica. Na sessão de Trager, o cliente fica sem roupa numa cama acolchoada. Sem fazer uso de óleos, o terapeuta introduz informações sensoriais agradáveis nos tecidos por meio de movimentos suaves, constantes e ritmados. Não há dor, invasão ou força. Os praticantes do método dizem que as mensagens dessas sensações entram no sistema nervoso central e provocam mudanças nos tecidos através das conexões sensório-motoras entre o cérebro e os músculos.

> *Das fraldas à dentadura, nossa organização mental é formada pela cultura: odores, formas, texturas, maneiras, habitação, transporte, ocupação, educação, etc. exercem influência constante.*
> – Michael Joyce

O trabalho de manipulação provoca no corpo ondas de movimento, que levam a um relaxamento profundo e aumentam a mobilidade muscular. Isso rompe padrões de rigidez mentais e físicos, profundamente arraigados, que inibem o movimento fluido, provocam dor e perturbam a função normal. Tais padrões se desenvolvem como reação a *stresses* diários ou circunstâncias adversas, como acidentes, cirurgias e traumas emocionais.

O doutor Trager passou cinco décadas cuidando de pessoas com graves distúrbios neurológicos, como pólio, esclerose múltipla, distrofia muscular, mal de Parkinson e traumas decorrentes de derrames. Chegou a salvar a própria mulher de uma vida na cadeira de rodas. Segundo os praticantes da técnica Trager, ela reduz também o tempo de recuperação pós-operatória (depois de uma mastectomia, por exemplo), além de aliviar dores nas costas, nas articulações e na cabeça, aumentando a energia, a vitalidade e a paz interior.

Para manter e acentuar os benefícios do trabalho de manipulação, o terapeuta ensina ao cliente a prática da Mentástica. Esse sistema de "consciência em movimento" consiste em movimentos fáceis e lentos — balanço de braços e pernas, chutes e alongamentos do corpo. Seu objetivo é reforçar e recriar o gratificante estado sensorial induzido durante o trabalho na mesa.

Para obter um certificado no método Trager, o profissional passa por um treina-

MILTON TRAGER

Ao contrário de outros grandes inovadores na área das práticas corporais, Milton Trager não foi motivado por uma doença séria. Seu método foi se desenvolvendo de maneira gradual e incomum.

Nascido em Chicago, em 1908, Milton mudou-se com a família para Miami aos 16 anos, quando conseguiu um emprego como mensageiro. De constituição muito frágil, ele treinava todos os dias, depois do trabalho, correndo e fazendo ginástica na praia. Essa sessão de movimentos e meditação perto do mar foi a base para o que depois ele chamou de Mentástica — uma combinação de "mental" e "ginástica".

Aos 18 anos, Trager começou a treinar para lutar boxe profissionalmente. Depois de cada sessão de exercícios, o treinador lhe fazia massagem. Um dia, o treinador estava tão cansado que Trager se ofereceu para lhe fazer uma massagem.

"Ei, garoto, onde aprendeu isso?", perguntou-lhe o treinador.

"Como assim? Foi você que me ensinou", respondeu ele.

"Eu nunca fiz isso. Você tem mãos incríveis."

O jovem Milton ficou tão envaidecido que foi para casa e disse ao pai que iria curá-lo. Depois de duas sessões de massagem, a dor ciática do pai, em fase aguda há dois anos, desapareceu e nunca mais voltou. Depois desse primeiro sucesso, Trager começou a procurar na vizinhança casos de pessoas com dor. Ele tinha só 19 anos quando, pela primeira vez, conseguiu fazer andar uma vítima de pólio — um garoto de 16 anos paralisado há mais de quatro. Trager abandonou o boxe, para proteger as mãos, e passou a trabalhar como dançarino e acrobata. E continuou com sua prática.

Em 1946, Trager quis fazer os exames finais numa escola de medicina para obter um diploma. Mas foi recusado em dezessete escolas por causa da idade. Finalmente, foi para o México estudar na Universidade Autónoma de Guadalajara. Quando os internos souberam de sua experiência com paralisia infantil, ele foi convidado a fazer uma demonstração. Médicos, professores, a madre superiora e algumas das freiras lotaram a sala. Na mesa, uma menina de 4 anos, paralítica da cintura para baixo. Trager começou a trabalhar nos pés da garota e ela logo sentiu alguma coisa. Depois de quarenta minutos, ela já conseguia mexer o pé e contrair a perna. A madre superiora e as outras freiras caíram de joelhos e se benzeram. Em três semanas, a menina estava andando. A universidade criou uma clínica para Trager, na qual ele trabalhava enquanto concluía os seus estudos.

Em 1959, o doutor Trager abriu sua própria clínica, em Waikiki, no Havaí. Em 1973, no Esalen Institute, ele fez sua primeira demonstração pública.

Nessa ocasião, conheceu Betty Fuller, que o convenceu a lhe ensinar a técnica e organizou o Trager Institute. O doutor Trager fechou a clínica no Havaí e, durante quatro anos, dedicou-se em tempo integral aos alunos em número cada vez maior, além de fazer demonstrações de seu trabalho em hospitais, escolas de medicina e centros de treinamento nos Estados Unidos e na Europa.[15]

Mentástica®: Uma Experiência

Mentástica não é um conjunto de exercícios, mas de movimentos mentalmente dirigidos. No exercício, a meta é aumentar o tônus, a força, a resistência ou a velocidade, o que exige esforço. A Mentástica é um processo que não exige esforço e favorece o desenvolvimento de sentimentos de liberdade, leveza ou suavidade. O doutor Trager recomenda que, ao fazer Mentástica, os movimentos venham da mente, por meio de perguntas: "O que é mais leve... e mais leve do que isto? O que é mais suave... e mais suave do que isto?"

Esses movimentos podem ser facilmente incorporados ao dia-a-dia. Por exemplo: depois de muito tempo sentado numa cadeira ou dirigindo um carro, levante-se e faça uma série de movimentos de chutar para aliviar a rigidez na base das costas e nos joelhos. Muitas vezes eu levanto da frente do computador e vou até a outra sala fazendo esses movimentos. Quando corria, eu costumava relaxar chutando. E ainda tenho esse costume, depois de pedalar, para sacudir os músculos e os ossos.

Chutes

De pé, chute uma vez com cada perna, com o pé passando rente ao chão. Repita esse chute leve e solto, observando seu corpo. Sinta o peso da perna descendo e saindo da junta dos quadris. Sinta os músculos da coxa saltarem e a barriga da perna e o tornozelo tremerem. O movimento provoca também um sacolejo na base das costas, que você pode sentir se pressionar os dedos nos ossos da área lombar. Não force esse sacolejo: o chute não é deliberado nem forte.

Quando sentir que o chute está livre e solto, comece a andar chutando, como se, distraidamente, chutasse uma lata. Andando e chutando, tome consciência do que está sentindo. Se ficar cansado, pare e descanse. Se sentir dor, é porque está fazendo muito esforço.[16]

mento de três etapas, com sessões de prática supervisionada. Pode optar também por aulas de anatomia, movimento, fisiologia e outras disciplinas. Os seminários duram de um a seis dias.

RECURSOS:

Cursos, terapeutas, vídeos e publicações: The Trager Institute, 21 Locust, Mill Valley, CA 94941-2806, (415) 388-2688, fax (415) 388-2710, Internet: Tragerd@aol.com.

Livros: Milton Trager e Cathy Guadagno-Hammond, *Mentastics: Movement as a Way to Agelessness* (Station Hill, 1987).

> De todos os caminhos corporais que experimentei, o Trager foi o mais divertido. Meus clientes e eu nos divertíamos com os nomes engraçados usados no trabalho de manipulação em diferentes partes do corpo — "geléia na barriga da perna", "tocar o baixo", "pedir carona", "volta ao mundo" — e ríamos enquanto eu balançava e sacudia o corpo deles. As crianças riam muito, pois eu ia inventando nomes e fazendo, por exemplo, *"ding-dong"* com os braços. Os pais de uma dessas crianças me procuraram, dizendo que tinham notado uma incrível melhora em seu comportamento. Uma mulher disse que a sessão parecia uma sinfonia, com prelúdio, exposição, desenvolvimento, recapitulação dos temas e coda. Para uma outra mulher, a sessão parecia uma pintura, pois ela via várias cores. E eu adorava as sessões que fazia, pois sempre me sentia mais leve e mais alongada quando levantava da mesa.

TERAPIA CRANIOSSACRAL

Atualmente, a Terapia Craniossacral é usada por vários tipos de profissionais da área médica, mas começou como um ramo da osteopatia, um sistema de manipulação óssea que restaura a integridade estrutural e alivia o mal-estar. No início do século, o doutor William Sutherland, um médico osteopata, desmitificou, ao descobrir o movimento cranial, a noção popular de que o crânio é sólido e imóvel. Vinte e dois ossos separados e móveis ligam-se uns aos outros por meio de camadas de tecidos.

A Terapia Craniossacral trabalha o sistema craniossacral. O crânio, a coluna e o sacro (cinco vértebras unidas que formam parte da pelve) são ligados por uma membrana contínua da fáscia mais profunda do corpo, conhecida como *dura mater*, que abriga o cérebro e o sistema nervoso central. Num sistema hidráulico semifechado, o líquido cérebro-espinhal é bombeado através das membranas, gerando uma pulsação de seis a doze batidas por minuto. Esse ritmo craniossacral (RCS) é diferente do ritmo do coração e do sangue.

Os terapeutas que usam esse método avaliam a disfunção e a distorção na *dura mater* e harmonizam os elementos básicos do sistema craniossacral. Dizem que dá para sentir o RCS em qualquer lugar do corpo, mesmo com roupas — ele existe em todo o tecido conectivo ou fascial —, embora seja mais fácil senti-lo no sacro ou no occipício (base do crânio). Eles observam discrepâncias, amplitude, simetria e qualidade do RCS. Com compressões suaves, o terapeuta realinha os ossos do crânio e alonga as membranas sob eles para que o líquido cérebro-espinhal circule normalmente, equilibrando o RCS. Quando o sistema craniossacral começa a se mover simetricamente, e sem resistência, os mecanismos fisiológicos auto-reguladores podem voltar a funcionar, eliminando muitos problemas, como bruxismo, congestão nasal e tontura. Esses e outros problemas surgem em decorrência de traumas recentes ou antigos nos ossos do crânio ou sacro, desde mau desenvolvimento dos ossos faciais na fase fetal ou abalo dos ossos do crânio durante o parto, até quedas ou acidentes de automóvel.

Ao comprimir levemente a cabeça ou outras partes do corpo do cliente, o terapeuta sente, tridimensionalmente, as distorções a serem corrigidas para que a *dura mater* e outros tecidos conectivos saiam do padrão de tensão. Quando o corpo atinge a posição exata para essa liberação, o RCS pára de repente. John Upledger, um osteopata que usa a descoberta de Sutherland como instrumento corretivo e de diagnóstico, chama essa parada espontânea de "significance detector". Indica a possibilidade de uma *Liberação Somato-Emocional* (LSE), o termo que criou para descrever um fenômeno que, às vezes, ocorre na TCS.

Nesse ponto da terapia, se o cliente estiver confiante no nível subconsciente, o corpo pode assumir a posição em que estava no momento do acidente ou trauma, quando a energia negativa penetrou nos tecidos em linha reta. Segundo essa teoria, o corpo se dobra em reação ao impacto, saindo dessa linha reta. Se ele não consegue dissipar essa energia negativa, permitindo que ocorra a cura, ela acaba compactada num "cisto de energia" nos tecidos. A formação desse cisto depende também das eventuais emoções negativas no momento do trauma. Ao voltar à posição normal — a linha reta da entrada — o corpo guia o terapeuta ao ponto em que estão armazenadas as emoções. Elas são liberadas em forma de lágrimas, suor, tremor, riso ou choro. Todo o corpo se realinha quando os cistos de energia se desfazem.

Quando as lembranças sobem à consciência, você tem a oportunidade de resolver o problema, abandonando os sintomas

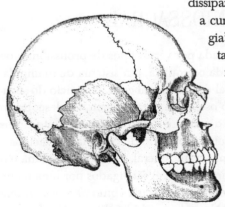

O Crânio: Ossos Móveis Unidos por Tecido.

TERAPIA CRANIOSSACRAL E BRUXISMO

John Upledger conta o caso de uma mulher de 58 anos que resolveu fazer Terapia Craniossacral (TCS) depois de quinze anos sofrendo de dor de cabeça, dor no pescoço e amortecimento nos braços. Durante dez anos ela se tratou com um dentista, com um quiroprático e, depois, com um psicoterapeuta, achando que talvez a dor fosse psicossomática. A mulher usava também uma proteção na boca, para impedir que os dentes se apertassem demais, comprimindo a articulação temporomandibular (bruxismo).

Depois de algumas horas de TCS, ela não precisou mais usar a proteção na boca e as dores desapareceram. O doutor Upledger presumiu que uma batida na cabeça teria afetado o céu da boca, resultando numa oclusão deficiente entre os dentes superiores e inferiores e em desgaste anormal do maxilar. O tratamento ajustou a posição do crânio e o céu da boca.

Finalmente, a mulher lembrou-se de um dia de férias à beira de um lago, quando era adolescente. Ela estava saindo da água quando um rapaz mergulhou e eles bateram de cabeça. Ela quase se afogou, precisou ser puxada da água e receber respiração artificial.[18]

e as disfunções. Upledger acredita que todos nós vivemos com um censor interno que, por proteção, mantém certas lembranças escondidas. Mas o custo de tal proteção é "dor, incapacidade, infelicidade, raiva crônica, irritabilidade, falta de auto-estima e assim por diante", diz ele.[17] Vivemos também com o que ele chama de "especialista em eficiência", que quer se livrar de conflitos profundamente enterrados. Na LSE o terapeuta terá de se alinhar aos desejos inconscientes do cliente para levá-los à resolução.

Os praticantes da Terapia Craniossacral dizem que, além de liberar *stress* acumulado, o método alivia dores de cabeça, pescoço e costas, disfunções oculares, dislexia, infecções crônicas no ouvido médio, depressão, fadiga crônica, dificuldade de coordenação motora, hiperatividade e distúrbios do sistema nervoso central, como paralisia cerebral. Eles dizem também que o método é eficiente em

> *O corpo geralmente procura chamar a nossa atenção para a "cena do crime", para nos ajudar a curá-lo.*
> — Christiane Northrup

casos de asma e cólica em bebês. O doutor Upledger chegou a tratar de pacientes em estado de coma. Uma dessas pacientes estava em estado de coma há mais de três anos, por causa de um acidente de carro. Ele a tirou desse estado, aumentando a amplitude do RCS. Apesar de brando, esse método não é indicado em casos de infecções sistêmicas agudas, fratura recente no crânio, hemorragia intracraniana ou aneurisma e lesão na *medulla oblongata*.

> É estranho que seja possível resolver um problema muscular "alinhando" a energia naquela parte do corpo. Mas acontece. Procurei uma praticante de Terapia Craniossacral com o braço direito distendido e o tornozelo esquerdo tão dolorido que não agüentava o peso do corpo. Quarenta e oito horas depois, eu estava completamente recuperada. Ela não fez massagem nem aplicou pressão. Limitou-se a girar meu braço e meu pé para tirá-los do padrão que retinha a energia da lesão original.

Massagistas, rolfistas, dentistas, fisioterapeutas e outros profissionais podem fazer o treinamento em TCS, que consiste numa série de seminários de nível básico, intermediário e avançado.

RECURSOS:

Cursos, terapeutas, publicações, vídeos: The Upledger Institute, 11211 Prosperity Farms Rd., Palm Beach Gardens, FL 33410-3487, (800) 233-5880; Colorado Cranial Institute, 1080 Hawthorn Ave., Boulder, CO 80304, (303) 449-0322; National Institute of Craniosacral Studies, Inc., 7827 No. Armenia Ave., Tampa, FL 33604-3806, (813) 935-0583, fax (813) 933-6355; Myofascial Release Seminars, 10 S. Leopard Rd., Suite 1, Paoli, PA 19301, (800) Fascial, (610) 644-0136.

Livros: John E. Upledger, D.O., *Your Inner Physician and You: Cranio-Sacral Therapy, SomatoEmotional Release* (North Atlantic/Upledger Institute, 1992) e *SomatoEmotional Release and Beyond* (Upledger Institute, 1990); John F. Barnes, *Myofascial Release: The Search for Excellence* (MFR Seminars, 1990).

ORTOBIONOMIA ™

Faixa preta e instrutor de judô na Inglaterra, Arthur Lincoln Pauls resolveu estudar para ser um médico osteopata, podendo assim tratar de seus alunos em casos de contusões. Mas, praticante de artes marciais japonesas, ele estava acostumado a "se movimentar com a energia". Assim, estranhou as técnicas forçadas da nova profissão, preferindo trabalhar seguindo a linha da menor resistência. Combinou elementos dos dois sistemas na criação da Ortobionomia (O-B), no início dos anos 70. É um método suave e não-invasivo, que trabalha com a capacidade natural que o corpo tem de se auto-regular e com sua tendência ao equilíbrio. Traduzida livremente da raiz grega, o termo *ortobionomia* significa "aplicação correta das leis naturais da vida". Ela é descrita às vezes como "homeopatia do trabalho corporal".

Se puder escolher, o corpo prefere a saúde à doença.

— Ida Rolf

O-B segue o princípio osteopático, segundo o qual a estrutura governa a função. Ver "Abordagens Estruturais", página 218. Mas, em vez de corrigir a estrutura à força, por meio da manipulação, o terapeuta usa a "liberação espontânea através do posicionamento", descoberta por outro osteopata, Lawrence Jones. A Ortobionomia conduz o cliente à "postura preferida" ou posição mais confortável, seguindo a direção em que o corpo quer se mover, em que ele pode se autocorrigir espontaneamente. A O-B é inspirada por uma filosofia: cada um é responsável pelo próprio bem-estar.

Se, por exemplo, você está com o movimento prejudicado na cabeça e no pescoço, o terapeuta vai localizar primeiro os pontos de tensão (pontos reflexos doloridos) na área a ser tratada. Ver "Terapia dos Pontos Desencadeantes", na página 204. Depois, ele vai colocar sua cabeça no ângulo correto — na posição mais confortável — e comprimir suavemente. Essa compressão informa ao sistema nervoso central que é preciso enviar um sinal para soltar os músculos que você está prendendo sem necessidade. Imagine um nó num cordão. Se você puxar o nó para tirá-lo, ele vai ficar ainda mais apertado. Mas se afrouxar o cordão soltando as duas pontas ao mesmo tempo, o nó vai ficar mais frouxo e você poderá desfazê-lo. O ortobionomista espera até três minutos para soltar o músculo, monitorando esse tempo no ponto de tensão. Às vezes, ele balança suavemente o pescoço do paciente, para que ele encontre a posição mais confortável e para soltar os músculos da articulação. Finalmente, ele faz o pescoço voltar à posição totalmente estendida, apalpa o ponto de tensão para testar a sensibilidade, e solta, balançando suavemente os músculos. Esse procedimento é aplicado em várias áreas do corpo, aumentando a capacidade de movimento, ativando a circulação do sangue e da linfa e proporcionando maior bem-estar.

> *Pelo equilíbrio, o homem conserva a energia nervosa e, assim, beneficia diretamente todas as suas atividades, mentais e físicas.*
>
> *— Mabel E. Todd*

A O-B usa também reeducação estrutural e outras técnicas, para agir sobre os órgãos e equilibrar o sistema endócrino. Há sete níveis de O-B, sendo que um deles trabalha apenas como campo energético ou aura, liberando fixações mentais e emocionais. O paciente recebe também um programa de exercícios e práticas de atenção corporal para fazer em casa, reforçando, assim, as sessões de manipulação. A O-B tem funcionado no tratamento de artrite, lesões decorrentes da prática de esportes, doenças reumáticas, dor muscular e *stress* emocional.

O programa básico de treinamento em O-B consiste de aproximadamente trezentas horas de curso e 150 horas de prática. Os terapeutas *senior* fazem um treinamento adicional de quinhentas horas.

RECURSOS:

Terapeutas e seminários: Society of Ortho-Bionomy International, P.O. Box 1974-70, Berkeley, CA 94701, (800) 743-4890 ou (608) 257-8828.

Lógica Corporal™

Yamuna Zake ficou com uma dor no quadril esquerdo após o nascimento de sua filha. Depois de ter tentado, sem resultados, a ortopedia, a quiroprática e a acupuntura, acabou criando a Lógica Corporal. Professora de Yoga desde os 16 anos, ela usou seu conhecimento para soltar e realinhar o quadril, por meio de várias posturas. Em dez dias ela já tinha voltado ao normal.

Lógica Corporal é um sistema altamente organizado de terapia estrutural, mas trabalha de maneira diferente das abordagens estruturais,

> *Quando o corpo sente um lugar mais saudável e mais energético para ficar, e ganha consciência de si mesmo, ele não a perde mais.*
>
> *– Yamuna Zake*

que tradicionalmente se concentram na fáscia. Ver "Abordagens Estruturais", página 218. Esse método busca o realinhamento soltando os músculos na origem e nos pontos de inserção (onde se ligam aos ossos). Pela tração das articulações, que Zake chama de "espaçamento muscular", o terapeuta alonga os músculos e cria espaço no corpo. Ele também gira as articulações em todas as direções possíveis. A tração e a rotação educam os músculos e as articulações, para que recuperem sua total capacidade de movimento. Ao descomprimir e eliminar as restrições, a Lógica Corporal torna os movimentos mais livres, melhora a circulação sangüínea e o fluxo de energia. Não usa a força, deixando que o corpo siga a direção em que se sente mais confortável.

Essa é a "lógica" do corpo, que "sabe instintivamente onde precisa se soltar quando surge a oportunidade", diz Zake.[19] O terapeuta trabalha com a "memória muscular natural" do corpo para modificar posturas negativas e padrões de dor. Ele parte do princípio de que o corpo se corrige rapidamente quando "lembra" como é bom mover-se sem esforço e sem dor.

Para apoiar o corpo do cliente e facilitar a tração, o terapeuta usa o próprio corpo como apoio — a mão segura aqui, o cotovelo traça uma linha ali, a coxa aperta mais adiante. Como para isso é preciso ficar fisicamente muito perto, o trabalho é íntimo, mas nunca feito de maneira grosseira nem com intenção sexual.

No início da sessão, o terapeuta alonga o corpo do paciente, para avaliar as limitações. Depois o paciente deita num colchonete no chão e o terapeuta trabalha todas as partes do corpo, inclusive o crânio. Apesar de trabalhar com a estrutura física, o terapeuta segue as pulsações elétricas ou energéticas do corpo. Para Zake, o corpo vai além da estrutura física, incluindo também a natureza energética — os chakras e canais

> *Você tem liberdade quando se sente à vontade em seus arreios.*
>
> *– Robert Frost*

energéticos que ela conheceu na Yoga. Ver chakras, página 329. Muitas vezes o paciente fica com uma grande sensação de leveza, pois há mais espaço nas articulações, e entra em estado de meditação. Isso ocorre porque o corpo e a energia se equilibram.

A Lógica Corporal trata uma grande variedade de problemas. Dançarinos, corredores e outros atletas têm predileção por esse método, pois ele aumenta o potencial de movimento e trata contusões. Mas é um método que pode ser usado por pessoas de qualquer idade e ocupação, tratando dor crônica nas costas, hérnia de disco, cifose, enxaqueca, artrite, derrames, ataques epilépticos e paralisia cerebral.

Para obter um certificado em Lógica Corporal, o terapeuta faz um treinamento com Yamuna Zake, em sessões intensivas que duram várias semanas, distribuídas em períodos de um ou dois anos, com atualização anual.

RECURSOS:

Terapeutas e treinamento: The Body Logic Studio, 295 W. 11th St., 1F, New York, NY 10011, (212) 633-2143; Philipanthony, 340 W. 87th St., Suite 2-A, New York, NY 10024, (212) 769-6443.

CAPÍTULO 9

Abordagens Estruturais

Como criaturas de duas pernas, nós, os seres humanos, temos uma experiência única e diferente daquela dos animais quadrúpedes: a postura vertical. Nossa cabeça se ergue aos céus, enquanto os pés nos ligam à terra. O reflexo humano de ficar em pé é tão primário que, até mesmo nos primeiros meses de vida, com os músculos ainda não desenvolvidos, já tentamos arquear as costas e o pescoço para erguer a cabeça, de maneira a, deitados de bruços, olhar para a frente.

Para funcionar com eficácia, mantendo com facilidade essa orientação vertical, é preciso, segundo os praticantes dos caminhos corporais estruturais, estar em alinhamento com a gravidade. É esse o objetivo desses terapeutas: organizar ou reorganizar a estrutura para que a força da gravidade flua através dela. Como resultado, esse processo permite que você realize o potencial psicológico, espiritual e físico que existe latente, mas restrito, dentro de você. As abordagens estruturais são baseadas na crença de que o alinhamento vertical do corpo influencia drasticamente a saúde, o comportamento e a consciência. Nesse princípio, assim como em outros princípios fundamentais nesse campo, ouvimos o eco da voz de Ida Rolf, criadora do Rolfing e pioneira de todos os caminhos corporais estruturais de que dispomos hoje.

> *No instante em que você perde sua verticalidade, perde aquele algo mais que está ao alcance dos seres humanos.*
> *– Ida Rolf*

A POSIÇÃO VERTICAL

Por *estrutura*, os praticantes das abordagens estruturais não entendem apenas o esqueleto, mas, principalmente, o sistema miofascial. *Mio* é músculo. *Fáscia* é o tecido conectivo, fino e resistente, que forma uma rede tridimensional ininterrupta da cabeça aos pés, costurando o corpo, como um enorme suéter.[1] Como a fáscia reveste todos os músculos, ossos, nervos, glândulas, órgãos e vasos sangüíneos, é ela que permite que o corpo mantenha a sua forma.

Sem a fáscia, o esqueleto viraria um monte de ossos e não poderíamos manter a postura vertical. Localizada sob a pele, a fáscia envolve o corpo num cobertor sem emendas. Envolve cada fibra muscular, segura em feixes as fibras musculares separadas e junta as pontas dos músculos, formando tendões, aquele tecido conectivo fibroso, branco e brilhante, que liga os músculos aos ossos e aos órgãos. Faixas resistentes de tecido fascial, chamadas ligamentos, formam as articulações, ligando um osso ao outro. A membrana fascial, chamada periósteo, recobre o lado de fora dos ossos, enquanto o endósteo recobre suas cavidades internas. Outras membranas, conhecidas como membranas sinoviais, forram as cavidades das articulações e as *bursae,* pequenas bolsas de fluido pesado que ficam entre o músculo e o tendão, ou entre o osso, o músculo e o tendão, reduzindo a fricção e facilitando o movimento.

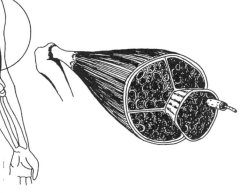

A fáscia envolve cada fibra muscular, reúne em feixes grupos de fibras e junta as pontas dos músculos formando os tendões, que ligam os músculos aos ossos.

A fáscia envolve também cada um dos órgãos, liga um ao outro e os prende às paredes interiores da cavidade corporal, para que fiquem no lugar. Sem ela, o coração, os pulmões e o estômago não ficariam suspensos no lugar certo.

Como a fáscia é toda interligada, o que acontece a uma parte dela afeta profundamente todas as outras partes do corpo. Condições hereditárias, trauma físico ou emocional, má postura, inflamação, padrões incorretos de movimento e outros *stresses* podem forçar, torcer ou pressionar a fáscia, que passa então a repuxar. Segundo o fisioterapeuta John F. Barnes, esse "repuxamento" da fáscia exerce uma tremenda força de tração — mais de 500 quilos de pressão por centímetro quadrado — nos nervos, vasos linfáticos e sangüíneos, ossos, músculos, glândulas e órgãos, o que provoca vários sintomas.[2]

Visualize a imagem do corpo como um suéter. Se você puxa ou torce uma parte dele, o que acontece com o resto? Ele mantém a integridade, ou fica deformado? Se você já lavou um suéter à mão sabe que se deixá-lo secar esticado ou torto, ele vai ficar deformado. A rede fascial é semelhante ao suéter, só que é tridimensional. Em certo sentido, o terapeuta estrutural vai fazendo, ao longo das sessões, com que esse suéter corporal volte à sua forma original.

Experiência: Conheça a Fáscia

Pegue uma laranja. Corte-a pela metade. Com a mão, esprema todo o suco de uma das metades. Observe bem a parte que sobrou. As paredes membranosas que dividem os gomos e forram a casca por dentro são o tecido conectivo da fruta. Se todo o líquido fosse espremido de nós, sobraria a fáscia.

Você pode também descascar a laranja. Depois, separá-la cuidadosamente em gomos. Observe a membrana que envolve cada gomo. Abra um dos gomos e observe os pequenos glóbulos dentro dele: cada um deles está também envolvido em membrana. Cada músculo e cada célula muscular do corpo é também envolvido em fáscia.[3]

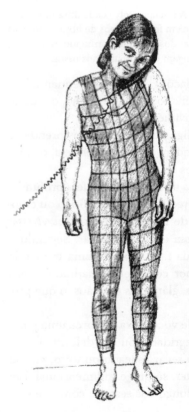

O corpo como suéter fascial: padrões desequilibrados resultam em distorção.

Gravidade e Alinhamento Vertical

A fáscia é plástica e altamente adaptável. Reage ao impacto de qualquer movimento e também à força da gravidade, que é uma das forças mais dominantes e fundamentais do universo. Sem ela, tudo sairia voando da superfície de nosso planeta. Quando estamos em harmonia com a gravidade, ela age como um apoio que nos mantém na vertical. Se ficamos fora do equilíbrio, ela drena a nossa energia, pois precisamos lutar para ficar em pé.

O princípio da "tensigridade" (um termo criado pelo arquiteto Buckminster Fuller) na relação entre esqueleto, músculos e tecido conectivo explica como mantemos a estrutura vertical. Imagine uma tenda. Depois de armada, o que impede que o pano caia no chão ou voe com o vento? O mastro central e as cordas esticadas na tensão correta. Ou visualize uma torre de rádio. Quando os cabos estão esticados por igual em direções opostas, a torre fica na posição certa, alinhada com a gravidade. Da mesma forma, o equilíbrio uniforme da fáscia e dos músculos mantém a coluna em relação correta com o centro de gravidade do corpo. Se a fáscia e os músculos estiverem muito tensos ou muito frouxos em alguma direção, o esqueleto se inclina. Neste caso, a gravidade passa a exercer uma tremenda carga na estrutura do corpo em vez de sustentá-la.

A premissa básica dos caminhos corporais estruturais é derivada da osteopatia (um sistema médico de manipulação): a condição de nossa estrutura tem um enorme efeito sobre nosso funcionamento. Qualquer mal-estar no corpo pode ser provocado por um problema estrutural. O fluxo do sangue, que traz oxigênio e nutrientes e leva embora os resíduos, pode ser obstruído pela pressão em certas áreas, assim como o fluxo linfático. Essa pressão pode modificar também a informação que passa por um nervo para atingir um órgão. Quando o que está preso se solta e a estrutura se equilibra, os mecanismos autocorretores do corpo recomeçam a agir, aliviando os sintomas e restaurando a função.

O corpo humano – como os pneus de um carro ou um tapete no chão – dura mais quando se desgasta por igual.
– Hans Selye

Segundo os terapeutas estruturais, a pressão manual na fáscia modifica sua matriz intercelular. Esse material consiste em fibras – elásticas, reticulares e colagênicas – e de uma substância-base amorfa e gelatinosa. Esse complexo gelatinoso polissacarídeo contém ácido hialurônico, que é altamente viscoso e lubrifica as fibras para que possam deslizar umas contra as outras, e proteoglicanos, cadeias de peptídeos que permitem que a gelatina absorva os impactos. Por causa de inflamações, traumas, postura incorreta e padrões incorretos de movimento, as fibras enrijecem e a gelatina endurece. A manipulação solta as fibras e muda a consistência da substância-base: antes dura como cimento, ela volta a ser gelatinosa, capaz de absorver as forças de compressão do movimento ou do trauma.[4]

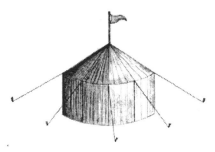

"Tensigridade" em ação.

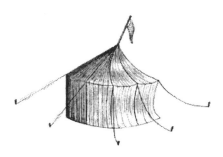

Músculos e fáscia, frouxos ou esticados demais em qualquer direção, provocam instabilidade ou colapso.

Como ceramistas ou escultores trabalhando com argila, os terapeutas estruturais "amaciam" e alongam a fáscia com as mãos, braços ou cotovelos. Durante o trabalho, o cliente fica sentado ou deitado numa cama acolchoada. A pressão manual no tecido estimula os receptores sensoriais dos músculos, tendões e articulações. Essa informação vai até o sistema nervoso central, que a transforma em resposta motora: a fáscia amolece e o tônus (estado de contração ou atividade) diminui ou aumenta, conforme o que é necessário para que o sistema nervoso reaja de maneira equilibrada. Em certo sentido, os terapeutas estruturais são uma mistura de arquiteto e artista. Eles moldam

Uma Experiência Com a Gravidade

Para sentir a poderosa e onipresente força da gravidade, pegue um peso de ginástica, de 1 a 3 quilos. Se não tiver um peso, serve uma jarra cheia de água ou uma lata de alimento ou suco.

Deite-se de costas, com os braços ao lado do corpo. Feche os olhos e respire fundo até relaxar. Depois, mantendo o braço no chão, erga o antebraço, formando um ângulo de 90 graus com o chão. Encontre o ponto perfeito de equilíbrio: quando não é preciso esforço para manter o braço erguido. Ao alcançar esse ponto, estará harmoniosamente alinhado com a força da gravidade. Fique assim uns dez segundos, respirando devagar.

Pegue o peso, a jarra ou a lata e coloque novamente o braço na mesma posição de equilíbrio. Quando alcançar o ponto, a gravidade estará sustentando não apenas o braço, mas o peso também. Depois de sentir o equilíbrio, abaixe o antebraço, para que fique a meio caminho do chão. Mantenha-o aí por mais dez segundos. Sente alguma diferença?

Ainda segurando o peso, erga todo o braço do chão, procurando novamente o ponto de equilíbrio. Mantenha-o aí por dez segundos; depois, leve o braço a um ângulo de 45 graus e fique nessa posição mais dez segundos.

Qual a diferença entre estar em alinhamento e fora de alinhamento com a gravidade? Uma posição é mais fácil do que a outra? Você está fazendo força? A respiração está mais difícil? Você está ficando ansioso, tentando segurar o peso que não está mais centrado?

Imagine o corpo inteiro formando um ângulo para a frente, para trás, para a direita ou para a esquerda e tendo que lutar para ficar ereto. Imagine como é diferente estar ereto e alinhado com a gravidade.[5]

---

o corpo em formas estáveis, sustentadas, mas dinâmicas, que podem funcionar harmoniosamente.

Diferentes Caminhos Corporais, Ideais Diferentes

Os vários caminhos corporais partem das mesmas suposições: a maioria das pessoas está fora de alinhamento com a força da gravidade; funcionamos melhor quando estamos alinhados; o corpo é plástico, de maneira que podemos nos realinhar. Mas há também diferenças entre eles.

Alguns terapeutas vêem o corpo como uma linha, enquanto outros trabalham numa espiral. O número de sessões varia, sendo que podem ser organizadas em séries, com metas estruturais definidas, ou deixar o resultado em aberto. De acordo com a abordagem, variam os pontos do corpo em que o trabalho começa e termina, bem como os critérios de importância. A consciência do movimento e a atenção ao ambiente pessoal podem ter mais ou menos importância. As questões emocionais podem ou não ser abordadas durante o trabalho. Além disso, cada caminho corporal tem sua própria concepção de estrutura equilibrada. Para alguns, há um ideal a ser atingido. Para outros, não existe uma forma ideal que sirva para todos, pois cada corpo tem a sua. De fato: os ideais de simetria podem não ser a verdadeira medida de alinhamento e integridade.

> *Mecanicamente, fisiologicamente e psicologicamente, o corpo humano é compelido a lutar por um estado de equilíbrio.*
>
> – *Mabel E. Todd*

Não é que os ideais sejam "necessariamente ruins", diz Don Johnson, que abandonou os jesuítas para treinar por algum tempo com Ida Rolf.[6] Na verdade, eles nos inspiram a realizar nosso potencial. Mas, adverte ele, os ideais podem ser perigosos quando se transformam numa autoridade usada para convencer as pessoas de que elas não sabem o que é melhor para si mesmas. O perigo reside na intransigência: segundo alguns sistemas, só a *sua* forma ideal é a verdadeira, aquela que, acima de todas as outras, encarna a verdadeira forma humana. Assim, os outros ideais acabam ficando "mais primitivos, aberrantes, errados ou, até mesmo, maus".[7] Isso, por sua vez, leva à "passividade, ao autoritarismo e à perversão de valores sociais".[8] Na verdade, diz Johnson, não há uma simetria ideal, que deva ser o resultado da manipulação:

> A ênfase na simetria perfeita dos vários ideais não corresponde ao formato do corpo. Temos três lóbulos pulmonares do lado direito do peito e dois do lado esquerdo. Os órgãos são dispostos de maneira assimétrica... As funções do cérebro são assimétricas. A maioria das atividades manuais e esportivas exige o uso assimétrico do corpo... Os criadores dos ideais somáticos, no entanto, querem nos obrigar a construir uma concha muscular e óssea perfeitamente simétrica em torno dessa assimetria orgânica e neurológica... Além disso, não há uma relação sistemática entre assimetria e dor. Trabalhei com pessoas donas de simetria e alinhamento quase ideais, mas que, mesmo assim, sofriam de intensa dor nas costas. Por outro lado, há pessoas como Isaac Stern, que passou a vida tocando violino, um uso altamente assimétrico do corpo. Seu corpo é extremamente curvado, mas ele irradia graça e um prazer corporal invejável.[9]

Assim como não somos inerentemente simétricos, nossa postura também não é estática. Segundo Ida Rolf, "postura, no sentido mais amplo, implica a inter-relação dinâmica das partes do corpo no espaço, de maneira que, em todos os momentos e sob qualquer condição, existe uma livre interação".[10] Não existe postura perfeita a ser

Experiência: Siga os Veios

Esta experiência vai lhe dar uma idéia de como Judith Aston, criadora da Padronização Aston, ensina manipulação a terapeutas corporais. Primeiro, encha uma bexiga. Deixe que suas mãos se adaptem à forma da bexiga. Passe levemente uma das mãos por ela, primeiro numa direção e, depois, na outra. Veja se consegue ler a direção natural da membrana do balão, no sentido horário ou anti-horário. Como fica mais fácil o movimento da mão? Aston ensina aos terapeutas a seguir os veios do tecido, para que deslizem pela fáscia, da mesma maneira que um escultor segue os veios da madeira. Quando se vai contra os veios, cria-se resistência e dor desnecessárias.
— Cortesia de Ronnie Oliver e Judith Aston.

atingida. A meta é uma postura que use a energia do corpo de maneira estética e econômica. O equilíbrio nunca é uma posição fixa, mas um movimento fluente e mutável, apropriado à situação.

Resultados

Apesar das diferenças entre as abordagens estruturais, os bons resultados funcionais tendem a ser os mesmos. Livre de restrições físicas, você se sente mais leve, mais solto, mais alto, mais jovem, mais à vontade e mais vivo no corpo. A energia consumida pelo esforço extra está agora à sua disposição. Você começa a se movimentar com mais coordenação e refinamento, com maior flexibilidade e amplitude de movimento.

Talvez, no início, a nova postura pareça estranha. Mas logo você vai perceber que a postura que parecia "normal" não passava de uma organização imprecisa do corpo. Ao ajustar-se à reorganização, é provável que comece a estranhar coisas como cadeiras e até mesmo sapatos que antes pareciam confortáveis. Na verdade, a maioria das cadeiras e bancos de carro não é projetada tendo em vista o verdadeiro conforto e a postura correta. Somos vítimas físicas de nossa cultura, ajustando e comprometendo o corpo aos ditames das cadeiras, em vez de adaptá-las às nossas exigências.[11]

À medida que o corpo se modifica, a pessoa inteira se modifica.
— Edward Rosenfield

À medida que seu corpo se modificar, suas atitudes também se modificam. Em vez de se sentir tenso e resistente, você vai se sentir relaxado e aberto, capaz de enfrentar o *stress* com mais calma e criatividade. Na nova estrutura equilibrada, você vai se sentir mais forte e seguro, disposto a experimentar os sentimentos em vez de

---

CUIDADO: CONTRA-INDICAÇÕES

Se você está gravemente doente, grávida há mais de três meses, passou por uma cirurgia há menos de dois meses ou sofre de uma doença degenerativa (como AIDS ou câncer), o terapeuta estrutural não deve trabalhar em certas áreas do corpo usando determinadas técnicas. O trabalho também não é indicado para quem tem coágulos no sangue, aneurisma, flebite, endurecimento das artérias, lupo, hérnia, edema grave, espondilose, osteoporose ou artrite inflamatória. Em caso de dúvida, consulte um médico antes de iniciar um trabalho estrutural. Geralmente, o terapeuta não inicia o trabalho em pessoas que têm alguma dependência séria e não tratada ou em obesos, a menos que emagreçam antes.

---

suprimi-los; a enfrentar problemas emocionais que antes não enfrentaria. Além disso, dores e doenças vão diminuir e talvez desaparecer.

ROLFING® (INTEGRAÇÃO ESTRUTURAL)

Rolfing é o tronco do qual se ramificaram os outros caminhos corporais estruturais. Também conhecido como Integração Estrutural, esse sistema foi criado por Ida P. Rolf (1896-1979). É uma abordagem sistemática para a liberação de padrões de *stress* e disfunção na estrutura do corpo e também um processo educativo de compreensão do relacionamento entre gravidade e corpo humano.

Ida Rolf via o corpo como uma unidade arquitetônica formada por vários blocos ou segmentos: cabeça, ombros, peito, pelve e pernas. A posição de cada um é relevante em relação aos outros e é determinada pelo comprimento e tônus dos músculos e da fáscia. Quando os segmentos estão fora de equilíbrio ou alinhamento, o corpo é obrigado a se movimentar de maneira limitada ou distorcida. Algumas partes do corpo precisam compensar a limitação da área que não consegue atender à demanda de movimento. Esse ajuste exige esforço e energia para superar a força da gravidade, que não sustenta corretamente a estrutura desorganizada. Rolf chamava essa situação de "guerra com a gravidade".

Manipulando o tecido miofascial, que é altamente maleável, fazendo com que ele alongue e deslize, ao invés de encurtar e aderir, os rolfistas ajudam o corpo a reorganizar seus segmentos principais num alinhamento vertical. Acreditam que quando essas unidades estão equilibradas em torno de um eixo vertical — a Linha Rolf — o corpo pode funcionar com máxima eficiência mecânica.

Os rolfistas trabalham das camadas superficiais para as mais profundas, que Ida Rolf chamava, respectivamente, de "revestimento" (*sleeve*) e "âmago" (*core*). A pressão aplicada pelo terapeuta costuma provocar desconforto, que logo desaparece, assim que ele tira os dedos, o cotovelo ou o braço. Às vezes, algumas áreas ficam doloridas por alguns dias, como se você tivesse exagerado nos exercícios. Essa reação geralmente indica a liberação de uma tensão crônica, física e emocional. Durante a sessão, ou até mesmo algum tempo depois, podem surgir lembranças. Ver "Lembrar-se Por Meio do Corpo", página 155. No início, a manipulação Rolfing não era tão refinada como agora, chegando a provocar dores de arrancar gritos. Mas o trabalho de vários instrutores e terapeutas tornou as técnicas menos invasivas, mais precisas e mais suaves.

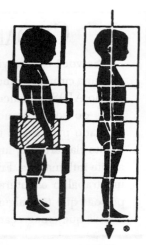

Logomarca do Rolfing

Experiência: Verifique Seu Alinhamento

Fique em frente a um espelho de corpo inteiro e imagine um fio de prumo que pende do centro da cabeça, passando pela região das orelhas, dos ombros, quadris, joelhos e tornozelos. Na postura ideal, os lados direito e esquerdo do corpo são equilibrados e a pelve fica quase na posição horizontal. Se tiver um espelho com laterais, olhe-se também de lado. O tronco deve repousar diretamente sobre a pelve. A cabeça tem de estar alinhada à coluna, cujas curvas devem ser pouco acentuadas. As pernas devem ligar-se verticalmente à pelve, sustentando-lhe a base.

Os rolfistas trabalham com crianças e adultos, ajustando-se a cada situação. O trabalho consiste de uma série básica de dez sessões, geralmente com intervalos de uma semana ou mais entre elas. As sessões seguem uma seqüência determinada, mas podem se adaptar às necessidades da estrutura física de cada um. As primeiras sete sessões liberam restrições em áreas específicas do corpo, sendo que cada uma delas parte dos resultados conseguidos na sessão anterior. As três últimas sessões integram o trabalho das primeiras e ajustam a relação entre os segmentos para levar o corpo ao máximo de equilíbrio. A série básica geralmente opera mudanças notáveis, mas a permanência dos resultados varia, dependendo, principalmente, da capacidade que cada um tem para aprender novos padrões de movimento. Segundo o Rolf Institute, fotografias de clientes mostram que, dez anos depois das Dez Básicas, as mudanças ainda são perceptíveis.

Depois de completar as Dez Básicas, você pode reforçar o trabalho numa série avançada de cinco sessões, depois de um intervalo de seis meses a um ano. Nos últimos dez a quinze anos, a prática Rolfing superou as limitações do esquema formulista das séries de dez sessões. Em vez de perseguir o modelo do corpo ideal — a simetria estrutural — a meta é a economia funcional. Além disso, os rolfistas reconhecem agora que a manipulação miofascial geralmente não trata as restrições nas articulações. Para soltá-las, eles não "estalam" os músculos à maneira dos quiropráticos, mas trabalham os ligamentos e os pequenos músculos.

> *A força que implica esforço não é a que você precisa; você precisa da força que resulta da facilidade.*
> – Ida Rolf

Os rolfistas adotaram também a Integração Rolfing do Movimento (IRM). Enquanto as sessões de manipulação têm como objetivo aliviar a tensão na fáscia (estrutura), as sessões de movimento eliminam sobrecargas e tensões desnecessárias nos padrões de movimento (função). Por meio de uma combinação de toque e comunicação verbal, os professores de IRM vão ajudá-lo a desenvolver a consciência da orientação vertical e de padrões habituais. "A premissa da Integração Rolfing do Movimento... é que cada um pode restaurar o equilíbrio da própria estrutura se modificar os hábitos de movimento que perpetuam o desequilíbrio", diz a rolfista e professora de IRM Mary Bond.[12]

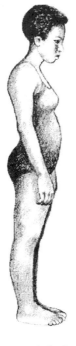 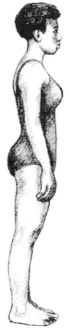

Desalinhado   Alinhado

A maneira pela qual nós nos movimentamos — nossa "assinatura de movimento"— geralmente é fixada cedo na vida e expressa crenças, atitudes e emoções desenvolvidas no relacionamento com o mundo. As estâncias psicológicas aparecem nas estâncias físicas. Dá para reconhecer tais assinaturas no andar característico de certas pessoas, em seu jeito de ficar em pé, sentar e trabalhar. Na IRM você aprende a liberar tensões e a descobrir maneiras alternativas de se movimentar com eficácia, seja ao dirigir o carro, arrastar móveis,

> *A postura também é parte da anatomia emocional: a maneira pela qual nós nos colocamos somaticamente está relacionada com a maneira pela qual nós nos posicionamos emocional e psicologicamente.*
>
> *— Clyde Ford*

tocar flauta, sentar-se à mesa, bater um prego ou jogar basquete. Você aprende também a modificar o ambiente conforme suas necessidades, em vez de forçar o corpo, para modificá-lo conforme o ambiente.

Alguns instrutores ensinam também Ritmo Rolfing, uma série de exercícios ao mesmo tempo vigorosos e relaxados, cujo objetivo é evocar a consciência dos princípios Rolfing de alongamento, equilíbrio e harmonia com a gravidade. Esses exercícios beneficiam também o tônus muscular e a coordenação, aprofundam a respiração e aumentam a flexibilidade.

As razões que levam alguém a fazer Rolfing, ou outros caminhos corporais, são as mesmas: reduzir a dor física e emocional, eliminar desconfortos, desenvolver a consciência corporal, melhorar o desempenho atlético, destravar o potencial ou beneficiar a vida em geral. Uma pesquisa feita na University of California-Los Angeles demonstrou que a Integração Estrutural favorece o uso mais eficiente dos músculos, permite que o corpo conserve a energia e cria padrões mais refinados de movimento. Outro estudo, na University of Maryland, sugere que o método diminui significativamente o *stress* crônico, transforma a estrutura do corpo (reduzindo, por exemplo, a curvatura das costas na lordose e outras incorreções) e melhora o funcionamento neurológico.[14]

No entanto, a própria Ida Rolf dizia que seu trabalho não tinha como objetivo básico aliviar sintomas físicos ou curar doenças. Ela estava mais interessada em organizar a pessoa no sentido da plenitude e da integração. Para ela, o corpo humano é a unidade de energia e personalidade a que chamamos de "ser humano". Um corpo ereto, equilibrado no campo da gravidade, é um corpo espiritual. O equilíbrio neuromuscular não leva apenas à graça física, mas também à liberdade, ao amor e à sabedoria.

Para se tornar um rolfista, o interessado deve ter experiência em massagem, anatomia, fisiologia e cinesiologia. O treinamento básico consiste em setecentas horas, em duas fases, incluindo, além de prática e teoria Rolfing, educação do movimento, abordagens psicoterapêuticas e outros assuntos. Há também um treinamento mais avançado, com 360 horas adicionais.

IDA ROLF

Fotos de Ida Rolf aos 80 anos mostram uma mulher de aparência amável, cabelos brancos enfeitados por uma flor, olhos suaves e mãos grandes, com os nós dos dedos proeminentes — a imagem da vovó boazinha. Na verdade, ela era uma figura formidável, numa época em que as mulheres não podiam ter idéias próprias.

Nascida em Nova York em 1896, Ida Rolf cresceu no Bronx, filha única de um engenheiro dominador e bem-sucedido e de sua decorosa esposa vitoriana. Em 1916, ela formou-se no Barnard College e, quatro anos depois, tirou seu diploma em bioquímica no College of Physicians and Surgeons of Columbia University. Desafiando o pai, que achava que mulheres não deviam trabalhar, Ida Rolf conseguiu um emprego no Rockefeller Institute, onde depois fez parte do Departamento de Química Orgânica. Nesse mesmo ano, ela casou-se. Desse casamento teve dois filhos.

Ida Rolf começou a valorizar as maneiras alternativas de cuidar da saúde depois de constatar na prática sua eficácia. Quando jovem, numa viagem ao Colorado, recebeu um coice de um cavalo. O trauma provocou sintomas de pneumonia. Era véspera de sua partida para Yellowstone. Sozinha numa cabana, ela tinha mais de 40 graus de febre. Acabou indo para um hospital em Montana. O médico, preocupado com o estado dela, chamou um osteopata para tratá-la. Depois de uma sessão de manipulação, ela voltou a respirar bem. Apesar de uma greve na rede ferroviária, Ida conseguiu voltar a Nova York, onde sua mãe a levou a um osteopata cego.

Por ocasião da morte do pai, em 1928, Ida Rolf recebeu uma herança que lhe permitiu deixar o emprego e continuar a estudar. Preocupada com a própria saúde, ela estudou com vários terapeutas: um tantra iogue, a pioneira somática Bess Mensendieck, professores da técnica Alexander, homeopatas, especialistas em medicina natural, quiropráticos e osteopatas. Pesquisou também os ensinamentos do filósofo russo G. I. Gurdjief e o trabalho de Alfred Korzybski, criador da Semântica Geral. Em suas viagens, ela teve contato com celebridades como Georgia O'Keeffe e Greta Garbo, que depois se tornaram suas clientes.

A osteopatia exerceu uma grande influência no pensamento de Ida Rolf. Ela ficou amiga do osteopata cego e passou a acompanhá-lo em seminários, interessando-se pela teoria da osteopatia, segundo a qual a estrutura determina a função. Trabalhou também com Cochram, uma osteopata de 60 anos que vivia na Califórnia. Ida Rolf viajou por todo o país com os dois filhos pequenos e um grande gato laranja para aprender os exercícios que Cochram dizia terem sido transmitidos a ela diretamente pelo espírito do doutor Benjamin Rush, o médico que assinou a Declaração da Independência. Eram os últimos anos da Segunda Guerra Mundial, uma época de privações, mas Ida Rolf conseguiu, com as autoridades encarregadas do racionamento, combustível suficiente para continuar suas viagens.

Ida Rolf partiu de técnicas e teorias escolhidas entre as muitas que pesquisou. Ao princípio osteopático básico ela acrescentou a noção de que, sob a ação da gravidade, a estrutura determina também a função e o comportamento. Ela sempre se guiava pela idéia de que "o corpo precisa alongar" e de que o tecido mole precisa "ir para o lugar que lhe é próprio".

Ida Rolf ensinou e trabalhou em todos os Estados Unidos, no Canadá e na Inglaterra. Então, em meados dos anos 60, ela foi ao Esalen Institute a convite do terapeuta Fritz Perls, estudioso da Gestalt. Depois disso, todos os verões, ela chegava para "pendurar sua tabuleta". E ali, nas costas do Pacífico, ela começou a ensinar Integração Estrutural, ou, como seus alunos afetuosamente chamaram seu método, Rolfing.[13]

Conheça os Padrões Que Você Usa Para Andar e Ficar em Pé: Uma Experiência em Integração Rolfing do Movimento

Escolha uma sala ou corredor onde seja possível dar vinte passos sem ter de virar. Movimente-se com determinação, como se atravessasse a sala para abrir a porta. Vá e volte até se acostumar com o ritmo dos passos. Grave em fita as perguntas que se seguem ou peça a alguém que as leia enquanto você anda. Faça uma pausa onde tiver três pontinhos (...).

Fique de pé sem sapatos. Vá mexendo o corpo até ficar numa posição a que você esteja acostumado, como se estivesse na fila do supermercado. O que é mais confortável — apoiar o peso do corpo no pé direito ou no esquerdo? ... Os pés ficam voltados para fora ou para dentro? ... Os joelhos ficam esticados ou levemente flexionados? ... O peso está mais apoiado num dos lados dos quadris? ... Mude o peso para o outro lado e observe se é ou não mais desconfortável. Depois volte à posição a que está mais acostumado.

O que você está fazendo com os braços? Eles estão cruzados no peito ou você parece um açucareiro, com as mãos nos quadris? ... O tronco fica estável nessa posição? ... A caixa torácica está alinhada com a pelve? ... Os quadris estão para a frente e o peito afundado... ou as nádegas estão para trás e o peito para a frente?

Como a cabeça se sustenta? ... Ela está bem equilibrada no topo da coluna... ou o pescoço fica tenso para sustentar a cabeça no lugar? ... O queixo está para a frente ou enterrado na garganta? ...

Agora, comece a andar, entrando num ritmo a que esteja acostumado. Preste atenção no som que seus pés fazem ao pisar. Continue a andar, até sentir que reconheceria aquele som numa fita de gravador. Os calcanhares batem no chão de leve ou com força? ... Um dos pés bate com mais força do que o outro? ... Uma das pernas dá um passo mais longo do que a outra?

Observe a distância entre a caixa torácica e o chão, enquanto anda. Note essa distância de dentro, cinestesicamente: não precisa olhar no espelho nem medir com fita métrica. O peito parece estar longe ou perto do chão?

Imagine que seu corpo se divide em dois, que tem a metade superior e a inferior. Onde fica a linha divisória? ... Nos quadris?... No diafragma?... No peito?

Pare de andar e fique em pé, relaxado. Imagine ter dentro de você um motor que controla os movimentos do corpo. Onde ele está localizado? Quando der o próximo passo, sinta de onde vem o impulso ... da metade superior ou inferior do corpo?

Descubra o centro do peito. Onde está o coração em relação aos joelhos e aos pés ... na frente ou atrás? ... O coração parece tocá-lo para a frente ... ou seus quadris vão na frente e o tronco fica para trás? ... A cabeça fica projetada à frente do peito?

Exagere, brincando, todos esses detalhes que observou sobre sua maneira de andar. O exagero é aquele andar a que você está acostumado? Não se preocupe, diz Bond. "Sua estrutura é plástica e pode se modificar."[15]

RECURSOS:

Programas de treinamento, terapeutas, publicações, vídeos e outras informações: O legado de Ida Rolf é administrado por dois grupos: The Rolf Institute of Structural Integration, P.O. Box 1868, Boulder, CO 80302-1868, (800) 530-8875 ou (303) 449-5903, fax (303) 449-5978; e o Guild for Structural Integration, P.O. Box 1559, Boulder, CO 80306-1559, (303) 447-0122 ou (800) 447-0150.

Livros: Rosemary Feitis, org., *Ida Rolf Talks About Rolfing and Physical Reality* (Rolf Institute, 1978); Ida P. Rolf, *Rolfing: Reestablishing the Natural Alignment and Structural Integration of the Body for Vitality and Well-Being* [originalmente publicado como *The Integration of Human Structures*] (Healing Arts, 1989); Brian W. Fahey, *The Power of Balance: A Rolfing View of Health* (Metamorphous,

1989); Don Johnson, *The Protean Body: A Rolfer's View of Human Flexibility* (HarperColophon, 1977); Brian Anson, *Rolfing: Stories of Personal Empowerment* (Heartland Personal Growth Press, 1991); Mary Bond, *Rolfing Movement Integration* (Healing Arts, 1993); Rose Spiegel, *Health and Bodies Consciousness: A Guide to Living Successfully in Your Body Through Rolfing and Yoga* (SRG, 1994)

Vídeos: "Rolfing: Gravity Is the Therapist", Ida Rolf, 25 min., Rolf Institute, (800) 530-8875; "Rolfing: Dimensions of Change", 23 min., the Rolf Institute, (800) 530-8875.

PADRONIZAÇÃO ASTON®

Judith Aston ensinava educação do movimento para dançarinos, atores e atletas quando foi procurar Ida Rolf por causa das sérias lesões provocadas por dois acidentes de carro. A melhora imediata a convenceu do valor do trabalho de Ida Rolf. Partindo de suas idéias sobre postura, Aston criou o primeiro sistema Rolfing de educação do movimento. Em 1971, ela começou a treinar rolfistas e outros profissionais em Análise do Movimento e Padronização Estrutural Rolf-Aston. Nesse treinamento, ela os ensinava a usar o corpo com mais graça, o que resultou num estilo Rolfing mais suave.

Em 1977, Aston começou a ver o corpo de uma perspectiva que não era compatível com a Linha Rolf. Ela sentia que o corpo não devia ser moldado numa simetria linear que não lhe é natural. Acreditava também que o fio de prumo deve passar à frente do maléolo (saliência do tornozelo) e levemente inclinado para a frente, exigindo que a pelve avance um pouco. Assim, Judith Aston deixou o Rolf Institute para formar sua própria organização. À medida que foi desenvolvendo seu sistema, introduziu nele a idéia de trabalhar num padrão espiral tridimensional, acrescentando-lhe também um programa de condicionamento físico e de modificação ambiental para maximizar o conforto do cliente em várias situações: dormindo, sentado, praticando esportes.

A Padronização Aston é hoje um sistema integrado que inclui também um amplo processo formal de avaliação. Três técnicas de manipulação dirigem-se a padrões funcionais e estruturais: 1) A Massagem Aston reduz a tensão cotidiana, acalma o corpo e a mente e permite que você sinta a própria forma por meio de uma massagem que usa movimentos em espiral, tridimensionais, que vão da superfície para os ossos; 2) A Miocinética utiliza movimentos tridimensionais em espiral, altamente localizados, que alongam e soltam alternadamente a miofáscia para eliminar restrições e reidratar o tecido; 3) A Artrocinética, o trabalho mais profundo, trabalha as articulações e junções dos tecidos em padrões espirais e não em direções lineares.

A educação do movimento, integrada a esse método, é chamada Neurocinética. Todas as técnicas de manipulação servem para criar espaço para as mudanças produzidas pela educação do movimento. Você aprende a integrar princípios de movimento por meio de nove tipos diferentes de unidades de trabalho, com inúmeras varia-

Uma Experiência em Padronização Aston

Sente-se numa cadeira de modo a ficar com os quadris mais baixos do que os joelhos. Observe a sua postura. O peito parece afundado ou estufado? A cabeça está para a frente ou para trás? A respiração está livre ou presa? A caixa torácica se expande muito ou pouco quando você respira? Você sente tensão no pescoço, ombros ou base das costas? O abdômen está relaxado ou comprimido? Movimente o tronco para frente e para trás. Observe a sensação. Erga um braço: ele está leve ou pesado?

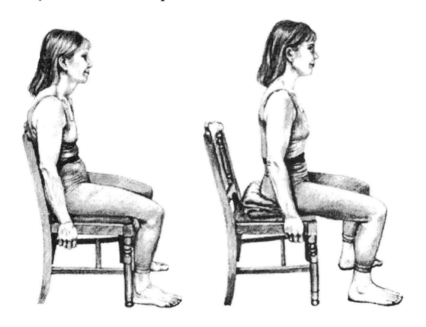

Agora, coloque uma toalha de banho dobrada ou um apoio em cunha no assento da cadeira. Esse apoio deve ser grosso, para que os quadris fiquem mais altos do que os joelhos. Sente-se mais para a beira do assento, de maneira que a parte dianteira das coxas e os joelhos fiquem livres. Observe agora o que acontece à dimensão do seu peito, à qualidade da respiração, à posição da cabeça e assim por diante. Os músculos do pescoço fazem mais ou menos esforço para manter a cabeça reta? Como você se sente, comparado à primeira experiência?

— Cortesia de Ronnie Oliver, padronizador Aston.

234   *Descubra a Sabedoria do Seu Corpo*

ções — senta-levanta ou uso dos braços numa atividade específica, como, por exemplo, alcançar alguma coisa.

O Aston Fitness, um programa de exercícios, melhora a proporção do corpo, o tônus muscular, a elasticidade das articulações, o condicionamento cardiovascular e dá leveza aos movimentos. Ajuda também a reduzir o *stress*, a melhorar o desempenho atlético e previne contusões.

O ponto central do sistema Aston é o Paradigma Aston. Segundo ele, todos os movimentos — físicos, emocionais, cognitivos e espirituais — seguem uma espiral tridimensional assimétrica. Reconhece que todo o corpo e cada uma de suas partes possuem integridade, dimensão e proporção naturais; não existe um tipo ideal de corpo a ser conquistado. Considera o alinhamento do corpo em termos de parte em relação a parte, parte em relação ao todo, todo em relação à gravidade e todo em relação aos artefatos ambientais (sapatos, cadeiras, camas, etc.). Define equilíbrio como administração de diferenças assimétricas. E faz distinção entre tensão necessária e desnecessária.

> *Não existem no corpo mudanças que não correspondam a mudanças mentais e emocionais. Parece que existe uma regra geral: a melhor condição do corpo gera outras melhoras.*
>
> — *Robert Masters e Jean Houston*

Ao contrário do Rolfing, não há séries estabelecidas. Cada sessão é especificamente planejada para você, podendo incluir qualquer componente da Padronização Aston ou uma combinação de vários deles. Os terapeutas levam em conta a relação entre padrões emocionais e cognitivos e estrutura física, mas quando percebem a necessidade de acompanhamento nesse sentido, eles encaminham o cliente a psicoterapeutas profissionais para um tratamento verbal simultâneo.

O programa de treinamento em Padronização Aston é dividido em três níveis, com treinamento em educação do movimento (Neurocinética) e manipulação dos tecidos moles (Miocinética). O curso leva quinze meses ou mais, divididos em blocos de três a seis semanas, com três a cinco meses de intervalo, reservados à aplicação prática.

RECURSOS:

Informações, terapeutas e treinamento: Aston-Patterning, P.O. Box 3568, Incline Village, NV 89450, (702) 831-8228.

HELLERWORK

Joseph Heller, que tinha sido engenheiro aeroespacial, estudou com Ida Rolf e Judith Aston e acabou tornando-se presidente do Rolf Institute, em 1976. Três anos depois ele deixou o cargo para criar o próprio sistema de reequilíbrio total do corpo.

Hellerwork é um processo de integração que combina três componentes. A manipulação do tecido conectivo ajuda a realinhar o corpo e a liberar a rigidez crônica. A reeducação do movimento eleva a consciência corporal e ensina a realizar as atividades cotidianas sem *stress*. O diálogo verbal dirigido ajuda o cliente a reconhecer a relação entre corpo, emoções e atitudes, trabalhando as lembranças que vêm à tona e descobrindo novas maneiras de lidar com o *stress*.

O trabalho é organizado numa série de onze sessões. Cada uma aborda um tema diferente, físico e psicológico. As sessões um, dois e três concentram-se nas camadas superficiais da fáscia e em questões do desenvolvimento que surgem na infância — respirar, ficar em pé e estender a mão para pegar. As sessões quatro a sete trabalham camadas mais profundas e questões de desenvolvimento próprias da adolescência, como, por exemplo, controle e submissão. As últimas quatro sessões têm o objetivo de integrar as anteriores e abordar questões da maturidade, como estilos feminino e masculino.

O programa de treinamento tem 1.250 horas dedicadas à anatomia, psicologia e educação do movimento, além de teoria e prática do método Heller.

RECURSOS:

Treinamento, terapeutas e outras informações: Hellerwork, 406 Berry St., Mt. Shasta, CA 96067, (800) 392-3900 ou (916) 926-2500, fax (916) 926-6839.

Livros: Joseph Heller e William A. Henkin, *Bodywise* (Wingbow, 1991).

INTEGRAÇÃO POSTURAL

Antes de desenvolver a Integração Postural, Jack Painter estudou e praticou massagem, Yoga, Zen, acupuntura, Rolfing, terapias reichianas e outras baseadas na Gestalt. Seu sistema de dez sessões combina trabalho profundo nos tecidos, respiração profunda, Gestalt, regressão, consciência do movimento e Acupressão, com o objetivo de soltar posturas e hábitos rígidos. Ao trabalhar com a fáscia, o terapeuta orienta o cliente a respirar mais livremente, a expressar emoções e pensamentos bloqueados e a explorar novos movimentos físicos. As primeiras sete sessões liberam as pernas, a pelve, o tronco, os braços e a cabeça, dissolvendo a couraça defensiva básica — "liberar o antigo eu". As três sessões finais são dedicadas à integração — "juntar tudo".

O treinamento, teórico e prático, tem duas fases e é feito em fins de semana, durante um período de mais de um ano, além de um período de treinamento intensivo no final de cada fase. Esse programa básico dá direito a um certificado provisório. O certificado definitivo é obtido na terceira fase do treinamento, que consiste em mais um ano de trabalho com clientes.

Recursos:

Informações, publicações, cursos, terapeutas, livros e vídeos: International Center for Release and Integration, 450 Hillside Ave., Mill Valley, CA 94941, (415) 383-4017.

Livros: Jack Painter, *Deep Bodywork and Personal Development: Harmonizing Our Bodies, Emotions and Thoughts* e *Technical Manual of Deep Wholistic Bodywork: Postural Integration* (Bodymind, 1987).

Vídeos: "Bodymind Transformations", Jack Painter, 45 min., Bodymind Books, (415) 383-4017; "Deep Tissue and Personal Development: A Review for Bodyworkers", Jack Painter, 4 fitas, Bodymind Books, (415) 383-4017.

INTEGRAÇÃO SOMA-
NEUROMUSCULAR

A Integração Soma-Neuromuscular, ou Soma, tem também sua origem no trabalho de Ida Rolf. Bill M. Williams e sua mulher, Ellen Gregory Williams, criaram o Soma Institute, em 1978. Bill foi um dos primeiros alunos de Ida Rolf e chegou a fazer parte da diretoria do Rolf Institute. Criou um estilo de manipulação mais refinado, introduzindo maneiras menos invasivas de entrar no tecido miofascial.

Soma é um sistema que induz à mudança física, emocional e perceptiva, equilibrando estruturalmente o corpo em relação à gravidade e integrando o sistema nervoso. A série de dez sessões segue a mesma seqüência do Rolfing. O terapeuta manipula diretamente a fáscia e os músculos para remover "blocos" de tensão crônica e aberração estrutural, além de equilibrar o tônus muscular. Para elevar o nível de consciência, Soma usa o treinamento autógeno (uma técnica de relaxamento profundo), diário pessoal, diálogo, educação do movimento, fotografias e vídeos.

Segundo os diretores do Soma Institute, a técnica é baseada no modelo dos três cérebros, uma maneira de compreender a consciência humana e a atividade do sistema nervoso. Esse modelo é derivado, em parte, da pesquisa neuropsiquiátrica, que delineia funções específicas dos hemisférios direito e esquerdo do cérebro. O terceiro aspecto do modelo é o *corebrain*, o cérebro localizado nos plexos nervosos do abdômen, por meio do qual os cérebros esquerdo e direito decodificam cognição em atividade. É o cérebro corporal ou fonte de energia corporal (chi), do qual brota o movimento coordenado e fluido de dançarinos e artistas marciais.

O treinamento é feito em duas etapas. O programa básico de quinhentas horas fornece a informação básica necessária a um massagista profissional. Um outro curso, de 368 horas, habilita para a prática terapêutica.

RECURSOS:

Informações, cursos e terapeutas: Soma Institute of Neuromuscular Integration, 730 Klink St., Buckley, WA 98321, (360) 829-1025.

Vídeos: "An Introduction to Soma Bodywork", George Kousaleos, 49 min., (800) 843-9843.

TRABALHO CORPORAL CORE

George P. Kousaleos estudou com Bill Williams no Soma Institute. Depois de praticar e ensinar o sistema Soma de integração estrutural, ele criou o Trabalho Corporal CORE. Trata-se de um processo educacional multifásico: cada fase trabalha o equilíbrio de camadas cada vez mais profundas do tecido conectivo e da musculatura. A Massagem CORE trabalha com a miofáscia superficial. A Terapia Miofascial CORE é a primeira fase (três sessões) de uma série de dez sessões, dedicada à integração estrutural. Seu objetivo é melhorar a respiração e o equilíbrio postural, além da reeducação pélvica. A Terapia Intrínseca CORE — sessões quatro a sete — trabalha os níveis mais profundos da miofáscia e se concentra na organização de pernas, pelve, tórax, pescoço e cabeça. A Terapia de Integração CORE — as três últimas sessões — visa integrar a estrutura com fluidez, equilíbrio intrínseco e autonomia.

O treinamento em Massagem CORE e Terapia Miofascial CORE é feito, cada um, em seminários de quatro dias. O treinamento em Terapia Intrínseca CORE e Terapia de Integração CORE consiste, cada um, de um programa intensivo de um mês.

RECURSOS:

Informações, treinamento e terapeutas: CORE Institute, 223 W. Carolina ST., Tallahassee, FL 32301, (904) 222-8673.

LIBERAÇÃO MIOFASCIAL

O doutor Robert Ward, um médico osteopata, criou o termo *liberação miofascial* nos anos 60 para descrever sua contribuição à manipulação do tecido mole. Não se trata de uma série determinada de sessões, mas de um entre vários procedimentos que avaliam o sistema fascial e tratam dele. John Barnes, com mais de trinta anos de experiência em fisioterapia, desenvolveu esse conjunto de procedimentos, que constitui a Liberação Miofascial (LMF). O sistema é baseado em aspectos da osteopatia, como a Terapia Craniossacral, na fisioterapia e no Rolfing. A intenção geral é aliviar a dor, resolver disfunções estruturais, restaurar a função e a mobilidade e liberar traumas emocionais.

Para efetuar essas mudanças, o terapeuta usa uma forma suave de pressão constante na fáscia, junto com análise visual, apalpação, mobilização do tecido mole, tratamento de pontos desencadeantes, manipulação craniossacral e relaxamento miofascial. As técnicas de mobilização dos tecidos moles rompem restrições superficiais do colágeno, enquanto as técnicas de liberação miofascial rompem barreiras nas camadas mais profundas da fáscia, alongando as fibras e modificando a viscosidade da substância-base. Quando a fáscia se solta, desfazendo tensões e torções anormais, a integridade estrutural decorrente favorece o funcionamento de nervos, órgãos, vasos e glândulas.

Vários tipos de profissionais usam a LMF: médicos, fisioterapeutas, massagistas e outros. A técnica é aplicada em hospitais, centros de reabilitação e unidades de medicina esportiva, bem como em certas especialidades médicas, como geriatria, pediatria e odontologia. Há relatos de bons resultados no tratamento de dor aguda e crônica, disfunções neurológicas e do movimento, trauma de nascimento, lesões na cabeça, bruxismo e outros problemas.

RECURSOS:

Informações, cursos e terapeutas: MFR Seminars, 10 S. Leopard Rd., Suite 1, Paoli, PA 19301, (800) Fascial ou (610) 644-0136.

Livros: John F. Barnes, *Myofascial Release: The Search for Excellence* (MFR Seminars, 1990).

Audiovisual: Myofascial Release Series, Michael Shea, 5 fitas de vídeo com manual (407) 627-7372.

CAPÍTULO 10

Abordagens Funcionais

Como seres humanos, nascemos com uma grande capacidade de autodeterminação — de liberdade de escolha — porque sabemos o que estamos fazendo em vez de agir apenas por instinto. Essa capacidade de escolher entre duas coisas ocorre, no nível mais fundamental, em nosso sistema sensório-motor ou neuromuscular.

O homem é um animal por causa da sua estrutura. Mas é um ser humano, superior entre os animais, por causa do funcionamento do seu sistema nervoso.
— Moshe Feldenkrais

"O movimento só ocorre quando o sistema nervoso envia impulsos que contraem os músculos necessários em padrões ou conjuntos corretos e na seqüência temporal correta", diz Moshe Feldenkrais, o médico israelita que, depois, transformou-se em educador somático.[1] Para pôr em prática qualquer decisão — avançar ou recuar — flexionamos certos músculos (flexores) e estendemos outros (extensores). Na verdade, os músculos trabalham em pares, como agonistas e antagonistas. Mas, se um dos lados da equação se contrai demais, o lado oposto precisa se alongar em demasia. O resultado é fraqueza, desequilíbrio na postura e prejuízos à qualidade e amplitude do movimento.

APRENDA A SE MOVIMENTAR

Quando repetimos indefinidamente um padrão muscular ou de movimento, ele acaba transformando-se em hábito reflexo inconsciente — ou seja, não temos mais consciência do que estamos fazendo. O que era voluntário, agora é involuntário — fora da nossa consciência. Depois de algum tempo, essa reação automática parece "normal". F. M. Alexan-

No início, os hábitos são fios de seda, mas, depois, transformam-se em cabos.
— Provérbio espanhol

der, o criador da Técnica Alexander, chamou esse fenômeno de "cinestesia destemperada" (*debauched kinesthesia*): quando aquilo que é errado — um desequilíbrio na

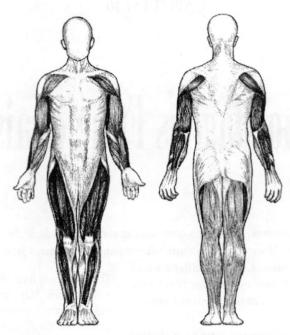

Os grupos de músculos trabalham em pares. Os flexores
(mais claros) permitem que dobremos partes do corpo. Os extensores
(mais escuros) permitem que as estendamos.

musculatura — parece certo.[2] A formação de hábitos não é por si mesma negativa; na verdade, é necessária.[3] Sem ela, precisaríamos repensar, a cada momento, como devemos organizar cada movimento. O problema é que o mau uso do corpo tem tanta facilidade para se tornar habitual quanto o bom uso. E é assim, infelizmente, que a maioria funciona.

Enquanto a estrutura está relacionada com a disposição ou organização das partes e com a sua relação entre si, a função relaciona-se com o uso desse conjunto — com o modo como cada um de nós opera ou movimenta a sua estrutura. Sob esse aspecto, as abordagens funcionais não são técnicas para aprender uma arte, mas "pré-técnicas" que preparam a pessoa para o domínio de certas habilidades — bater um prego, tocar violão, esfregar o chão, jogar tênis, dançar ou cortar lenha — com máxima eficiência. Funcionar eficazmente significa usar a quantidade certa ou econômica — nem mais nem menos — de esforço e energia em qualquer atividade, assim como a organização correta de padrões de movimento e partes do corpo. Isso vale até mesmo para coisas muito simples, como sentar-se, curvar-se ou erguer um objeto.

> *Ao contrário dos cães, os seres humanos transformam em hábito o mau uso do corpo, com falsas noções sobre a "sustentação" de certas partes.*
> *— Mabel E. Todd*

Você nunca pensaria que precisa de ajuda para fazer coisas básicas. Afinal, quem não é capaz de fazer "o que vem naturalmente"? Em geral, os criadores das disciplinas funcionais concordam num ponto: no início da vida, nós nos movimentamos com facilidade natural (com exceção dos casos de deformidades ou disfunções congênitas), mas, no decorrer dos anos, as tendências inatas de movimento são modificadas. Um sem-número de experiências físicas, culturais e emocionais lançam as sementes dos padrões de movimento que mais tarde levarão a todos os tipos de dificuldades. Nós acumulamos maus hábitos corporais — o que inclui imagem corporal distorcida e fluxo de energia bloqueado — que tudo distorcem, desde o jeito de escrever até de estender a mão para pegar coisas. Por exemplo: se você aprendeu a escrever curvado sobre a mesa, segurando a caneta com força e apertando muito, com a testa franzida e o maxilar apertado numa atitude de determinação, o estômago e as coxas contraídas, é provável que mantenha, pela vida afora, o mesmo padrão de tensão para escrever. É um hábito inconsciente.

> *Seja qual for a arte que você quer aprender... acrobacia ou violino, oração mental ou golfe, representação, canto, dança... há uma coisa que todos os bons professores irão lhe dizer: aprenda a combinar relaxamento com atividade; aprenda a fazer o que é preciso sem fazer força; trabalhe duro, mas nunca sob tensão.*
>
> *– Aldous Huxley*

Os caminhos corporais funcionais têm como objetivo ajudá-lo a se livrar de tais tendências habituais. Eles têm uma premissa básica: os padrões de movimento não são permanentes porque o cérebro e o sistema nervoso mantêm integralmente a capacidade de aprender. É possível reorganizar o funcionamento do corpo e oferecer novas opções de movimento. Isso, por sua vez, vai levar a novas maneiras de pensar e de sentir.

Educação, Não Terapia

Para que você consiga remover os obstáculos que o impedem de funcionar da melhor forma possível, os praticantes desses sistemas vão conduzi-lo num processo de aprendizado que desenvolve a capacidade proprioceptiva, ou seja, a capacidade de ler interiormente as sensações do corpo. Por isso, eles chamam suas disciplinas de *educação somática* ou *reeducação psicofísica, física, neural, fisiológica* ou *corporal*. Além disso, eles se consideram professores, e não terapeutas. Você será o aluno, e não o cliente ou paciente; e as sessões são aulas, e não tratamentos. Como não há um número fixo de sessões, nada impede que você nunca mais pare de aprender a sentir, respirar, mover-se e viver com mais facilidade e alegria. Como diz Robin Powell, que ensina Consciência Cinética em Nova York: "O trabalho da consciência nunca termina. É um processo em curso, não uma cura."[4]

Consciência e Atenção

O componente mais importante de todos os caminhos corporais funcionais é a consciência sensorial — a atenção focalizada naquilo que o corpo sente. Moshe Feldenkrais chamava a consciência, ou atenção, de terceiro estado da existência, depois do sono e da vigília: "Nesse estado, o indivíduo sabe exatamente o que faz quando está desperto, assim como às vezes sabemos, ao acordar, o que sonhamos durante o sono."[5]

> *Só quando sentimos verdadeiramente o que estamos fazendo é que temos escolha. É então que acontece a mudança.*
> *— Sandra Bain Cushman*

Sem essa consciência, você não habita plenamente o seu corpo e não pode ter controle sobre o que faz e como faz. Segundo uma parábola tibetana citada por Feldenkrais, cada um de nós é como uma carruagem com desejos, em vez de passageiros; músculos, em vez de cavalos; e esqueleto, em vez da carruagem. Se o cocheiro (a consciência) estiver bem desperto e souber segurar as rédeas, os cavalos puxarão a carruagem e levarão cada passageiro ao seu destino. Mas se o seu cocheiro estiver dormindo, se você não estiver consciente ou atento, será arrastado ao acaso para lá e para cá.[6]

Essa consciência sensorial implica sentir os sentimentos reais do corpo, criados pelo sistema nervoso, que constantemente monitora nossos estados interiores. Para descrever esses sentimentos, usaríamos palavras como *frio, rígido, amortecido, pesado, duro* ou *úmido*. Essas qualidades físicas diferem das interpretações que acrescentam sentido à experiência, por meio de palavras, como *apoiado, desconfortável, seguro* e *abandonado*. As sensações são também diferentes das emoções, que incluem *raiva, júbilo* ou *tristeza*. Ver também *"Felt Sense* — Uma Experiência", página 402.

Ao concentrar a atenção numa parte ou em partes do corpo durante o movimento, você sente o que se move e o que não se move: você toma consciência dos padrões de tensão. Exercitando sistematicamente essa consciência, você entrará em contato com o sistema sensório-motor, estabelecendo a comunicação entre os músculos e o cérebro. Eis como funciona.

O sistema nervoso central (SNC) é o centro de controle funcional do corpo. Os nervos mo-

Círculo contínuo sensório-motor de realimentação: uma pancada abaixo do joelho desencadeia o reflexo patelar.

Experiência: Estar Consciente

Se estiver segurando este livro, enquanto lê, detenha-se e tome consciência das sensações em suas mãos. Observe — de dentro de você, e não olhando para as mãos — como segura o livro. Logo que tomou consciência do que está sentindo, o que aconteceu? Fez algum ajuste de posição para ficar mais confortável? Relaxou as mãos ou alterou a posição delas? Se o livro escorregar, você vai segurá-lo com mais força?

Se o livro estiver em cima da mesa, e não em suas mãos, detenha-se e concentre a atenção no pescoço e nos ombros. Você está tenso, fazendo força para a frente, ou está numa posição confortável? Observe o que acontece no momento em que você toma consciência dessa parte do corpo. Que mudanças ocorreram? Faça a mesma coisa com o estômago, as coxas e a respiração.

A consciência dos sinais cinestésicos ou proprioceptivos — pressão, peso, dor, etc. —, vindos dos receptores sensoriais, induz os músculos a um funcionamento melhor, mais tranqüilo.

---

tores — nervos que acionam o movimento — ficam na frente da coluna e se espalham pelos tecidos musculares numa rede eferente (para fora). Quando os impulsos eletroquímicos percorrem os nervos motores em direção aos músculos que estes controlam, ocorre a contração muscular. Os nervos sensoriais — nervos que sentem o que está acontecendo dentro e fora do corpo — ficam atrás da coluna e se estendem aos mesmos músculos, tendões e articulações. Sua tarefa é levar ao SNC, por caminhos aferentes (para dentro), informações relativas ao movimento: grau de contração, ângulo de flexão, etc. O trato sensório-motor está disposto de maneira semelhante no cérebro. A informação passa para a frente e para trás num círculo contínuo de realimentação (*feedback*), para que possamos nos movimentar. Por meio dos receptores sensoriais, que sabemos nossa localização no espaço, o grau de compressão ou abertura das articulações, a intensidade da dor, a força que fazem os tendões, o estado de contração ou relaxamento dos músculos e a posição da cabeça em relação à gravidade.

Adição de Informação Sensorial

Quando os músculos ficam habitualmente tão contraídos que você não consegue mais relaxá-los, é inútil dizer a si mesmo — ou ouvir de outra pessoa — que deve modificar a postura e os movimentos. A menos que esteja sempre com a atenção concentrada na postura, você vai voltar ao antigo padrão, por melhores que sejam suas intenções. Deane Juhan, autora de *Job's Body*, explica por quê:

Se não tivermos um conhecimento concreto da situação, se não soubermos de que maneira e em que grau as coisas podem mudar, não teremos motivação para iniciar essas mudanças. E, mesmo que quiséssemos, não saberíamos efetuar mudanças úteis e significativas. É tateando e sentindo que descobrimos nosso caminho pela vida; e se não sentirmos algo mais completo e harmonioso, não saberemos *ser* mais completos e harmoniosos... O estímulo sensorial é o primeiro iniciador e organizador de todos os níveis de comportamento.[7]

Propriocepção: Equilíbrio e Ouvido Interno

Manter o equilíbrio é tarefa dos ouvidos internos. Em cada um deles, dois aparatos sensoriais sentem a força da gravidade e três sentem a velocidade da cabeça durante o movimento. Três canais semicirculares ficam em ângulo reto, um em relação aos outros, sendo que todos são cheios de líquido e grupos de células capilares receptoras. Sempre que inclinamos a cabeça, o líquido se move, as células captam esse movimento e passam a informação para o cérebro. Ao mesmo tempo, ossos minúsculos suspensos numa substância gelatinosa em pequenos sacos mudam de posição e pressionam as terminações das estruturas ciliadas, que, por sua vez, enviam a mensagem ao cérebro. Com essa informação vinda dos receptores cinestésicos dos órgãos do equilíbrio, localizados nos ouvidos internos e nos olhos, e dos receptores de pressão na sola dos pés, o cérebro calcula as mudanças necessárias para manter nosso equilíbrio e informa aos músculos os ajustes a serem feitos.

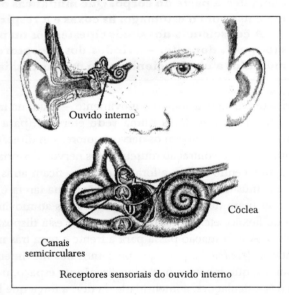
Receptores sensoriais do ouvido interno

Em outras palavras, precisamos acrescentar novas informações sensoriais para termos um novo controle motor. Os reeducadores corporais empregam vários métodos para eliminar tensão muscular e substituir padrões dolorosos e ineficientes por padrões mais eficientes. Eles empregam um só método ou uma combinação deles — manipulação leve, orientação verbal, exercícios de movimento. O trabalho é feito às vezes numa mesa e outras no chão, e o cliente pode ficar vestido, contanto que as roupas sejam confortáveis. Esses professores não fazem demonstrações: eles passam as informações e criam a oportunidade para que você perceba cinestesicamente, e não visualmente, o que fazer. Nenhum aspecto do processo é passivo: você deve ser um participante ativo, motivado e desperto.[8]

O objetivo não é chegar à postura ideal, mas viver num corpo livre de excesso de tensão muscular, com o peso igualmente distribuído, de maneira que não haja desgaste nos músculos e articulações nem obstruções ao movimento. Moshe Feldenkrais chamava esse equilíbrio entre extensores e flexores de "postura potente". F. M. Alexander preferia a palavra *poise* (equilíbrio) e se referia especificamente ao equilíbrio da cabeça no topo da coluna. Os professores das técnicas Alexander e

> *Qualquer correção feita de fora tem pouco valor, e... cada um de nós deve compreender a natureza especial da própria constituição para aprender a cuidar de si mesmo.*
>
> *— Elsa Gindler*

Feldenkrais às vezes tocam ou erguem levemente os músculos do aluno, para determinar onde o movimento está preso ou espasmódico. Eles não alongam nem pressionam com força, pois sua tarefa não é chegar à mudança por meio da manipulação, mas dirigir o aluno num processo de aprendizado interiorizado. A atenção dirigida fornece as informações sensoriais que são necessárias para que o sistema nervoso inicie as mudanças. Sem exigir esforço muscular de sua parte, essa manipulação suave vai ajudá-lo a tomar consciência de movimentos que, inconscientemente, deixou de fazer, ou que nunca chegou a aprender.

Em certo sentido, o professor traça um quadro sensorial da situação. Ao movimentar os membros e os músculos do aluno em padrões que ele não consegue mais realizar sozinho, o professor serve temporariamente de sistema motor. Por meio dos mecanismos auto-equilibrantes e autocorretores do cérebro, essa interferência permite que os múscu-

> *A observação de si mesmo já é o início da transformação.*
>
> *— Dennis Lewis*

los "congelados" relaxem ao perceber que não há uma tarefa a ser realizada. Ao mesmo tempo, isso ativa as células sensoriais, que agora podem receber estímulos do sistema motor e que, por sua vez, estimulam os neurônios motores. O resultado é um novo padrão motor no nível voluntário. "Como agulhas de tricô, os sistemas sensorial e motor são feitos para tecer em conjunto, aumentando a consciência sensorial das atividades internas e a atividade da consciência sensorial interna", disse o educador somático Thomas Hanna.[9]

Guiando-o por meio do movimento, o educador lhe dá a oportunidade de sentir a diferença entre o que você faz habitualmente e um padrão mais eficiente de ação. Ao sentir a diferença, você poderá, gradualmente, substituir o antigo padrão pelo novo.

Você pode também reeducar o sistema sensório-motor sem que o professor o conduza pelo toque, como na Eutonia Gerda Alexander e na Consciência Sensorial. Deitado ou em outras posições, você ouve as instruções ou perguntas do professor e executa lentamente o exercício. Prestando muita atenção – sentindo por dentro – você começa a perceber onde estão as limitações. Só o fato de reconhecê-las já é o início da mudança, ajudando a eliminar impedimentos e fazendo com que você se coloque num novo caminho de movimento.

Se você já está tendo aulas de movimento, lembre-se que muitos professores combinam recursos de diferentes abordagens funcionais. Os pioneiros somáticos F. M. Alexander, Gerda Alexander e Elsa Gindler desenvolveram independentemente seus métodos originais de reeducação corporal e influenciaram a criação de diversos sistemas que conhecemos hoje. Quando souber um pouco sobre as abordagens funcionais (e sobre as artes do movimento apresentadas no Capítulo 11), procure identificar essas influências em sua aula.

Função, Antes da Estrutura

Os sistemas de reeducação neural presumem que a função modifica a estrutura. Na verdade, não existe uma estrutura sem que uma função requeira a sua existência. Sob esse aspecto, as abordagens estruturais e funcionais são os dois lados da mesma moeda. Fisicamente, as duas tratam de nossa relação com a gravidade, postura, distribuição equilibrada da tensão, espaço e tempo. Mas, na busca da mudança, elas partem de duas perspectivas diferentes (estrutura afeta função *vs.* função afeta estrutura) e trabalham dois sistemas corporais diferentes (miofascial *vs.* sensório-motor). Elas usam também dois níveis diferentes de manipulação (profunda *vs.* leve – sendo que alguns sistemas funcionais nem usam manipulação). Mas as duas abordagens se propõem a melhorar nosso funcionamento.

> *Qualquer atividade que seja aprendida com excessiva tensão será sempre realizada com tensão excessiva e... qualquer mudança baseada na tensão só pode gerar mais tensão.*
>
> *– Judith Leibowitz*

Com Facilidade e Não Com Esforço: Benefícios

Se os educadores somáticos tivessem um lema para seu trabalho, ele provavelmente seria "menos esforço, mais resultados". Ao contrário do que você aprendeu na escola, na reeducação psicofísica não são necessários o esforço e a tensão para atingir metas estabelecidas. F. M. Alexander chamava esse último procedimento de *end-gaining*. A reeducação somática envolve o aluno num processo de autoconhecimento, induzindo-o a evitar o esforço e o desgaste, a relaxar, em vez de conquistar. No fim das contas, seguindo o princípio de que o corpo prefere o prazer à dor, você consegue mais e com mais facilidade. É também importante não fazer julgamentos do tipo "Sou muito estúpido para me movimentar deste jeito", pois tais julgamentos geram ainda mais tensão.

Segundo os educadores somáticos, o trabalho com o sistema neuromuscular que favorece movimentos mais leves, mais fáceis e mais suaves não serve apenas para dançar com mais graça ou para passar o aspirador sem provocar dor nas costas. Por exemplo: quando o sistema sensório-motor se adapta ao mau uso do corpo, a contração muscular desnecessária, porém habitual, limita a capacidade de girar a cabeça. "A cabeça funciona como uma espécie de periscópio do sistema nervoso central para levar informações sensoriais ao cérebro", disse Moshe Feldenkrais.[10] Como os órgãos sensoriais mais importantes estão localizados na cabeça, quando perdemos a capacidade de virá-la para ver, cheirar, ouvir e manter o equilíbrio, perdemos também a capacidade de perceber o ambiente e reagir corretamente a ele. Em culturas que dependem menos da tecnologia, a capacidade sensório-motora e a cinestesia ou propriocepção tendem a ser altamente desenvolvidas, pois a própria sobrevivência depende de tais faculdades. Ver "A Percepção do Corpo", página 81.

O grau de função sensório-motora é também decisivo em relação à qualidade do processo de envelhecimento. Hanna disse: "O que nossa cultura aceita como efeitos normais do envelhecimento são, ao contrário, efeitos anormais de nossa cultura."[11] Quanto mais eficaz for seu funcionamento, mais provável será que você continue flexível, vital e capaz nas últimas décadas de vida. O andar trôpego, o movimento limitado e a decrepitude não são males necessários. As partes do corpo que se tornaram rígidas, curvadas, esquecidas ou frágeis podem despertar, alongar, fortalecer-se e voltar a funcionar. Ver "Envelhecimento", página 43.

Assim como as abordagens estruturais, os caminhos corporais funcionais oferecem uma ampla gama de benefícios: redução da dor, melhor saúde, maior longevidade, bem como alívio de distúrbios reumáticos, neurológicos, espinhais, respiratórios e decorrentes do *stress*. Como os padrões habituais desaparecem, crescem a amplitude de movimento, a flexibilidade, o equilíbrio e a coordenação. E como a maneira de se mover corresponde à maneira de sentir e pensar, ocorrem também mudanças emocionais e de atitude.[12]

> *Todos os estados psicológicos, sejam eles patológicos ou saudáveis, são sempre reflexos das atividades sensório-motoras que ocorrem nos sistemas corporais.*
> *– Thomas Hanna*

Com a diminuição da ansiedade, a abertura e a disponibilidade aumentam. A auto-imagem e a auto-estima melhoram. Cresce a capacidade de viver no momento presente, a tolerância em relação aos outros, a capacidade de resolver dilemas e a receptividade a novas idéias e experiências.

Uma Experiência Somática

Para sentir no corpo como são as abordagens funcionais, experimente fazer este exercício. Você pode ficar de pé ou sentado.

Comece com a cabeça voltada para a frente. Depois, vire-a o máximo possível para a direita, sem forçar. Observe em que ponto começa a sentir dificuldade para continuar a virá-la. Quando não conseguir mais, marque esse ponto no olho da mente, estabelecendo como ponto de referência a última coisa que conseguiu ver. Então, volte a cabeça para o centro.

Com a mão esquerda, segure o músculo do ombro direito: o trapézio. Deixe o cotovelo pousado sobre o peito. Segurando o músculo, gire lentamente a cabeça para a direita outra vez. Quanto consegue virá-la desta vez? Passou do ponto de referência? Volte para o centro. Então, solte o trapézio e vire novamente a cabeça para a direita. Ultrapassou o ponto anterior? Repita esses três estágios do lado esquerdo, usando a mão direita para segurar o ombro esquerdo.

O que aconteceu? Percebeu que consegue aumentar a amplitude do movimento? Imagina por que conseguiu virar mais a cabeça? No segundo estágio, ao soltar o músculo que prendia o movimento, você enviou um sinal pelo sistema sensório-motor, dizendo: "Padrão de tensão removido, possível maior movimento." No terceiro estágio, depois que o movimento mais amplo foi realizado, o novo padrão já pode ser repetido.

RECURSOS:

Cobertura atualizada da educação somática: *Somatics: Magazine-Journal of the Bodily Arts and Sciences,* publicação bianual do Novato Institute for Somatic Research and Training, 1516 Grant Ave., Suite 220, Novato, CA 94945, (415) 897-0336; e *SPPB Newsletter*, editada por Elizabeth A. Behnke, P.O. Box 0-2, Felton, CA 95018 (408) 335-2036.

Informações e referências: International Somatic Movement Education and Therapy Association (ISMETA), c/o 148 W. 23rd St., #1H, New York, NY 10011, (212)242-4962, ou c/o 2442A Chestnut St., San Francisco, CA 94123, (415) 567-7121, fax (415) 567-7416.

Material referente ao contexto científico e filosófico do ponto de vista somático: Thomas Hanna, *Bodies in Revolt: A Primer in Somatic Thinking* (Freeperson, 1970). Teoria geral e prática de educação somática e seus pioneiros: Thomas Hanna, *The Body of Life: Creating New Pathways for Sensory Awareness and Fluid Movement* (Healing Arts, 1993). Aspecto anatômico e fisiológico: Mabel E. Todd, *The Thinking Body: A Study of the Balancing Forces of Dynamic Man* (Dance

Horizons/Princeton Book Co., reimpressão da edição de 1937). Ver também Andrea Olsen e Caryn MacHose, *BodyStories: A Guide to Experiential Anatomy* (Station Hill, 1991); e Irene Dowd, *Taking Root to Fly: Ten Articles on Functional Anatomy*, 2ª ed. (Contact, 1990).

Técnica Alexander

O australiano Frederick Matthias Alexander (1869-1955) descobriu a abordagem funcional quando começou a perder a voz. Segundo os médicos, o processo era irreversível. Como fazia, profissionalmente, recitais de textos de Shakespeare, o problema era muito sério. Pela auto-observação, ele percebeu que tinha uma propensão inconsciente para empurrar a cabeça para trás e para baixo. Inibindo esse padrão de movimento que lhe pressionava o pescoço, livrou-se dos problemas vocais, bem como de problemas nasais e respiratórios adquiridos desde o nascimento. Alexander concluiu daí que a origem de muitos problemas — como cansaço e dor nos ombros — é resultado do mau uso do corpo.

A recompensa pela atenção é sempre a cura.

— Julia Cameron

Ele criou aos poucos um método para transformar o mau "uso" em melhor coordenação. Esse método tornou-se conhecido como Técnica Alexander. Abandonou o trabalho no palco para trabalhar, na Austrália, com outras pessoas que usavam profissionalmente a voz. Em 1904, ele se mudou para Londres, onde logo se tornou muito conhecido: muitos atores queriam aprender sua técnica e médicos importantes começaram a lhe mandar seus pacientes. Em pouco tempo, já tinha seguidores nos Estados Unidos. Entre seus pupilos mais conhecidos estão George Bernard Shaw, Aldous Huxley, Leonard e Virginia Woolf, um Arcebispo de Canterbury, John Dewey, Lewis Mumford e Nikolaas Tingerben, um cientista ganhador do Prêmio Nobel.[13]

O trabalho de Alexander ainda é muito usado no mundo do teatro. Por exemplo: a professora de Alexander, Judith Leibowitz, fez parte, durante vinte anos, do corpo docente do departamento de teatro da Juillard School, em Nova York. Laury Christie-Vaughn, professora de música da University of South Carolina, inclui a Técnica Alexander em sua pedagogia vocal. Além de fazer parte do currículo de várias universidades, conservatórios musicais, escolas de teatro e academias de artes dramáticas na Inglaterra e na América do Norte, o método é conhecido no mundo inteiro, além dos limites dos teatros e salas de concerto. As pessoas o procuram não apenas por necessidade profissional, mas também para tratar de dor nas costas ou no pescoço, para corrigir maus hábitos de postura, próprios de certas ocupações (dentistas, carpinteiros, mães), ou para aumentar a flexibilidade e a eficiência da mente e do corpo.

O domínio é o resultado natural da consciência.

— Ron Kurtz

Seja qual for seu motivo para procurar a Técnica Alexander, o primeiro passo é tomar consciência dos hábitos prejudiciais por meio dos próprios sentidos cinestésicos. Ver "Propriocepção e Cinestesia", página 87. Nas aulas, individuais ou em grupo, o professor usa toques suaves ou palavras para guiar os alunos através dos movimentos — curvar-se, sentar-se, ficar em pé, andar. O processo envolve o corpo inteiro, mas é priorizado o equilíbrio da relação cabeça-pescoço, que Alexander chamou de "Controle Primário". É esse o objetivo principal do trabalho, que o diferencia de outros métodos funcionais. O professor guia suavemente a cabeça do aluno à posição correta no topo da coluna, o que leva a um ótimo alongamento da coluna e à maior fluidez dos movimentos em geral.

Experimentando repetidamente (com a ajuda do professor) esse uso correto, em movimento ou em repouso, você passará a sentir o guia cinestésico interior como um novo padrão de normalidade, que servirá para avaliar suas ações. Assim, a intenção de cada aula é fazê-lo perceber o que está fazendo. Ao tomar consciência disso, você poderá escolher se quer ou não continuar fazendo as mesmas coisas, sendo que é esse o procedimento seguinte da técnica.

O segundo passo para modificar o hábito é abandonar o padrão desnecessário de tensão. Quando você conseguir parar de se comportar da maneira habitual, seu corpo estará livre para agir de forma natural e confortável, dando uma nova liberdade ao sistema neuromuscular. As reações automáticas e tensas que você desenvolveu são o resultado do processo de *end-gaining*. Você busca, de maneira apressada e inconsciente, um resultado imediato, como sentar-se, em vez de percorrer conscientemente o processo — "meio-pelo-qual" (*means-whereby*) — de sentar-se. Esse processo (o "meio-pelo-qual") é um não-fazer: não é necessário forçar nada, mas apenas abandonar a tensão muscular. O abandono do antigo padrão permite que você abra mão dos atos impulsivos e passe a fazer escolhas inteligentes durante suas ações. Isso envolve uma decisão clara de manter a consciência momento-a-momento em vez de saltar irrefletidamente em direção ao fim (*end-gaining*).

Ao trabalhar esses três aspectos, você aprenderá a reagir, com o corpo inteiro, de maneira leve, tranqüila, simples e integrada, o que favorece a distribuição correta de tensão ou esforço. Além disso, você vai sentir mais energia e mais leveza emocional. Quando, um dia, você perceber que aprendeu a se "usar" bem o tempo todo e que isso se transformou numa *escolha* espontânea, saberá que "se formou" em Alexander.

> *O corpo pode se sentir completamente à vontade em todos os momentos. É só deixar.*
>
> — *Eugene Gendlin*

Para se tornar membro da North American Society of Teachers of the Alexander Technique (NASTAT), o professor precisa fazer pelo menos 1.600 horas de treinamento, num período mínimo de três anos, em institutos ou centros reconhecidos pela NASTAT. Outras entidades, nos Estados Unidos e no resto do mundo, têm suas próprias exigências.

Uma Experiência Alexander: Deitar-se

O terceiro passo são as instruções verbais. Enquanto você se movimenta, o professor dá instruções e você incorpora as palavras dele, repetindo para si mesmo: "Deixe o pescoço solto e a cabeça projetada para a frente e para cima; deixe o peito aberto e estufado, as pernas afastadas do corpo e os ombros para trás." Não se trata de forçar o corpo, mas de *deixá-lo* assumir essa postura. Esses pequenos lembretes mentais orientam sua consciência e, conseqüentemente, seus movimentos, deixando-os mais amplos e harmônicos.

Para esta experiência, você precisa de um livro de 2,5 a 3 centímetros de espessura. Sente-se no chão e amplie a atenção para toda a sala: chão, mobília, janelas, teto.

Deixe que os dedos de uma das mãos comecem a se deslocar pelo chão. Solte o cotovelo, para que o braço acompanhe esse movimento. Solte o ombro para que o braço todo possa mover-se suavemente para os lados. Assim, vai ser fácil rolar de lado, antes de se deitar de costas. Isso vai evitar que você desça o corpo como se estivesse fazendo abdominais. Resista à tentação de fechar os olhos ou de largar o peso no chão. Suavemente, deixe que o tronco acompanhe o braço, que vai levá-lo confortavelmente ao chão.

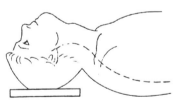
Fino demais

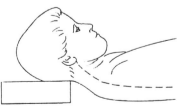
Grosso demais

Já no chão, role de costas e deixe que a cabeça se apóie no livro. Dobre os joelhos, para que os pés se apóiem no chão (se isso provocar tensão na base das costas, coloque um travesseiro ou uma toalha enrolada debaixo dos joelhos).

Agora tente ficar sem fazer nada por dez a quinze minutos. Com os olhos abertos, deixe que o olhar percorra a sala; que as costas se apóiem descontraidamente no chão, da cabeça ao cóccix; que os joelhos fiquem equilibrados pela parte superior das pernas, numa direção e na outra, pelo contato dos pés. Resista à tentação de adotar uma posição: limite-se a prestar atenção ao corpo e a soltá-lo. Quando terminar, sente-se tranqüilamente, mantendo os olhos vivos e as articulações soltas.

Observações: preste atenção nos pensamentos e sentimentos

durante essa "folga". Você fica tenso ao pensar em coisas que deveria estar fazendo? Você se sente em pânico, triste ou sonolento? Fica ansioso diante da possibilidade de alguém o apanhar "vagabundeando"? Você tem medo de fracassar, de não conseguir fazer o exercício, ou tem uma atitude de "vamos ver se isso ajuda"?

O que essa experiência faz por você: favorece o alongamento das costas, faz com que você rompa velhos hábitos neuromusculares e que pratique o simples fato de estar no corpo. Além disso, o exercício permite que os discos da coluna se recarreguem de fluido ao soltar a musculatura circundante.

— Cortesia de Sandra Bain Cushman, professora de Alexander.

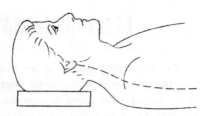

Alinhamento correto

O livro que serve de apoio deve permitir que a cabeça se equilibre com facilidade na coluna, sem tombar para trás, o que pressiona a coluna, e nem para a frente, o que aperta a laringe.

RECURSOS:

Professores, treinamento, publicações: North American Society of Teachers of the Alexander Technique (NASTAT), P.O. Box 517, Urbana, IL 61801, (800) 473-0620; Alexander Technique International, Inc., 1692 Massachusetts Ave., Cambridge, MA 02138, (617) 497-2242, fax (617) 876-2709. Há também bons professores que não são membros desses grupos.

Livros: F. M. Alexander, *The Use of the Self* (E. P. Dutton, 1932; Centerline, 1984); Michael Gelb, *Body Learning: An Introduction to the Alexander Technique* (Delilah, 1981); Frank Pierce Jones, *Body Awareness in Action* (Schocken, 1976); Judith Leibowitz e Bill Connington, *The Alexander Technique* (HarperPerennial, 1990).

EUTONIA GERDA ALEXANDER™

A Eutonia Gerda Alexander (EGA), criação de Gerda Alexander (1908-1993), era originalmente um método de relaxamento, que ela transformou num processo de aprendizado sensório-motor ou sistema de consciência mental-corporal. Nascida na Alemanha, não tinha relações de parentesco com F. M. Alexander. Ela era professora de Educação Eurítmica, um sistema educacional baseado na música e no movimento, criado por Jacques Dalcroze.

A palavra *eutonia* — tensão ou tonicidade bem equilibrada — é composta do prefixo grego *eu-*, que significa "bom" ou "harmonioso", e da palavra latina *tonus*, que significa "tensão". O ponto central da EGA é trabalhar com o equilíbrio do tônus de todos os tecidos, da pele e músculos aos órgãos e glândulas. O objetivo é aprender a soltar fixações do tônus (por exemplo, grupos de músculos que continuam tensos, mesmo em repouso) e substituí-las por flexibilidade, o que permite que todos os graus de tonicidade, do repouso à atividade, sejam usados com eficiência e discernimento. A flexibilidade do tônus,

> *Toda a sanidade depende disto: de que deveria ser um prazer... ficar em pé, sabendo que os ossos se movem tranqüilamente sob a carne.*
> *– Doris Lessing*

teorizava Gerda Alexander, favorece reações criativas e espontâneas a cada novo estímulo e exigência da vida, não apenas físicos, mas também intelectuais e emocionais.

Para chegar a isso, o professor de EGA vai ensiná-lo a se tornar um mestre em auto-sensação e conhecimento. A base do método é atingir uma consciência sensorial maior e um maior contato consigo mesmo — um estado de presença —, mas de maneira relacionada e não isolada. Por exemplo: deitado no chão, sentindo a respiração, a pele e a forma do corpo, você também sente a ligação com o chão. Manter uma presença sensitiva e estável em si mesmo não significa se fechar ao ambiente, assim como ficar em contato com o ambiente não significa perder a individualidade e a consciência interior. Gerda Alexander nunca entendeu a Eutonia como um "sistema especial, a ser praticado separadamente da vida cotidiana".[14] Para ela, a consciência mais profunda, a que favorece a maturação, é a do esqueleto. Sentir a estrutura óssea é algo que pode liberar as tensões mais arraigadas e levar a um sentimento de segurança e solidez interior, além de restaurar o alinhamento.

Essa exploração sensorial, intensa e detalhada, leva vários anos e requer um profundo conhecimento de anatomia. Na verdade, EGA é o único método somático que exige dos professores e terapeutas um treinamento de quatro anos em tempo integral. Mas o resultado é o equilíbrio em todos os níveis e a capacidade de expressão rítmica individual, em

> *A essência da educação é a educação do corpo.*
> *– Benjamin Disraeli*

vez da imitação de modelos de movimento. O método estimula também a autonomia, pois os professores deixam a você a responsabilidade pelo desenvolvimento pessoal. Eles não o obrigam a tomar consciência de si mesmo: limitam-se a convidá-lo. Assim como em outras práticas de consciência, na EGA você desenvolve um eu observador, um eu que não dirige nem julga, mas que, de forma neutra, permanece consciente do momento atual. Ver "A Prática da Conscientização", página 160, "Consciência Cinética", página 295 e "Consciência Sensorial", página 255. A descoberta do biorritmo individual se dá por meio de tarefas para as quais você deve encontrar as próprias soluções, em vez de seguir padrões estabelecidos.

Há aulas individuais ou em grupo, em que se faz também terapia de manipulação. Qualquer pessoa pode freqüentá-las e colher benefícios, inclusive paraplégicos,

UMA AULA DE EUTONIA
GERDA ALEXANDER

Era a minha primeira aula de EGA. Todos os outros alunos já estudavam havia muitos anos, mas mesmo assim eu consegui participar. Se tivesse ido à aula em outro dia, teria aprendido algo totalmente diferente, pois cada aula é única e ajustada aos alunos que estão presentes.

Estudamos primeiro, em ilustrações de anatomia, os músculos abdominais e o diafragma. Depois, para uma melhor compreensão tátil, manuseamos partes do esqueleto, apalpando a caixa torácica e a estrutura pélvica do próprio corpo. Dessa maneira, cada um conseguiu articular claramente a própria forma.

Parávamos de vez em quando para deitar de costas, sentindo o contato com o chão. Íamos comentando em voz alta o que descobríamos no decorrer dessas experiências.

Movíamos também a boca para liberar tensões. Por exemplo: estendíamos o lábio superior na direção da orelha direita, da orelha esquerda, do nariz e do queixo, e girávamos a língua em círculos de 360 graus. Soube depois que o professor havia incluído esses movimentos na aula porque percebeu que eu tenho a tendência de apertar os lábios quando faço alguma coisa com as mãos. Os movimentos com a boca me deram a oportunidade de tomar consciência desse hábito.

Rolamos pelo chão, de maneira a fazê-lo tocar todas as áreas do corpo. Depois, massageamos o corpo com uma bola de borracha, observando a curvatura do fêmur (osso da coxa), sentindo os órgãos abdominais e liberando a tensão.

Além disso, o professor chamou a nossa atenção para as mudanças na forma e tensão da pele, dos pés à cabeça e ao longo dos braços. Com o uso da atenção dirigida e do contato, fiquei mais consciente do "invólucro epidérmico" e da imagem que tenho do corpo.

O professor dizia-nos repetidamente para não deixar que os movimentos interferissem na respiração, para manter os dedos dos pés e das mãos estendidos e para pressionar os ossos das nádegas, para que o movimento percorresse a coluna num "transporte reflexo".

Seguiu-se o trabalho a dois. Uma das alunas explorou minha caixa torácica, pelve e omoplatas. Depois fiz o mesmo com ela.

Tudo que fazíamos era suave, exigindo atenção e abertura. Não havia um modelo a seguir. No fim da aula, eu me senti expandida e mais cheia, como se o volume do corpo tivesse aumentado. E eu o conhecia melhor. Compreendi que tinha tido, no corpo, uma aula de anatomia.

quadriplégicos e pacientes de pólio. Não existe um padrão estabelecido para as aulas, pois os professores "sentem" os alunos e se adaptam a eles.

Na Europa, a Eutonia Gerda Alexander é usada em conservatórios, em escolas de dança, em teatro, em jardins-de-infância, em fisioterapia, no treinamento olímpico, em escolas de educação física e em outras atividades educativas e terapêuticas. Em 1987, depois de dois anos de observações, a EGA foi a primeira disciplina corporal a ser aceita pela Organização Mundial de Saúde (OMS) como técnica terapêutica alternativa.

RECURSOS:

Cursos: Monique Nagy, 602 Frankfurt Rd., Monaca, PA 15061, (412) 371-1876; ou Joyce Riveros, 1633 Julian Dr., El Cerrito, CA 94530, (510) 234-9362.

Livros: Gerda Alexander, *Eutony: The Holistic Discovery of the Total Person* (Felix Morrow, 1985), distribuição de Feldenkrais Resources, (800) 765-1907 ou (510) 540-7600, fax (510) 540-7683.

CONSCIÊNCIA SENSORIAL

Os alunos da pioneira somática Elsa Gindler, que ensinou na Alemanha até sua morte, em 1961, levaram seu trabalho para quase todas as partes do mundo, combinando-o a todos os tipos de terapias e técnicas de treinamento: é usada, por exemplo, como coadjuvante em tratamentos de doenças da fala ou de distúrbios psiquiátricos, bem como em aulas de música. Charlotte Selver, a mais conhecida aluna de Elsa Gindler nos Estados Unidos, criou o nome *Consciência Sensorial* para seu estilo didático. O método influenciou muitos inovadores, como Fritz Perls, criador da Terapia da Gestalt.

> *Com exceção da dor e de sensações muito genéricas de bem-estar ou de mal-estar, as sensações que vêm de dentro são como as estrelas: só aparecem quando as luzes artificiais são desligadas. Quando a quietude é suficiente, elas podem ser muito precisas.*
>
> *– Charlotte Selver*

Também conhecida como *reeducação sensorial (sensory re-education)* ou *sentir consciente (conscious sensing)*, a Consciência Sensorial (CS) tem o objetivo de desenvolver a percepção clara e direta e a experiência autêntica, que vai além da compreensão intelectual. O filósofo Alan Watts chamou a CS de "Zen vivo", por causa de sua similaridade com a meditação, conduzindo à unidade mente-corpo.

Eutonia Gerda Alexander – Uma Experiência

Figura A

Figura B

Posição de
Controle nº 11

As "posições de controle" da Eutonia permitem que você tome consciência, em poucos minutos, dos pontos de tensão do corpo. Se os músculos estiverem com o comprimento normal e a elasticidade correta — essencial para o bom movimento das articulações e, portanto, para o movimento e postura funcionais — você não terá dificuldade para ficar nessas posições. Mas se os músculos estiverem mais curtos por causa da tensão ou do desenvolvimento excessivo, você vai achar que as posições de controle são desconfortáveis e dolorosas e, talvez, nem consiga fazer todas elas.

Experimente a posição de controle número 11, que testa os músculos da coluna vertebral, das costas, dos ombros, dos quadris e das coxas. Deite-se sobre o lado esquerdo do corpo, sentindo a pele. Mantenha a perna esquerda estendida e o joelho da perna direita flexionado para a frente. Deixe os dois braços estendidos à frente do peito. Sinta os quadris, o côndilo femural medial (a proeminência inferior interna do osso da coxa), a tíbia (osso da canela) e o dedão do pé direito tocando o chão. Sinta o trocanter (proeminência superior do fêmur), o perônio (osso lateral da canela) e o dedinho do pé esquerdo tocando o chão. Sinta também a direção dos ossos longos do braço e da mão (ver figura A).

Agora, guiando-se por um ponto além das pontas dos dedos, comece a descrever um semicírculo acima da cabeça com o braço e a mão. Mantenha-os estendidos mas soltos. Durante o movimento, procure tocar o chão com os dedos estendidos e soltos, manter o joelho da perna direita em contato com o chão e os ossos das nádegas alongados (ver figura B). Observe sua respiração. Se não conseguir tocar o chão com as pontas dos dedos, descreva o semicírculo no ar, até que o braço direito esteja atrás de você. Sinta novamente o contato com o chão, sinta a direção dos ossos longos do braço e observe a respiração. Para reverter o movimento e voltar à posição inicial, guie-se pelo ponto além das pontas dos dedos. Se possível, continue em contato com o chão, inclusive com o joelho da perna direita.

Descanse um pouco, ainda deitado de costas, e compare os dois lados do corpo. Depois role para o lado direito e repita todo o procedimento. Quando terminar, descanse um pouco, observando como se sente.

— Cortesia de Joyce Riveros, professora de Eutonia.

Não existe uma receita nem uma série estabelecida de procedimentos em Consciência Sensorial, assim como não existem imagens dirigidas, movimentos estruturados, posições específicas ou treinamento anatômico. O professor limita-se a sugerir experiências que permitam ao aluno tomar consciência das sensações envolvidas em qualquer movimento, dos mais grosseiros aos mais sutis, como mudanças nos batimentos cardíacos e na respiração. O professor pergunta, por exemplo: "Onde você sente o movimento da respiração?" Então, o aluno procura sentir esse movimento, em repouso ou ao iniciar uma atividade, como deitar-se, sentar-se, ficar em pé, caminhar, pegar um pedra, jogar uma bola, etc.

A experiência pode ser também a exploração de uma parte do corpo, como, por exemplo, os pés. Para fazer essa exploração, você pode tocá-los com as mãos ou simplesmente ouvir de dentro suas mensagens proprioceptivas. Dessa forma, você consegue despertar os pés ou qualquer outra parte do corpo, bem como *despertar para eles.*

Nesse calmo estado de alerta, dá para sentir onde e como você se contrai e se limita. Assim, você abandona antigos condicionamentos e passa a funcionar melhor, mas não porque o professor — ou você mesmo — tenha feito alguma imposição. A mudança ocorre quando você deixa que o corpo manifeste suas necessidades. Não

Elsa Gindler

Elsa Gindler (1885-1961) ensinava Harmonische Gymnastik (uma espécie de educação física) em Berlim. Tinha pouco mais de 20 anos quando contraiu tuberculose. Como na época o único paliativo para a doença era ar fresco e repouso, o médico sugeriu que ela fosse morar num sanatório. No ar puro dos Alpes, ela poderia passar com tranqüilidade seus últimos dias.

Mas, filha de operários, Elsa Gindler não tinha condições de fazer tal tratamento. Assim, resolveu ajudar a si mesma praticando os exercícios descritos num livro sobre respiração. O médico disse que ela morreria em duas semanas se continuasse com aquilo. Mas Elsa tinha a intuição de que descobriria uma maneira de recuperar o pulmão atingido.

Elsa Gindler logo abandonou o livro e, pacientemente, experimentou maneiras de respirar com o pulmão saudável. Depois de um ano de trabalho, que exigiu muita sensitividade e muita autoconsciência, ela tinha se recuperado completamente. Ao encontrá-la na rua, o médico ficou tão surpreso que perdeu momentaneamente a voz.

Elsa Gindler morreu aos 76 anos, depois de uma longa e produtiva carreira na área da reeducação física, criando um método que ela chamava de *Arbeit am Menschen* (trabalho com seres humanos) ou *Nachentfaltung* (desdobramento posterior). Devotada ao trabalho, deu aulas até mesmo durante o bombardeio que atingiu Berlim na Segunda Guerra Mundial. Recusou-se a incluir em suas aulas a doutrinação nazista, mas ensinou técnicas de sobrevivência em ataques aéreos. Arriscando-se a ser enviada a um campo de concentração, Elsa Gindler dava aulas especiais aos seus alunos judeus. Chegou a esconder alguns deles no porão de sua casa, repartindo com eles o próprio alimento racionado. Uma bomba nazista destruiu todos os seus registros, e os alunos judeus acabaram sendo descobertos e mortos. A combinação de medo, falta de comida e perda dos amigos provocou em Elsa Gindler uma úlcera no intestino.

Apesar desses problemas, durante as últimas três décadas de vida, Elsa Gindler colaborou intimamente com Heinrich Jacoby, de Zurique, um pioneiro em aprendizado e criatividade. Com suas aulas, Elsa Gindler contribuiu para a formação de vários educadores somáticos. Alguns de seus alunos, hoje renomados, continuaram seu trabalho: Carola Speads, que foi sua assistente por muitos anos, Ilse Middendorf e Charlotte Selver, criadora da Consciência Sensorial.[15]

há certo nem errado, não há a maneira correta de respirar ou de ficar em pé, conforme critérios preestabelecidos, e nem modelos a seguir. Você simplesmente observa, deixando surgir o que é mais natural para o seu ser, abandonando esforços desnecessários ao realizar coisas banais, como erguer um braço ou escovar os dentes. Quando a energia que antes estava presa é liberada ao uso, você se sente ao mesmo tempo leve e poderoso. Seus movimentos tendem a se tornar autogerados e corretos, substituindo a repetição mímica e mecânica. A respiração fica menos restrita, a postura melhora, assim como a coordenação, a flexibilidade e o equilíbrio. E a atitude também tende a mudar; em vez de estar sempre tentando "fazer as coisas" só para se ver livre, você passará a realizar sensitivamente e prazerosamente cada ação. Essa mudança na atitude significa também que o relacionamento essencial que você tem consigo mesmo e com os outros se torna mais fácil, mais honesto e mais satisfatório.

Só antigos alunos de Charlotte Selver, que receberam dela seu certificado, estão habilitados a ensinar Consciência Sensorial. Essa prática é atualizada constantemente pela continuação do trabalho com Charlotte Selver, que ainda dá aulas aos 90 anos. Sensory Awareness Leaders Guild é uma associação profissional desses professores, que funciona na América do Norte, na Europa e no México.

RECURSOS:

Publicações e seminários: Sensory Awareness Foundation, 1314 Star Route, Muir Beach, CA 94965. Professores: Sensory Awareness Leaders Guild, 411 W. 22nd St., New York, NY 10011.

Livros: Charles Brooks, *Sensory Awareness: The Rediscovery of Experiencing Through Workshops with Charlotte Selver* (Felix Morrow, 1986).

O SISTEMA MENSENDIECK

O Sistema Mensendieck de técnicas do movimento funcional foi criado no final do século XIX pela médica Bess Mensendieck. Ela acreditava que as posturas que assumimos e os movimentos que fazemos regularmente no trabalho, no lazer e no repouso moldam e condicionam o corpo. Os resultados — um corpo esbelto e flexível ou pesado e desajeitado; vital e forte ou fraco e franzino — dependem do uso, correto ou não, que se faz dos músculos em todas as atividades. Mensendieck desenvolveu uma série de "esquemas de movimentos": exercícios que remoldam, reconstroem e revitalizam o corpo, exigindo um mínimo de tempo e de esforço físico.

> *Agora você pode, em certo sentido, tornar-se um escultor do próprio corpo, ajudando a moldar os membros e o tronco quase como se estivesse trabalhando com argila ou mármore.*
> *– Bess M. Mensendieck*

O Sistema Mensendieck é ao mesmo tempo corretivo e preventivo. No início o trabalho é feito com a ajuda de um professor, mas aos poucos você aprenderá a usar a vontade consciente para aliviar a tensão e melhorar a integridade funcional e estrutural do corpo. Quando souber se movimentar corretamente — ou seja, usar as costas, pescoço, braços, etc., de maneira benéfica e não desgastante — você terá condições de evitar ou aliviar dores nos músculos e articulações. Além disso, a reeducação da respiração terá um efeito positivo sobre todas as funções do corpo.

O treinamento Mensendieck deve ser feito sem roupas ou só com a parte de baixo de um biquíni — e na frente do espelho (de preferência com um espelho na frente, outro do lado e um terceiro colocado obliquamente atrás). Assim, você poderá observar e sentir onde se originam os movimentos — por exemplo, erguer o braço — e quais músculos são ativados, além de relacionar o que vê com o

A correção dos movimentos é a melhor forma de aperfeiçoamento pessoal.
— Moshe Feldenkrais

que sente, recebendo um retorno de maneira proprioceptiva. Você vai aprender a movimentar uma parte do corpo sem deixar que todo o resto "se desconjunte" para compensar. Com a repetição correta, você começará a gravar novos padrões de movimento, para substituir os ineficazes.

Os professores desse método dão aulas personalizadas, que começam com a técnica Mensendieck fundamental: a "posição bem equilibrada". Essa etapa estabelece o alinhamento correto da cabeça aos pés e prepara para todos os outros exercícios, que são mais de duzentos. A idéia é tornar corretos e graciosos os movimentos feitos no dia-a-dia: ajoelhar e levantar, erguer e carregar pesos, descer e subir escadas, sentar e levantar. Os professores explicam com palavras e com as mãos como executar os exercícios, mas eles não fazem demonstrações, para não prejudicar a descoberta do aluno, que deve vir de dentro para fora. O número de sessões depende do senso cinético e do estado de saúde de cada um. Geralmente, cada sessão dura uma hora, mas alunos avançados podem fazer apenas meia hora por semana.

Os profissionais desse método passam por um treinamento rigoroso, supervisionado de perto pela International Mensendieck League, criada em The Hague em 1930. Na Dinamarca, Noruega, Suécia e Holanda, esse sistema é reconhecido como profissão paramédica independente. Na Holanda, por exemplo, faz parte do sistema nacional de saúde e o programa de treinamento é de três anos, com períodos de prática supervisionada em hospitais e centros de reabilitação, que absorvem depois uma parte desses profissionais. Esses centros e hospitais oferecem cursos para enfermeiras, operários, funcionários de empresas, idosos, mulheres grávidas e outros grupos. Os resultados são positivos no tratamento de dores nas costas, mal de Parkinson, problemas musculares acarretados por práticas esportivas ou postura incorreta, estados pós-cirúrgicos, assim como nos cuidados pré e pós-natal.

RECURSOS:

Cursos e instrutores nos Estados Unidos: Mensendieck Academy and Enterprises, P.O. Box 9450, Stanford, CA 94309-9450, (415) 851-8184.

BESS MENSENDIECK

Bess Mensendieck (1861-1957), nascida Elizabeth Marguerite de Varel em Nova York, passou boa parte da infância viajando pelo mundo inteiro com o pai, um engenheiro civil que construía pontes. No final do século passado, estudando escultura em Paris, começou a se dar conta da má coordenação neuromuscular e da musculatura desequilibrada dos modelos do estúdio. Com isso, percebeu que preferia trabalhar com o corpo humano a trabalhar com mármore e argila, e acabou tornando-se uma das primeiras médicas do mundo, formando-se na Universidade de Zurique.

Em 1895, ela voltou a Paris para trabalhar no Colégio de Medicina. Foi, aos poucos, combinando a pesquisa em cinesiologia com os princípios de engenharia que tinha aprendido com o pai para criar um novo sistema de educação funcional do corpo. Deu palestras pela Europa e trabalhou em hospitais para ajudar a restaurar a função muscular em pacientes com paralisia, em recuperação de cirurgias ou idosos.

O primeiro patrono famoso de Mensendieck foi o Kaiser Guilherme II da Alemanha. Numa visita à Noruega, ele ancorou seu navio em Hardanger Fjord, perto da casa de verão onde Bess Mensendieck morava, e convidou-a para jantar a bordo. Pouco depois, convidou Bess Mensendieck a criar sua primeira escola de exercícios funcionais. O Kaiser não estava satisfeito com as senhoras da corte, que eram barrigudas como "barris de cerveja".

Em 1905, Bess Mensendieck levou seu método para os Estados Unidos, mas foi impedida de publicar suas descobertas. As ilustrações de corpos nus, indispensáveis às explicações do trabalho, foram consideradas imorais e proibidas pelas leis Comstock, então em vigor. De volta à Europa, ela conheceu editores de boa vontade e sem problemas de censura. Assim, estruturou e publicou seu método. Mas depois de algum tempo voltou a Nova York e, com as leis Comstock revogadas, ela finalmente publicou seus livros nos Estados Unidos, já em 1930. Nessa época, o treinador de natação da Yale University introduziu o treinamento Mensendieck no departamento de educação física da universidade. Antes da Segunda Guerra Mundial, Mensendieck mudou-se para Hollywood, onde trabalhou com Greta Garbo, Ingrid Bergman, Frederic March, Jascha Heifetz, com as esposas de Fred Astaire, com Irving Berlin e Gary Cooper.

Mas, em todas as suas viagens, Mensendieck nunca viu um corpo que considerasse um modelo de beleza harmoniosa em movimento, nem mesmo o da primeira bailarina Anna Pavlova ou do levantador de pesos Max Schmeling. Finalmente, numa viagem que fez para estudar movimentos corporais, ela encontrou seu ideal nos dançarinos javaneses.

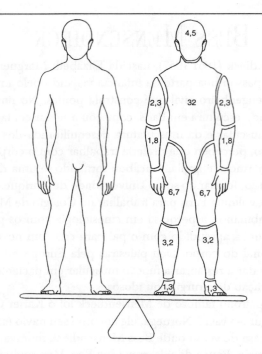

Distribuição ideal de peso corporal para uma pessoa de 68 quilos

Bess Mensendieck via o corpo humano como um conjunto de massas, e não como uma massa única. Quando essas massas estão posicionadas corretamente, em repouso ou em movimento, seus respectivos pesos são sustentados com eficiência, de maneira que nenhum grupo de músculos é sobrecarregado. Por exemplo, numa pessoa de 68 quilos, a distribuição de peso deve ser a seguinte: cabeça, 4,5 quilos; tronco, 32 quilos; braços: 2,3 quilos cada; antebraços, 1,80 quilo cada; mãos, 450 gramas cada; coxas, 6,7 quilos cada; pernas, 3,2 quilos cada; pés, 1,3 quilo cada.

— Adaptado de: Bess Mensendieck, *The Mensendieck System of Functional Exercises* (Southworth-Anthoensen, 1937).

Livros: Ellen Lagerwerff e Karen Perlroth, *Mensendieck Your Posture and Your Pains* (Doubleday, 1973; Aries, 1982); Jenniffer Yoels, *Re-Shape Your Body, Re-Vitalize Your Life* (Prentice-Hall, 1972); Bess M. Mensendieck, *Look Better, Feel Better* (Harper & Row, 1954), *The Mensendieck System of Functional Exercises* (Southworth-Anthoensen, 1937; Kristianstads Boktryckeri, 1989), e *It's Up to You* (J. J. Little & Ives, 1931).

Audiovisuais: "Freedom from Back Pain: The Mensendieck System", Karen Perlroth, vídeo de 55 min. acompanhado de livreto de 40 páginas e fita cassete de 60 min. com o mesmo título, da Mensendieck Academy (ver acima).

Método Feldenkrais:® Integração Funcional e Consciência Através do Movimento

O Método Feldenkrais é um processo de aprendizagem que produz novas formas de movimentos — mais eficazes, confortáveis e saudáveis — pela exploração do grande potencial do sistema nervoso. Moshe Feldenkrais, seu criador, acreditava que a capacidade humana de aprender — "incomparavelmente maior do que a de qualquer outra criatura viva" — dá-nos a extraordinária oportunidade de formar uma espécie de massa de reações aprendidas.[16] Mas, junto com esse dom, temos uma "vulnerabilidade especial" para desenvolver maus comportamentos. Ao contrário, "as reações dos outros animais aos estímulos estão ligadas ao sistema nervoso em forma de padrões instintivos de ação, o que faz com que errem com menos freqüência e só diante de mudanças ambientais".[17] Mas, segundo Feldenkrais, nós podemos mudar — apesar dessa tendência. Se tiver oportunidade, nosso cérebro escolhe a maneira mais fácil e mais eficaz de agir. Mas cabe a nós fornecer-lhe os meios.

> *A maneira pela qual o nosso movimento é organizado é uma projeção da maneira pela qual é organizado o nosso cérebro, e a maneira pela qual nos movimentamos organiza o nosso cérebro.*
> *— Michael Joyce*

É isso que faz o Método Feldenkrais. Por meio de experiências físicas, e não de palavras, ele apresenta novas informações ao cérebro, retreinando-o para aceitar uma imagem melhorada em substituição à antiga imagem distorcida. Isso é realizado pelo desmembramento de movimentos e padrões funcionais em componentes menores, estabelecendo novas conexões neurais entre o córtex motor do cérebro e o sistema muscular. Depois de repetir muitas vezes uma seqüência de exercícios, a nova forma começa a parecer "normal" e natural. A repetição é necessária. Feldenkrais acreditava que ficamos tão acostumados ao padrão habitual e ineficaz, que nosso julgamento é prejudicado, o que faz com que qualquer mudança muscular nos pareça anormal. Não é suficiente tomar consciência de um padrão, diz ele, pois a "melhora na ação e no movimento aparece só depois que ocorre uma mudança no cérebro e no sistema nervoso".[18]

> *Nossa capacidade de aprender... envolve, como resultado da experiência, o desenvolvimento de novas reações a estímulos conhecidos.*
> *— Moshe Feldenkrais*

O Método Feldenkrais usa dois procedimentos para "religar" ou reeducar sutilmente o sistema nervoso. Na Integração Funcional, o trabalho de manipulação é feito na mesa, cada sessão é sob medida, pois o professor adapta cada aula de movimento às necessidades do corpo de cada aluno, usando, sensitivamente, as mãos para comunicar uma nova configuração sensorial e uma nova organização motora. Segundo

MOSHE FELDENKRAIS

Nascido na Polônia, na época da ocupação russa, Moshe Feldenkrais (1904-1984) imigrou para a Palestina em 1920. Formou-se em engenharia mecânica e elétrica, além de fazer um doutoramento na Sorbonne, na área de ciências. Passou dez anos em Paris no Curie Institute, período em que publicou vários artigos acadêmicos em co-autoria com Frédéric Joliot-Curie, ganhador do Prêmio Nobel.

Feldenkrais foi um dos primeiros europeus faixa preta em judô, fundador do Clube de Judô de Paris. Durante todo esse período, ele dava aulas para se sustentar. Engenheiro e físico, atleta e mestre de judô, matemático e estudioso da acupuntura, ele transformou-se em reeducador funcional, depois de se curar de uma antiga lesão no joelho.

Quando jovem, Feldenkrais jogava futebol. Nessa época, machucou o joelho, que nunca se curou. Na Segunda Guerra Mundial, trabalhou dirigindo pesquisas anti-submarinas para o Almirantado Britânico, tinha de permanecer durante horas em navios todos os dias. O balanço constante do navio teve um efeito devastador para seu joelho. Um dos maiores cirurgiões da Inglaterra recomendou uma cirurgia, garantindo apenas 50% de chances de sucesso. Diante disso, Feldenkrais decidiu tomar a si a solução do problema. O médico avisou que ele voltaria em seis meses, implorando para ser operado.

Sem desanimar, Feldenkrais estudou tudo o que se relacionava com o movimento do corpo humano: anatomia, biologia, fisiologia, cinesiologia, neurologia, psicologia e antropologia. Sua mulher, uma pediatra, ajudou-o a compreender o desenvolvimento infantil. Estudou também Yoga, a filosofia de Gurdjieff e o trabalho de F. M. Alexander, além de assistir às aulas de Gerda Alexander em Paris e Israel.

Empenhado em curar o próprio joelho, Feldenkrais desenvolveu uma perspectiva original e abrangente da função sensório-motora e de sua relação com o pensamento, com a emoção e com a ação. Aprendeu a andar sem sentir dor e restaurou a função do joelho. As aulas em grupo do Método Feldenkrais e da Consciência Pelo Movimento surgiram em resposta aos pedidos de pessoas que também queriam aprender a se movimentar mais livremente.

Uma Experiência de Flexibilidade

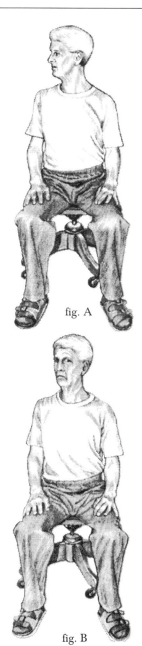

fig. A

fig. B

Experimente este exercício para aumentar a flexibilidade do pescoço, peito, coluna e para tornar os movimentos mais leves e confortáveis.

Sente-se na beira da cadeira, com as mãos pousadas nas coxas, os pés bem apoiados no chão, os ombros retos. Com movimentos pequenos e tranqüilos, gire suavemente a parte de cima do corpo, como se fosse para olhar um pouco à direita (figura A). Vire-se outra vez para a frente e relaxe. Observe mentalmente até onde consegue enxergar sem forçar. Faça uma pausa para descansar.

Agora, concentre-se num objeto ou ponto bem à sua frente. Olhando sempre para a frente, gire lentamente a cabeça e a parte superior do corpo enquanto solta o ar (figura B). Não force o movimento. Mantenha o pescoço, ombros, peito e pernas relaxados. Observe que, para a direita, você se virou menos porque os olhos não se moveram. Faça uma pausa para descansar.

Desta vez, inclua os olhos no movimento, virando-se suavemente para a direita com toda a parte de cima do corpo. Consegue ver mais longe? Volte-se para o centro. Mantenha os olhos e a cabeça voltados para a frente, girando lentamente os ombros e a parte de cima do corpo para a direita. Observe que o ombro direito se move para trás e o esquerdo para a frente (figura C). Volte ao centro e faça uma pausa.

Voltando a incluir os olhos e a cabeça no movimento, vire suavemente toda a parte superior do corpo para a direita. Volte à posição inicial e relaxe. O movimento ficou mais fácil e confortável? Você notou alguma diferença entre o ombro direito e o esquerdo?

Com os pés fixos e apoiados no chão, mova

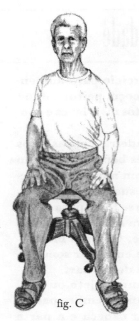

fig. C

o joelho esquerdo levemente para a frente. Observe que a base das costas, a cabeça e os ombros giram levemente para a direita. Agora, movendo o joelho lentamente para a frente, gire também toda a parte superior do corpo para a direita (figura D). Você sente que ficou um pouco mais alto? Sente que a pelve está se movendo? Percebe que o movimento do joelho esquerdo aumenta sua capacidade de se virar para o lado?

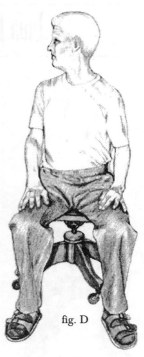

fig. D

Faça uma pausa para descansar. Então, repita toda a seqüência virando-se para a direita.

Agora, alterne movimentos para a direita e para a esquerda, quatro a oito vezes, enquanto um dos joelhos, e depois o outro, se move lentamente para a frente. Deixe que as mãos deslizem sobre as coxas quando vira para os lados, mantendo as pernas relaxadas. Os movimentos devem ser fluentes e contínuos.

Continue a girar a parte de cima do corpo para a direita e para a esquerda, mas desta vez mantenha a cabeça e os olhos parados, voltados para a frente. Não se esqueça de respirar livremente. Pare para descansar sempre que quiser. Percebeu como sua flexibilidade aumentou, ao girar para a direita e para a esquerda?

Gire a parte superior do corpo e a pelve, alternadamente, para a direita e para a esquerda, virando a cabeça e os olhos na direção oposta. Relaxe e faça movimentos lentos e fluentes.

Agora, mais uma vez, mova o joelho es-

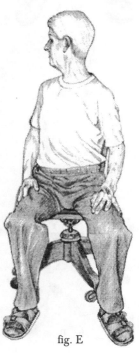

fig. E

querdo para a frente e, ao mesmo tempo, gire para a direita o máximo possível, mas sem forçar (figura E). Então, mova o joelho direito para a frente e, ao mesmo tempo, vire-se para a esquerda. Observe como sua flexibilidade aumentou, sem que você esticasse nem forçasse o corpo. Você se sente mais alto? Se estiver sentado na frente de um espelho, veja se parece mais alto. Sinta como o peso está equilibrado por igual no assento e como a base das costas está levemente arqueada. Os músculos devem permanecer relaxados, para que a postura fique mais ereta. Quando levantar, observe como seu corpo parece leve e como os movimentos ficaram mais confortáveis.

Adaptado com permissão de David Zemach-Bersin, Kaethe Zemach-Bersin e Mark Reese, *Relaxercise* (HarperCollins, 1990).

Feldenkrais, isso é particularmente eficaz em casos de paralisia cerebral, esclerose múltipla ou problemas semelhantes, incluindo a paralisia decorrente do derrame.

Por exemplo: quem tem sintomas de paralisia não tem no sistema nervoso uma imagem distinta do que seria, por exemplo, um movimento preciso do braço. Incapacitada, temporariamente ou desde que nasceu, de repetir outro padrão, essa pessoa continua a regravar a imagem do movimento trêmulo e desajeitado. O professor do Método Feldenkrais vai orientá-la cuidadosamente para que realize

> *Quando nos acostumamos a um defeito na postura, não sentimos mais o esforço supérfluo.*
> *– Franz Wurm*

um movimento suave e preciso, pelo menos umas vinte vezes seguidas. Assim, um novo padrão é registrado no seu sistema nervoso. O movimento repetido cria consciência e então, através da consciência, o aluno consegue repetir o movimento por conta própria. Vários projetos de pesquisa demonstram a eficácia desse método, particularmente em casos de paralisia cerebral e lesões no cérebro.[19]

Mesmo quando não se está diante do desafio de um distúrbio neuromuscular, Feldenkrais acreditava que todos podem aprender a se movimentar e a funcionar melhor, num nível mais próximo do potencial humano. Como criaturas que desenvolvem hábitos, nossa tendência é ficar em pé ou andar (ou dormir, ou respirar, ou digerir) de maneira ineficaz, continuando assim pelo maior tempo possível. Mas será que isso é bom? O problema é que, enquanto não modificamos padrões musculares, as áreas motoras do cérebro que correspondem a eles também não se modificam. Mas, teorizava Feldenkrais, quanto mais usarmos o sistema nervoso, mais o cérebro será ativado, sendo que as regiões estimuladas ativam, por sua vez, áreas adjacentes que controlam pensamentos e sentimentos.[20] Segundo os terapeutas do Método Feldenkrais, são muitos os benefícios que esse método proporciona a seus clientes: respiração mais profunda, melhor digestão, sono mais repousante, melhor humor, mente mais alerta, mais energia, flexibilidade e amplitude de movimento, alívio de dores de cabeça e nas costas.

É aí que entra o segundo procedimento do Método Feldenkrais, a Consciência Pelo Movimento. São aulas em grupo, em número indefinido, em que você aprende a ficar "melhor ainda", funcionando da melhor maneira possível nas atividades cotidianas ou em desempenhos especiais. Como as "aulas têm o objetivo de melhorar a capacidade... de trans-

O prazer requer uma atenção descontraída.

— Deane Juhan

formar o impossível em possível, o difícil em fácil e o fácil em agradável", elas nunca exigem esforço.[21] Feldenkrais acreditava que atividades difíceis, que exigem esforço, nunca se tornam parte da vida normal cotidiana. Assim, para ensinar o cérebro sem cansar os músculos, o aluno geralmente fica sentado ou deitado, aliviando a carga suportada pelo músculos extensores e flexores, que habitualmente sustentam o corpo quando se está em pé. Ver figuras na página 240.

O professor do Método Feldenkrais geralmente faz o grupo realizar, como experiência, movimentos altamente sofisticados e estruturados. (Você pode fazer essa experiência em casa, com a ajuda de fitas.) Com a curiosidade de um bebê, você vai descobrir por conta própria o que é certo para seu corpo, em vez de ficar se comparando com os outros ou com o professor. Sabendo o que faz, você poderá escolher o que quer fazer. Para Feldenkrais, é essa escolha, e não um padrão imposto de fora, que caracteriza o movimento "correto". Ele via o corpo como uma unidade funcional flexível, e não como algo a ser moldado de forma rígida e mecânica. Ele dizia que o corpo "precisa estar organizado de maneira a poder iniciar qualquer movimento — para a frente, para trás, para a direita, para a esquerda, para baixo, para cima — sem um ajuste prévio de seus vários segmentos, sem mudanças súbitas no ritmo da respiração, sem apertar o maxilar nem tensionar a língua, sem tensão perceptível dos músculos do pescoço e sem fixar os olhos... Se essas condições forem mantidas durante a ação, então nem mesmo elevar o corpo inteiro será um esforço".[22] Os professores do Método Feldenkrais não ficam observando o que os alunos fazem de errado para depois corrigi-los: eles criam condições para que os alunos tenham mais escolhas.

Cada sessão se concentra numa determinada parte do corpo, mas, enquanto isso, as outras partes estarão passando por mudanças positivas, por causa das ligações neuromusculares. O resultado, dizem os praticantes do método, é que, no final, você se sente renovado, com o corpo inteiro pendendo levemente da cabeça e deslizando graciosamente ao se mover. E, com o tempo, você vai perceber que criou uma imagem mais completa do corpo. Não há um número estabelecido de sessões de manipulação. Você pode ter aulas pelo tempo que quiser, aperfeiçoando constantemente a maneira de funcionar, seja para melhorar seu desempenho ou para administrar melhor uma limitação, como problemas cervicais ou artrite reumática.[23]

Para obter um certificado, o profissional faz um treinamento de quatro anos: 1.600 a 1.800 horas de treinamento prático. Além disso, terá de freqüentar cursos e seminários de atualização todos os anos.

RECURSOS:

Professores, programas de treinamento e publicações: The Feldenkrais Guild, P.O. Box 489, Albany, OR 97321-0143, (800) 775-2118, (503) 926-0981, fax (503) 926-0572. Para receber um catálogo de livros e material em vídeo, escreva para: Feldenkrais Resources, 830 Bancroft Way, Suite 112, Berkeley, CA 94710, (800) 765-1907, (510) 540-7600.

Livros: Moshe Feldenkrais, *Awareness Through Movement* (Harper & Row, 1972), *The Case of Nora* (Harper & Row, 1977); Ruthy Alon, *Mindful Spontaneity: Moving in Tune with Nature: Lessons in the Feldenkrais Method* (Prism/Avery, 1990); David e Kaethe Zemach-Bersin e Mark Reese, *Relaxercise* (HarperCollins, 1990); Yochanan Rywerant, *The Feldenkrais Method* (Keats, 1991).

Audiovisual: Para receber um catálogo de fitas de áudio e vídeo, com Moshe Feldenkrais ou profissionais que ele treinou, escreva para Feldenkrais Guild ou Feldenkrais Resources (acima).

Educação Somática Hanna®

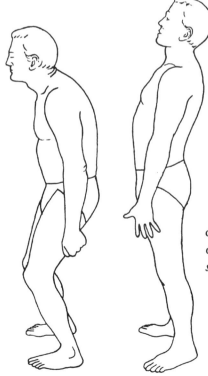

Reflexo da Luz Vermelha

Reflexo da Luz Verde

Thomas Hanna (1928-1990) foi professor de filosofia, antes de começar a se dedicar à educação somática. Em 1975, depois de dirigir o primeiro programa de treinamento do Método Feldenkrais nos Estados Unidos, ele fundou o Novato Institute, dedicado ao treinamento e à pesquisa na área da educação somática. Criou também a publicação *Somatics: Magazine-Journal of the Bodily Arts and Sciences*, da qual foi editor.

Hanna Somatic Education (HSE) é um método baseado em idéias de Moshe Feldenkrais e de Hans Selye, um endocrinologista que descobriu que o *stress* é causa de doenças. Hanna observou que, diante dos infindáveis traumas e *stress* a que estamos sujeitos, o sistema sensóriomotor reage com reflexos musculares específicos. Ele os chamou de *reflexo da Luz Vermelha* (reação de susto), *reflexo da Luz Verde* (reação de alerta) e *reflexo do trauma*.

Os dois primeiros são reflexos básicos de adaptação, profundamente inseridos no sistema nervoso central, pois são essenciais à sobrevivência. No reflexo da Luz Vermelha, ao sentir-se ameaçado e com medo, você se retrai, fechando os olhos, tensionando o maxilar e o rosto, forçando o pescoço para a frente, erguendo os ombros, flexionando os cotovelos, apertando os músculos abdominais, contraindo o diafragma, prendendo a respiração e assim por diante, até os pés. No reflexo da Luz Verde, quando as circunstâncias exigem ação (o telefone toca ou alguém bate à porta), você se prepara para se mover para a frente abrindo os olhos e o maxilar, forçando o pescoço para trás e os ombros para baixo, estendendo os cotovelos, abrindo as mãos, erguendo o peito e assim por diante.[25] O reflexo do trauma pode ocorrer em qualquer parte do corpo, em situações em que o corpo precisa se defender de ferimentos e da dor, como em acidentes e cirurgias. Por exemplo: ao receber um golpe, você se encolhe, criando desequilíbrio num dos lados.

Como a vida cotidiana provoca repetidamente essas reações, o resultado é a contração habitual dos músculos, que vai ficando tão inconsciente que você não consegue mais relaxá-los voluntariamente, esquecendo-se do que é se movimentar com liberdade. Você passa a funcionar com rigidez e dor, com movimentos limitados, pois "o que não vemos não podemos movimentar: o que não podemos movimentar não podemos sentir".[26]

Hanna chamava esse estado habitual de esquecimento de *amnésia sensório-motora* (ASM). Esse tipo de amnésia não tem nenhuma relação com danos cerebrais. Trata-se de "um esquecimento relacionado com o estado de certos grupos de músculos e com o seu controle".[27] Isso gera uma variedade de limitações e problemas crônicos. Hanna estimava que 50% dos casos de dor crônica se devem à ASM. Os músculos que nunca conseguem relaxar ficam doloridos e/ou fracos, por causa do esforço constante. Isso, por sua vez, faz com que os movimentos fiquem desajeitados, drena a energia do corpo e provoca distorções de postura e má distribuição do peso. Esses problemas "provocam dores secundárias, tipicamente confundidas com artrite, bursite, hérnia de disco e assim por diante", dizia Hanna.[28] Ele afirmava que a reeducação pode reverter esses e outros sintomas de envelhecimento considerados inevitáveis, bem como superar ou ajudar a evitar outros problemas físicos que nos assolam neste ambiente tecnologizado e altamente estressante.

Hanna chamava esse trabalho de "reeducação" porque a ASM é uma adaptação aprendida ao *stress* e ao trauma. Como é uma reação aprendida, ela pode ser desaprendida. Assim, seu método reprograma o sistema nervoso por meio de um trabalho de manipulação na mesa e sessões de movimento. A Reação Pandicular é o método básico usado para "despertar" o córtex sensório-motor. Em vez de fazer a manipulação para proporcionar um retorno sensorial, o professor diz ao aluno para contrair voluntariamente os músculos amnésicos, gerando assim a própria informação sensorial, o que restaura a função dos neurônios motores. Segundo Hanna, os grupos musculares contraídos há anos se soltam e, finalmente, com alguma ajuda e reforço de movimentos, permanecem relaxados. Quando o corpo abandona padrões físicos restritos, os hábitos psicológicos rígidos também se liberam.

O Ombro "Congelado" de Louise

Louise foi consultar Thomas Hanna quando tinha 56 anos. Dois anos antes, ela havia quebrado a parte de cima do braço direito. Apesar de passar por várias cirurgias e fisioterapias, ela continuou com dor e com os movimentos prejudicados. Desanimada, achando que nunca mais voltaria ao normal, ela decidiu que estava "a caminho do fim", embora estivesse apenas na meia-idade.

A estrutura óssea de Louise tinha se recuperado normalmente, mas Hanna percebeu que certos músculos das costas, peito e abdômen permaneciam em contração constante, puxando o braço para baixo. Isso a impedia de erguer o braço, como se tivesse uma asa defeituosa. Como Louise nem chegava a sentir a rigidez nessas áreas, ela não conseguia relaxá-las. A tarefa de Hanna era ajudá-la a tomar consciência das contrações, a partir do próprio sistema nervoso central. Ele colocou as mãos, simultaneamente, em diferentes partes do corpo de Louise, para que ela percebesse a conexão entre elas — por exemplo, entre o ombro direito e a base das costas. Ele também fez com que Louise contraísse ao máximo um dos músculos das costas, tensionando ainda mais o ombro, enquanto lhe puxava o braço, para que ela contraísse ainda mais. Isso foi feito com o intuito de proporcionar um retorno sensorial, que a faria perceber que tensionava o ombro a ponto de ele ficar duro. Ele repetiu o procedimento com todos os músculos envolvidos.

À medida que Louise praticava, contraindo e soltando o ombro, os músculos também foram se soltando, até que ela conseguiu movimentar novamente o ombro. Com a ajuda de Hanna, ela conseguiu "descongelar" o ombro "congelado" e reaprendeu a usar eficazmente os músculos. Ele lhe ensinou também um exercício somático, a ser feito antes de dormir e ao despertar, para treinar sua capacidade sensório-motora recém-descoberta.

Exultante com a transformação, Louise chorou ao perceber que tinha reconquistado o controle de si mesma e de sua vida. O problema do ombro nunca voltou e ela continuou ágil e ativa, esquecendo sua idade e agindo como uma mulher confiante, vibrante e muito mais jovem.[24]

Uma Experiência Somática

A série de movimentos que se segue relaciona-se aos músculos extensores das costas, que podem ser ativados pelo reflexo da Luz Verde, e aos músculos do abdômen, que participam do reflexo da Luz Vermelha. Ver figuras na página 269.

Deite de costas, com os joelhos flexionados, os pés bem apoiados no chão. Preste atenção à extremidade do cóccix, pressionando-a contra o chão, ao soltar o ar. Faça tudo devagar, sem provocar nenhum desconforto. Inspire, deixando que a base das costas se arqueie. Continue expirando e pressionando, inspirando e arqueando, sem deixar de observar o que ocorre em outros lugares do corpo. Por exemplo: o crânio se move em reação ao movimento da coluna, pelve e cóccix? Deixe que o esqueleto, e não os músculos, conduzam o movimento. Aprenda a se movimentar sem muito esforço.

Repita o movimento, só que desta vez com os dedos entrelaçados na nuca. Inspire e deixe que a base das costas reaja à pressão da ponta inferior da coluna contra o chão. Ao mesmo tempo, pressione os cotovelos no chão. Observe que as omoplatas querem ir para dentro, em direção à coluna. Expire, pressionando o umbigo em direção à coluna e deixando reta a base das costas enquanto ergue os braços e a cabeça o suficiente para olhar os joelhos. Continue a arquear e a se enrolar, sentindo como tudo se alonga, a partir da nuca e ao longo da coluna. Ao expirar e se enrolar, erga a cabeça com a força do centro de seu corpo.

Esse movimento é semelhante ao da flor que se abre e se fecha. Ao fazê-lo, você cria uma coluna saudável e reeduca os músculos para que não se prendam a padrões habituais de reflexos.

Repita essa série seis vezes, de maneira lenta e tranqüila. Deixe que a respiração estabeleça o momento de iniciar os movimentos. Deixe que a sua sensibilidade estabeleça quando parar. Perceba como pode usar esse movimento para ajustar a tensão e relaxar a base das costas.

— Cortesia de Carol Welch, professora de Biossomática.

RECURSOS:

Informações, terapeutas, livros e fitas: Somatics Educational Resources, 1516 Grant Ave., Suite 220, Novato, CA 94945; BioSomatics (tradição de Thomas Hanna), Box 206, Grand Junction, CO 81502, (970) 245-8903.

Mirka Knaster 273

Livros: Thomas Hanna, *Somatics: Reawakening the Mind's Control of Movement, Flexibility and Health* (Addison-Wesley, 1988), e *The Body of Life* (Healing Arts, 1993); Jim Dreaver, D.C., *Somatic Therapy: A Neuromuscular Approach to Pain and Stiffness* (Jim Dreaver, 1991).

Audiovisual: "Unlocking Your Body — Regaining Youth Through Somatic Awareness", Thomas Hanna, vídeo de 90 min., Somatic Education Resources (ver acima); "BioSomatics Developmental Movement Re-Education", vídeo de 76 min., Carol Welch (programa baseado no trabalho de Hanna), Grand Junction, CO 81501, (970) 245-8903; "Somatic Exercise", Thomas Hanna, 39 fitas cassete, Somatics Educational Resources (ver acima).

Centramento Mente-Corpo®

O Centramento Mente-Corpo (CMC) é uma abordagem educativa ao movimento criado por Bonnie Bainbridge Cohen para liberar o *stress*, medo, dores, percepções e hábitos restritivos que nos impedem de funcionar da melhor forma possível. Por meio de um tipo especial de consciência — "concentração ativa" — você consegue se abrir a novas opções de pensamento e sentimento, passando a se movimentar com mais calma, coordenação, equilíbrio e integração. Isso, por sua vez, permite que você evite ferimentos, enfrente desafios e expanda a criatividade.

> *Onde termina o corpo e começa a mente? Onde termina a mente e começa o espírito? Eles não podem ser divididos porque estão inter-relacionados, não passando de aspectos diferentes da mesma consciência divina que tudo penetra.*
>
> *– B.K.S. Iyengar*

O interesse de Bonnie Bainbridge Cohen pelo movimento começou cedo e de maneira incomum. Cresceu no circo, o Ringling Brothers e Barnum and Bailey, assistindo a inúmeras performances de homens e animais. Sua mãe era trapezista e fazia também um número em que cavalgava em dois cavalos, com um pé nas costas de cada um. Enquanto desenvolvia suas próprias idéias, Bonnie Bainbridge Cohen estudou e praticou Yoga, Aikidô, canto, dança, terapia da dança, Análise do Movimento Labaniana, Perfil do Movimento de Kestenberg, reeducação neuromuscular, terapia ocupacional, Terapia Craniossacral, terapia de neurodesenvolvimento, Equilíbrio Zero, Zen e *Katsugen Undo*, um sistema japonês. Em 1973, ela fundou a School for Body-Mind Centering.

CMC não é uma técnica, mas um estudo do movimento. É uma jornada experimental e cognitiva para compreender como a mente se expressa por meio do corpo em movimento. No cerne do CMC está a experiência íntima da própria anatomia e fisiologia, ou seja, a capacidade de sentir separadamente cada sistema e tecido do corpo e de iniciar a ação a partir disso. Ao contrário dos caminhos corporais que se preocupam em primeiro lugar com o sistema ósseo-muscular, o CMC expande a consciência sensorial dos ligamentos, nervos, fáscia, glândulas, pele, órgãos, gordura e fluidos (sangue, linfa, fluidos sinovial e craniossacral). Segundo os professores de CMC, assim como você consegue sentir que está mexendo os dedos dos pés, pode também desenvolver a capacidade de sentir os tecidos ou órgãos e de modificá-los se for necessário.

O CMC associa um determinado estado mental ou uma determinada qualidade a cada sistema. Assim, quando você altera a qualidade dos movimentos, cria também mudanças fisiológicas, psicológicas e, até mesmo, espirituais. Por exemplo: os órgãos estão relacionados com os sentimentos, com a expressão e o senso de volume; o sistema nervoso governa a atenção, o pensamento, a precisão e a percepção; o sistema endócrino está por trás da intuição, do fluxo de energia e do caos ou equilíbrio interior. Com essa exploração, você aprende a ter acesso a qualquer parte de si mesmo.

Como o CMC é uma linguagem baseada no corpo, com vocabulário experimental, sua aplicação estende-se a muitas áreas: movimento, terapia da fala, terapia física e ocupacional, desenvolvimento motor e da percepção, educação, dança, psicoterapia, Yoga, voz e música, atletismo, meditação, artes visuais e outros caminhos corporais. Seus praticantes trabalham com pessoas de todas as idades, inclusive bebês.

Os professores de CMC ajustam as sessões às necessidades de cada um. Eles combinam manipulação, movimento, visualização dirigida, repadronização do desenvolvimento, imagens, diálogo e uso de equipamentos lúdicos: bolas, extensores, pula-pulas, música e vídeos.[29] O professor primeiro entra em contato com um aspecto do próprio corpo, como a linfa, para depois contatá-lo no corpo do aluno, convidando então esse aspecto a entrar num padrão de movimento mais organizado e coerente. O trabalho de manipulação dá retorno sensorial, para que você possa tomar consciência de um determinado sistema, perceber em que estado ele está e ativar o estado no qual ele funciona melhor. No processo, você libera o excesso de tensão. Depois de realizar, com a ajuda do professor, experiências que o ensinam a se movimentar com mais eficiência e mais consciência, você poderá abandonar padrões limitantes e ganhar nova força e flexibilidade.

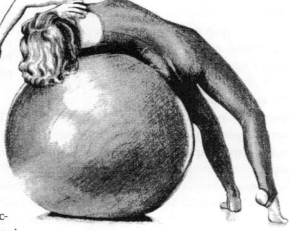

Trabalho com bola no Centramento Mente-Corpo

O CMC é um ótimo instrumento para aumentar a consciência dos principais sistemas corporais e também para trabalhar com padrões de movimento. Bainbridge Cohen identificou dezesseis padrões básicos que se desenvolvem à medida que o ser humano progride do movimento fetal para a capacidade de se arrastar e engatinhar e, depois, andar. Esse desenvolvimento ontogênico ou individual é paralelo ao desenvolvimento filogênico ou grupal no reino animal, das criaturas unicelulares aos primatas. Cada padrão está relacionado com um estágio. Esses estágios se sucedem como as ondas.

Segundo Bainbridge Cohen, o subdesenvolvimento ou ineficiência em qualquer padrão afeta todos os outros e pode levar a problemas de postura ou movimento; problemas de percepção, organização, memória e criatividade; problemas de aprendizado; disfunções cerebrais; dificuldades sociais e psicológicas. Por exemplo: quem não desenvolveu, quando criança, os reflexos que nos impedem de cair, pode levar para a vida adulta o medo de cair, julgando-se desajeitado e descoordenado, relutando em participar de atividades físicas. Assim, a criação de uma boa base de desenvolvimento na infância impede que ocorram certos problemas depois. Mas os adultos também podem, usando um processo de repadronização, preencher as peças que faltam no desenvolvimento e corrigir pela raiz as limitações.

Bainbridge Cohen explica que, quanto mais caminhos neurológicos você traçar no corpo — novos padrões — e quanto mais integração básica ele tiver, maiores, mais amplas e mais profundas serão suas possibilidades de expressão e compreensão. "Se o corpo é o instrumento por meio do qual a mente se expressa, então você pode aumentar o número de melodias, versos e timbres", diz ela.[30]

O treinamento CMC atrai uma grande variedade de profissionais, como dançarinos, massagistas, outros terapeutas somáticos e psicoterapeutas. O Praticioner Certification Program prevê quatro semestres de treinamento num período de quatro anos, e faz algumas outras exigências. O Teacher Certification Program oferece treinamento avançado para profissionais com um mínimo de dois anos de experiência.

RECURSOS:

Informações, terapeutas, treinamento, livros e vídeos: The School for Body-Mind Centering, 189 Pondview Dr., Amherst, MA 01002, (413) 256-8615, fax (413) 256-8239.

Livros: Bonnie Bainbridge Cohen, *Sensing, Feeling, and Action: The Experiential Anatomy of Body-Mind Centering* [artigos selecionados da publicação *Contact Quarterly*, 1980-92] (Contact Editions, 1993); Linda Hartley, *Wisdom of the Body Moving: An Introduction to Body-Mind Centering* (North Atlantic, 1995); Beth Goren, *Rapids* (North Atlantic, 1995).

> Para aspectos funcionais e de educação do movimento de duas abordagens estruturais, ver "Rolfing (Integração Estrutural)", páginas 225-228, 230-231 e "Padronização Aston", página 232. Ver também Capítulo 11: "Artes Ocidentais do Movimento".

Centramento Mente-Corpo – Uma Experiência

Os padrões invertebrados formam a base dos padrões vertebrados no processo de desenvolvimento do movimento. Um desses padrões é Abocanhar. Quando bebês, usamos a boca como uma espécie de primeiro "membro", que serve para alcançar, pegar e soltar. Esse padrão começa a atuar logo depois do nascimento, quando o cordão umbilical não é mais um meio de subsistência e quando a preocupação básica é ser alimentado. Nessa fase, o nariz e a boca, e não os olhos e ouvidos, procuram instintivamente o alimento. Você sente, pelo cheiro, de onde vem o leite e, então, sua boca, como se fosse a mão, procura o seio. Seu primeiro movimento no ambiente surge desse desejo primal, que vem dos órgãos internos. Você é como um desses organismos que vivem presos ao fundo do mar, parecendo apenas uma boca esperando pelo alimento.

Para sentir como é ser guiado pela boca, vende seus olhos para que a visão não possa orientá-lo. Depois, deite-se de lado, enrolado. Vire a cabeça na direção costumeira. Observe esse movimento. Você está se movendo a partir do esqueleto — do crânio e das vértebras do pescoço? Volte à posição inicial.

Compare esse movimento com os movimentos iniciados em outro lugar. Explore a área da boca. Passe a língua pelos lábios. Engula. Mexa a língua. Observe as sensações que surgem: o estômago ronca? Você fica com fome de repente?

A área em volta da boca é altamente sensível ao toque. Então, com as pontas dos dedos, toque levemente os lábios e as bochechas. Espere até sentir um ponto de estímulo que o motive a mover-se em alguma direção — a partir da boca, não do esqueleto. Deixe que a boca encontre o polegar. Não ponha o polegar na boca, mas deixe que a boca o encontre. Observe a diferença. O que acontece quando seus lábios o alcançam? Dá para sentir como isso provoca uma rotação da cabeça, pescoço, garganta, esôfago e, finalmente, do trato digestivo até o ânus? Essa é a "coluna mole", que age como uma fonte de apoio interno. Explore esse movimento do tronco como se não tivesse ossos na cabeça, pescoço, ombros e peito e como se a única maneira de se mover fosse a partir do tubo que sai dos lábios e vai além do estômago.

Ao orientar-se pela boca, observe que começa a rolar de costas, com os joelhos dobrados e os pés levantados do chão, os braços flexionados junto ao corpo, como um bebê. Continue a brincar com a boca, deixando que ela o faça virar de um lado para o outro. Se quiser, continue a explorar o mundo com a boca. Veja aonde ela o leva.

— Cortesia de Lisa Clark e David Beadle, praticantes de Centramento Mente-Corpo.

CAPÍTULO 11

Artes Ocidentais do Movimento

As artes orientais do movimento, como o T'ai Chi Chuan, Yoga ou Aikidô, surgiram como práticas de autodefesa e/ou espirituais, evoluindo depois como artes da cura. As artes ocidentais do movimento têm procedência diferente: o mundo da dança. Algumas artes orientais do movimento são usadas como exercícios, mas não é esse seu objetivo. A repetição mecânica dos movimentos não nos ajuda a entrar em novos territórios, enquanto que a imprevisibilidade do movimento tem o poder de nos despertar. A aeróbica pode acrescentar anos à nossa vida, mas não necessariamente vida a nossos anos.

> *Vida é movimento, movimento é vida. Viver é movimentar-se, movimentar-se é estar vivo.*
>
> *– MK*

COMECE PELA DANÇA

Como a maneira pela qual nos movimentamos corresponde à maneira pela qual funcionamos, algumas artes ocidentais do movimento têm muito em comum com as abordagens funcionais. O objetivo de ambas é melhorar a pessoa como um todo, enquanto nos exercícios em geral a intenção é melhorar a forma física ou a condição do sistema cardiovascular. Em vez de ter como meta a perda de peso, por exemplo, as artes do movimento e os caminhos funcionais concentram-se na perda de padrões habituais que limitam os movimentos e o pensamento. São processos educativos, uma forma de autoconhecimento e de expansão das possibilidades. O movimento complementa o trabalho de manipulação, proporcionando experiências de poder, equilíbrio, confiança, energia, força, coordenação e capacidade de ação. Ele permite que o corpo deixe de ser apenas um receptor passivo de informações, passando a praticá-las ativa-

> *O movimento é o elo que une a mente e o corpo.*
>
> *– Deane Juhan*

mente. Os dois grupos são semelhantes também quanto ao uso de um alto grau de consciência cinestética, ou capacidade de sentir a si mesmo.

Mas, ao contrário dos caminhos funcionais, as artes do movimento surgiram e se firmaram entre os profissionais da dança e da coreografia, interessados em melhorar o nível das performances. Mas sua prática acabou se estendendo muito além dos limites da comunidade da dança a indivíduos com uma ampla variedade de necessidades físicas e emocionais. A maior parte das artes de movimento apresentadas neste capítulo poderia muito bem fazer parte do capítulo que trata das abordagens funcionais, e algumas se encaixariam no capítulo sobre Sistemas de Convergência.

As crianças e os primatas têm o dom natural do movimento corporal e um amor natural por ele. Em períodos posteriores... o homem se torna cauteloso, desconfiado e, às vezes, hostil ao movimento. Ele esquece que o movimento é a experiência básica da existência.

– Rudolf Laban

Assim como os caminhos corporais funcionais, essas artes visam nossa capacidade de movimento. Começamos a explorar essa habilidade quando bebês. Se nosso desenvolvimento não sofre interferências, a habilidade para o movimento, gravada no nosso sistema, evolui naturalmente. Do contrário, mais tarde teremos dificuldade. "Não existem atalhos: nenhuma criança pode pular etapas no processo de aprendizado. Quem não aprende a engatinhar quando criança, sentirá falta de alguma coisa quando adulto", diz Ted Kaptchuk, um médico do Beth Israel Hospital, em Boston, especializado em medicina oriental.[1] As partes que ficam faltando no processo de desenvolvimento traduzem-se em potenciais de movimento não usados.

Durante os primeiros anos de vida, fazemos explorações intermináveis: torcemos, viramos, rolamos, esticamos, escalamos e caímos. Mas, como adultos, paramos de explorar novas possibilidades e nos fixamos em nossa maneira de nos movimentar, de pensar e de expressar os pensamentos. Nós nos movemos através da vida de maneiras conhecidas porque, quando saímos dos limites habituais, tendemos a sentir confusão e ansiedade. Mas esquecemos do enriquecimento que isso traria. O movimento restrito anda de mãos dadas com

Se vida significa movimento, e morte significa não-movimento, então... mais movimento significa mais vida e... menos movimento significa menos vida... Uma capacidade menor para o movimento equivale a diminuir a vida.

– Thomas Hanna

a mente restrita. Quando liberamos os movimentos, liberamos também a personalidade. A vivacidade emocional e mental acompanha sem esforço o movimento.

Assim como as abordagens funcionais, as artes do movimento são excelentes veículos para preencher o vazio das partes que faltaram no início da vida. Esses caminhos corporais podem despertar o que existe intrinsecamente, mas nunca se desenvolveu. Eles conduzem o sistema nervoso a terrenos desconhecidos ou "esquecidos", desmembrando o movimento em pequenas mensagens. O sistema nervoso pode, então, assimilá-las e, depois, sintetizá-las em padrões funcionais de movimento.

Ao ensinar novas possibilidades, as artes do movimento podem ajudá-lo a ter uma nova tranqüilidade no corpo, e a expandir não apenas os movimentos, mas também a maneira de sentir e pensar. Você aprende a se movimentar a partir do interior do corpo, e não a partir de uma imagem externa, passando, assim, a se movimentar no próprio ritmo, sem forçar nem provocar tensões. Você pode usar essas artes como ferramentas para descobrir quem você é.

Se você já faz aulas de movimento, vai reconhecer nelas elementos dos caminhos funcionais ou das artes do movimento que vou descrever a seguir. Dependendo do próprio treinamento, os professores dessas artes geralmente combinam diferentes características e abordagens.

RECURSOS:

Informações e referências: International Somatic Movement Education and Therapy Association (ISMETA), c/o 148 W. 23rd St., #14, New York, NY 10011, (212) 242-4962. Escolas de dança também são boas fontes de informações.

LABAN-BARTENIEFF

"As ações falam mais alto do que as palavras", diz um provérbio universal. Você sabe o que seus movimentos revelam — sobre o seu relacionamento, sobre sua interação com os outros, sobre a cultura que o socializou? Você tem consciência de sua maneira única de se movimentar? Você demonstra preferência por movimentos leves e rápidos ou lentos e pesados? Que partes do corpo você usa mais? Onde se originam seus movimentos? Como você se movimenta no espaço à sua volta — em ângulos ou em círculos? Seus movimentos são vigorosos ou delicados? Perguntas assim são colocadas pela Análise Labaniana e pelos Fundamentos de Bartenieff.

Rudolf Laban (1879-1958) foi um coreógrafo, dançarino e professor tcheco, que trabalhou com grandes figuras da moderna dança européia. Ele estudou os processos de movimento não apenas na dança (folclórica e moderna), mas também nas artes marciais, nas linhas de montagem das fábricas e nas ações cotidianas. Ao explorar os princípios básicos dos objetivos e da estrutura do movimento, Laban desenvolveu um sistema internacionalmente usado de notação do movimento: a Labanotação registra os movimentos corpo-

> *Se aceitarmos que a maneira de as pessoas sentarem, andarem e gesticularem é relevante quanto à maneira de pensar e sentir, estaremos a um passo da idéia de que uma análise mais sutil e profunda da composição do movimento pode levar a uma maior compreensão da personalidade.*
>
> *— Marion North*

rais como uma partitura registra a música. Ele desenvolveu também o sistema de análise do movimento que agora leva seu nome: Labanálise.

Uma aluna de Laban, Irmgard Bartenieff (1900-1981), coreógrafa e dançarina alemã, aplicou o trabalho do mestre à fisioterapia, particularmente em pacientes de pólio. Profundamente consciente das implicações psicológicas do movimento, participou da fundação da American Dance Therapy Association. Assim como Laban, ela tinha horror à abordagem mecânica do movimento, que considerava ineficaz e prejudicial à auto-imagem do indivíduo.

Antes conhecida como Esforço-Forma, a Labanálise ou Análise Labaniana do Movimento (ALM) é um amplo sistema para descrever, analisar e categorizar os padrões e variações dos nossos movimentos — de um gesto de mão corriqueiro a ações mais complexas. Como tem uma terminologia padronizada, essa análise torna possível uma comunicação precisa sobre as nuanças do movimento. A análise pode ser aplicada a uma grande gama de atividades: dança, coreografia, treinamento atlético, condicionamento físico, disciplinas e terapias corporais, psicoterapias, representação e direção e até mesmo etnologia.

TERAPIA DA DANÇA

A Terapia da Dança ou do Movimento é uma forma de psicoterapia que usa o movimento e não as palavras como meio básico para a avaliação, *o insight* e a mudança. Essa prática tem uma premissa básica: não há divisão entre o funcionamento da mente ou psique e o comportamento do corpo — os sentimentos das pessoas são visíveis nos seus movimentos. A maioria dos terapeutas da dança/movimento trabalha em instituições de saúde mental, principalmente em hospitais. Seus clientes incluem crianças autistas, crianças com lesões cerebrais e com problemas de aprendizado, idosos, deficientes de todos os tipos. Mas há terapeutas que trabalham por conta própria com pessoas interessadas em desenvolvimento pessoal, trabalhando as mesmas questões abordadas pela psicoterapia verbal: auto-identidade, auto-aceitação, limites, comunicação, relacionamentos e assim por diante. Apesar da contribuição decisiva de outros dançarinos do século XX, Marian Chace é considerada a criadora da terapia da dança.

RECURSOS:

Informações e terapeutas registrados: American Dance Therapy Association (ADTA), 2000 Century Plaza, Suite 108, Columbia, MD 21044-3263, (410) 997-4040. Há também um livro sobre Marian Chace e o desenvolvimento da dançaterapia: Susan Sandel et. al., *Foundations of Dance/Movement Therapy: The Life and Work of Marian Chace* (Marian Chace Memorial Fund of ADTA, 1993).

Os analistas do movimento observam padrões recorrentes, preferências de movimento, detectam bloqueios físicos e padrões disfuncionais de movimento e depois sugerem novas possibilidades. Sempre levando em conta a unicidade dos padrões de cada um, eles oferecem experiências de movimento que levam o cliente a mudanças funcionais e expressivas que beneficiam a vida cotidiana, melhoram o desempenho na dança e no atletismo e diminuem incapacidades.[2]

A ALM tem quatro componentes principais. Cada um deles lida com um aspecto diferente do movimento e todos oferecem caminhos de repadronização neuromuscular. *Esforço* (*Antrieb* em alemão: "impulso para a ação") parece estar relacionado a cansaço, mas no contexto de Laban não está. O sistema labaniano descreve as qualidades dinâmicas do movimento e as atitudes interiores em relação a quatro dimensões físicas de energia: fluxo (livre ou preso), peso (forte ou leve), tempo (súbito ou contínuo) e espaço (direto ou indireto). Todos nós entramos e saímos dessas quatro dimensões, mas cada um de nós tem preferências individuais. E, tenhamos ou não consciência delas, fazemos escolhas na vida de acordo com essas preferências. Por exemplo: uma predileção pelo controle reflete-se no fluxo, enquanto a preferência pela asserção reflete-se no peso. A ALM vai ajudá-lo a tomar consciência dessas predisposições.

O segundo componente, *Espaço*, descreve os caminhos no espaço pelos quais o corpo se movimenta. O terceiro, *Forma*, concentra-se nas formas mutáveis do corpo. O último, *Corpo*, tem relação com o uso do corpo: iniciar o movimento em diferentes partes do corpo, movimentá-lo eficientemente no ambiente, prepará-lo para realizar a maior gama possível de qualidades de movimento e formas.

Os Fundamentos de Bartenieff (FB) levam essa análise ainda mais longe, delineando seis padrões básicos de movimento, nos quais qualquer movimento pode ser desmembrado. Como sistema de treinamento ou reeducação corporal, os FB enfatizam o aspecto funcional do movimento: o uso que cada um faz da intenção, do peso, do impulso inicial, da consciência espacial, da seqüência muscular, do ritmo respiratório e das relações entre as partes do corpo. É uma maneira de melhorar o alinhamento e de aumentar a eficiência e a expressividade. Os FB usam exercícios específicos que você pode praticar deitado no chão, sentado ou em pé. O objetivo é ajudá-lo a usar com mais eficiência os músculos mais profundos (geralmente dependemos apenas dos músculos mais superficiais), aumentando o alcance dos movimentos. Os FB integram também a consciência corporal à consciência espacial. Você chega a esses resultados trabalhando com movimentos simples, de maneira relaxada, sentindo o corpo inteiro mover-se em todas as direções, percebendo a importância da respiração fluida em todas as atividades. Quando conseguir praticar corretamente os Fundamentos, você poderá mover-se com mais tranqüilidade, fazendo com que os lados direito e esquerdo do corpo, assim como suas partes superior e inferior, trabalhem separadamente e em conjunto.

Círculos Com os Braços: Uma Experiência Com os Fundamentos de Bartenieff

Esses Círculos com os Braços ajudam a estabelecer uma clara conexão em diagonal entre as partes superiores e inferiores do corpo — superior direita com inferior esquerda, superior esquerda com inferior direita. Manter continuamente essa conexão em diagonal é vital para a eficiência do movimento na manipulação de ferramentas, na dança e em outros movimentos expressivos.

Para fazer os círculos, mova-se gradualmente, com a maior suavidade possível, sem travar os cotovelos nem dar trancos.

Parte 1: deite-se de costas, com os joelhos flexionados e os pés apoiados no chão. Os braços devem ficar estendidos no chão, na altura do ombro. Deixe que os joelhos caiam confortavelmente para a direita, sem forçá-los nem juntá-los. Descanse um momento. Estenda o braço esquerdo, diagonalmente ao ombro (figura A). Observe como esse movimento puxa também o quadril direito. Mova o braço esquerdo, com a palma da mão para cima, no sentido anti-horário, descrevendo um grande círculo pelo chão, como

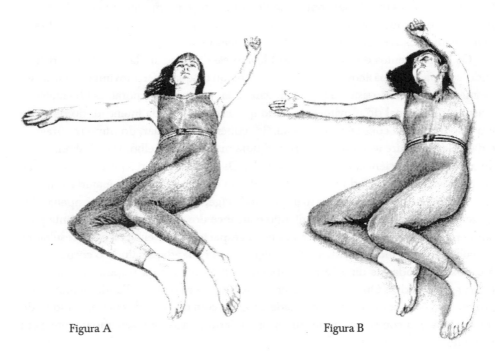

Figura A   Figura B

se estivesse traçando um círculo no chão e sobre os quadris. Deixe que os olhos sigam a mão esquerda, movendo levemente a cabeça (figura B). Mantenha a pelve ancorada ao chão. Preste atenção às mudanças na rotação do braço no ponto superior e inferior do círculo. Quando a mão voltar ao ponto inicial, descanse um momento. Depois, trace outro círculo no sentido horário. Descanse outra vez. Deixe que os joelhos caiam para a esquerda e repita todo o exercício, fazendo círculos com o braço direito.

Parte 2: volte à posição inicial, com os joelhos para cima, os braços na horizontal e a palma das mãos para baixo. Deixe os joelhos caírem para a direita e descanse um momento. Com o braço esquerdo, repita o círculo no sentido anti-horário, mas, desta vez, à medida que a mão se aproximar do joelho esquerdo, aumente gradualmente a energia do movimento, para que ele o leve a torcer o corpo e sentar-se. Observe como o impulso do movimento circular do braço provoca uma alteração no peso da parte inferior do corpo, da direita para a esquerda, permitindo que você sente. Não pare nesse ponto: complete o círculo. Com o braço em movimento contínuo, caia diagonalmente, voltando à posição com os joelhos caídos no chão. Observe como o peso da parte inferior do corpo muda agora da esquerda para a direita. Repita do outro lado.

— Adaptado de Irmgard Bartenieff e Dori Lewis, *Body Movement: Coping with the Environment* (Gordon and Breach, 1980).

A idéia básica do trabalho de Bartenieff é confirmar o que é fundamental em você e repadronizar os movimentos menos eficientes. O sistema visa também um fenômeno cultural do Ocidente: a superidentificação com a parte superior do corpo e a não identificação com a parte inferior, que chega a ficar insensível. Assim como as artes marciais orientais, os FB são uma maneira de curar essa separação, fazendo com que você redescubra sua relação com o centro de seu peso e sua ligação com o chão, e possibilitando que a parte inferior do corpo se movimente. A premissa básica é que, quando o fundamento físico da vida funciona, fica mais fácil expressar a complexidade e a riqueza nos níveis emocional e intelectual.

> *O movimento e a disposição para percebê-lo dá acesso ao conhecimento corporal ou incorporação. Dessa forma, o componente sensível do pensamento vem à vida, permitindo experimentar o sentimento que liga os pensamentos.*
> — *Peggy Hackney*

O treinamento de um analista do movimento inclui o estudo da Análise Labaniana do Movimento, dos Fundamentos de Bartenieff, seminários e observação, com mais de quinhentas horas de aula, além de cursos preliminares de anatomia e cinesiologia. Esses analistas trabalham na preparação de atores e atletas, como *personal trainers* ou orientadores de *fitness*, como reeducadores neuromusculares e no tratamento de pacientes em centros de reabilitação. Por exemplo: Ellen Goldman, que ajudou a fundar o Laban/Bartenieff Institute of Movement Studies, chama o seu trabalho de Movimento

Integrado. Esse trabalho se concentra no movimento no contexto da comunicação cotidiana. Seu livro, *As Others See Us: Body Movement and the Art of Successful Communication* (Gordon and Breach, 1994), ensina a tomar consciência dos contínuos movimentos do corpo e a sentir as sutilezas da linguagem corporal.

Recursos:

Treinamento, terapeutas e publicações: Laban/Bartenieff Institute of Movement Studies, 11 E. 4th St., 3rd floor, New York, NY 10003-6902, (212) 477-4299, fax (212) 477-3702.

Livros: Irmgard Bartenieff e Dori Lewis, *Body Movement: Coping with the Environment* (Gordon & Breach, 1980).

Pilates ou Método da Mente Física

Há algum tempo, o Método Pilates da Mente Física era conhecido apenas no mundo artístico, principalmente entre dançarinos, que tinham assim a oportunidade de cultivar a flexibilidade e a boa forma sem fazer aeróbica nem levantamento de pesos. Agora, é usado como método suave de condicionamento físico por pessoas de todos os tipos — atletas amadores, gestantes, adolescentes, idosos — assim como coadjuvante na recuperação de doenças e ferimentos. Os movimentos de alongamento e fortaleci-mento, que não produzem impacto nem *stress*, estão aparecendo em clínicas de medi-cina esportiva, unidades de fisioterapia, *spas*, centros de condicionamento físico, estú-dios de artes marciais e escolas de dança.

O método prioriza os movimentos econômicos. Usa a monitoração cinestética para desenvolver o uso equilibrado dos músculos, o que aumenta a capacidade de movi-mento. Sendo uma abordagem que se dirige de dentro para fora, combinando a consciência sen-sorial com o treinamento físico, Pilates é um sis-tema que leva também ao equilíbrio mental.

A chave para todas as experiências da vida é o movimento...

— Ida Rolf

Joseph Pilates, seu criador, acreditava que a forma física ideal é a "conquista e manu-tenção de um corpo uniformemente desenvolvido, com uma mente sadia, totalmente capaz de realizar com prazer, naturalidade e tranqüilidade as várias tarefas cotidianas".[3]

No Método da Mente Física, o instrutor analisa primeiro os padrões de movimento do aluno para detectar problemas funcionais ou estruturais e, depois, organiza um programa adequado às necessidades de cada um. A intenção básica é levar o aluno a se movimentar a partir de um centro estável, esteja ele andando ou apertando a mão de alguém. Você começará a trabalhar com os principais centros de controle do tronco

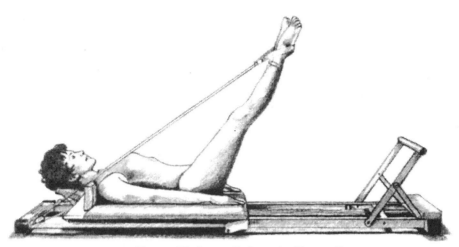
Universal Reformer (Reformador Universal)

— os músculos do abdômen e das costas — e depois com os braços e pernas. Exercitar os músculos centrais desenvolve uma "cinta de força" que sustenta a coluna e estabiliza a pelve. Em vez de arquear ou contrair a pelve, você aprende a mantê-la numa posição neutra.

Para desenvolver a força e a flexibilidade, o trabalho é feito com equipamentos inventados por Joseph Pilates: *Universal Reformer* (Reformador Universal), *Trapeze Table* ou *Cadillac* (Mesa Trapézio), *Wunda Chair* (Cadeira Wunda), *Spine Corrector* (Corretor da Coluna), *Ped-O-Pul* e *Magic Circle* (Círculo Mágico). Esses aparelhos estranhos podem até ser confundidos com instrumentos medievais de tortura, mas ajudam a aumentar a amplitude do movimento, corrigem o alinhamento e a distribuição do peso e controlam o gasto de energia e os músculos. Existem também séries de exercícios que podem ser feitas no chão, sem equipamento.

O principal, entre esses aparelhos, é o Universal Reformer. Ele parece um estrado de solteiro, mas tem uma parte acolchoada que desliza para a frente e para trás e tiras elásticas ajustáveis que regulam a tensão e a resistência. Cabos, roldanas, barras e tiras acolchoadas permitem que você empurre ou puxe com as mãos ou com os pés em várias posições: deitado de costas, sentado, ajoelhado ou em pé. O essencial não é repetir mecanicamente o movimento por dezenas de vezes, mas fazer cinco a dez repetições de maneira lenta e cuidadosa, com movimentos rítmicos e suaves. Você se concentra na contração *divergente*, que alonga os músculos, e não na contração *convergente*, que os encurta e os endurece. O instrutor supervisiona os movimentos dos alunos, para que ele mantenha o ritmo preciso, as posições corretas e a respiração constante. O controle e a concentração são a chave de tudo.

Por meio dessa ênfase no uso correto, você acaba tomando consciência dos músculos que permitem movimentos equilibrados. Por exemplo: ao andar, você não usa

JOSEPH PILATES

Joseph Pilates nasceu em 1880, perto de Dusseldorf, Alemanha. Na infância, sofria de febre reumática, raquitismo e asma, sendo tratado com sarcasmo pelas outras crianças. Mas, determinado a superar a própria fraqueza, com 14 anos posava como modelo para ilustrações de anatomia. Praticou diligentemente sistemas ocidentais e orientais, como Yoga, Zen e antigas disciplinas gregas e romanas. Pilates tornou-se também ginasta, mergulhador e esquiador.

Em 1912, ele deixou a Inglaterra para treinar boxe. Quando começou a Primeira Guerra Mundial, Pilates foi preso como "aliado inimigo", por ser um nacionalista alemão. Num campo de Lancaster, ele ensinou luta e autodefesa para os outros presos, inventando também aparelhos para reabilitação de feridos. Quando a guerra terminou, ele voltou à Alemanha e continuou a criar novas máquinas. Rudolf Laban interessou-se por seu trabalho e acrescentou alguns dos métodos Pilates às suas aulas de movimento. Ver "Laban-Bartenieff", página 279. Mas quando o governo alemão convidou Pilates para treinar os soldados, ele deixou o país.

Em 1926, no navio que o levou a Nova York, ele conheceu Clara, uma enfermeira que se tornaria sua mulher. Juntos, criaram um estúdio Pilates em Nova York e depois outro em Jacob's Pillow, em Massachusetts. Esses locais eram freqüentados por bailarinos famosos como George Balanchine, Martha Graham, Ruth St. Denis, Ted Shawn, Hanya Holm, Alvin Ailey e Jerome Robbins, interessados em alinhar e condicionar o corpo. A esses primeiros alunos seguiu-se uma longa lista de estrelas do cinema e de atletas profissionais, que trabalharam com Joe e Clara e depois com as gerações seguintes de instrutores, que difundiram o método em todo o país, na Europa e na Ásia. Seguem-se alguns desses nomes famosos: Gary Cooper, Katharine Hepburn, Glenn Close, Sigourney Weaver, Jessica Lange, Candice Bergen, Ben Vereen, Chris Evert, Martina Navratilova e Kristi Yamaguchi.

Pilates trabalhou até o dia de sua morte, em 1967, decorrente de um incêndio no estúdio. Nesse dia, ele conseguiu ficar pendurado nas vigas por mais de uma hora para escapar do fogo, mas respirou fumaça demais. Homem forte e musculoso, sempre em boa forma, parecia ter pelo menos vinte anos a menos do que tinha realmente.

apenas os músculos quadríceps (frente da coxa), mas também os tendões da parte de trás das coxas. Esse método funciona de maneira a fazê-lo trabalhar simultaneamente com múltiplos grupos de músculos, pois não dá para depender apenas dos músculos mais fortes, em detrimento dos mais fracos. Em vez de se concentrar apenas no local do problema, cada procedimento leva em consideração o corpo todo, como unidade integrada. Embora concentrado na força, o método aumenta também a flexibilidade. Em vez de aumentar o volume dos músculos, os movimentos os alongam. A combinação de força, flexibilidade e uso muscular equilibrado ajuda a sustentar a estrutura e a evitar lesões.

A formação dos instrutores varia. Alguns começam como fisioterapeutas e praticantes de outros caminhos corporais, como a Yoga e o Centramento Mente-Corpo, integrando depois o Método da Mente Física ao seu trabalho. Outros eram dançarinos que se beneficiaram desse método, tornando-se, mais tarde, instrutores. Depois de aprender o Método Pilates com um instrutor, geralmente em aulas individuais, você pode praticá-lo em casa, com a ajuda de um vídeo ou de equipamento doméstico.

Para obter um certificado no Método Pilates ou da Mente Física, o profissional experimenta antes no próprio corpo todo o repertório. O programa de treinamento para professores, em institutos qualificados, tem 204 horas. O St. Francis Hospital, em São Francisco, nos Estados Unidos, oferece um treinamento clínico, voltado para a reabilitação.

RECURSOS:

Informações, instrutores e programas de treinamento: Physical Mind Institute, 1807 Second St., #28129, Santa Fé, NM 87505, (505) 988-1990 ou (800) 505-1990; Center for Sports Medicine, St. Francis Hospital, 900 Hyde St., San Francisco, CA 94109, (415) 353-6410.

Equipamento doméstico: Ken Endelman, Current Concepts, 7500 14th Ave., #23, Sacramento, CA 95820, (800) 240-FLEX, ou Physicalmind Institute. Geralmente é possível também obter informações em escolas de dança.

Audiovisual: "Full Body Workout I", "Working Out the Pilates Way", "Working Out the Pilates Way II" e "The Eve Gentry Technique", Phisicalmind Institute, (800) 505-1990; "Pilates Conditioning Techniques on the Mat and Apparatus", Elizabeth Larkham, Diretora, Center for Sports Medicine, St. Francis Hospital, 900 Hyde St., San Francisco, CA 94109, (415) 353-6410.

IDEOCINESE

Lulu E. Sweigard criou o termo *Ideocinese* para descrever sua abordagem à reeducação neuromuscular. Palavra de origem grega, *ideo-* significa "idéia" e *kinesis* significa "movimento". Ideocinese é, portanto, um processo que usa imagens mentais para mudar

288   *Descubra a Sabedoria do Seu Corpo*

padrões motores. Sweigard baseou-se no trabalho pioneiro de sua professora, Mabel Elsworth Todd, que deu aulas na Columbia University nas décadas de 20 e de 30.[4] Sweigard ensinou durante muitos anos no departamento de dança da Julliard School em Nova York. Na época de Mabel Todd e de Lulu Sweigard, o uso de imagens era um rompimento radical com os métodos então em voga, que usavam o esforço consciente para "colocar" e "manter" partes do corpo no alinhamento correto.

A Ideocinese parte do princípio de que o sistema nervoso dirige e coordena todos os padrões de alinhamento da postura, de uso muscular e de movimentos do esqueleto. Para mudar os padrões de postura ou de movimento, é preciso primeiro mudar a atividade neurológica. Sweigard acreditava também que o uso desequilibrado dos músculos contribui para a dor dos músculos e das articulações e para a redução da amplitude e repertório de movimen-

> *Relaxamento não significa ficar mole ou despencar... significa mover-se com eficácia. Significa repousar enquanto nos movimentamos.*
>
> *– Anna Halprin*

tos. Para melhorar o equilíbrio, ela ensinava os alunos a visualizar "linhas de movimento" passando pelo corpo. Antes de fazer um movimento, eles faziam essa visualização, deitados na "posição construtiva de repouso".

Ao criar as linhas de movimento, Sweigard procurou aproximar os vários pesos do esqueleto axial (crânio, coluna vertebral, caixa torácica) da linha de gravidade, além de baixar o centro de gravidade. Isso, por sua vez, minimiza a atividade muscular geral, mantendo a postura ereta. Ela visava também equilibrar o uso muscular em torno das articulações para dar liberdade aos movimentos em qualquer direção.

Sweigard nunca codificou seu trabalho e nem o ensinava como um método. Assim, não existem propriamente professores de Ideocinese, mas pessoas que usam a visualização em suas aulas de movimento. Elas usam palavras e toques para ensinar aos alunos as linhas de movimento. Cada linha tem uma localização e uma direção específica, devendo ser descrita conforme as necessidades expressas do aluno. Ao visualizar um conjunto de imagens que formam uma linha de movimento em seu corpo, você envia impulsos, através de caminhos nervosos, para vários músculos. Na verdade, você treina o sistema nervoso a estimular corretamente os músculos para cada movimento. Você desaprende um padrão motor e o substitui por outro. Se você fornecer continuamente a seu sistema nervoso uma clara imagem mental do movimento que quer realizar, ele vai selecionar a coordenação mais eficiente para realizar esse movimento. Isso minimiza o *stress* e equilibra o alinhamento dos ossos. No caso de atletas, o uso da visualização ideocinética tende a melhorar o desempenho, pois o uso do corpo fica mais eficiente.

A atenção diária também acaba transformando a forma do corpo. Os músculos supercontraídos ficam mais flexíveis, os que são pouco usados ficam mais fortes e tonificados. Essas mudanças não exigem esforço, mas a repadronização do hábito exige vigilância constante e, pelo menos, três meses de prática diária. A Ideocinese não aumenta o volume dos músculos nem os alonga. Assim, é um complemento para outros treinamentos, e não um substituto.

Sweigard dizia que a Ideocinese é apenas um facilitador do processo de aprendizado, não entrando na área do diagnóstico de patologias estruturais nem do tratamento de problemas médicos. Mas o sistema oferece instrumentos úteis para aumentar a eficácia dos movimentos e, assim, eliminar hábitos que provocam distúrbios. Para fazer esse trabalho, é preciso conhecer a própria anatomia e compreender a biomecânica do sistema ósseo-muscular.

RECURSOS:

Cursos e referências: Irene Dowd, 14 E. 4th St., #606, New York, NY 10012. Você pode também pedir informações em escolas de dança.

Livros: Lulu E. Sweigard, *Human Movement Potential: Its Ideokinetic Facilitation* (Dodd, Mead, 1975); Irene Dowd, *Taking Root to Fly: Articles on Functional Anatomy*, 3ª ed. (Irene Dowd, 1995).

IMPROVISAÇÃO DO CONTATO

No início dos anos 70, o dançarino Steve Paxton começou a fazer experiências com os movimentos do Aikidô, arte marcial japonesa. A Improvisação do Contato originou-se dessas experiências, como um jogo entre o corpo e as forças físicas que regem seu movimento — *momentum*, gravidade, inércia. Trata-se de uma forma de movimento, de uma dança não estruturada ou de uma "arte-esporte" que se desenvolve espontaneamente — você improvisa na hora, em vez de seguir uma série formal de passos.

> *O corpo vivo é um corpo em movimento — na verdade, é um corpo em constante movimento.*
>
> *— Thomas Hanna*

A Improvisação do Contato implica um diálogo físico com outra pessoa, muitas vezes em silêncio e sempre em movimento. Você precisa se concentrar não apenas no próprio movimento (perceber o movimento no próprio corpo por meio da cinestesia), mas também no de seu parceiro. Para isso, vai se valer mais do toque do que da visão, mantendo a consciência da gravidade, sentindo simultaneamente o espaço interior do próprio corpo e sua forma/movimento no espaço.

Numa dupla que faz Contato, os dois dão e recebem, rolam, deslizam, erguem, apóiam, caem. Você usa o *momentum* para mover-se em sincronia com seu parceiro, em vez de usar força para controlá-lo. Por isso, pessoas com tamanho e peso muito diferentes podem fazer Contato juntas. Você se movimenta no espaço mudando constantemente os pontos de contato entre seu corpo e o do parceiro.

Nesse método, o essencial é sensibilizá-lo para o peso e para o toque e ensiná-lo a ficar desorientado, a ser virado de cabeça para baixo ou de lado e a se mover em espirais.[5] Mas, apesar de não ser essa a intenção expressa de Paxton, o método acaba desenvolvendo outras coisas: comunicação não-verbal, responsabilidade consigo mesmo, receptividade imediata, capacidade de dar e receber apoio e de deixar que as coisas aconteçam.

A Improvisação do Contato funciona como um espelho no qual você poderá ver e sentir a si mesmo — física, emocional e espiritualmente. Se você sempre se considerou um *não*-dançarino, Contato pode mudar sua auto-imagem, melhorar sua auto-estima e soltar suas inibições em relação a movimentos e relacionamentos. Como atividade lúdica, o sistema favorece atitudes prazerosas e vai de encontro às necessidades criativas. Por meio do contato próximo, você aprende a ter contato sensual sem conotação sexual e a estabelecer limites no relacionamento com os outros. Você também pode tomar consciência dos próprios padrões de personalidade — como tendência a nunca tomar a iniciativa, ou vice-versa; medo de correr riscos, ou vice-versa.

> *O movimento é um remédio para criar mudanças nos estados físico, emocional e mental da pessoa.*
>
> *— Carol Welch*

Contato é também uma forma de reeducação do movimento. Por exemplo: se no início de seu desenvolvimento você caiu ou ficou pendurado de cabeça para baixo, pode ter ficado com medo desses movimentos.[6] Contato vai lhe dar a oportunidade de aprender a soltar o peso para cair ou para receber apoio de maneira relaxada e segura. Ao sustentar o peso da outra pessoa, você fortalece ao mesmo tempo várias partes do corpo. Além disso, a ênfase no equilíbrio e no inesperado estimula também certas funções cerebrais. E como exige o apoio das mãos, reforça os primeiros padrões de desenvolvimento da locomoção.

> *Pouco sabemos do nosso corpo, a menos que o movimentemos.*
>
> *— Paul Schilder*

O método é mais difundido no mundo da dança e da coreografia, mas você não precisa ser dançarino para aproveitar seus benefícios. Como contam com um bom repertório de movimentos para trabalhar — de toques leves a verdadeiros vôos — os professores de Contato trabalham com pessoas de todos os tipos, como octogenários, hemiplégicos e paraplégicos (inclusive na cadeira de rodas). As pessoas se encontram para fazer Contato em seminários e em outras reuniões, trabalhando com um ou com vários parceiros. As aulas são mais estruturadas, com aquecimento e um processo que leva à consciência corporal, incluindo também técnicas para rolar, cair, deitar e levantar com segurança.

Não existem certificados em Improvisação do Contato. Nos Estados Unidos, o trabalho dos professores é supervisionado de maneira informal.

Mirka Knaster

Improvisação do Contato – Uma Experiência

Fique lado a lado com seu parceiro, com os ombros se tocando. Mantendo esse contato, comece a andar. Pare de vez em quando para perceber a pressão com que se apóiam um no outro. Observe o que é preciso fazer para aumentar a pressão. O contato é apenas no nível da pele? Procure pressionar músculo contra músculo e osso contra osso.

Agora, role o corpo pelas costas do parceiro, até fazer contato com o outro ombro. O movimento pode ser feito de leve ou com bastante pressão. Pratique até fazer uma transição suave. Agora, vá andando e fazendo esse movimento de contato, deixando que a direção se modifique.

— Cortesia de Leigh Hollowell, mestre de Improvisação do Contato.

RECURSOS:

Informações, professores, seminários: *Contact Quarterly*, uma publicação dedicada às artes contemporâneas do movimento. Pedidos e assinaturas: *Contact Quarterly*, P.O. Box 603, Northampton, MA 01061. Há também um estudo ilustrado: Cynthia J. Novack, *Sharing the Dance: Contact Improvisation and American Culture* (University of Wisconsin, 1990).

CONTINUUM

Emilie Conrad Da'oud estudou balé e dança não-ocidental em Nova York, antes de trabalhar durante cinco anos como coreógrafa de uma companhia folclórica no Haiti. Pelas suas experiências nesse período, ela percebeu que a maneira pela qual nós nos movemos, falamos e pensamos é, basicamente, um produto cultural, mas que sob a cultura há movimentos biomórficos essenciais, comuns a todas as formas de vida. Em 1967, Conrad começou a ensinar esse processo de movimentos primários, e deu a ele o nome de *Continuum*.

"O movimento é algo que somos e não algo que fazemos", diz ela. "Somos verbos, não substantivos."[7] Mas usamos apenas uma fração do nosso repertório de movimentos. Durante o processo de desenvolvimento neuromuscular, como fetos e bebês, passamos por estágios de movimento que lembram a ação

A consciência muda a maneira pela qual nós nos movimentamos fisicamente. À medida que nos tornamos mais fluidos e flexíveis, assim vão ficando também os movimentos mentais, emocionais e espirituais de nossa vida.

— Emilie Conrad Da'oud

Um Seminário com Emilie Conrad Da'oud: *Continuum*

Estou à espera numa sala grande, num grupo de cinqüenta pessoas, homens e mulheres. Não tenho idéia do que vamos fazer. Ainda não sei o que é *Continuum*.

Aprendemos primeiro a fazer a respiração HU, o ponto central do trabalho. É uma forma de atiçar nosso fogo interior, explica Conrad, de nos aquecer. Percebo imediatamente que tenho agora uma bomba funcionando em meu diafragma, enviando calor para o resto do corpo. Respirando desse jeito estranhamente selvagem, sou de repente um chimpanzé. Meu maxilar inferior se projeta para a frente e depois eu o puxo para trás, mostrando os dentes. Os braços e as pernas fazem movimentos relaxados, para cima e para baixo. Não estou pensando em agir de maneira simiesca: sou simplesmente um macaco. Conrad explica que a respiração HU excita o sistema límbico, a parte primitiva do cérebro que ainda sabe como é ser um animal.

Ao aprender a respiração AW, sinto como se o fluido espinal estivesse se movendo gota a gota, e começo a esfriar. Não sou mais um chimpanzé, mas um lagarto, fazendo movimentos de réptil com a cabeça e o pescoço. Então meus ombros se movem como barbatanas. Minha coluna modifica sua curvatura e começa a ondular, com a cabeça balançando na ponta.

Depois começo a fazer o Dragão e me transformo imediatamente num monstro pré-histórico. Não estou imitando nada que vi no cinema — eu simplesmente sou.

E vamos passando pelos estados evocados por essas respirações. É um desafio ser tão flexível, tão versátil, tão fluente. Mas, depois de pegar o jeito, começo a gostar muito de entrar e sair desses domínios.

Na noite do último dia do seminário, vou jantar com duas velhas amigas que moram na cidade. Fico perplexa quando uma delas começa a me atacar, desenterrando ressentimentos de dezessete anos atrás. Mas o mais surpreendente é a facilidade com que lido com a situação, alternando a posição de participante que reage calmamente com a de observadora que avalia a situação a distância. Depois da mulher cuspir a última gota de veneno e sair do restaurante, percebo que o ocorrido não me derrubou. Eu agi com a fluidez com que tinha agido durante o seminário.

Continuum – Uma Experiência

Sente-se confortavelmente numa cadeira. Tome consciência do espaço entre sua cabeça e um dos ombros. Pense nesse espaço como em algo vivo. Quando se mover, pense que está diminuindo o espaço, e não movendo o corpo e aproximando a orelha do ombro. Faça tudo lentamente. Quando terminar, inverta o movimento, pensando em aumentar o espaço. Observe o que sente ao modificar o ponto de referência do corpo em relação ao espaço à sua volta. Isso é extremamente importante. A sensação deve se modificar nitidamente quando o ponto de referência é substituído. Talvez você se sinta muito leve ou sinta um relaxamento profundo da cabeça e pescoço, além de sentir reverberações na coluna. Como cada um é único, as reações variam. Use esse exercício simples como guia. Talvez seja preciso repeti-lo várias vezes para perceber a mudança de sensação.

Depois de experimentar nitidamente a sensação desse movimento, amplie a experiência deitando-se no chão, de costas ou de lado. Dessa vez, movimente-se a partir do espaço entre os braços e as pernas. Se pensar neles como tentáculos, terá mais fluência de movimento. Ao pensar no corpo de maneira convencional — por exemplo: "estou mexendo a cabeça" ou "estou mexendo o braço" — você cria uma noção de massa e densidade. Muitas idéias sobre o que é ou não é o corpo são geradas pela maneira pela qual nós nos relacionamos ao movimento. Relacionar-se ao espaço e não a um objeto tem um enorme efeito sobre a orientação. É notável, nesta experiência simples, a facilidade com que se sente uma mudança na massa e na densidade pelo simples fato de mudar o ponto de referência do movimento. Quanto menos massa e densidade houver, mais capacidade de cura terá o corpo.

— Cortesia de Emilie Conrad Da'oud e Linda Chrisman.

---

de uma cobra (cabeça para o rabo, rabo para a cabeça), de um sapo (dois braços juntos, duas pernas juntas), de um lagarto (braço esquerdo e perna direita juntos, braço direito e perna esquerda juntos) e assim por diante. Depois, à medida que somos socializados e passamos a nos movimentar como nossa cultura espera, podemos "esquecer" alguns desses movimentos anteriores.

O *Continuum* lhe dá a oportunidade de abandonar marcas culturais, passando a mover-se espontaneamente, a partir de um impulso interior, mais de acordo com aquilo de que seu corpo é capaz biologicamente. Por exemplo: uma premissa básica do *Continuum* é que o movimento ondulatório é fundamental a todas as criaturas vivas, refletindo nossas origens evolucionárias no ambiente aquático. Trazemos o movimento da água em todas as células do corpo. Bem no fundo de nós há sempre uma dança acontecendo. Estamos sempre nos movimentando, mesmo quando aparentemente paralisados (Conrad prefere dizer "hipnotizados"). Há micromovimentos num nível interno que de fora é difícil observar.

> *Um corpo vivo não é uma coisa fixa, mas um acontecimento em fluxo, como uma chama ou um redemoinho.*
> *– Alan Watts*

Os seminários sobre esse método são um convite a viver como movimento e a identificar-se com ele — e não com a forma ou com certas partes. É também um convite a sentir-se como presença líquida que flui por outras correntes de movimento. Você tem a oportunidade de explorar, num ambiente seguro, o fluxo criativo que você chama de "corpo", de maneira a se reanimar de dentro para fora. Isso, por sua vez, vai se traduzir no mundo em expressão mais dinâmica.

Os exercícios do *Continuum* favorecem o desenvolvimento da sensitividade ao movimento em todos os níveis, da respiração mais sutil à relação com os outros. Nesses exercícios, usam-se sons específicos — como HU, AU, SSS, Dragão ou Vento na Caverna — que devem ser acompanhados sem inibições por movimentos do corpo. Isso evoca a experiência de "ser" o animal que o som e os movimentos refletem. Essa experiência, em diferentes combinações, altera sua auto-imagem, permitindo que você sinta uma gama maior de possibilidades em você mesmo. São enfatizados movimentos em espiral, arredondados e imprevisíveis, em vez de rotinas lineares estabelecidas.

Conrad prefere os movimentos imprevisíveis em ritmos múltiplos porque são mais estimulantes para o cérebro. Os movimentos repetitivos dos exercícios convencionais, ao contrário, desenvolveram-se segundo os dogmas da Revolução Industrial, tendo um efeito inibidor sobre a inteligência e a criatividade. "É no mundo fluido que ocorre nossa ligação com a inteligência", diz ela.[8] Nesse mundo líquido é também mais fácil dar e receber amor, o que é prejudicado pela rigidez. O objetivo central do *Continuum* é nos sacudir para que nos livremos da mente endurecida, mergulhando profundamente no corpo e num oceano de amor.

Para ensinar *Continuum*, é preciso fazer um treinamento extensivo com Conrad ou com Susan Harper. Para continuar ensinando, é preciso fazer uma atualização constante.

Recursos:

Informações sobre seminários: *Continuum*, 1629 18th St., #7, Santa Monica, CA 90404, (310) 453-4402, fax (310) 453-8775.

Livros: Emilie Conrad Da'aoud, *Life on Land* (Tilbury, 1996).

Consciência Cinética®

A dançarina e coreógrafa Elaine Summers nasceu na Austrália, em 1925, e cresceu em Boston. Quando tinha vinte e sete anos, os ortopedistas diagnosticaram nela uma osteoartrite, dizendo que em cinco anos ela não conseguiria mais andar. Summers resolveu descobrir uma forma de frustrar a previsão dos médicos. Estudou com Carola Speads e Charlotte Selver, alunas de Elsa Gindler, e fez experiências por conta própria. Ver "Consciência Sensorial", página 255. A Consciência Cinética (CC), o método de reeducação criado por Summers, surgiu de sua necessidade de se curar. Em vez de se tornar uma inválida na cadeira de rodas, ela retomou a carreira de dançarina.

> *Ao deitar-se e ficar quieto, você consegue sentir que o seu corpo nunca está parado.*
> – Elaine Summers

A Consciência Cinética, também conhecida como "trabalho da bola", concentra-se naquilo que Summers chama de "tensão congelada". A tensão por si só não é negativa – é uma força positiva e necessária ao movimento. Mas, quando inconscientemente retemos tensão, os músculos ficam rígidos e imóveis, o alinhamento torna-se distorcido e os movimentos, restritos, aumentando a suscetibilidade ao desgaste e às lesões. A CC não pretende livrar o corpo de todas as tensões, mas trabalhar a tensão *apropriada*.

Você pode fazer CC individualmente ou em grupo. Na fase introdutória, você examina cada parte do corpo em profundidade, geralmente numa série de oito a doze sessões. O professor estabelece situações nas quais você pode aprender, no próprio ritmo, a fazer descobertas individuais e a investigar possíveis causas de dor ou limitação de movimento. Você aprende a usar bolas de borracha de vários tamanhos como

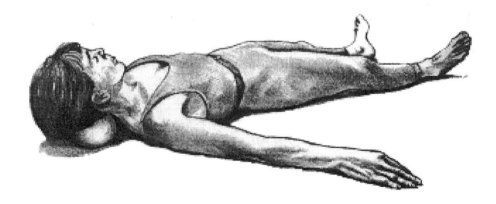

Exercício de Consciência – movimento sobre uma bola para alongar e massagear o pescoço e a parte de trás da cabeça

ferramentas para voltar a atenção para dentro, apoiar partes do corpo em posição alongada e massageá-las. Mover-se lentamente sobre a bola favorece a elasticidade e a suscetibilidade dos músculos e articulações. Com esse trabalho, as sensações se aguçam, os movimentos se tornam mais amplos e uma agradável tranqüilidade se faz sentir na região massageada.

Há cinco fases nesse método. Você aprende primeiro a movimentar separadamente cada parte do corpo, em todas as direções, com o mínimo de esforço possível e observando ao mesmo tempo os sentimentos e sensações. Summers acredita que se você movimentar — muitas vezes e sem dor — cada parte do corpo de todas as maneiras possíveis, então o corpo encontrará o próprio centro dinâmico. O movimento extremamente lento permite que você sinta claramente as limitações, experimentando novas maneiras de se movimentar.

Nas sessões da primeira fase, o professor faz um pouco de massagem, geralmente na área trabalhada. As aulas introdutórias incluem anatomia, para ajudá-lo a compreender o sistema ósseo-muscular. Às vezes o professor inclui aulas individuais, para ajudá-lo a estudar seu próprio corpo. Como Summers foi influenciada por Wilhelm Reich (ver "Dimensões Psicológicas dos Trabalhos Corporais", página 144), seu método enfatiza também os problemas emocionais. O professor vai convidá-lo a falar de seus sentimentos durante a sessão e nas discussões em grupo.

As fases subseqüentes são cumulativas, usando e integrando a consciência e o conhecimento obtido nas fases anteriores. Na segunda fase, você começa a mover mais de uma parte do corpo por vez, tomando consciência dos sistemas corporais, como respiração e circulação. Na terceira fase, você explora as várias velocidades em que o corpo pode se mover. Na quarta fase você desenvolve a capacidade de modificar conscientemente os níveis de tensão. Na quinta você consegue combinar todo o conhecimento obtido nas fases anteriores, relatando-o para outra pessoa ou pondo-o em prática nos exercícios.

Se preferir, você pode trabalhar por mais tempo na fase um, pois é quando aprende a monitorar os níveis cotidianos de tensão, podendo então viver a vida com mais consciência. Quando aprender o método, cabe a você usá-lo e adaptá-lo. As bolas são um equipamento prático e portátil, que o ajuda a liberar a tensão muscular, aumentando seu bem-estar.

Esse método é muito usado por dançarinos e atores, mas tem atraído pessoas de outras áreas. Segundo os professores, esse trabalho não só aumenta a flexibilidade, a coordenação, a leveza e o conforto, mas também ajuda na recuperação de movimentos, além de tratar dores crônicas. Como técnica de consciência não-crítica, a CC favorece o desenvolvimento de um estado mental mais alerta. Isso, por sua vez, permite o acesso à criatividade e aumenta a capacidade de administrar o *stress*.

O certificado é obtido depois de um programa de treinamento de quinhentas horas, com Elaine Summers e outros instrutores habilitados.

RECURSOS:

Professores e cursos: The Kinetic Awareness Center, P.O. Box 1050, Cooper Station, New York, NY 10276.

Livros: Ellen Saltonstall, *Kinetic Awareness* (Kinetic Awareness Center, 1988).

MOVIMENTO AUTÊNTICO

Mary Starks Whitehouse estudou com as dançarinas Mary Wigman e Martha Graham antes de desenvolver, nos anos 50, um processo que chamou de "movimento em profundidade". Esse processo era um desdobramento de suas idéias sobre dança, movimento e psicologia profunda. Os alunos de Whitehouse passaram a usar o método em várias áreas: análise pessoal, coreografia, terapia da dança, educação e etnologia. Uma dessas alunas, Janet Adler, criou o Mary Starks Whitehouse Institute, em 1981, para difundir o trabalho da mestra, falecida dois anos antes. O trabalho é atualmente conhecido como Movimento Autêntico (MA).

No cerne do MA está a sensação corporal de mover-se e ser movido — a consciência do que está acontecendo no corpo. Essa experiência contrasta com os movimentos inconscientes do dia-a-dia, feitos mecanicamente com fins utilitários — como por exemplo estender a mão para abrir uma porta. Numa sessão de MA você suspende esse "fazer" intencional, aprendendo a "deixar acontecer". Isso lhe dá a possibilidade de perceber de onde parte o movimento que vem de dentro — os impulsos e imagens inconscientes que o movem — e o que ele revela sobre você. Whitehouse dizia que o "corpo é o aspecto físico da personalidade e o movimento é a personalidade tornada visível".[9]

> *Para que se dê a experiência do movimento, ele deve ser descoberto no corpo, e não colocado nele, como um vestido ou casaco.*
> — *Mary Starks Whitehouse*

O MA é simples. Na sessão, as pessoas se dividem entre aquelas que fazem os movimentos e as que servem de testemunha. É um processo feito a dois ou em grupo. O movimento é autodirigido: ninguém impõe nada a ninguém e não há um ideal ou maneira preconcebida de se movimentar.

Para começar o movimento, você deve fechar os olhos, mas pode ficar em pé, sentado ou deitado. Dá para fazer o MA mesmo numa cadeira de rodas. Basta esperar atento que uma sensação, impulso ou energia surja sem censura dos níveis mais profundos do seu interior, e não da vontade consciente. É mais ou menos como o

> *A perda da alma é uma condição "paralisada", em que o fluxo é detido... quando as "correntes" não correm mais... uma ausência de movimento. Os remédios que tratam a alma devem, por isso, ter uma natureza cinética.*
> — *Shaun McNiff*

Consciência Cinética – Uma Experiência

Escolha um lugar silencioso, onde possa ficar deitado, de preferência no chão acarpetado ou num colchonete. Fique deitado tranqüilamente por alguns minutos para observar o corpo (como em outras Experiências) e comece a tomar consciência profunda da respiração, do contato com o chão e da sensação nas diferentes partes do corpo. Depois concentre a atenção na pelve. Você consegue sentir os ossos? Os músculos? Os órgãos? A pele? Como a respiração se relaciona com a pelve?

Dobre os joelhos e deixe os pés bem apoiados no chão. Comece a mover a pelve, lentamente, em qualquer direção: avance ou recue, apóie-se mais num lado ou no outro, estenda os quadris para cima ou para baixo, e assim por diante. Procure não empurrar a pelve com alguma outra parte do corpo, buscando todo o impulso nela mesma. Movimente-se com o mínimo de esforço. Continue a respirar normalmente, fazendo uma respiração profunda sempre que quiser. De vez em quando, pare para descansar completamente. Observe se consegue liberar todo o esforço desnecessário em qualquer parte do corpo.

Se tiver bolas de borracha, deixe-as à mão. Você pode ficar na mesma posição ou apoiar a parte de baixo da perna num sofá, cadeira ou almofadas, de maneira que a barriga da perna fique na horizontal. Coloque uma bola do tamanho de um *grapefruit* sob o centro de cada nádega. Descanse por alguns momentos e, depois, comece a se movimentar lentamente, como antes, em qualquer direção. Procure iniciar o movimento no ponto em que sente o contato das bolas, deixando o corpo deslizar lentamente sobre elas. É melhor fazer movimentos bem pequenos. É bom também parar de vez em quando para detectar alguma tensão.

Coloque as bolas num ponto diferente sob as nádegas e faça a mesma coisa, movendo-se lentamente em todas as direções. Quando quiser parar, tire as bolas devagar e fique deitado no chão, sentindo os efeitos nas costas, na respiração e em todo o corpo.

— Cortesia de Ellen Saltonstall, professora de Consciência Cinética

começo de um sonho, que surge espontaneamente, com cenas e personagens inesperados. Um sentimento, um som, um pensamento, uma imagem ou lembrança pode levá-lo ao movimento. Em outras palavras: você sucumbe ao movimento, em vez de controlá-lo. Ao fazer isso, é possível descobrir se a maneira habitual do corpo se mover é a que ele prefere. Assim, você poderá abandonar naturalmente antigos padrões ineficazes.

Esse movimento, que ocorre como reação espontânea, age sobre várias coisas: problemas no corpo, alegria ou êxtase, trauma ou dor. Os movimentos que você faz podem ser "visíveis ou invisíveis para a testemunha".[10]

Se você for a testemunha, observe a pessoa que está se movendo com "uma qualidade especial de atenção ou presença". Não basta só ficar olhando para a pessoa que se movimenta.[11] É preciso tomar consciência do que a qualidade ou a forma do movimento daquela pessoa desperta em você. Como testemunha, você deve ser compreensivo e não julgar. Quando o tempo combinado se esgotar, a testemunha anuncia o fim da sessão. Então, a testemunha e a pessoa que se movimentava iniciam um diálogo verbal (escrito ou desenhado) sobre a experiência.

Numa sessão em grupo, você pode ter contato físico com os outros, mas pode escolher se quer ou não se movimentar com outra pessoa. O importante é que, mesmo na presença dos outros, permaneça fiel aos próprios impulsos interiores, que se apresente como é, em vez de como imagina que os outros querem que seja. Essa experiência vai lhe dar uma oportunidade de sentir-se visto e ouvido, além de aprender a ver e ouvir os outros.

O MA pode ser usado como veículo para o desenvolvimento pessoal de maneira semelhante à meditação. Você aprende a ser uma testemunha (ou observador) não-crítica de si mesmo: você vê o que acontece e encara o fato sem condenar. Assim, passa a se aceitar como é. O MA vai lhe dar também acesso à riqueza de seu mundo interior, às mensagens que seu corpo quer comunicar. Como os sonhos, o movimento torna consciente o que era inconsciente, sejam lembranças pré-verbais, idéias criativas ou padrões habituais de movimento. Alguns coreógrafos usam o MA em determinadas performances.

> *Todas as piruetas do mundo, todos os feitos espetaculares não me impressionam tanto quanto um movimento simples que se origina de um sentimento profundo de vida e compreensão do milagre do corpo humano.*
>
> *— Frances Becker*

RECURSOS:

Informações: Authentic Movement Institute, c/o Neala Haze, P.O. Box 11410, Oakland, CA 94611, (510) 237-7297 e Center for Authentic Movement, c/o Zoe Avstreih, 4 Channing Rd., Eastchester, NY 10709, (914) 337-0494. Há também uma publicação quadrimensal: *A Moving Journal*, c/o Annie Geissinger, 168 4th St., Providence, RI 02906, (401) 274-2765.

TÉCNICA DE LIBERAÇÃO SKINNER

Joan Skinner, professora de dança da University of Washington, em Seattle, começou a dançar ainda pequena. Depois da faculdade, ela entrou para as companhias de dança de Martha Graham e Merce Cunningham. Uma noite, durante uma exaustiva turnê de ônibus, ela rompeu um disco da coluna no meio de uma apresentação. Em repouso, o problema ficava estabilizado, mas, logo que voltava a trabalhar, o disco se rompia de novo. Mas, trabalhando com um professor de Alexander, conseguiu voltar a dançar.

O movimento humano é interação de energia e estrutura no tempo e no espaço, para o propósito da expressão.
– Darrell Sanchez

Combinando os princípios de alinhamento e movimento da Técnica Alexander com visualização, ela começou a desenvolver a Técnica de Liberação Skinner (TLS), um sistema de treinamento cinestético. O sistema emprega duas categorias de imagem: *específica*, que trabalha movimentos, sem esforço de partes específicas do corpo, e *totalidade* ou *grupos de imagens,* que cultiva um estado geral de consciência tridimensional, como a ausência de esforço. Esse estado pode provocar sensação de falta de orientação, mas pode também favorecer o surgimento de uma nova reação não condicionada e de novos padrões cinestéticos de uso muscular.

A TLS tem três objetivos principais: 1) alinhamento multidirecional do esqueleto; 2) equilíbrio multidirecional; 3) autonomia das partes do corpo em movimento; 4) economia de movimento, ou seja, movimento com um gasto mínimo de energia. Skinner não vê o alinhamento e o equilíbrio corretos como uma posição estática assumida conscientemente, mas como um processo dinâmico de ajustes contínuos, que se desenvolve à medida que seu peso se modifica no espaço. Esse alinhamento é ensinado por meio de uma lista de sugestões, que lembram os conselhos de F. M. Alexander. Por exemplo: "Deixe a cabeça flutuar no topo da coluna enquanto os ombros caem e se abrem naturalmente para os lados, as costelas caem na direção dos pés e as costas se expandem para trás em todas as direções."

Na aula introdutória, a *técnica da checagem* proposta por Skinner vai ajudá-lo a se concentrar em diferentes áreas do corpo, liberando o excesso de tensão em cada uma delas. Quando conseguir relaxar e chegar a um nível mais profundo de consciência, você estará pronto para trabalhar com as imagens. Você poderá também fazer os "gráficos", como os chama Skinner: exercícios para tomar consciência dos padrões de tensão. Ou um colega poderá ajudá-lo, com um leve toque, a abandonar o controle de certas áreas do corpo — por exemplo, soltar os tecidos em torno da articulação do quadril para que a perna possa balançar livremente. O colega pode também traçar padrões tridimensionais de energia na superfície de seu corpo. Além desse trabalho de experimentação, o método inclui seminários e um sistema de anotações em diários pessoais.

Liberar é esperar, esvaziar, abrir, cair, voar, encaixar-se, chocalhar, ondular, girar, maravilhar-se, brincar.
– Joan Skinner

A TLS é uma técnica de dança que leva a um ótimo nível de alinhamento, força e flexibilidade, mas Skinner diz que essa técnica também pode ser aplicada em tratamentos, treinamento esportivo, psicoterapia e treinamento da voz. A TLS é, basicamente, um processo de descoberta, que o levará a cultivar a

Técnica de Liberação Skinner – Uma Experiência

Esta experiência deve ser feita do começo ao fim, como uma sessão contínua. Os exercícios ficarão mais fluentes se você gravar primeiro as instruções, ou pedir que alguém as leia para você. Não se esqueça de fazer pausas constantes, indicadas no texto pelos três pontinhos. Se quiser, ponha uma música de fundo.

Checagem do Relaxamento

Deite-se no chão. Concentre-se na respiração por um momento... ouça-a e sinta-a... deixando que ela se movimente por conta própria. E, com o movimento da respiração, todos os seus tecidos começam a amolecer... e escorrer ao longo dos ossos. Os tecidos do rosto parecem escorrer pelos ossos... a partir da testa... nas bochechas... ao longo do maxilar. Os tecidos da garganta e da nuca amolecem até derreter... os tecidos dos ombros derretem e se fundem aos braços... os tecidos dos braços escorrem pelos ossos longos até os dedos... os tecidos da parte frontal dos quadris escorrem pelos ossos... os tecidos da parte de cima das costas escorrem para o meio das costas... os tecidos do meio das costas escorrem para a base das costas... os tecidos das pernas escorrem pelos ossos longos... na direção dos pés... e a respiração continua a se mover pela própria vontade, aprofundando-se no tronco e nas costas.

Imagem da Totalidade

Agora imagine-se deitado numa rede enorme... a maior que já viu. Talvez você a veja num campo aberto, amarrada a duas árvores altas... ou a duas nuvens. Você está deitado na parte mais funda da rede, que balança, descrevendo arcos lentos... profundos. Fique alguns minutos nessa rede... Então ela se solta das árvores ou das nuvens e começa a flutuar lentamente para o chão... aterrissando... talvez com um suave... murmúrio. Você pode continuar deitado na rede, mesmo que ela esteja no chão.

Imagem Específica

Continue a cultivar a sensação de estar deitado na rede. Flexione levemente os joelhos para que os pés se apóiem na rede. Observe que suas costas podem facilmente derreter e se fundir à rede quando os joelhos estão dobrados... as costas podem se estender para trás em todas as direções. E, à medida que se move, a respiração pode se aprofundar no tronco e nas costas.

Então, de repente, surgem cordões de marionetes. Eles se prendem ao centro de seus joelhos, enquanto você vai se fundindo à rede. Os cordões começam a mover suas pernas. Eles criam uma deliciosa autonomia das pernas, enquanto as costas continuam a fundir-se à rede... suas costas vão se dissolvendo para trás. Seus joelhos se movem comandados pelos cordões. Deliciosa autonomia das pernas... joelhos flutuando... pernas livres... as costas dissolvendo-se e expandindo-se... escorrendo em todas as direções.

E então os cordões se evaporam suavemente. Mas outros cordões aparecem, amarrando-se ao dedo médio das mãos, movimentando os braços. Seus ombros estão soltos, deixando que os cordões movimentem... seus braços... deliciosa autonomia.

Então, os cordões se evaporam e aparece outro, amarrado no topo do crânio. Ele suspende o crânio por um momento... e então... desaparece. Todos esses cordões de marionetes aparecem e desaparecem. Os cordões dos joelhos... os cordões amarrados ao dedo médio de cada mão... e... o cordão da cabeça. Isso então se transforma na dança do cordão... na dança do cordão que aparece e desaparece.

— Cortesia de Joan Skinner

---

consciência de si mesmo como um ser movente, vital, criativo. O treinamento que habilita a ensinar esse processo deve ser feito com a própria Skinner.

RECURSOS:

Informações sobre programas e professores: Joan Skinner, Dance Program, Meany Hall, A-B-10, University of Washington, Seattle, WA 98195, (206) 543-9843.

PADRÕES DE COORDENAÇÃO WETZIG

Nos anos 30, Jennifer Rathbone, da Columbia University, desenvolveu um Teste de Tensão para avaliar a tensão neuromuscular. Ela descobriu quatro padrões distintos: *assistance* (assistência), *resistance* (resistência), *posturing* (pose) e *perseveration* (perseverança).[12] Nas décadas de 60 e 70, a coreógrafa e estudiosa do movimento Betsy Wetzig pesquisou os efeitos desses padrões nos estilos de criatividade e

Compreender a vida significa compreender as maneiras pelas quais cada ser se movimenta.
— Thomas Hanna

comunicação no Wetzig Dance Company and Sound Shapes, seu grupo de improvisação. Ela observou que cada padrão neuromuscular usa uma ordem diferente de contrações musculares para criar um tipo específico de movimento ou qualidade de movimento — que ela chama *Thrust* (Impulso), *Shape* (Forma), *Swing* (Balanço) e *Hang* (Caimento) — assim como um determinado centro desencadeante ou grupo iniciador de músculos e determinado alinhamento do corpo.

Esses quatro padrões básicos designam os quatro modos pelos quais os músculos, sistema nervoso e cérebro se organizam. Assim, cada padrão implica, ao mesmo tempo, uma qualidade e um tipo de processamento mental. Por isso, a maneira pela qual nos movimentamos e o modo com que o nosso cérebro processa informações são o mesmo acontecimento neurológico: cada padrão é tanto mental quanto físico.

Os movimentos do tipo *thrust* tendem a ser assimétricos, em linhas retas e angulosas, geralmente em diagonal. É o padrão dominante da técnica de Martha Graham. Esse padrão favorece o poder de afirmação, a contração e a liberação e o reflexo de extensão. Karatê, Shiatsu, Pilates e Rolfing são exemplos desse padrão.

Shape é o padrão de movimento dominante no balé clássico. Tem o efeito de criar uma forma clara. Ele mantém e coloca o peso, geralmente movendo o corpo verticalmente no espaço. Dá equilíbrio, postura e altura. O movimento tende a ser simétrico e equilibrado. Os movimentos desse tipo são necessários num arremesso de basquete ou para desempenhos ornamentais em patinação ou equitação. Yoga, Mensendieck e Laban exemplificam o padrão *Shape*.

> *O movimento demonstra e afirma continuamente a transcendência das categorias estabelecidas: corpo e mente.*
> — *Seymour Kleinman*

Swing: balançar ou pular como uma bola de borracha. Um movimento feito de um lado é geralmente repetido do outro, sendo que o mesmo se dá com a parte inferior e superior do corpo. Esse é o movimento dominante da dança do ventre, hula, *swing jazz* e do estilo de dança José Limon. Solta as juntas, dá resistência e tende a ser lúdico e interativo. É o movimento necessário para pular, para girar bastões de beisebol ou tacos de golfe, para corridas longas e para driblar uma bola. Esse padrão aparece no método Trager.

Hang é uma atividade seqüencial, com tendência ao movimento a esmo ou a cair e fluir. É o padrão de movimento dominante de dançarinas como Isadora Duncan e Doris Humphrey. Precisamos de sua tranqüilidade, graça e fluência ao dar uma cambalhota, deslizar numa rampa, rolar e cair e nos movimentos evasivos. O T'ai Chi Chuan e a Improvisação do Contato demonstram o padrão *Hang*.

Todos nós usamos os quatro padrões, mas cada um nasce predisposto a um padrão dominante, aquele de nível mais baixo de tensão. É o nosso padrão para o relaxamento, para a atividade alfa do cérebro e para a criatividade. Nosso estilo específico é formado pelo padrão dominante e um outro. Quando somos competentes em vários estilos e usamos cor-

> *Nada acontece até que algo se movimente.*
> — *Albert Einstein*

retamente os padrões, eles podem levar a um bom alinhamento, flexibilidade e a uma grande amplitude de movimentos. O uso excessivo de um padrão pode provocar mau alinhamento e lesões, além de bloqueios de energia, sensações e processos mentais. Traumas, estilos familiares e culturais ou treinamentos errados na dança ou no esporte podem levar ao enfraquecimento ou uso excessivo de um padrão. Segundo Wetzig, o Treinamento de Coordenação dos Padrões, que tem como objetivo o que ela chama de "Potencial Pleno do Movimento", ajuda a evitar lesões e a curar problemas crônicos, porque restaura o equilíbrio entre os músculos e, portanto, o alinhamento correto.

Numa sessão individual de Treinamento de Coordenação, ela aplica e ensina um teste neurológico para determinar os quatro padrões neuromusculares. Por meio de uma série de exercícios simples, você aprende a acessar e a aplicar os quatro padrões corretamente, além de tomar consciência da atuação de cada um deles em sua vida. Esse treinamento também pode ser aplicado à criatividade, ao aprendizado em geral e a estilos nos negócios.

Recursos:

Informações, aulas e seminários: Betsy Wetzig, 1335 Russet Dr., Allentown, PA 18104, (610) 398-9652.

Outros Caminhos Corporais do Movimento

Além das artes ocidentais do movimento descritas acima e dos caminhos funcionais do Capítulo 10, há componentes de movimento em alguns caminhos estruturais. Ver "Rolfing (Integração Estrutural)", páginas 225-228, e "Padronização Aston", página 232. Há também outras práticas ocidentais em "Integração Psicofísica Trager", página 208, e "Método Rosen", páginas 385-388.[13]

CAPÍTULO 12

Energia Oriental

Na linguagem científica ocidental, energia é a capacidade de trabalhar, de ser ativo. A palavra significa também eletricidade e os recursos para gerá-la. Mas, no Oriente, energia é a "força vital", ou "energia vital", chamada *chi* (*qi* em chinês e *ki* em japonês). É o elemento ou qualidade que distingue a vida da morte, o animado do inanimado. Um médico chinês tradicional disse: "Viver é ter Qi em todas as partes do corpo. Morrer é ser um corpo sem Qi. Para que a saúde se mantenha, é preciso que haja um equilíbrio de Qi, nem de mais nem de menos."[11]

> *Dizem que, quando morremos, os quatro elementos – terra, ar, fogo, água – se dissolvem uns nos outros e, finalmente, se dissolvem no espaço. Mas, enquanto estamos vivos, compartilhamos a energia que faz com que todas as coisas – de uma folha de grama a um elefante – cresçam, vivam e inevitavelmente se desgastem e morram. Essa energia, essa força vital, cria o mundo.*
>
> *– Pema Chödron*

A FORÇA VITAL

Esse conceito de força ou energia vital existe em várias culturas, desde tempos antigos, sob diversos nomes: *élan vital, pneuma, ruah, mana, ha, prana, éter, orgone, força ódica, fluido vital, arqueu, força x, energia biocósmica, energia bioplásmica*. A crença em tal força pressupõe uma determinada visão de mundo, que existe há muito tempo entre os povos tradicionais: a vida é uma unidade que tudo permeia, nos níveis físico, mental e espiritual, dotada de uma energia especial que a vitaliza.

Todos nós compartilhamos da mesma energia que constitui o universo — desde o petróleo, a luz do sol e a eletricidade até os animais, as plantas e os seres humanos. Sem ela, nada funcionaria e não poderíamos vencer a doença nem curar as feridas. Hipócrates, o pai da medicina ocidental, chamava a capacidade natural do corpo de se recuperar de *vis medicatrix naturae* — a força de cura da natureza. Os sistemas de cura baseados na energia estimulam ou ativam o movimento dessa força vital.

306　　　　　　　　　　　　　　　　　　　*Descubra a Sabedoria do Seu Corpo*

Para compreender como isso funciona, vamos examinar vários sistemas baseados na energia: as tradições chinesa, japonesa e indiana, além de algumas ramificações ocidentais, como a Terapia da Polaridade, o Toque Terapêutico, a Reflexologia e o Equilíbrio Zero. Compreender um pouco os sistemas tradicionais da Ásia vai ajudá-lo a ter uma idéia melhor do que está por trás de caminhos corporais como a Acupressão e o Shiatsu, versões sem agulha da acupuntura, e de ramificações mais recentes, como o Jin Shin Jyutsu. Vai ajudá-lo também a compreender as artes asiáticas do movimento, como o Chi King, T'ai Chi Chuan, Karatê e Aikidô, além de outros caminhos corporais asiáticos, como a Massagem Thai e o Breema do Curdistão.

TRADIÇÃO CHINESA

A medicina tradicional chinesa é o mais conhecido dos sistemas baseados na energia. O primeiro registro desse sistema está no *Clássico de Medicina Interna do Imperador Amarelo*. Antes atribuído ao mítico imperador Huang Ti (2696-2598 a.C.), os estudiosos chineses acreditam agora que esse texto foi escrito por três autores diferentes e publicado inicialmente entre 200 e 100 a.C. Os principais componentes do sistema chinês são *chi*, *yin* e *yang*, os Cinco Elementos, os meridianos e os pontos de acupressão. Ao tratar os pacientes, os médicos procuram agir sobre esses aspectos usando ervas, agulhas e massagem, além de fazer recomendações ao paciente relativas ao estilo de vida: dieta, artes do movimento e exercícios respiratórios.

Chi

A medicina ocidental lida com o que é visível, palpável e mensurável: a anatomia e a fisiologia do corpo. O que se move pelo corpo pode ser detectado ao longo de trajetos conhecidos: sangue, linfa e impulsos nervosos movimentam-se através de redes mapeadas de vasos. A medicina chinesa também lida com o que se move pelo corpo, mas a estrutura e a função são invisíveis, impalpáveis e imensuráveis às mãos e aos olhos leigos. Não há um fluido vermelho que se possa acompanhar em sua viagem pelo corpo. Há o *chi*, um tipo diferente de "substância", que percorre um tipo diferente de sistema circulatório.

> *Na verdade, o universo é movimento e nada mais.*
>
> *– Sócrates*

Yin e Yang

Segundo a antiga filosofia chinesa do Taoísmo, o universo surgiu do Grande Vazio, um todo indivisível e sem forma, feito de *chi*. Tudo surge dessa energia e tudo retorna a ela depois da morte. Essa unidade original imutável, sem distinção entre dia e noite ou nascimento e morte, separou-se em dois aspectos complementares, chamados *yin* e *yang*. Você já deve ter visto o símbolo que representa esse princípio: um círculo dividido em duas metades com forma de lágrimas, uma branca e outra preta, cada uma com um ponto da cor da outra metade, indicando que cada um desses dois aspectos está sempre no processo de se transformar no outro, num movimento constante de contração e expansão. Cada um deles não apenas se opõe ao outro, mas contém seu oposto.

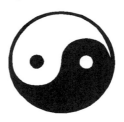

Para compreender essa idéia, visualize uma montanha. *Yin* e *yang* são suas duas encostas: uma sombria e outra ensolarada. De manhã, à medida que o sol sobe no céu, uma das encostas fica brilhante e quente (*yang*) enquanto a outra permanece escura e fria (*yin*). Mas, à tarde, a encosta *yang* fica fria e sombreada (*yin*), enquanto o lado oposto fica ensolarado (*yang*). Da mesma forma, o dia (*yang*) se transforma em noite (*yin*), que se transforma em dia, que se transforma em noite... Essa relação em mutação entre os opostos influencia todos os acontecimentos naturais, pois cada um dos aspectos controla, equilibra e harmoniza o outro. O equilíbrio entre as duas forças constitui a saúde, a desarmonia entre elas leva à doença.

O equilíbrio, seja entre *yin* e *yang* ou entre carência e excesso de *chi*, é o conceito central que permeia a medicina e a filosofia tradicional chinesa. O objetivo das várias artes da cura (manipulação ou movimento) e das práticas espirituais é encontrar o meio-termo entre os extremos físicos emocionais e mentais. Elas vão acalmá-lo quando você estiver muito agitado e irão estimulá-lo quando você estiver desanimado e letárgico. Equilíbrio significa um fluxo desobstruído de *chi*. O tratamento não se dirige aos sintomas em si — por exemplo, tosse ou insônia —, mas ao desequilíbrio subjacente que os produz. A definição de saúde, portanto, é estar em completa harmonia — interna e externa — com a natureza.

> *A fonte de onde o sol, a lua e as estrelas retiram sua luz, o trovão, a chuva, o vento e as nuvens seu ser, as quatro estações e a miríade de coisas seu nascimento, crescimento, reunião e provimento: tudo isso é criado por Qi. A vida do homem depende completamente desse Qi.*
>
> – Zhangshi Leijing

Os cinco elementos

Yin e *Yang* subdividem-se nos cinco elementos ou fases da energia — madeira, fogo, terra, metal, água — da qual consiste tudo o que há no universo. Cada elemento corresponde a um sabor, som, estação, órgão, emoção, cor, direção e condição climática. Os chineses referem-se a esses elementos não em termos de objetos físicos, mas de qualidades ou idéias. Eles representam forças de influência. Assim, quando queimamos a *madeira*, criamos o *fogo*, que vai virar cinza ou *terra*, da qual podemos extrair o *metal* que, quando aquecido, fica derretido como *água*, que é necessária para o crescimento das plantas e da *madeira* — um ciclo completo. Da mesma forma, a madeira controla a terra, que impede a água de transbordar; e a água controla o fogo, que derrete o metal, que corta a madeira.

O mesmo padrão se aplica aos órgãos: quando o fígado, que é associado à madeira e à raiva, é tonificado (fortalecido ou estimulado), o coração, que corresponde ao fogo e à alegria, será automaticamente tonificado. Essa reação em cadeia funciona também de maneira negativa. Tive a oportunidade de constatar esse fato quando estava revisando este livro e, ao mesmo tempo, administrando múltiplas crises. Meu acupunturista disse que o pulso dos meus rins mostrava uma deficiência de *yin* e *yang*. (Na medicina chinesa, o conceito de rins inclui as glândulas supra-renais, que são anatomicamente localizadas no topo dos rins.) O elemento água dos rins não estava alimentando o elemento madeira do fígado como deveria, provocando uma estagnação do fígado. O fígado, por sua vez, afeta ou controla o baço (elemento terra) e, em condições de *stress*, pode levar a vários problemas digestivos. Em outras palavras: a exaustão dos rins e das supra-renais poderia provocar sintomas como indigestão, queimação, irritação no intestino, constipação, mal de Crohn e diarréia.

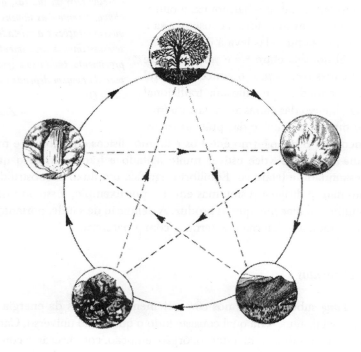

Os Cinco Elementos da Medicina Tradicional Chinesa

Fonte de Chi

O *chi* que cada um de nós possui vem a nós de duas fontes diferentes. O *chi* original, genético ou pré-natal, é herdado dos pais. Essa é a força ancestral sobre a qual não temos controle, que determina tudo, da cor do cabelo e dos olhos à forma do corpo. Temos também um *chi* adquirido ou pós-natal, que vem do alimento, da água e do ar que absorvemos. É essa força que podemos regular por meio da dieta, do sono, do exercício e de hábitos de comportamento. Mas, em ambos os casos, *chi* vem antes da estrutura física e a determina.

Essa energia existe em todas as partes do corpo. Faz com que o sangue circule e que outros fluidos sejam disseminados e finalmente eliminados em forma de urina e suor. Ele transforma o alimento que ingerimos e ativa nossos órgãos. Não existe nada que não seja afetado pelo *chi*.

Meridianos

O *chi* flui por canais invisíveis mas específicos, chamados *meridianos*, que ficam distribuídos pelo corpo todo. Eles são como estradas estaduais, que ligam as cidades de costa a costa. Cada canal começa onde o outro termina. Há uma rede de mais de cinqüenta meridianos, mas os mais importantes são os doze canais principais, associados a doze sistemas de órgãos, mais dois canais extraordinários (o vaso da concepção e o regulador), que controlam todos os outros.

Pontos de Acupressão

Segundo a teoria médica tradicional chinesa, o estímulo de certos pontos próximos da superfície do corpo pode desbloquear e regular o fluxo de *chi*, que, às vezes, fica estagnado, esgotado ou acumulado em excesso ao longo de um canal. Esses pontos — quase mil — são pequenos centros de energia, geralmente sensíveis à pressão. Há várias maneiras de drenar o excesso de *chi* e ativar pontos com deficiência de *chi*: inserção de agulhas muito finas (acupuntura), aplicação de pressão (acupressão) ou aquecimento lento de uma erva (artemísia) para produzir calor (moxabustão).

Esses pontos, quando ativados, produzem reações reflexas nas partes e funções do corpo

> *A tarefa do agente da cura é e sempre foi liberar alguma coisa que não é compreendida, remover os obstáculos (demônios, germes, desespero) entre o paciente doente e a força vital que flui obscuramente na direção da totalidade.*
> — *Robert O. Becker*

às quais correspondem. Como resultado, a pressão ou a aplicação da agulha evita doenças, reduz alguns sintomas, como tosse, náusea ou coceira, e diminui a dor

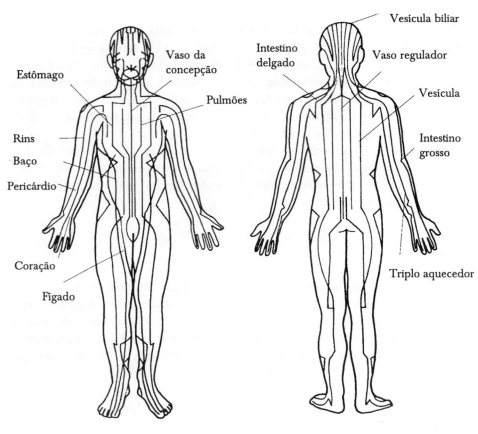

Meridianos da acupuntura — frente   Meridianos da acupuntura — costas

(porque aciona a liberação de substâncias analgésicas do corpo, chamadas endorfinas e encefalinas). Além disso, o tratamento alivia (ou elimina) problemas dos órgãos, mesmo dos que estão longe dos pontos estimulados. Isso é possível porque o órgão não é visto como uma unidade separada, mas como um subsistema de energia dentro do sistema geral de energia.

Considere, por exemplo, o canal dos rins. Esse meridiano começa sob o dedão dos pés, sobe pelo lado de dentro das pernas e termina na base da língua. Os rins, segundo a medicina oriental, armazenam energia reprodutora e controlam a manutenção dos ossos do corpo. Quando o *chi* não flui livremente nesse canal, surgem sintomas como dor nas costas, problemas crônicos no ouvido ou asma crônica.

Auto-Responsabilidade

Dieta, ambiente, comportamento e emoções (raiva, tristeza, alegria, melancolia, mágoa, medo e pavor) são fatores que contribuem para o desequilíbrio do fluxo de *chi* pelos órgãos, o que afeta os meridianos. Segundo a tradicional teoria chinesa, a saúde e a longevidade dependem não apenas da genética, mas também de como vivemos, do que pensamos e de como nos sentimos. Você é responsável pelo próprio bem-estar. Na China antiga, a principal função do médico era orientar as pessoas em sua busca pelo próprio equilíbrio físico e mental. Os médicos tradicionais não eram apenas técnicos treinados, mas também estudiosos e mestres de artes marciais, tratando individualmente cada paciente. O médico Richard Chin, que estudou medicina no Oriente e no Ocidente, diz que duas pessoas que pegam a mesma gripe não recebem o mesmo tratamento de um médico chinês. Diz ele: "Não há dois sistemas de energia iguais, não há duas doenças iguais, por mais semelhantes que sejam os sintomas."[2]

RECURSOS:

Para uma discussão mais aprofundada sobre conceitos e práticas da medicina chinesa, ver Felix Mann, *Acupuncture: The Ancient Chinese Art of Healing and How It Works Scientifically* (Vintage, 1973); Richard Chin, *The Energy Within: The Science Behind Every Oriental Therapy from Acupuncture to Yoga* (Paragon, 1992); David Eisenberg e Thomas Lee Wright, *Encounters with Qi: Exploring Chinese Medicine* (W. W. Norton, 1985); Ted J. Kaptchuk, *The Web That Has No Weaver: Understanding Chinese Medicine* (Congdon & Weed, 1983); Manfred Porkert e Christian Ullman, *Chinese Medicine: Its History, Philosophy and Practice* (Henry Holt & Company, 1982); Harriet Beinfield e Efrem Korngold, *Between Heaven and Earth: A Guide to Chinese Medicine* (Ballantine, 1991).

INVISÍVEL MAS VISÍVEL: O CORPO ELÉTRICO

Milhares de anos de observação e prática levaram os chineses a confiar na eficácia de seu sistema médico. Mas a maioria dos médicos e cientistas ocidentais que têm contato com esses sistemas não chega sequer a aceitar a existência de um sistema de energia no corpo humano, mesmo depois de a física moderna provar que tudo no universo é energia em uma de suas formas: onda ou partícula. Segundo ela, átomos e moléculas são mantidos juntos por forças eletromagnéticas, formando a matéria.

> *Das galáxias aos átomos, dos corpos aos pensamentos, todas as coisas são campos de energia com diferentes graus de permanência, poder e claridade.*
> — *Mike Sayama*

É curioso que o Ocidente tenha tanta dificuldade para aceitar a energia "invisível", que é palpável para um praticante da tradicional medicina chinesa. Para determinar o estado do *chi* no corpo do paciente, o médico sente uma série de seis pulsações (três superficiais e três profundas, que, juntas, cobrem os doze meridianos) na artéria radial que passa pelos pulsos. A pulsação (da qual há 28 qualidades — de flutuante e afundada a espalhada e escorregadia) indica quais os canais de energia que precisam de tonificação e quais precisam de sedação. O médico examina também o rosto e a língua do paciente, levando em conta seu cheiro, comportamento e emoções, pois todos esses elementos

> *O movimento é o índice da vida, a sua mais notável expressão.*
>
> *– Ida Rolf*

refletem condições internas. Ver a história de Yeshi Dhonden, página 135. Os praticantes de acupressão procuram os pontos mais sensíveis ao longo do meridiano, como os pontos desencadeantes ocidentais. Nesse sistema, o *chi* e os meridianos existem, mesmo que não se possa fazer seu raio X. Apesar de não ver os fios nem a fonte de energia de um telefone portátil, você percebe que ele funciona, e não duvida disso. Talvez seja esse o caso da cura baseada na energia.

Os cientistas ocidentais estão conseguindo, aos poucos, penetrar no mistério do *chi*. Por exemplo: o ortopedista americano Robert O. Becker documentou cientificamente a presença de uma força vital eletromagnética subjacente que anima o corpo e faz com que ele cresça e se cure. Como os chineses já sabem há muito tempo, apesar de usarem termos diferentes, somos uma rede complexa de correntes elétricas. A pesquisa de Becker sugere que os meridianos da acupuntura são condutores elétricos que levam mensagens de dor ao cérebro, que reage enviando uma corrente contínua em nível apropriado para estimular a cura e reduzir a dor na área afetada. Como a corrente vai ficando mais fraca com a distância, são necessários amplificadores ao longo do trajeto para amplificar o sinal. Localizados a intervalos de poucos centímetros uns dos outros, "os pontos da acupuntura [talvez funcionem] como possantes amplificadores para as suaves correntes contínuas que fluem ao longo do meridiano", diz Becker.[3] Ele os descreve como "centenas de pequenos geradores de corrente contínua, semelhantes a estrelas escuras, que enviam sua eletricidade pelos meridianos: uma galáxia interior que os chineses descobriram e que exploram pelo método da tentativa e erro há mais de 2 mil anos".[4]

Apesar de os meridianos e pontos de pressão serem invisíveis aos olhos, dois médicos franceses, Jean-Claude Darras e Pierre de Vernejoul, descobriram provas de sua existência. Fizeram experiências na seção de medicina nuclear do Hospital Necker, em Paris, para testar a teoria segundo a qual a energia é transportada ao longo dos meridianos da acupuntura. Depois de injetar uma solução de isótopos em vários acupontos dos pacientes, eles fizeram um mapeamento desses isótopos usando imagens colhidas por uma câmera-gama. Num outro grupo de pacientes, injetaram isótopos em pontos aleatórios da pele. No primeiro grupo, os isótopos percorreram os caminhos de energia clássicos da medicina chinesa. No segundo grupo, não houve esse resultado. Os médicos demonstraram também que o movimento não se deu através dos vasos sangüíneos ou linfáticos.[5]

Somos mais do que uma fábrica bioquímica, com hormônios, sangue, linfa, enzimas

Experiência: Sentir a Energia

Você não vai precisar de equipamentos de laboratório para sentir a energia. Há uma maneira simples de senti-la nas próprias mãos.

Sente-se confortavelmente, com os dois pés no chão ou, se preferir, fique em pé. Feche os olhos e respire fundo algumas vezes, para sossegar. Quando estiver relaxado, mas alerta, comece. Pode manter os olhos abertos se quiser, embora costume ser mais fácil concentrar-se quando não se está olhando para nada.

Deixe os antebraços e cotovelos afastados do corpo e as palmas das mãos voltadas para dentro. Aproxime-as, mas não deixe que se toquem. Então, afaste-as uns 5 centímetros. Aproxime-as novamente. Separe-as outra vez, só que agora aumente a distância entre elas para 10 centímetros, antes de aproximá-las outra vez. Repita o movimento com uma separação de 15 centímetros.

Faça sempre movimentos constantes. Ao afastar e aproximar as mãos, você sente alguma pressão entre elas? Tem alguma outra sensação — formigamento, pulsação, calor, frio? O que acontece quando as mãos se aproximam?

Finalmente, deixe uma distância de 20 centímetros entre as palmas das mãos. Desta vez, ao aproximá-las, pare a cada 5 centímetros para sentir o campo de energia entre elas. O que sente ao movimentar as mãos?

Se ainda não conseguiu sentir a energia, sacuda as mãos, respire fundo e repita o exercício de olhos fechados. Preste atenção para não deixar os cotovelos e antebraços juntos ao corpo.

— Adaptado de Dolores Krieger, *Accepting Your Power to Heal: The Personal Practice of Therapeutic Touch* (Bear & Co., 1993).

---

e aminoácidos constantemente em produção e circulação. E somos mais do que um mecanismo de polias e alavancas, com músculos sustentando os ossos. Somos também uma usina elétrica e, nas palavras de Becker, "uma rede elétrica que se autorepara". Todo nosso sistema nervoso funciona na base de correntes elétricas. Até o coração é uma bomba elétrica, em que cada contração é acompanhada de uma carga — ou corrente — elétrica, forte o suficiente para ser registrada pelo aparelho de eletrocardiograma, usado para diagnósticos de anormalidades no funcionamento do coração.

Para os praticantes de caminhos corporais, o corpo é mais do que carne e ossos. Mas, para o mundo científico, considerá-lo como "uma bola dinâmica e turbilhonante de energia eletromagnética", como disse um massagista, é uma visão que carece de provas científicas.[6] Mas os equipamentos de laboratório começaram a medir a veraci-

314   *Descubra a Sabedoria do Seu Corpo*

dade das idéias e das técnicas baseadas na energia, que os chineses praticam há tantos anos.

RECURSOS:

Para uma explicação científica ocidental do corpo como energia eletromagnética, ver Robert O. Becker e Gary Selden, *Body Electric: Eletromagnetism and the Foundation of Life* (William Morrow, 1985); e Robert O. Becker, *Cross Currents: The Perils of Electropollution, the Promise of Electromedicine* (Jeremy P. Tarcher, 1990).

CAMINHOS CORPORAIS CHINESES

Os princípios da tradicional medicina chinesa estão no cerne de todos os caminhos corporais chineses. O *chi* é fundamental em todos eles, incluindo Acupressão, Chi Kung e T'ai Chi Chuan.

MASSAGEM CHINESA/ACUPRESSÃO

A massagem chinesa é uma combinação de Acupressão (pressão aplicada nos pontos de acupuntura da superfície do corpo), tratamento dos meridianos e terapia neuromuscular, como são chamados no Ocidente esses caminhos corporais. Mas na China ela é conhecida como *anmo* ("pressionar e bater") e *tuina* (erguer e pressionar), envolvendo todo um repertório de técnicas. O terapeuta pressiona com os nós dos dedos, esfrega, aperta, amassa, agarra, empurra, estica, cava, arrasta, puxa, belisca, martela, vibra, além de manipular as articulações e pisar no corpo do cliente. Muitos desses métodos parecem semelhantes a certas técnicas ocidentais, mas há diferenças importantes relativas ao diagnóstico dos sintomas e à aplicação do tratamento. O objetivo dos métodos chineses é estimular a capacidade de autocura do corpo e fazer com que o *chi* volte a fluir.

Nas clínicas e hospitais chineses, os massagistas usam essas técnicas para tratar uma vasta gama de problemas médicos: de espondilite reumatóide, dores lombares, torceduras e fraturas a paraplegia, paralisia infantil, hipertensão, úlcera péptica e pneumonia. Mas no Ocidente a Acupressão é mais usada, com bons resultados, em casos de acne, alergia, ansiedade, artrite, asma, soluço, insônia, TPM e dores nos pulsos. Serve também para relaxar e deixar o corpo mais alerta. Aplicada em crianças com dificuldades de aprendizado, a Acupressão melhora visivelmente o equilíbrio, a coordenação, a linguagem e as habilidades sociais.[7] Ver também "Aumento de Habilidades", página 41.

Acupressão: Uma Experiência

Não é comum que a massagem num único ponto do corpo alivie muitas dores diferentes em outras áreas. Mas na Acupressão tal ponto existe. Localizado entre o polegar e o indicador (no meridiano do intestino grosso, L14), hoku, ou Desaguando no Vale, é o ponto de acupuntura mais usado para aliviar dores em geral, particularmente na parte superior do corpo. Entre outras coisas, alivia artrite, dores de cabeça, dores de dente e dores nos ombros e pescoço (as gestantes não devem fazer essa experiência).

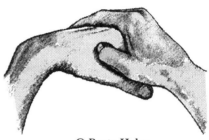

O Ponto Hoku

Para que o trabalho nesse ponto seja mais eficaz, combine-o com movimento. Primeiro, localize o ponto mais sensível do músculo entre o polegar e o indicador. Pressione-o firmemente, chegando embaixo do osso que se liga ao indicador. Isso vai provocar uma dorzinha. Ao pressionar, movimente simultaneamente a articulação dolorida que estiver mais próxima dessa parte do corpo. Por exemplo: se o pescoço estiver doendo, mova a cabeça para cima e para baixo. Mantenha a pressão por um ou dois minutos e depois repita a mesma coisa na outra mão.

— Adaptado de Michael Reed Gach, *Acupressure's Potent Points: A Guide to Self-Care for Common Ailments* (Bantam, 1990).

Há várias teorias sobre o funcionamento da Acupressão. Como a acupuntura, ela parece estimular a produção de endorfinas, os opiáceos naturais do corpo, para controlar a dor. A liberação de endorfina leva também à liberação de cortisol, uma substância antiinflamatória. Assim, como na acupuntura, é o reflexo que age na Acupressão, regulando a função nervosa, aumentando a resistência às doenças e tornando as articulações mais flexíveis. Além disso, a pressão aplicada no corpo estimula a circulação sangüínea e linfática, remove resíduos metabólicos e leva nutrientes aos músculos, diminuindo ao mesmo tempo a tensão.

Como não se usa óleo na sessão de Acupressão, você vai poder ficar totalmente vestido. É melhor usar roupas confortáveis, evitando cintos, gravatas, roupas e sapatos apertados, ou qualquer outra coisa que prenda a circulação. Você vai ficar deitado numa mesa ou colchonete, ou sentado numa cadeira. Para fazer um tratamento geral, o terapeuta vai aplicar pressão no corpo inteiro, seguindo um padrão seqüencial.

Cuidado: Contra-Indicações

A prática da Acupressão, assim como a do Shiatsu e de outras terapias asiáticas, exige certas precauções.

Na gravidez, a pressão deve ser gradual e moderada. Além disso, é contra-indicada na área abdominal e nos acu-pontos L14 (entre o polegar e o indicador), K3 (a meio caminho entre o lado de dentro do tornozelo e o tendão de Aquiles) e Sp6 (quatro dedos acima do osso do tornozelo), porque o estímulo nesses pontos pode provocar contrações uterinas, aumentando o risco de interrupção da gravidez ou prejudicando o feto. É desaconselhável usar pressão em pacientes suscetíveis a sangramentos internos, como os que sofrem de úlcera, aneurisma ou hemofilia. Não é possível, também, trabalhar sobre queimaduras, feridas, cicatrizes recentes ou ossos fraturados. Nas áreas de concentração de linfa (na virilha, sob as orelhas, etc.) é recomendável apenas um toque leve, sem pressão. A pressão deve ser evitada também na área abdominal, em casos de câncer intestinal, tuberculose e leucemia. O tratamento é contra-indicado também em casos de ataques cardíacos ou derrames recentes, de doenças contagiosas da pele, doenças sexualmente transmissíveis, infecções agudas, febres e arteriosclerose.

Mas, de acordo com as suas queixas, ele pode se concentrar em determinadas áreas. Nos pontos mais sensíveis, a pressão é um pouco desconfortável, mas, em geral, relaxa e alivia os sintomas.

Os ocidentais que praticam Acupressão geralmente não fazem um treinamento tão extensivo quanto o que é feito na China, que inclui diagnóstico através do pulso, moxabustão, acupuntura no lóbulo da orelha, ventosas, remédios de ervas e outras técnicas. Esse treinamento é feito em escolas de medicina tradicional e dura três anos, seguidos de um período de residência. As clínicas chinesas oferecem também cursos especiais para estrangeiros. Mas a maioria dos ocidentais estuda Acupressão no próprio país, em escolas de massagem. Nos Estados Unidos, há vários institutos especializados no ensino de Acupressão e/ou outros caminhos corporais asiáticos. Para se tornar membro da American Oriental Bodywork Therapy Association, um terapeuta licenciado tem de passar por um programa de treinamento de pelo menos quinhentas horas, mas para ser membro associado bastam 150 horas.

Recursos:

Terapeutas e programas de treinamento: American Oriental Bodywork Therapy Association, Suite 510, Glendale Executive Park, 1000 White Horse Rd., Voorhees, NJ 08043, (609) 782-1616, fax (609) 782-1653.

Livros: Anhui Medical School Hospital (China), *Chinese Massage Therapy: A Handbook of Therapeutic Massage*, traduzido por Hor Ming Lee e Gregory Whincup (Shambhala, 1983); Kuan Hin e outros, *Chinese Massage and Acupressure* (Bergh, 1990); Sun Chengnan, org., *Chinese Bodywork: A Complete Manual of Chinese Therapeutic Massage* (Pacific View, 1994); Michael Reed Gach, *Acupressure's Potent Points: A Guide to Self-Care for Common Ailments* (Bantam, 1990); Michael Blate, *The Natural Healer's Acupressure Handbook, Vol. 1: Basic G-Jo, ed. rev., Vol. 2: Advanced G-Jo* (Falkynor, 1982); Chris Jarmey e John Tindall, *Acupressure for Common Ailments: A Gaia Original* (Simon & Schuster, 1991); Julian Kenyon, *Acupressure Techniques* (Inner Traditions, 1987).

CHI NEI TSANG

Chi Nei Tsang (CNT) — "transformar a energia dos órgãos internos" — também é conhecido como Massagem Chi dos Órgãos Internos ou Massagem Integrada dos Órgãos Internos. Mantak Chia, nascido em 1944 numa família chinesa da Tailândia, contribuiu para difundir a prática no Ocidente. Ele estudou com mestres chineses que passaram a viver em diferentes partes da Ásia, depois da revolução comunista. O CNT é parte do Sistema de Cura Tao, a síntese que Chia criou, a partir de todos esses ensinamentos.

O CNT concentra-se na região do umbigo — que para os chineses é o centro de energia e comunicação mais poderoso do corpo — e nos órgãos internos (fígado, rins, bexiga, baço e assim por diante) da cavidade abdominal. No pensamento taoísta, tudo no corpo teve seu começo no umbigo — é por ali que, ainda fetos, começamos a respirar, a nos alimentar e a eliminar resíduos. Quando essa área fica desequilibrada, presa ou torcida, tudo é afetado. Os sistemas circulatório, linfático e nervoso, os meridianos da acupuntura e os órgãos da digestão, assimilação e eliminação se cruzam no abdômen, que age como um centro de controle.

Segundo Chia, se o corpo fosse um sistema elétrico, os meridianos seriam a fiação, os pontos de acupuntura seriam as lâmpadas e os órgãos e umbigo seriam os geradores de energia. Em vez de trocar as lâmpadas sempre que queimam — ou seja, trabalhar em pontos periféricos —, o CNT se concentra nos geradores de energia, trabalhando o centro. Essa manipulação direta dos órgãos é o que diferencia o CNT da acupuntura e do Shiatsu, sistemas que trabalham indiretamente na periferia, para afetar os órgãos internos.

Em CNT usa-se massagem, Acupressão e respiração orientada para eliminar a energia doente e os resíduos dos órgãos, tecidos e ossos, transformando-os para favorecer a saúde em todos os níveis — físico, emocional e espiritual. Para os taoístas, os órgãos contêm a essência do espírito e da alma. Quando essa essência fica fraca ou bloqueada, fria ou quente demais, temos desequilíbrios em todas as áreas da vida.

Chi Nei Tsang: Uma Experiência

Deite-se de costas num colchonete ou em cobertores estendidos no chão. Para deixar a base das costas e o abdômen relaxados, dobre os joelhos ou coloque um ou dois travesseiros sob eles.

Respire fundo, mas com suavidade, em três partes: primeiro encha o abdômen, depois faça o ar descer para a base pélvica e finalmente expandir-se no peito. Solte o ar, esvaziando primeiro o peito, depois o abdômen. Continue a respirar assim durante a massagem.

Descubra o abdômen. Com a ponta dos dedos das duas mãos, sinta a densidade e a qualidade da pele em torno do umbigo. Com um dedo, um ponto por vez, massageie com firmeza, estimulando delicadamente a pele, especialmente onde estiver dura ou tensa. Se sentir dor, pressione com mais leveza. Se fizer essa massagem por cinco a dez minutos, todos os dias, durante uma semana, vai notar que a digestão e a eliminação melhoram, que você retém menos líquido e que as dores das costas e do pescoço desaparecem.

Para finalizar, ponha as mãos sobre o abdômen e envie calor das mãos para dentro do corpo. Absorva o calor no corpo e fique respirando suavemente pelo tempo que desejar.

— Cortesia de Gilles Marin, praticante de Chi Nei Tsang.

Eles criaram o CNT para manter o *chi* em fluxo constante e abundante, o que é necessário às práticas espirituais esotéricas.

Segundo os ensinamentos taoístas, os órgãos internos geram e armazenam emoções. Por exemplo: o fígado está associado à raiva, à arrogância e à bondade; os rins detêm o medo e o nervosismo, juntamente com a gentileza. As emoções não são boas nem más enquanto não se transformam em tensões e obstruções que prejudicam o equilíbrio geral e o fluxo de *chi*, desencadeando reações de ajustes e compensações — nas atitudes, emoções, comportamento, estrutura física e vida espiritual. Esse processo é provocado por traumas, *stress* ou negatividade, excesso de trabalho, dieta imprópria, respiração errada, venenos ambientais e outros fatores.

O terapeuta examina primeiro o abdômen do cliente, observando a forma e posição do umbigo, que pode estar puxado numa ou noutra direção. Essa direção indica o órgão que pode estar doente. Depois, ele lê o pulso e examina a língua, à procura de outros sinais. Com as mãos, ele procura áreas tensas ou endurecidas, que parecem nós, emaranhados ou saliências, além de expansões ou contrações, calor ou frio. Depois, num procedimento chamado "desintoxicação da pele", ele libera a tensão superficial e relaxa os tecidos, fazendo movimento em espiral com as pontas dos dedos em volta do umbigo (o centro), indo gradualmente em direção aos órgãos. A ação sobre a pele, transmitida à fáscia, ligamentos suspensórios e tecidos intersticiais, libera também os órgãos afetados, melhorando neles a circulação e a lubrificação, além de aumentar os níveis metabólicos.

O CNT conta com várias outras técnicas de trabalho com as mãos e cotovelos, que ajudam a treinar os diferentes órgãos para que funcionem melhor. Essas técnicas servem também para aliviar tensões instaladas junto à coluna e aos músculos psoas, corrigindo certos defeitos de postura e favorecendo o sistema imunológico. Apesar do terapeuta trabalhar diretamente seus órgãos abdominais, o método não é invasivo, pois ele trabalha com "mãos suaves". Além do trabalho de manipulação, ele vai ensiná-lo a entoar os Seis Sons da Cura, que dão apoio aos órgãos e favorecem a autoconsciência através dos sentidos da visão, da audição e cinestéticos.

O treinamento em CNT é feito em seminários de fim de semana ou em cursos de nível profissional, intermediário e básico.

RECURSOS:

Terapeutas e programas de treinamento: Healing Tao, 1205 O'Neill Hwy., Dunmore, PA, 18512, (717) 348-4310, fax (717) 348-4313; Gilles Marin, Chi Nei Tsang Institute, 2315 Prince St., Berkeley, CA 94705, (510) 848-9558.

Livros: Mantak e Maneewan Chia, *Chi Nei Tsang: Internal Organs Chi Massage* (Healing Tao, 1990).

A TRADIÇÃO JAPONESA

ANMA

Há muitos séculos, os princípios e práticas da medicina, da meditação e das artes marciais imigraram da China para o Japão, onde assumiram formas próprias. A anmo chinesa transformou-se na *anma* ou *amma*, a massagem tradicional japonesa. Ela não é uma simples massagem terapêutica, mas uma terapia que inclui o diagnóstico. No início do século XVIII, a escola de medicina de Nara mantinha cursos regulares de anma.

Na época feudal, o quinto shogun Tokugawa, Lorde Tsunayoshi, sentindo-se grato ao terapeuta cego Waichi Sugiyama, que o curou de uma doença abdominal, estimulou a criação de dezenas de escolas de medicina para cegos, onde a anma era a principal área de estudos. Esses terapeutas cegos passaram a ser parte tão integrante da vida japonesa que aparecem como personagens em contos populares desse período e, até mesmo, em romances em língua inglesa. Em *Shogun*, de James Clavell, o marinheiro europeu Blackthorne, que desconhecia o ritual japonês de banho e massagem, resistiu ao tratamento no início, mas depois passou a sentir falta daquele "velho cego com dedos de aço", que cuidava de seus ferimentos e o deixava como novo.[8]

Os massagistas cegos, que gozavam de certos direitos e privilégios, formaram uma imensa corporação sob a direção de dois governadores militares, sediados respectivamente em Kyoto e Edo (atual Tóquio). Depois de passar por um rigoroso treinamento, os terapeutas eram submetidos a exames e pagavam taxas para receber a licença, sendo classificados segundo a proficiência. A introdução da medicina ocidental, depois da Restauração Meiji, em 1868, que devolveu a autoridade ao imperador japonês e forçou o shogun a abdicar, provocou mudanças. Alguns terapeutas cegos continuaram fiéis à medicina tradicional, mas os mais novos aprendiam apenas uma versão simplificada, que se limitava ao relaxamento.[9]

No entanto, no século XX, o terapeuta cego itinerante continuou sendo um personagem conhecido em estalagens e em algumas casas, aparecendo em gravuras da época. Ao entrar numa cidade ou bairro, anunciava sua presença batendo um bastão de ferro com anéis, soprando um apito duplo e gritando *"Kamishimo"* ("de cima a baixo", referindo-se a uma massagem de corpo inteiro). Mas dizia-se que a anma tradicional "tinha degenerado numa indulgência para ricos e poderosos".[10] Para não ficarem associados a essa "corrupção" e para evitar as leis de regulamentação relativas à massagem anma, os praticantes de *koho anma* ("método antigo") começaram a criar novos nomes para seu trabalho terapêutico, como *Shiatsu*.

SHIATSU

No início do século XX, o *Shiatsu* (termo japonês que significa "pressão do dedo"), começou a se desenvolver como uma terapia distinta da anma. Novas informações, provenientes da medicina ocidental, introduziram idéias revolucionárias na prática tradicional. Em 1919, Tamai Tempaku organizou um sistema que misturava a anatomia e a fisiologia ocidentais com koho anma, *ampuku* (tratamento do hara ou massagem abdominal), terapia dos pontos de acupuntura, Do-In (práticas de respiração e exercícios físicos para estimular o *chi*) e filosofia budista.[11] A difusão do Shiatsu no Ocidente foi obra de seus alunos e de terapeutas influenciados por eles, como Toshiko Phipps, Katsusuke Serizawa, Tokujiro Namikoshi e Shizuto Masunaga.

Em 1925, esses e outros terapeutas formaram a Shiatsu Therapists Association. Nesse ano, Namikoshi fundou em Hokaido sua primeira clínica, que se transformou no Institute of Shiatsu Therapy. Quinze anos depois ele fundou em Tóquio o Instituto de Shiatsu do Japão, o único do país dedicado exclusivamente ao Shiatsu.[12] Depois disso, surgiram muitas outras clínicas e escolas e, em 1955, o Ministério da Saúde e do Bem-Estar do Japão reconheceu formalmente o Shiatsu como tratamento, incluindo-o numa categoria geral, juntamente com a anma e a massagem do estilo ocidental. Para obter uma licença, os terapeutas faziam um treinamento de dois anos. Finalmente, as grandes empresas aderiram à popularidade do método e passaram a oferecer tratamentos de Shiatsu gratuitos aos empregados por causa de seus efeitos preventivos, que reduziam o mínimo de faltas no trabalho.

As diferentes escolas de Shiatsu foram se desenvolvendo conforme as prioridades de cada professor. Por exemplo: o estilo derivado de Katsusuke Serizawa concentra-se no *tsubo*, um termo japonês que indica os pontos de acupuntura. Há 360 tsubos ao longo dos meridianos de cada lado do corpo, num total de 720 pontos, mais trezentos pontos extras.

A técnica de Tokujiro Namikoshi preocupa-se com o sistema neuromuscular. Ele organizou o tsubo conforme a fisiologia e patologia ocidentais. Anatomicamente, os tsubos estão onde há concentrações ou ramificações de vasos sangüíneos e linfáticos, nervos e glândulas endócrinas. Segundo Toru Namikoshi, o filho mais velho de Tokujiro, a pressão aplicada nesses pontos estimula a circulação dos fluidos do corpo, deixa os músculos mais flexíveis, corrige o alinhamento do esqueleto, harmoniza o sistema nervoso, regula a função endócrina e favorece o funcionamento normal dos órgãos internos.[13] Carl Dubitsky, um professor americano de Shiatsu, conta que Tokujiro teve muito sucesso ao tratar Marylin Monroe, que ficou muito doente durante sua lua de mel com Joe DiMaggio no Japão, em 1953. Esse incidente acabou levando o Shiatsu ao reconhecimento oficial.[14]

O Zen Shiatsu, criado por Shizuto Masunaga, que ensinava no Instituto Nippon de Shiatsu, preocupa-se mais com as linhas dos meridianos do que com os pontos específicos, sem seguir uma seqüência fixa. Esse sistema trabalha com um conjunto ampliado de meridianos e tem alguns procedimentos exclusivos, como um complexo processo de diagnóstico feito a partir do abdômen e das costas.[15]

O Shiatsu chegou aos Estados Unidos em 1950. O primeiro terapeuta qualificado foi Toshiko Phipps, que pratica e ensina Shiatsu Integrativo Eclético. Três anos depois, Toru Namikoshi começou a ensinar o sistema de seu pai no Palmer Chiropratic College. Depois disso, começaram a surgir vários professores nos Estados Unidos e no Canadá — treinados por Namikoshi e de outras tendências.

Entre os estilos de Shiatsu praticados nos Estados Unidos está o Shiatsu Macrobiótico, criado por Shizuko Yamamoto, que combina alongamento com técnicas de mãos e pés. O sistema reeduca também o estilo de vida: exercícios corretivos, realinhamento da postura, auto-Shiatsu, orientação alimentar, plantas medicinais, técnicas de respiração e Chi Kung. O Shiatsu Integrativo Eclético combina o Shiatsu japonês com a teoria da tradicional medicina chinesa e técnicas de manipulação ocidentais, usando também

> *A pressão das mãos faz com que as fontes da vida comecem a fluir.*
> — *Tokujiro Namikoshi*

Experiência em Shiatsu: Pressão do Polegar

Os praticantes de Shiatsu usam as palmas das mãos e os dedos, mas trabalham principalmente com os polegares — um de cada vez ou os dois juntos. Os polegares são colocados lado a lado ou, para aplicar pressão mais concentrada, um sobre o outro. Para ter uma idéia de como é esse tratamento, fique sentado e aplique pressão na parte da frente das coxas com a parte carnuda do polegar, sem dobrá-lo. Agora aplique pressão com a ponta do polegar, a menos que tenha unhas compridas. Sente a diferença? Da primeira vez você aplicou pressão firme, como se estivesse pondo todo o peso do corpo no polegar. Da segunda vez você só espetou o polegar na carne.

Aplique novamente pressão, mantendo-a por três a cinco segundos. Solte suavemente, sem erguer o polegar, e aplique novamente a pressão. Repita duas ou três vezes. Agora, mude o polegar de lugar, subindo ou descendo pela coxa, a cada vez que aplicar a pressão. Você também pode deslizar pela coxa com os dois polegares colocados lado a lado ou com um sobre o outro. Agora experimente na outra coxa. Sente a diferença entre as duas? A sensação provocada, de dor ou não, depende da pressão aplicada e de possíveis pro-

Aplique pressão com a parte carnuda do polegar.

blemas que possam deixar os *tsubos* mais sensíveis. Segundo Toru Namikoshi, o Shiatsu feito na parte da frente das coxas regula o funcionamento do estômago e dos intestinos, além de aliviar problemas nos joelhos.

---

remédios de ervas e métodos alimentares. O Shiatsu dos Cinco Elementos parte do paradigma dos cinco elementos para tonificar, sedar ou controlar padrões de desarmonia. Há ainda outras práticas derivadas: Terapia ANMA, uma forma coreana inventada por Tina Sohn; Terapia Shiatsu/Anma, introduzida por DoAnn Kaneko e OhaShiatsu, desenvolvido por Wataru Ohashi.

Os diferentes sistemas baseiam-se nas mais de cem técnicas de manipulação da

Experiência com Do-In

Levado do Japão para os Estados Unidos, no final dos anos 60, por Michio Kushi, praticante de macrobiótica, o Do-In é uma forma de automassagem. Significa "lidar com a respiração". Uma mistura de exercício e Shiatsu, o método combina também posturas de Yoga com pressão nos pontos de acupuntura ao longo dos doze meridianos principais e de mais dois vasos extraordinários, com o objetivo de melhorar a saúde física e a harmonia espiritual. Como a Acupressura e o Shiatsu, ele descarrega a energia bloqueada para que o *chi* possa circular livremente pelo corpo.

Praticando Do-In pela manhã, você vai se revigorar para enfrentar o dia, estimular a circulação e evitar problemas antes que eles surjam. A série matinal inclui de tudo, desde friccionar os pés até tapinhas na cabeça. Eis um dos exercícios:

Figura A

Ajoelhe-se, sentado nos calcanhares. Com os punhos, dê soquinhos suaves nas costas, começando do ponto mais alto possível (figura A) e descendo para os quadris e nádegas, ao mesmo tempo que se levanta levemente dos calcanhares (figura B). Não bata na coluna, mas apenas nos músculos à volta dela. Suba e desça várias vezes. Quando parar, feche os olhos e observe o que sente. Se ficar cansado no meio do dia, repita o exercício e veja como ele tira o cansaço das costas.[19]

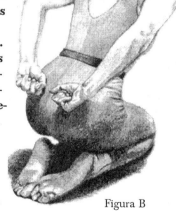

Figura B

anma.[16] Mas só o estilo neuromuscular de Namikoshi, baseado na anatomia e fisiologia ocidentais, é oficialmente reconhecido no Japão como "um sistema de Shiatsu puro e correto".[17] O principal objetivo de todas as práticas baseadas na anma é estimular o chi, para que ele flua livremente pelos meridianos. Como disse Masunaga,

324   *Descubra a Sabedoria do Seu Corpo*

fundador do Instituto Real de Medicina, em Tóquio: "Em relação à saúde, o princípio mais importante é o equilíbrio da força vital e a confiança no poder de cura natural do corpo."[18]

Algumas pessoas começam a fazer Shiatsu para tratar problemas mais comuns. Na verdade, os livros mais populares de Shiatsu indicam os pontos que devem ser pressionados para tratar uma longa lista de problemas: constipação, pressão alta, fadiga, sintomas da menopausa, enjôo de viagem, cãibra, amortecimento, diarréia, dor de cabeça, asma, ombros rígidos, sinusite, congestão nasal e até mesmo problemas sexuais. Outras pessoas usam o Shiatsu como método preventivo: fazem uma ou duas sessões por mês para manter um bom nível de saúde. Apesar de os pontos de acupuntura serem os mesmos no Shiatsu e na Acupressura, o tratamento varia conforme o sistema de cada professor.

Para obter bons resultados, os praticantes de Shiatsu pressionam o corpo do cliente com os dedos, mãos, cotovelos, joelhos e, às vezes, com os pés. Cada ponto é pressionado por alguns segundos. A sessão inclui também alongamentos suaves e manipulação para aumentar a amplitude dos movimentos. Você vai poder usar roupas de algodão ou só as roupas de baixo, com um lençol por cima. Os terapeutas que seguem fielmente os costumes japoneses fazem o cliente deitar no chão, sobre um tatame ou acolchoado. Outros usam uma mesa acolchoada.

O treinamento em Shiatsu varia conforme a escola, de cem a 2.200 horas. Alguns terapeutas estudaram no Japão. Para se tornar membros da American Oriental Bodywork Therapy Association, os terapeutas licenciados precisam cumprir um programa de, pelo menos, quinhentas horas. Para ser um membro associado bastam 150 horas de treinamento.

RECURSOS:

Terapeutas, programas educativos e outras informações sobre os doze estilos diferentes de terapia corporal oriental: American Oriental Bodywork Therapy Association, Suite 510, Glendale Executive Park, 1000 White Horse Rd., Voorhees, NJ 08043, (609) 782-1616, fax (609) 782-1653.

Livros: Os seguintes livros são representativos de vários estilos: Carl Dubitsky, *Oriental Bodywork Therapy* (Inner Traditions, 1996); Yukiko Irwin, *Shiatsu Acupuncture Without a Needle* (Lippincott, 1976); Toru Namikoshi, *The Complete Book of Shiatsu Therapy: Health and Vitality at Your Fingertips* (Japan Publications, 1981), e *The Shiatsu Way to Health: Relaxation and Relief at a Touch* (Kodansha, 1988); Katsusuke Serizawa, *Tsubo: Vital Points for Oriental Therapy* (Japan Publications, 1976); Shizuko Yamamoto, *Barefoot Shiatsu: Whole-Body Approach to Health* (Japan Publications, 1979); Shizuko Yamamoto e Patrick MacCarty, *Whole Health Shiatsu: Health and Vitality for Everyone* (Japan Publications, 1992); Tina Sohn, *Anma: The Ancient Art of Oriental Healing* (Inner Traditions, 1996).

Mirka Knaster

Vídeos: "Shiatsu-Anma Therapy – Level 1", DoAnn T. Kaneko, 60 min., (916) 757-6033; "The Art of Pressure", David Palmer, Anma Institute, 2 horas, (800) 999-5026; "Barefoot Shiatsu", Shizuko Yamamoto, Turning Point Publications, 1122 M St., Eureka, CA 95501-2442, (707) 445-2290; "Meridian Shiatsu", Kaz Kamiya, Shiatsu School of Canada, (800) 263-1703, fax (416) 323-1681.

TERAPIA HOSHINO

A Terapia Hoshino é um sistema de pontos de pressão desenvolvido por Tomezo Hoshino, nascido em 1910, numa família japonesa que praticou acupuntura e medicina tradicional por várias gerações. Depois de ficar cego num acidente de moto, quando era adolescente, ele aprendeu a massagem anma para poder ganhar a vida. Outro acidente, dezoito meses depois, deixou-o inconsciente e lhe devolveu a visão.

Hoshino levou muitos anos para desenvolver seu sistema. Nesse período, imigrou para a Argentina, onde começou a sofrer de nevralgia. Voltou ao Japão para se tratar com o tio acupunturista e acabou estudando acupuntura. Voltou à Argentina, mas logo estava de volta ao Japão, dessa vez com bursite. Não melhorou com a acupuntura, mas acabou se tratando e se curando só com o calor e a pressão das próprias mãos. De volta a Buenos Aires, Hoshino colocou em prática o próprio método, que em 1952 foi reconhecido pelo governo argentino como terapia médica, passando a fazer parte de programas de pós-graduação para fisioterapeutas e cineologistas. Em 1980, Hoshino fundou sua própria clínica na Flórida.

Segundo Hoshino, a artrose, um estado degenerativo das articulações provocado pelo endurecimento e encurtamento dos músculos, tendões e ligamentos, é a causa de vários problemas ósseo-musculares, como artrite, tendinite, enrijecimento do ombro, dor nas costas e no pescoço e problemas no quadril. O processo é desencadeado por falta de exercício, desgaste excessivo dos músculos, erros de postura, hábitos de movimento e idade.

Para reverter esse endurecimento do tecido mole, o terapeuta aplica pressão digital e fricção no sentido transversal às fibras em 250 pontos de acupuntura que se relacionam diretamente com o funcionamento bioquímico. Ao contrário dos praticantes de Shiatsu, eles usam a primeira articulação do polegar com contato total da mão. A pressão e a fricção podem até provocar dor, mas ajudam a soltar o músculo. À medida que a circulação aumenta, os resíduos saem das células e os tecidos ficam mais macios, hidratados, elásticos e flexíveis. O efeito geral é, ao mesmo tempo, relaxante e estimulante.

Os terapeutas passam por um treinamento de dois anos, feito em clínicas-escolas em Buenos Aires ou Miami. Além da terapia de manipulação, eles aprendem procedimentos de avaliação para detectar problemas pré-sintomáticos em crianças e adultos.[20]

Recursos:

Informações, cursos e terapeutas: Hoshino Therapy Clinic of Miami Inc., 430 South Dixie Highway, Miami, FL 33146, (305) 666-2243.

A TRADIÇÃO INDIANA

A cultura chinesa não foi a única a criar um sistema de tratamento integral da saúde baseado no modelo energético. Na verdade, alguns historiadores acreditam que esse conceito pode ter se originado na Índia. Há uns 3 mil anos, na Índia, o *Ayurveda* (sânscrito: *Ayur*, vida, e *veda*, conhecimento, significando "conhecimento da vida", ou "ciência da Longevidade") tornou-se o sistema de medicina tradicional hindu. De lá ele se espalhou para o Sri Lanka, Tibete e China, onde assumiu formas modificadas ou inteiramente diferentes.

AYURVEDA

A origem do Ayurveda mistura-se à mitologia hindu. É atribuída a Brahma, o Grande Criador, do qual surge a consciência e o *prana* (energia vital). Cada um de nós é uma criação dessa consciência, consistindo de energias feminina e masculina. Mas, diferentemente da noção chinesa de *yin* e *yang*, no pensamento Ayurvédico a energia feminina é a forma ativa, enquanto a masculina é passiva.

O prana anima todos os aspectos da vida. Segundo Swami Vishnudevananda, que criou a Sivananda Yoga, o *"prana* está no ar, mas não é oxigênio nem qualquer outro componente químico. Está no alimento, na água e na luz do sol, mas não é vitamina, calor nem raio de luz. Alimento, água, ar, etc. são apenas o meio através do qual o *prana* é conduzido".[21]

O prana se manifesta materialmente em cinco forças ou estados básicos, conhecidos como *pancha maha bhutas*: terra, água, fogo, ar e éter. Como na teoria chinesa, esses não são elementos naturais, mas metafóricos. A água, ou condição líquida, está associada aos fluidos do corpo, aos rins, aos genitais. O ar, ou energia gasosa, permite que o corpo se movimente e está ligado ao sistema nervoso. A terra, ou estado sólido, está relacionada ao que o corpo elimina — e assim por diante. Cada elemento cria também os sentidos ou supervisiona suas funções: o éter está relacionado ao ouvido e à audição; o fogo aos olhos e à visão e assim por diante.

Tridosha, as três forças ou humores biológicos, chamados *vata, kapha* e *pitta*, une esses elementos e explica o funcionamento do corpo. *Vata* inicia e promove o movimento; *pitta* é responsável pela geração de calor no corpo, pela digestão e pelo metabolismo; *kapha* fornece alimento aos tecidos. A mistura específica de *doshas* em cada

O Caso de Amor da Índia Com os Óleos Para Massagem

Há um provérbio em Tamil (uma língua falada no sul da Índia) que diz: "O dinheiro que você paga ao médico poderia muito bem ser pago ao vendedor de óleos." Isso significa que o óleo aplicado em profusão no corpo inteiro evita muitas doenças. Na verdade, em todos os lugares da Índia que conheci, fazia-se massagem com muito óleo, de todos os tipos.

A prática da massagem na Índia remonta a tempos muito remotos. Segundo um antigo texto ayurvédico, grandes são os benefícios da massagem com óleo. De acordo com esse texto, quando é feita diariamente na cabeça, ela previne a dor de cabeça, a calvície e os cabelos brancos. O cabelo fica firmemente enraizado, solto e muito preto, enquanto os ossos do crânio ficam mais fortes. Os órgãos sensoriais são tonificados e a pele do rosto fica bonita. Além disso, essa massagem traz alegria e boas noites de sono. Em suma: a massagem com óleo na cabeça ajuda a evitar os efeitos do envelhecimento.

Da mesma forma, a massagem diária no corpo age não apenas como tônico para a pele, que se torna bonita, forte e lisa, mas também como medida preventiva contra lesões nos membros e como paliativo para distúrbios relacionados com a *vata*. A massagem no pé, por sua vez, tem ainda o mérito de eliminar a aspereza, rigidez, fadiga, secura dos pés e até a ciática.

Na Índia, até há pouco tempo, os que podiam pagar tinham um massagista que ia diariamente às suas casas. Os massagistas costumavam ir de casa em casa à noite, para massagear os membros dos idosos, antes da hora de dormir. Algumas casas mantinham servas domésticas para massagear as mulheres e as crianças. Na casa de uns amigos, onde fiquei, em Nova Delhi, o patriarca da família ainda tinha um massagista que vinha regularmente.

Visitei muitas clínicas e hospitais ayurvédicos, em diferentes Estados da Índia, bem como em Sri Lanka. Nesses locais, os pacientes recebiam tratamentos de massagem para todos os tipos de males, desde paralisia, hemiplegia e nevralgia, até fraturas, reumatismo e artrite. Num centro de Sri Lanka, a massagem fazia parte do programa de desintoxicação para dependentes de drogas.

Não me contentando só em olhar, eu me submeti a várias massagens. Algumas foram feitas com as mãos, outras com os pés. Fiquei deitada no chão, numa mesa ou sentada numa cadeira. Todas foram feitas com copiosas quantidades de óleo; tão copiosas que, uma vez, eu quase escorreguei da mesa e caí no chão sujo, enquanto uma mulher movia os pés em cima do meu corpo, apoiada numa vara. É difícil saber qual seria o efeito a longo prazo dessas massagens, pois eu não tinha nenhum problema específico a ser tratado e nem tive tempo para fazer uma série consistente delas. Mas talvez eu volte lá, pois apesar de não ter perdido o cabelo, ele está cada vez mais branco e minha pele já não é tão lisinha quanto antes.

um de nós cria uma constituição única e inata, ou *prakruti*, sendo que há sete delas. Algumas pessoas são predominantemente uma das *doshas*; outras são uma combinação de duas; algumas poucas têm quantidades iguais das três.

O equilíbrio entre as *doshas* individuais resulta em saúde. Qualquer desarmonia — excesso ou falta de uma *dosha* — provoca todos os tipos de distúrbios. Por exemplo: como a principal função de *vata* é controlar o sistema nervoso e o equilíbrio em todo o corpo, o desequilíbrio dessa *dosha* provoca problemas nervosos em forma de ansiedade, insônia ocasionada por pensamentos conturbados, depressão decorrente da exaustão e até problemas mentais clínicos.

As três *doshas* influenciam o fluxo de prana pelo corpo através de uma rede de setecentos canais chamados *nadi*. O objetivo do método ayurvédico é favorecer esse fluxo para manter a saúde física, mental e espiritual, prevenir doenças e curá-las, no caso de ocorrerem. Para isso, o médico ayurvédico examina o *prakruti* e o estado do paciente lendo doze tipos de pulsos; observa o rosto, a pele, a língua, as unhas, os olhos, a urina e as fezes; ouve a voz e sente o cheiro da respiração. Para que o paciente recupere o equilíbrio e supra suas necessidades constitucionais, ele faz recomendações relativas à dieta e prescreve remédios de ervas, exercícios de Yoga, procedimentos de desintoxicação e purificação (lavagem intestinal com óleos e terapia do vômito), exercícios de respiração, meditação e massagem. Nas clínicas e hospitais ayurvédicos da Índia, a massagem com grandes quantidades de óleos com medicamentos — *abhyanga* — é comum no tratamento de uma grande variedade de males físicos e psicológicos. Apesar de não se praticar a acupuntura, como na medicina tradicional chinesa, há uma massagem que estimula 107 locais sensíveis da pele, conhecidos como pontos *marma*.

Antes restritos à Índia e ao Sri Lanka, agora os tratamentos ayurvédicos existem também nos Estados Unidos. Como o sistema indiano não é reconhecido como parte da medicina (alopatia) nos Estados Unidos, seus praticantes têm outros tipos de licenças. Por exemplo: Deepak Chopra, que fez muito pela difusão do ayurveda no Ocidente, é médico. Outros são homeopatas, especialistas em medicina natural ou quiropráticos. O preço do tratamento varia, sendo muito alto em alguns centros e mais acessível em consultórios particulares.

CHAKRAS E KUNDALINI

Outro aspecto da teoria e da prática hindus são os *chakras* (termo sânscrito que significa "rodas"), que são centros, vórtices ou reservatórios de energia. Eles são sete e se alinham no meio do corpo. Apesar de estarem ligados a sistemas físicos, os chakras operam num nível sensório sutil, relacionado aos estados de consciência. Alguns sistemas ocidentais de cura energética também se concentram nesses centros, vendo uma ligação entre os sete segmentos corporais de Reich e os sete chakras.

O chakra da raiz, *muladhara*, fica na base da coluna, entre os genitais e o ânus, representando a terra, nossa ligação ao chão e a sobrevivência básica. Depois vem *svadisthana*, nos órgãos sexuais, que representa a água. O terceiro é *manipura*, no plexo solar, relacionado com o fogo, as emoções e o poder no mundo. No nível do coração está o quarto centro, *anahata*, ligado ao ar e aos pulmões, à respiração que liga os mundos exterior e interior. *Visuddha*, o quinto chakra, na garganta, está relacionado com a comunicação. O "terceiro olho" (entre as sobrancelhas) é o sexto centro, *ajna*, ligado à intuição. O chakra da coronária, *sahasrara*, no topo da cabeça, é a passagem para a consciência superior.

Na base da coluna reside uma forma especialmente poderosa de prana chamada *kundalini*, representada por uma serpente enrolada. Quando essa energia é despertada e sobe pela coluna, várias coisas podem acontecer: formigamento, espasmos, tremor, visões e assim por diante. Certas práticas de meditação e de Yoga têm como objetivo ativar esse "poder da serpente", para que ele passe por todos os centros de energia. Mas, como o "despertar da kundalini" pode provocar uma crise que chega a ser perigosa, a pessoa deve estar treinada para recebê-la. A intensa liberação física — acompanhada de ondas de frio e calor, pulsações no corpo inteiro, fraqueza nos membros, náusea — pode provocar medo, exaustão e sensação de loucura. Na Índia, tradicionalmente, o estudante trabalha com um *guru*, um professor experiente que pode guiá-lo durante esse despertar espiritual.

O amor é um sentimento, e não podemos senti-lo enquanto desvalorizamos as mensagens mais sutis do corpo.
— Robert K. Hall

No Ocidente, essas ocorrências muitas vezes são confundidas com episódios psicóticos. Sem recursos internos nem apoio externo para integrar a experiência espiritual, a pessoa sente como se sua saúde mental estivesse se desintegrando. Mas uma

Os sete chakras

330 · *Descubra a Sabedoria do Seu Corpo*

vanguarda cada vez maior de psicoterapeutas transpessoais começa a encarar essas crises como "emergências espirituais", parte do processo de transformação pessoal.[22]

Vários catalisadores podem desencadear tais fenômenos: experiências sexuais em excesso, parto, atletismo, doenças ou ferimentos (especialmente experiências de quase-morte), uso de drogas, perda de uma pessoa próxima e outros traumas emocionais. Uma pessoa com tal emergência passa por uma grande aflição, com sintomas físicos, ansiedade, perda de apetite, insônia, depressão, hipersensibilidade, desorientação e incapacidade de lidar com as responsabilidades da vida diária. Se não souber o que está acontecendo, pode ficar aterrorizada, chegando até ao suicídio.

Como a sociedade ocidental não tem gurus, como os da tradição asiática, muitas pessoas procuram se aconselhar com terapeutas transpessoais ou com quem teve experiências místicas semelhantes. Infelizmente, os psiquiatras convencionais e outros profissionais que praticam a alopatia confundem tais reações espirituais com reações bioquímicas ou alucinações. Mas, à medida que o Ocidente é exposto à visão oriental do corpo, mente, emoções e consciência, vão surgindo reinterpretações dos conceitos de saúde em todos os níveis do ser. Deve surgir, também, um número crescente de pessoas capazes de facilitar o rito de passagem kundalini.

RECURSOS:

Informações e serviços: Ayurvedic and Naturopathic Medical Clinic, 10025 NE 4th St., Bellevue, WA 98004, (206) 453-8022, fax (206) 451-2670; Ayurvedic Institute, 11311 Menaul NE, Suite A, Albuquerque, NM 87112, (505) 291-9698; Center for Mind-Body Medicine, 7630 Fay St., La Jolla, CA 92037, (619) 551-7828; College of Maharishi, Ayur-Veda Health Center, P.O. Box 282, Fairfield, IA 52556, (800) 248-9050; Rocky Mountain Institute of Yoga and Ayurveda, P.O. Box 1091, Boulder, CO 80306, (303) 443-6923.

Livros: *Ayurveda:* Bhagwan Dash, *Hand Book of Ayurveda: The Indian System of Medicine* (Asia Book Corp., 1983), e *Massage Therapy in Ayurveda* (South Asia, 1992); David Frawley, *Ayurvedic Healing: A Comprehensive Guide* (Passage, 1989); Vasant Lad, *Ayurveda, the Science of Self-Healing: A Practical Guide* (Lotus Light, 1990); Robert E. Svoboda, *Ayurveda: Life, Health and Longevity* (Viking Penguin, 1993); Subhash Ranade, *Natural Healing Through Ayurveda* (Passage, 1993); Deepak Chopra, *Perfect Health: The Complete Mind/Body Guide* (Harmony, 1990).

Chakras: Shafica Karagulla e Dora Kunz, *The Chakras and the Human Energy Field* (Theosophical, 1990); Werner Bohm, *Chakras: Roots of Power* (Samuel Weiser, 1991); Rosalyn Bruyere, *Wheels of Light: A Study of the Chakras*, vols. 1 e 2 (Bon, 1989 e 1992); Harish Johari, *Chakras: Energy Centers of Transformation* (Inner Traditions, 1987); Barbara Brennan, *Hands of Light: A Guide to Healing Through the Human Energy Field* (Bantam, 1988), e *Light Emerging* (Bantam, 1994).

Kundalini: Ajit Mookerjee, *Kundalini: The Arousal of the Inner Energy* (Inner Traditions, 1983); Lee Sannella, *Kundalini – Psychosis or Transcendence?* (Integral, 1987); Emma Bragdon, *The Call of Spiritual Emergency: From Personal Crisis to Personal Transformation* (Harper & Row, 1990).

Audiovisual: "Ayurvedic Medicine", Dr. Vasant Lad, audiocassete ou *videotapes*, World Research Foundation, 15300 Ventura Blvd., Suite 405, Sherman Oaks, CA 91403, (818) 907-5483, fax (818)

907-6044; "Ayurveda: The Science of Life", Dr. Vasant Lad, 6 audiocassetes, Sounds True, (800) 333-9185; "Ayurveda Healing Massage", L.T., Inc., 1760 Rue des Erables, Charlesbourg, Québec, Canada G2L 1R4, (418) 659-8696; Dileepji Pathak, "Kundalini: Energy of Awakening", audiocassete, Sounds True, (800) 333-9185.

CAPÍTULO 13

Outros Sistemas Energéticos

As tradições energéticas chinesas, japonesas e agora indianas são os sistemas asiáticos mais conhecidos no Ocidente, mas outros, como a Massagem Tradicional Tailandesa e a Breema Curda começam a ganhar popularidade. Alguns ocidentais que trei-
naram na Ásia trouxeram a técnica para a América. Outros desenvolveram os próprios méto-

Somos campos de energia num infinito campo de energia.
— E. E. Cummings

dos combinando vários métodos asiáticos ou sintetizando sistemas orientais e ociden-
tais, como por exemplo a Terapia da Polaridade e o Equilíbrio Zero. Alguns poucos, como Dolores Krieger, que criou o Toque Terapêutico, desenvolveram versões mo-
dernas para métodos antigos.

DA ÁSIA À AMÉRICA

Este capítulo focaliza os caminhos corporais energéticos que se desenvolveram na Ásia e na América. Apesar de ser da Polinésia, e não da Ásia, a Massagem Havaiana também foi incluída aqui por causa de sua filosofia básica em relação à energia. Esses caminhos corporais não são necessariamente derivados diretos da Acupressão chinesa ou do Shiatsu japonês, mas existem similaridades. Como é difícil verificar a trans-
missão de práticas de saúde entre culturas separadas umas das outras por milhares de anos, é impossível saber com exatidão quem começou o quê. Todos os caminhos corporais descritos neste capítulo obedecem à idéia de que a energia existe no corpo e em volta dele, mas divergem quanto à maneira de trabalhar com ela: varia o número de pulsos, de canais e de pontos, assim como os procedimentos e a direção do fluxo de energia.

Alguns desses caminhos são práticas costumeiras das culturas indígenas, enquan-
to outros se baseiam num estudo de várias tradições. Para agir sobre o movimento da energia, alguns aplicam a pressão diretamente no corpo, enquanto outros nem che-

gam a tocá-lo. Os poucos que combinam terapia dos pontos de pressão com teoria e prática psicológicas — Jin Shin Do e Acupressão em Processo — aparecem no último capítulo: "Sistemas de Convergência".

Massagem Tradicional Tailandesa

Chongkol Setthakorn, professor nativo de massagem tailandesa, descreve essa última importação da Ásia para o Ocidente como uma combinação do "melhor da Yoga e da Acupressão". Na *Nuad bo-Rarn* (termo tailandês que significa "massagem antiga"), o terapeuta aplica pressão e compressão com os polegares, palmas das mãos, pés, antebraços, cotovelos e joelhos para estimular o movimento de energia através de condutores chamados *sen*. Segundo a teoria médica tradicional tailandesa, há 72 mil *sen*, sendo que dez são prioritários. O importante é seguir as linhas, e não pontos específicos.

A massagem tailandesa não se parece com a massagem praticada no Ocidente. Os movimentos usados são diferentes, não se usa óleo e, para praticá-la, não é preciso tirar a roupa e nem deitar numa mesa acolchoada. Ela parece um cruzamento entre Acupressão, Yoga e Zen Shiatsu. Além da pressão e da compressão, o terapeuta usa a manipulação. Ele coloca o cliente em posições semelhantes às da Yoga e, depois, faz suaves movimentos de balanço, para abrir ainda mais as articulações e aumentar a flexibilidade. É preciso usar roupas soltas e deitar-se num colchonete ou num estrado, para que o terapeuta tenha um bom

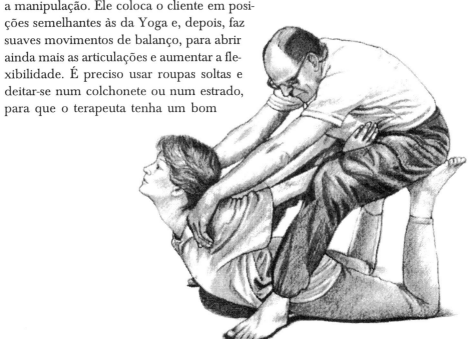

Massagem Tailandesa

equilíbrio e fique numa posição adequada para trabalhar. Uma sessão dura de uma a três horas, dependendo de quantas vezes o terapeuta alonga o corpo do cliente e pressiona os *sen* em quatro posições sucessivas — deitado de rosto para cima, de rosto para baixo, de lado e finalmente sentado.

A MASSAGEM NO SUL DA TAILÂNDIA

Logo que cheguei a Bangkok, fui ao Wat Po, o famoso templo do Buda Reclinado. Vi nas imediações um prédio de um só andar, chamado Colégio de Medicina Tradicional. Lá eu fiz minha primeira massagem tailandesa. Nas paredes havia pedras com diagramas ilustrando linhas e pontos do corpo humano, gravados por ordem do Rei Rama III, há pelo menos duzentos anos.

Era tudo muito diferente do que eu conhecia na Califórnia. Todos eram massageados na mesma sala, cheia de estrados colocados um ao lado do outro. A sala era aberta de um lado, de maneira que ficávamos à vista dos transeuntes. Como todos os homens e mulheres tailandeses à minha volta, recebi uma espécie de pijama, feito para não atrapalhar o trabalho do terapeuta. E a sala não era nenhuma ilha de quietude no meio da cidade barulhenta, pois os terapeutas conversavam em voz alta enquanto trabalhavam metodicamente, puxando e empurrando os músculos, vibrando os nervos e aplicando pressão nos vasos sangüíneos.

A massagem começou pelos pés, pois, como explicou uma mulher, "eles são como as raízes de uma árvore". Depois, seguiu uma rotina específica. Enquanto pressionava ao longo dos *sen*, os terapeutas socavam, dobravam, torciam, erguiam e esticavam partes do corpo, como se quisessem nos transformar em "roscas de padaria". Repetiram o procedimento seis vezes numa sessão de uma hora, três vezes a cada meia hora. Depois, eu vi versões do século XVIII dessa mesma massagem: entre as árvores e plantas do jardim do templo havia estátuas de pessoas em posições contorcidas, submetendo-se ao trabalho de um terapeuta.

Viajando mais para o sul, vi que a massagem era onipresente. Saindo de uma balsa no cais de uma ilha, observei homens fazendo massagem num pavilhão de madeira. Num pequeno restaurante ao ar livre, perto de onde fiquei, um senhor fez-me uma forte massagem. Quando fui visitar um mosteiro na selva, na volta para Bangkok, soube, por intermédio de alguns monges ocidentais, que o monge superior do mosteiro fazia massagens para manter a saúde. Em alguns mosteiros, os próprios monges praticam a cura pela massagem, especializando-se em alguma doença, como problemas respiratórios, abuso de drogas, torções ou fraturas.

Quando voltei a Bangkok, no ano seguinte, percebi que na massagem tailandesa as diferenças não existiam apenas entre os estilos do norte e do sul, mas dentro de um mesmo estilo. Um tailandês cego, que praticava o próprio método, disse que estudou durante muitos anos com um professor, enquanto um simples curso de um mês em Wat Po dá direito a um certificado. Outro homem, que na época tinha 53 anos, estudava massagem desde os 15 anos de idade. Ele explicou-me que, geralmente, o aluno vive com o professor por dez anos, como aprendiz. Ele fazia uma distinção entre a massagem popular, praticada em Wat Po, e a que ele praticava, conhecida como "massagem da corte", usada pelo rei tailandês e sua família. Segundo ele, essa massagem não é apenas um relaxamento, mas também um método para aliviar as dores. Ele tratava problemas cervicais, insônia, ataques, paralisia, dores de cabeça, pólio, dores nas costas, lesões decorrentes de práticas esportivas, indigestão, constipação e outros problemas, mas não doenças como o diabete.

Nessa massagem médica tailandesa, o terapeuta lê três tipos de pulsações em cada pulso e analisa o que acontece no corpo em termos de certos elementos, e não por meio da anatomia e da fisiologia ocidentais. Por exemplo: o excesso do elemento vento provoca problemas digestivos, enquanto o vento soprando para cima no corpo provoca dores de cabeça e vento soprando para baixo provoca dores nas pernas. O objetivo da massagem tradicional é redirigir o vento ao longo dos nervos e veias para restaurar o equilíbrio e as funções normais do corpo.

Como não implicam esforço, esses elementos passivos eliminam a resistência. Você fica, por exemplo, com os pés e as pernas no ar ou com os braços estendidos para trás, enquanto o terapeuta apóia os pés nas suas costas. Além de limpar os canais de energia, a pressão e a manipulação têm também como objetivo acalmar o sistema nervoso, melhorar a circulação sangüínea, relaxar os músculos tensos e estimular os órgãos internos. O terapeuta alonga e movimenta bastante as pernas do cliente, para soltar o pelve e aliviar a dor na base das costas. Na Tailândia, as pessoas procuram a massagem para aliviar fadiga, inchaço nos membros, dores nas juntas e dores de cabeça. Assim como nas práticas energéticas, o conhecimento que se tem dos benefícios terapêuticos vem de relatos de casos, e não de uma pesquisa científica à maneira ocidental.

Há dois estilos de prática: do norte (Chiang-Mai) e do sul (Bangkok). O estilo do sul é mais difundido na Tailândia, sendo considerado, por professores americanos, como um método mais rápido, mais agressivo e mais doloroso. O estilo do norte, mais suave, já criou raízes nos Estados Unidos. Ao ter contato com a massagem tailandesa na cidade de Chiang-Mai, alguns americanos decidiram estudar numa escola de massagem tradicional tailandesa. Agora eles ensinam nos Estados Unidos, organizando seminários de fim de semana e programas intensivos de treinamento. Além disso, nas escolas de massagem há sempre um professor de massagem tailandesa. É possível tirar um certificado, mas as exigências variam conforme a escola.

RECURSOS:

Cursos e terapeutas: Arthur Lambert, Institute of Thai Massage, 189 Harvard Dr., Lake Worth, FL 33460, (407) 588-8198; Lana David, IPSB, 1366 Hornblend, San Diego, CA 92109, (619) 272-4142; Michael Eisenberg, 1539 Peace Rd., Bow, WA 98232, (360) 724-4673; Maxine Shapiro, 53 Marshall St., Newton, MA 02159, (617) 965-5251.

Livros: *Estilo do norte:* Arthur Lambert e Chongkol Setthakorn, *Nuad Bo-Rarn: The Traditional Massage of Thailand* (Toucan, 1992); Harold Brust, *The Art of Traditional Thai Massage* (Editions Duang Kamol, 1992); Anthony James, *Traditional Thai Medical Massage, The Northern Style* (Anthony James, 1994).
   Estilo do sul: Sombat Tapanya, *Traditional Thai Massage* (Editions Duang Kamol, 1990); Anthony James, *Nuat Thai* (Anthony James, 1991).

Vídeos: *Estilo do norte:* "Traditional Medical Massage of Thailand", Chongkol Setthakorn, 80 min., IPSB, (619) 272-4142; "Nuad Bo-Rarn: Traditional Thai Massage", Michael Eisenberg, 120 min., ver acima; "Thai Massage with Chongkol Setthakorn", 130 min., e outros, apresentados por Arthur Lambert, ver página 339.
   Estilo do sul: "Traditional Southern Style Thai Massage", Pian Sukpakkit, (800) 695-2042.

TRABALHO CORPORAL BREEMA

Os agricultores e pastores de Breemava, uma vila curda nas montanhas entre o Irã e o Afeganistão, praticam há séculos terapia corporal e exercícios tradicionais, que fazem parte da sua vida cotidiana. Mas foi só quando um habitante dessa vila mudou-se para a Califórnia que os americanos conheceram o que agora chamam de *Breema*.

Breema é semelhante, em teoria e prática, a outras tradições energéticas orientais. O conceito de um centro vital de energia no corpo — o *tantien* chinês e o *hara* japonês — é o *del-aka* curdo. Breema vê o corpo como um sistema de energia com três centros: mente, sentimentos e corpo físico. O objetivo é

A raiz da saúde está no cérebro. O tronco está na emoção. Os galhos e folhas estão no corpo. A flor da saúde brota quando todas essas partes trabalham juntas.

— Ditado curdo

Experiência Com Auto-Breema: A Carga dos Rins

Feita diariamente, a Carga dos Rins ajuda a energizar esses órgãos e as glândulas supra-renais (localizadas acima dos rins) de maneira estimulante. É um exercício-chave porque, segundo a filosofia da medicina asiática, essa combinação órgão-glândula é o armazém das reservas de energia do corpo. Altos níveis de *stress* e tensão, comuns na vida moderna, esgotam as supra-renais, provocando fraqueza, exaustão, nervosismo, medo, irritabilidade, dor nas costas e alta susceptibilidade a gripes e infecções. Além de regular a resistência ao *stress* físico, emocional e mental, os rins e as supra-renais afetam também a energia reprodutora, preservam o volume de água e equilibram a proporção entre o sal e a água, desintoxicam e purificam o sangue, conservam elementos essenciais e eliminam resíduos metabólicos.

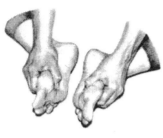

Figura A

Para fazer a Carga dos Rins, sente-se confortavelmente no chão, de pernas cruzadas. Depois, junte a sola dos pés à sua frente. Junte a ponta dos dedos das mãos e, alternando-as, dê pancadinhas em torno dos ossos internos dos tornozelos, enquanto respira três vezes. Após isso, envolva a parte de cima dos pés com os dedos, colocando os dedões na parte carnuda da sola dos pés (figura A). Ainda segurando os pés, endireite os braços e vá alongando para cima e para trás, endireitando a coluna, arqueando a base das costas e voltando as solas dos pés para o teto, sem separar as bordas dos pés. Inspire uma vez, enquanto faz todos esses movimentos. Ao soltar o ar, solte o alongamento, dobre os braços e deixe que o corpo caia para a frente em relaxamento total. Repita mais duas vezes os movimentos de alongar e de soltar.

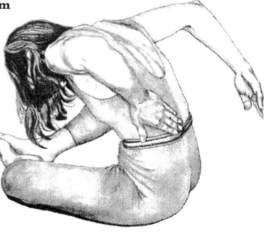

Figura B

Esfregue as mãos dos lados de dentro das coxas, subindo para os rins. Incline-se para a frente e bata vigorosamente nos rins, alternando as palmas das mãos, enquanto respira três vezes (figura B). Depois, esfregue as mãos nos rins e vá descendo para a parte de fora das pernas, chegando até os dedos dos pés. Repita três vezes. Segurando os dedos dos pés, leve uma perna e, depois, a outra para a primeira posição (de pernas cruzadas). Esfregue os joelhos e fique sentado tranqüilamente por alguns momentos.

— Adaptado com permissão de Jon Schreiber, *Touching the Mountain: The Self-Breema Handbook: Ancient Exercises for the Modern World* (California Health, 1989).

---

ativar os reflexos autocorretivos do corpo para criar um estado equilibrado de energia: clareza na mente, vivacidade nos sentimentos, flexibilidade e disposição no corpo.

Externamente, Breema lembra a massagem tailandesa na maneira pela qual o terapeuta movimenta o corpo do cliente. Lembra também o Shiatsu, e novamente a massagem tailandesa, nas técnicas de manipulação: essa técnica usa as palmas das mãos, os pés, os antebraços e os joelhos. Apesar dessas semelhanças, as práticas são diferentes. Breema não segue necessariamente o sistema chinês e japonês de acupontos e meridianos. Sem usar força muscular nem pressão dolorosa, o terapeuta aplica movimentos suaves e firmes. Há centenas de seqüências, delicadas e vigorosas, para as costas, a cabeça, o pescoço, os órgãos internos e assim por diante. Essas seqüências são mais uma dança do que um padrão estratégico de tratamento. Com roupas folgadas, o cliente fica sentado ou deitado num acolchoado ou no chão.

Auto-Breema é um conjunto de exercícios com o mesmo objetivo da manipulação: equilibrar o fluxo de energia pelo corpo, aliviar a tensão e aumentar a vitalidade e a destreza. Como Breema não é uma especialidade médica, mas um conhecimento popular, as séries de movimentos são inspiradas nos movimentos realizados no cotidiano da vida agrária: Descascar Nozes, Dançar sobre as Uvas, Fazer a Massa, Fechar o Portão, Limpar a Vala.

O Institute for Health Improvement oferece um treinamento de 165 horas que dá direito a certificado.

RECURSOS:

Cursos e terapeutas: Institute for Health Improvement, 6076 Claremont Ave., Oakland, CA 94618, (510) 428-0937.

Livros: Jon Schreiber, D.C., *Touching the Mountain: The Self-Breema Handbook: Ancient Exercises for the Modern World* (California Health, 1989).

Lomilomi

Na época em que o Capitão Cook e outros exploradores europeus desembarcaram nas ilhas da Polinésia, que incluem o que é agora o Havaí, os povos indígenas curavam suas dores com massagem terapêutica, que os revigorava, depois de longas viagens por mar e de extenuantes caminhadas por terra. Essa prática tornou-se conhecida como *Lomilomi:* "quebrar em pedaços pequenos com os dedos".[1]

Nos tempos antigos, havia várias ordens de sacerdotes médicos chamados *kahunas*, sendo que uma delas era especializada em massagem — a *kahuna lomilomi*. Os membros leigos da comunidade também praticavam essa arte da cura. Os especialistas sabiam como usá-la no parto, na preparação para a sangria e em casos de congestão ou inflamação. Assim, restauravam a circulação normal e aliviavam a dor em casos de reumatismo e outros problemas ósseos, além de tratarem a asma e a bronquite. Eles também aplicavam a massagem em crianças, com o objetivo de fortalecê-las e moldar suas feições para que ficassem bonitas.

Na massagem havaiana combinam-se vários elementos: fricção suave ou vigorosa; aplicação de pressão com as mãos, cotovelos, antebraços (*lomi*), palma das mãos (*kahi*) e — nas costas do paciente — com os pés (*'a'e*). Fazia-se também uma breve aplicação de pressão em pontos especiais (*kaomi*). Para fazer a automassagem, você tem de segurar o cabo longo e reto do bastão junto ao peito, com as duas mãos. A outra ponta, curvada num ângulo de 45 graus e achatada, passa por cima do ombro. Basta, então, pressioná-la sobre os músculos da parte de cima das costas. Os músculos da base das costas são alcançados pelo lado do corpo.

Os praticantes de Lomilomi usavam óleos feitos de coco e outras castanhas nativas, passando-os na pele num movimento rítmico 1-2-3, 1-2-3, 1-2-3. A manipulação não era apenas física, mas também energética, ou seja, estimulava o fluxo de *mana*, a força vital. Em seu aspecto físico, Lomilomi tem uma certa semelhança com a massagem sueca. Mas há diferenças: o uso freqüente do antebraço, o ritmo e os movimentos que seguem a forma de um oito. Mas o que a distingue especificamente da versão ocidental é sua origem na filosofia ou orientação espiritual dos antigos havaianos. Margaret Machado, que atualmente é uma autoridade em Lomilomi lá no Havaí, ensina a massagem não apenas como prática física, mas também como trabalho de prece: "O toque amoroso — uma conexão do coração, mão e alma com a Fonte de toda a vida."

É difícil saber qual é a semelhança entre o Lomilomi moderno e a massagem que os *kahunas* praticavam tradicionalmente, pois houve um período da história havaiana em que eles foram obrigados a viver na clandestinidade com seu conhecimento e técnicas, perseguidos por missionários ocidentais e oficiais do governo. Os havaianos foram até mesmo proibidos de falar sua língua nativa. Muita coisa deve ter se perdido, mas o Lomilomi continua sendo um caminho corporal relaxante e terapêutico.

340   *Descubra a Sabedoria do Seu Corpo*

Em algumas escolas de massagem, a versão havaiana faz parte do currículo. Há também seminários dirigidos a massagistas interessados em acrescentar essa técnica ao seu repertório.

RECURSOS:

Cursos e referências: Aunty Margaret School of Hawaiian Lomilomi, P.O. Box 221, Captain Cook, HI 96704, (808) 323-2416; Hawaiian Islands School of Body Therapies, P.O. Box 390188, Kailua-Kona, HI 96739, (808) 322-0048.

JIN SHIN JYUTSU®

Jin Shin Jyutsu (JSJ) é uma "fisiofilosofia" da vida, de acordo com sua maior representante no Ocidente, Mary Burmeister. Para ela, o sistema não é uma técnica de diagnóstico e nem de cura, mas a arte de redespertar a consciência e a autocompreensão.

Burmeister aprendeu JSJ no Japão, com Jiro Murai, nos fins dos anos 40. Jiro Murai "redes-

Não há doenças incuráveis, apenas pessoas incuráveis.
– Philomena Dooley

cobriu" esse sistema numa ocasião em que ficou sete dias ardendo em febre, sozinho numa montanha. Semiconsciente, ele viu, numa visão, sábios que demonstravam gestos de mão. Ele aplicou em si mesmo esses gestos e, no sétimo dia, estava completamente recuperado. Jurou, então, passar o resto da vida estudando a conexão entre os gestos de mão e sua recuperação milagrosa. Estudou a Bíblia, chinês antigo, grego, textos indianos e, finalmente, *Kojiki*, um texto japonês, cujo nome significa "Registro de Coisas Antigas". O resultado foi Jin Shin Jyutsu, que, traduzido literalmente, significa "arte do Criador, por meio do homem, de saber e compaixão". No início, Murai chamava seu sistema de "Arte da Alegria", depois passou a chamá-lo de "Arte da Longevidade" e, finalmente, de "Arte da Benevolência".

Na sessão de JSJ, o cliente pode ficar vestido, e geralmente o trabalho é feito numa mesa acolchoada. O terapeuta "ouve" doze pulsações de energia nos pulsos, com suas sete diferentes texturas. Depois, baseado nas desarmonias que detecta, ele revitaliza a energia, trabalhando com as mãos, numa seqüência de combinações, 26 "pontos de estrangulamento". É nesses pontos que a energia pode ficar congestionada, por causa de abusos e pensamentos negativos. Essa série de posições da mão é chamada "fluxo" e serve para equilibrar suavemente o curso de energia vital, redirecionando-o ou desbloqueando-o ao longo do caminho. O fluxo sobe pelas costas e desce pela frente do corpo por doze canais principais. O terapeuta nunca pressiona nem fricciona com força. Ele aplica a pressão bem de leve, com as palmas ou costas das mãos, com a ponta dos dedos, até sentir uma suave pulsação.

Uma Experiência Com Jin Shin Jyutsu: Auto-Ajuda Com Energia Harmonizadora

Depois da minha primeira sessão de Jin Shin Jyutsu, o terapeuta sugeriu-me um programa de auto-ajuda, para fortalecer minha "energia harmonizadora, central e vertical". Em JSJ, essa é nossa principal fonte de vida, e depende dela o fato de estarmos em harmonia ou fora de ritmo. Para ficar em equilíbrio com essa fonte, faça a seguinte seqüência de colocação das mãos. Eu gosto muito de fazer esse exercício antes de dormir, por seu efeito relaxante.

Coloque a palma das mãos ou os dedos da mão direita no topo da cabeça e, ao mesmo tempo, coloque um ou dois dedos da mão esquerda entre as sobrancelhas. Isso, segundo esse sistema, revitaliza a energia profunda do corpo e a memória. Com as mãos nesses pontos, respire várias vezes até estar pronto para prosseguir.

Agora, mantendo a mão direita no mesmo lugar, leve um dedo da mão esquerda para a ponta do nariz. Essa posição serve para recarregar a circulação da energia superficial do corpo e fortalece as funções reprodutoras. Lembre-se de respirar de maneira lenta e profunda.

Leve os dedos da mão esquerda para o esterno (a área óssea entre os dois seios) para reenergizar os pulmões e a cinta pélvica. Respire tranqüilamente. Depois, coloque os dedos da mão esquerda na ponta inferior do esterno. Mantenha-os aí por alguns momentos, antes de colocá-los na parte superior do osso púbico, um movimento que serve para fortificar a coluna.

Para a última posição, deixe a mão esquerda na parte superior do osso púbico e leve os dedos da mão direita para o cóccix (na base da coluna). Essa posição favorece a circulação das pernas e dos pés.

— Adaptado de Mary Burmeister, *Jin Shin Jyutsu Is Getting to Know (Help) Myself*, livro 1 (Jin Shin Jyutsu, Inc., 1980).

Nesse sistema, não se fala em termos de tratar doenças, embora as pessoas o procurem com todos os tipos de queixas físicas e emocionais: artrite, doenças da pele, fadiga, distúrbios digestivos e outros problemas. Fala-se em "acabar com as represas", liberando bloqueios de energia ou tensões, o que permite que o corpo cure a si mesmo. A sessão geralmente provoca um estado de profundo relaxamento (ou realinhamento de energia), o que muitas vezes leva à eliminação de sintomas de

342   *Descubra a Sabedoria do Seu Corpo*

doenças e das atitudes mentais nocivas subjacentes a elas. A professora de JSJ, Philomena Dooley, foi enfermeira por 22 anos, além de ser casada com um médico. Mesmo assim, ela não conseguiu se livrar de um problema de coagulação do sangue, que provocava flebite e lhe custou várias internações. Depois de dez dias de sessões com Burmeister, todos os sintomas e desarmonias de Dooley, que a perseguiam há duas décadas, desapareceram.

Os seminários de Jin Shin Jyutsu são dados por instrutores autorizados por Burmeister. Fazendo esses seminários, o terapeuta pode começar a aplicar o método e a ensinar programas rápidos de auto-ajuda, que servem para liberar tensão e recarregar energia, além de serem um tratamento de emergência em casos de torções no tornozelo, sangramento no nariz e dores de cabeça. Quem faz três vezes o seminário pode participar de aulas mais avançadas. Esses seminários e aulas não dão direito a certificado.

RECURSOS:

Seminários, terapeutas e livros: Jin Shin Jyutsu, Inc., 8719 E. San Alberto, Scottsdale, AZ 85258, (602) 998-9331.

Livros: Mary Burmeister, *Jin Shin Jyutsu,* livros de auto-ajuda 1, 2 e 3 (Jin Shin Jyutsu, Inc., 1980, 1981, 1985).

REFLEXOLOGIA (TERAPIA DE ZONAS)

Assim como outras terapias de pontos de pressão, a Reflexologia trabalha com reações reflexas. Segundo os reflexologistas, a estimulação de pontos específicos ativa o movimento da energia em partes correspondentes do corpo, desobstruindo a congestão e restaurando o funcionamento normal. Vários órgãos, nervos e glândulas são ligados a certas "teclas de reflexo" nos pés, mãos e até mesmo nas orelhas (como na prática chinesa de acupuntura auricular).

A reflexologia provavelmente remonta ao antigo Egito. Dois relevos da tumba de Ankh-ma-Hor (sexta dinastia, 2587-2453 a.C.) retratam dois homens sentados, recebendo massagem nos pés e nas mãos. Mas foi só em 1913, com o trabalho de William Fitzgerald, que esse método começou a ser conhecido nos Estados Unidos. Médico especializado em otolaringologia, Fitzgerald foi chefe de seu departamento no St. Francis Hospital, em Hartford, Connecticut. Ele dividia o corpo em dez zonas verticais, cinco de cada lado, estendendo-se da cabeça aos dedos das mãos e dos pés, da frente para as costas. Cada aspecto do corpo aparece em uma dessas dez zonas, e cada zona tem uma área de reflexo nas mãos e nos pés (daí o nome *Terapia de*

Zonas). Fitzgerald e um colega, o doutor Edwin Bowers, demonstraram que a aplicação de pressão em uma área do corpo anestesia ou reduz a dor em outra parte.

Eunice Ingham, fisioterapeuta, aprofundou a Terapia de Zona trabalhando em conjunto com um grupo de médicos. Observando seus pacientes, ela percebeu que a pressão aplicada em pontos dos pés afetava outras partes do corpo. Trabalhando nesse sentido, conseguiu mapear o corpo inteiro nos pés. Um ano antes de sua morte, em 1974, foi fundado o Institute of Reflexology, que continuou seu trabalho.

Os reflexologistas argumentam que, no Shiatsu e na Acupuntura, a energia flui pelas dez zonas identificadas por Fitzgerald. Quando ela circula livremente, o corpo goza de equilíbrio e boa saúde. A massagem em pontos específicos, que existem para todos os órgãos, estimula o órgão correspondente àquela zona. Se o órgão tiver algum problema, é provável que o ponto de reflexo fique muito sensível à pressão. Por isso, a massagem da Reflexologia nem sempre é confortável ou calmante. Os reflexologistas dizem que as sensações de dor podem ser provocadas pelo rompimento de depósitos de cristal (excesso de ácido úrico) que se formam nos pés ou pelo estímulo de receptores sensoriais. Às vezes, a sensibilidade só diminui depois de várias sessões.

O terapeuta usa os polegares levemente curvados (ou instrumentos simples, como uma borracha de apagar) para pressionar profundamente os pontos de reflexo, liberando a tensão e favorecendo a circulação do sangue, linfa e energia. Apesar de o diagnóstico e a cura não serem a sua especialidade, os reflexologistas dizem que o estímulo da circulação e o relaxamento têm efeitos preventivos: eliminam pequenos bloqueios, antes que eles se transformem em doenças. Além disso, seguindo os pontos doloridos como um mapa rodoviário, o reflexologista descobre as áreas que não funcionam bem. Assim, pode corrigir o desequilíbrio ou alertar a pessoa no sentido de procurar orientação médica. Uma terapeuta, depois de trabalhar em meus pés, fez comentários muito parecidos com os de um acupunturista, que tinha lido meus pulsos há pouco tempo. Além disso, esses comentários estavam muito de acordo com o que eu sentia.

Na prática da Reflexologia há relatos de todos os tipos de cura, como induzir a passagem de uma pedra de rim evitando a cirurgia ou aliviar sintomas da TPM. Há também um estudo realizado por William Flacco, diretor da American Academy of Reflexology em Burbank, Califórnia: a massagem nos pontos das mãos e dos pés, correspondentes ao útero, ovário e glândulas, reduziu em 46% os sintomas da TPM.[2] A Reflexologia parece ser mais eficaz no tratamento de problemas crônicos e distúrbios funcionais, como dores de cabeça, asma, dificuldades na digestão e eliminação, pressão alta, fadiga e *stress*.

Para uma sessão de Reflexologia, basta tirar os sapatos e as meias, e não é preciso deitar-se. Para quem não tolera a pressão em alguma parte do corpo, por causa de dor ou inflamação, a massagem nas áreas correspondentes dos pés, mãos e orelhas é uma boa alternativa. É possível também aprender a fazer massagem em si mesmo ou nos amigos, mas é preciso experiência para desenvolver sensibilidade nos dedos, a fim de reconhecer e tratar os reflexos doloridos em outra pessoa. Geralmente, é mais relaxante quando outra pessoa faz a massagem.

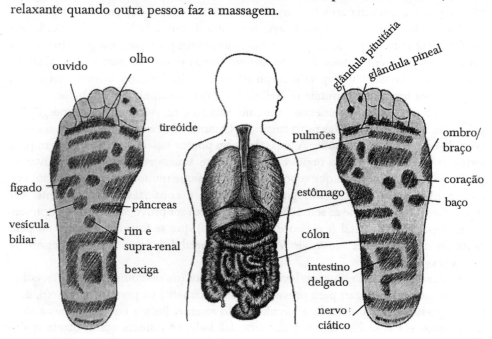

Reflexologia: cada órgão ou cada parte do corpo são representados por um ponto específico no pé. A massagem nesse ponto estimula o órgão ou glândula.

Há massagistas especializados em Reflexologia e outros que a incluem em sua prática terapêutica. O treinamento pode ser feito em seminários de fim de semana ou em escolas de massagem que oferecem programas de cem horas, reconhecidos pela American Reflexology Certification Board e que dão direito a certificado.

RECURSOS:

Informações, mapas, terapeutas, cursos e publicações sobre o Método Original de Reflexologia de Ingham: International Institute of Reflexology, P.O. Box 12642, St. Petersburg, FL 33733-2642, (813) 343-4811. Programas com direito a certificado: American Reflexology Certification Board, P.O. Box 62607, Littleton, CO 80162, (303) 933-6921.

Livros: Dwight C. Byers, *Better Health With Foot Reflexology* (Ingham, 1983); Mildred Carter e Tammy Weber, *Body Reflexology: Healing at Your Fingertips* (Parker Publishing, 1994); Laura Norman, *Feet First: A Guide to Reflexology* (Fireside/ Simon & Schuster, 1988); Nicola M. Hall, *Thorson's Introductory Guide to Reflexology: A Patient's Guide* (Thorsons, 1992); Kevin Kunz e Barbara Kunz, *The Complete Guide to Foot Reflexology*, ed. rev. (Prentice-Hall, 1991).

Audiovisual: "A Complete Guide to Practical Reflexology", 60 min. vídeo de Melva Martin, N.D., Sounds True, (800) 333-9185.

Terapia da Polaridade

A Terapia da Polaridade foi criada pelo austro-americano Randolph Stone (1888-1981). Ele passou duas décadas pesquisando métodos terapêuticos em todo o mundo. Tornou-se doutor em osteopatia, medicina natural e quiroprática. Estudou também Reflexologia, medicina chinesa e medicina ayurvédica. Stone desenvolveu um sistema em quatro partes que integra técnicas ocidentais e orientais. Esse sistema combina terapia de pontos de pressão com dieta, exercícios (sons, respiração e alongamentos da Yoga) e autoconsciência.

A energia é a verdadeira substância que está por trás da aparência de matéria e formas.

– Randolph Stone

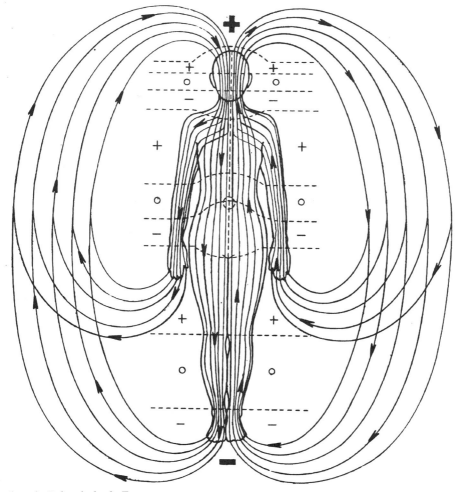

Linhas de Polaridade da Energia

Experiência em Terapia da Polaridade

O exercício de "balançar a barriga" é uma maneira simples de fazer Terapia da Polaridade em poucos minutos. Experimente fazer este exercício numa criança, antes da hora de dormir, para induzir o sono. É também uma boa forma de fazer um relaxamento num amigo a qualquer momento. Ou peça que alguém faça em você.

A pessoa precisa ficar deitada e com roupas folgadas. Fique de pé ao lado dela. Esfregue vigorosamente as mãos, para que fiquem quentes e com energia. Ponha a mão esquerda na testa da pessoa e direita logo abaixo do umbigo. Com a mão direita, balance o tronco de um lado para o outro por alguns momentos, em ritmo suave e constante. Para fazer esse movimento, pressione a mão o suficiente para que ela não escorregue. Siga o ritmo do corpo da pessoa, em vez de impor o seu.

Depois de alguns minutos, pare de balançar, mas deixe as mãos no mesmo lugar. Observe o que sente nas mãos, enquanto a pessoa sente a energia formigando no corpo. Tire lentamente as mãos. Deixe que a pessoa se levante aos poucos, ou que cochile um pouco.

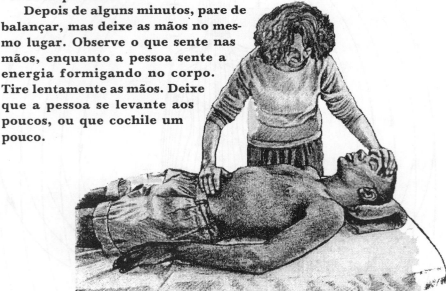

"Balançar a Barriga" — Um Exercício de Polaridade

— Adaptado de Richard Gordon, *Your Healing Hands: The Polarity Experience* (Unity, 1978).

Mirka Knaster 347

Muito antes da palavra energia se tornar popular, Stone escreveu *Energy: The Vital Principle in the Healing Art* (1948). Ele acreditava que o mundo físico é originado por uma energia universal. Segundo ele, essa energia flui entre dois pólos elétricos (negativo e positivo, *yin* e *yang*), circulando dentro e fora do corpo em padrões específicos. Cinco correntes verticais sobem pelas costas e descem pela frente, no lado direito; outras cinco sobem pela frente e descem pelas costas no lado esquerdo. Cada corrente corresponde a um chakra, a um elemento, a um sistema corporal e a uma função vital. Por exemplo: o elemento fogo está relacionado com o chakra logo acima do umbigo, com o estômago e com os intestinos (digestão e assimilação), a vontade e o poder. A cabeça retém uma carga positiva; os pés, uma carga negativa; a palma direita é positiva, a esquerda é negativa. O corpo também é dividido horizontalmente, em zonas com cargas positiva, neutra e negativa. Quando a energia vital está equilibrada e flui livremente entre os pólos positivo e negativo, a carga neutra aumenta. O resultado é o que Stone chamava de "função três em um": um fluxo contínuo de energia positiva-neutra-negativa.

Para desbloquear e recarregar o fluxo de energia vital entre os pólos, os Terapeutas da Polaridade fazem primeiro uma avaliação energética, procurando áreas tensas ou sensíveis no corpo do cliente. Depois, colocam as mãos em posições específicas para fazer a conexão entre negativo e positivo. A pressão que aplicam pode ser profunda, moderada ou leve. De vez em quando, eles só fazem contato com a aura ou campo eletromagnético em volta do corpo. Quando a energia volta a fluir livremente, o cliente sente um profundo relaxamento.

Para manter a sensação de bem-estar proporcionada pelas sessões de manipulação, o terapeuta recomenda dietas de limpeza e manutenção da saúde, exercícios diários de Yoga da Polaridade e diminuição de atividades mentais negativas. Para Stone, os pensamentos e as emoções são vibrações de energia que influenciam o fluxo de energia no corpo. Como em outras terapias energéticas, os distúrbios ósseo-musculares e funcionais podem desaparecer quando a força vital está em equilíbrio. Mas a nova maneira de abordar o estilo de vida é o que, no fundo, mantém a pessoa saudável.

A American Polarity Therapy Association (APTA) oferece programas de treinamento que dão direito a dois níveis de certificados. O nível um consiste de 165 horas de treinamento (Associate Polarity Practitioner) e o nível dois tem 450 horas adicionais (Registered Polarity Practitioner). Alguns profissionais praticam exclusivamente a Polaridade, enquanto outros combinam seus princípios e técnicas à sua modalidade. Por exemplo: um quiroprático que eu costumava consultar em Monterey Bay, na Califórnia, combinava algumas técnicas da Polaridade com o ajustamento de coluna que fazia.

RECURSOS:

Informações sobre cursos, terapeutas, publicações, gráficos, vídeos e fitas: American Polarity Therapy Association, 2888 Bluff St., # 149, Boulder, CO 80301, (303) 545-2080, fax (303) 545-2161.

Livros: Randolph Stone, *Health Building: The Conscious Art of Living Well* (CRCS, 1985); Franklyn Sills, *The Polarity Process* (Element, 1989); Alan Siegel, *Polarity Therapy: The Power That Heals* (Prism, 1987); John Chitty e Mary Louise Muller, *Energy Exercises* (Polarity, 1990); Philip Young, *The Art of Polarity Therapy* (Prism, 1990); Maruti Seidman, *A Guide to Polarity Therapy: The Gentle Art of Hands-On Healing* (Elan, 1991); Richard Gordon, *Your Healing Hands: The Polarity Experience* (Unity, 1978).

WATSU

Watsu, ou Shiatsu aquático, combina elementos do Zen Shiatsu, do trabalho indiano com os chakras, da meditação e da Yoga. Harold Dull, o criador dessa prática, era um poeta Beat de San Francisco, nos anos 50. Estudou com Shizuto Masunaga, o mestre japonês que desenvolveu o Zen Shiatsu, com Reuho Yamada, um monge Zen, e com Wataru Ohashi, que criou o OhaShiatsu. Depois, ele tornou-se diretor da escola de shiatsu e massagem de Harbin Hot Springs, na Califórnia.

> *O corpo é flexível, um campo fluido de energia que está em processo de mutação desde o momento do nascimento até o momento da morte.*
>
> *– Don Johnson*

Praticando Shiatsu, Dull descobriu que conseguia efeitos mais profundos quando trabalhava com o cliente dentro da água aquecida. O calor da água, a redução do peso e o bem-estar relaxam os músculos, soltam as juntas e sustentam a coluna, fazendo com que ela se movimente com mais fluidez do que em terra.

O praticante de Watsu não faz uma sessão de Shiatsu tradicional dentro da água. Além de pressionar certos pontos, ele movimenta o corpo do cliente — balança, arqueia, alonga, dobra — ou deixa que ele suba e desça com a respiração. Com isso, a coluna vai se soltando, o que estimula o movimento ascendente da energia. Ver "Chakras e Kundalini", página 329. Os terapeutas afirmam que o relaxante ambiente aquático favorece liberações emocionais — lágrimas, risada, raiva, etc. — à medida que emoções e lembranças boas ou dolorosas vêm à superfície. Não há uma intervenção psicoterapêutica, mas apenas um acompanhamento silencioso e sem julgamentos. Dull acredita que ocorre um contato com o próprio centro, o que permite também o contato com os outros e uma maior confiança.

Alguns profissionais criticam o Watsu por causa desse contato muito próximo, necessário para manter a pessoa flutuando, mas outros acham que é justamente essa intimidade física não-sexual que torna o Watsu tão eficaz na terapia e na recuperação. No Timpany Center, em San José, Califórnia, fisioterapeutas e especialistas em práticas aquáticas afirmam que pessoas com graves distúrbios físicos, mentais e emocionais conseguiram melhoras acentuadas na capacidade de movimento, na capacidade de relaxar e na segurança emocional. O Watsu é praticado também em alguns *spas*.

Além do Watsu, Dull criou a *Woga*, ou yoga aquática, uma série de alongamentos

> Há uma descrição que o escritor Bill Thompson faz de uma sessão de Watsu com Howard Dull: "Dull me fez flutuar de costas... com uma das mãos no meu sacro, transmitindo confiança e equilíbrio, e a outra apoiando minha cabeça e meu pescoço. Fui relaxando aos poucos... os músculos e as articulações começaram a se soltar, os pensamentos começaram a divagar... Dull me balançava delicadamente... eu me transformei num pedaço de alga marinha, oscilando de um lado para outro num lento movimento rapsódico... Enrolado no corpo de Dull como uma jibóia sonolenta, fiquei suspenso na água clara e calmante, liberto das preocupações, (sem peso), protegido do mundo. (Ele) encaixou meu pescoço em seu braço... (e) aproximou minha cabeça de seu peito, segurando-a perto do coração. Depois, ele me afastou e pressionou os dedos nos músculos ao longo de minha coluna. (Depois de uma hora) ele levou o meu corpo semiconsciente para a borda daquela piscina natural, deixando-o descansar sobre uma pedra. Fiquei lá reclinado, com os membros flutuando como águas-vivas, com a cabeça banhada de luz e brisa."[3]

semelhantes às asanas. Como no Watsu, a água permite que a pessoa alongue além do que conseguiria alongar em terra, ficando também receptiva àquilo que Dull chama de "onda". Depois de uma seqüência de alongamentos, Dull faz com que a pessoa mergulhe para sentir uma onda de energia pelo corpo.

Dull coordena um programa de treinamento em Harbin Hot Springs, que dá direito a certificado. Esse programa é dividido em blocos de cinqüenta horas e o nível do certificado (praticante, terapeuta ou instrutor) varia conforme a carga horária. Em 1993, ele fundou também a Worldwide Aquatic Bodywork Association (WABA).

RECURSOS:

Informações e terapeutas: School of Shiatsu and Massage at Harbin Hot Springs e WABA, P.O. Box 570, Middletown, CA 95461, (707) 987-3801.

Livros: Harold Dull, *Bodywork Tantra on Land and in the Water,* Harbin Hot Springs Publishing, 1987), e *Watsu: Freeing the Body in the Water* (Harbin Hot Springs Publishing, 1993).

EQUILÍBRIO ZERO®

O Equilíbrio Zero (EZ) é um sistema criado pelo médico Fritz Frederick Smith. Nascido em 1929, era filho de um quiroprático que veio a ser, nos seus noventa anos, o quiroprático mais idoso dos Estados Unidos. Osteopata e cirurgião, Smith estudou Rolfing com Ida Rolf, Siddha Yoga com Swami Muktananda, acupuntura com J. R.

Worsley, na Inglaterra, Jin Shin Do, Shiatsu, T'ai Chi Chuan e Chi King. O resultado é um modelo que serve como ponto ou interface entre as filosofias oriental e ocidental.

O EZ não é um prática exclusivamente energética ou estrutural. É um procedimento não-invasivo de manipulação para avaliar e equilibrar a relação entre a energia e a estrutura do corpo. Smith não considera EZ como ferramenta médica, mas como uma técnica que permite que praticantes de qualquer método — psicoterapia, acupuntura, massagem, quiroprática — trabalhem conscientemente, ao mesmo tempo, a energia e a estrutura.

A carne não é uma massa densa, sólida; ela é cheia de vida, consciência e energia.

– Don Johnson

O método reconhece três domínios de energia: 1) a energia mais densa, ou fluxo vital universal, que corre verticalmente pelo sistema ósseo; 2) os fluxos de energia interna, que se movem em três níveis diferentes; e 3) o campo de energia de fundo, que permeia o espaço dentro e em volta do corpo.

Na sessão, o cliente fica vestido, deitado numa mesa acolchoada. O terapeuta avalia a energia, passando as mãos pelo campo em volta do corpo do cliente, além de apalpar o corpo físico. Ele cria fulcros, ou pontos de equilíbrio, fazendo vários movimentos com as mãos: pressiona, ergue, puxa, torce, estica, dobra e desliza. Para compreender como isso funciona, Smith sugere que você estique um elástico o suficiente para que ele não fique frouxo. Nesse ponto, você "entrou em contato" com o elástico. Se encontrar resistência e continuar, vai esticar o elástico em si. Na essência, é isso que o terapeuta faz com os tecidos do corpo do cliente. Os fulcros permitem que ele elimine a frouxidão dos tecidos para entrar em contato com a energia corporal e estabelecer um ponto fixo em torno do qual o corpo pode se organizar de maneira equilibrada. O terapeuta monitora a reação do cliente a essas posições neutras, observando mu-

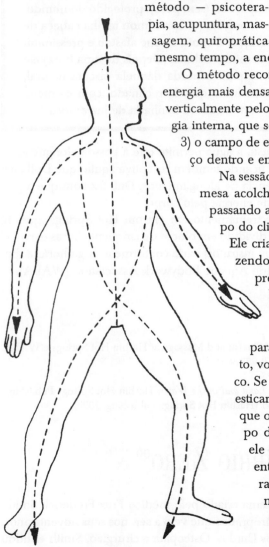

Fluxos de Energia em Equilíbrio Zero

danças na expressão facial, movimentos das pálpebras, respiração e vitalidade. Ele usa também um balanço suave, que favorece o movimento da energia pelas articulações.

Segundo Smith, nos tecidos do corpo habitam, em forma vibracional, os pensamentos, emoções, atitudes, experiências passadas e lembranças. O EZ cria um campo de força mais forte e mais nítido no corpo, para anular ou liberar vibrações confusas. À medida que essas vibrações desaparecem, desaparecem também seus efeitos — a carga das vibrações é descarregada. É daí que vem o termo *equilíbrio zero*. Refere-se à experiência que se tem depois de uma sessão, a um estado expandido de consciência. Sob esse aspecto, o EZ é um sistema de redução do *stress* e reprogramação interna. Em meio a uma experiência de equilíbrio e bem-estar, a pessoa sente, através do toque, possibilidades maiores do que as habituais — sentimentos mais profundos de harmonia e clareza. Apesar de não fazer diagnósticos nem tratar doenças, essa prática alivia dores de cabeça, desconforto na base das costas e outros sintomas físicos. Favorece também um relacionamento mais tranqüilo com a gravidade: a postura fica mais ereta e os movimentos mais fluidos e leves.

O EZ é uma prática suave, mas Smith aconselha cautela às pessoas que sofreram intervenções nos joelhos e quadris.

O Zero Balancing Certification Program, de 150 horas, já dá direito a uma licença para trabalhar. Mas há também programas intensivos mais avançados.

RECURSOS:

Cursos e terapeutas: The Zero Balancing Association, P.O. Box 1727, Capitola, CA 95010, (408) 476-0665.

Livros: Fritz Frederick Smith, *Inner Bridges: A Guide to Energy Movement and Body Structure* (Humanics New Age, 1986).

Vídeos: "Zero Balancing Video", Fritz Smith, 48 min., (408) 476-0665 ou (800) 233-5880.

TOQUE TERAPÊUTICO

Em alguns sistemas baseados na energia não se aplica pressão em pontos específicos para desencadear uma relação reflexa em outra parte do corpo. Na verdade, em alguns sistemas, como o Toque Terapêutico (TT), nem se toca diretamente o corpo físico. O contato é com o campo bioenergético que envolve o corpo, com o objetivo de modulá-lo. Esses sistemas são muito úteis em casos em que tocar a pele não é indicado, ou para quem tem fobia ao toque.

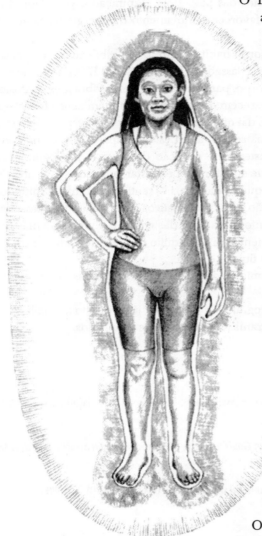

A Aura

O TT é uma versão contemporânea da antiga prática religiosa de imposição das mãos, popularizada por Dolores Krieger, professora de enfermagem, e por sua professora, Dora Kunz. A premissa básica é que a energia se estende além da pele. Em outras palavras, não terminamos na pele. Esse campo bioenergético que envolve o corpo é chamado de aura. Algumas pessoas conseguem ver mudanças em sua cor e características, interpretando-as como reflexos de estados físicos e emocionais. O praticante de TT toca esse campo, e não o corpo físico, para induzir relaxamento, diminuir a dor e acelerar a capacidade de autocura, que por sua vez alivia vários sintomas. Krieger diz que algumas funções — sistema nervoso autônomo, sistemas circulatório e linfático, sistema ósseo-muscular e algumas glândulas endócrinas — são mais sensíveis ao TT do que outras.

O trabalho segue um processo padrão de cinco estágios, sem rede de pontos nem meridianos. No início da sessão, o terapeuta centra a si mesmo para tornar-se um canal focalizado e livre, aberto à energia universal de cura, e para afirmar sua intenção de ajudar os outros. Por um período de até 25 minutos, ele vai agir como um sistema de suporte energético, até que o sistema imunológico do cliente se fortaleça o suficiente para assumir o controle. Depois, ele faz uma avaliação do campo de energia do cliente. Para isso, mantém as mãos a uns 7 centímetros do corpo, uma na frente e outra nas costas, com as palmas voltadas para dentro. Nessa posição, ele percorre com as mãos o campo de energia, da cabeça aos pés, procurando sinais da distribuição da energia: sensações de calor ou frio, de espesso ou vazio, pressão, peso, atração ou ausência de qualquer movimento. No terceiro estágio ele limpa os bloqueios, os desequilíbrios e as congestões de energia com uma série de movimentos que "varrem" o campo de energia do cliente de cima para baixo.

No quarto estágio, ele estabelece a harmonia, acelerando ou vitalizando a energia onde ela está baixa, ou sedando a energia excessiva ou extrema. Em vez de usar a pressão física para provocar a mudança, o terapeuta usa a mente. Krieger diz, por exemplo, que quando percebe que há muito calor no campo de energia do cliente, ela provoca a lembrança da sensação de frio, replicando-a no próprio campo. Focaliza, então, conscientemente, essa sensação de frio através dos centros de energia nas palmas das mãos, passando-a para o campo do cliente, nos pontos em que havia mais calor. O terapeuta pode também redistribuir a energia visualizando certas cores — pois cada uma tem uma qualidade particular — enquanto projeta energia para o cliente.

Por fim, no quinto estágio, ele acalma qualquer turbulência do campo suavizando "rugas" em sua superfície. Para isso, ele faz movimentos para fora, na direção da periferia do campo do cliente, indo geralmente da cabeça para os pés.

"As energias humanas não são materiais", diz Krieger, "mas o corpo físico registra os efeitos dessas forças invisíveis em suas estruturas materiais."[4] Suas pesquisas demonstraram, por exemplo, que o tratamento produz um aumento de hemoglobina, o componente do corpo que transporta oxigênio. Ela e outras enfermeiras relatam que os edemas diminuem, a pressão sangüínea baixa, as dores de cabeça se dissipam, o sono volta, os problemas digestivos desaparecem e as fraturas ósseas soldam-se em muito menos tempo. O TT tem um uso muito amplo: gravidez, parto, tratamento pós-natal, dores, TPM, irritabilidade e ansiedade, febre, fadiga, infecção por HIV, náusea e vômitos, sintomas provocados por radioterapia ou quimioterapia, certas disfunções endócrinas, quadro maníaco-depressivo, catatonia e hipercinesia, inquietação relacionada ao mal de Parkinson ou Alzheimer, estados pós-cirúrgicos.[5] Por outro lado, Krieger observa que nunca notou resultados decisivos em casos de problemas pituitários, lúpus e esquizofrenia.

Há quem ache que os resultados clínicos positivos obtidos pelo TT decorrem do efeito placebo. Mas, um estudo feito por Janet Quinn, em Nova York, com 60 pacientes do St. Vincent's Medical Center, não confirma essa opinião. O TT reduziu os níveis de ansiedade em 17%, em cinco minutos, sendo que os pacientes não sabiam para que servia a técnica. O grupo de controle, cujos "terapeutas" apenas imitavam os movimentos do TT, não apresentou mudanças.[6]

O médico Robert O. Becker, pesquisador pioneiro na área da bioeletricidade, teoriza que o tipo de cura que ocorre num método como o TT é uma interação de campos de energia eletromagnética.

Experiência Com o Toque Terapêutico: Avaliação do Campo de Energia

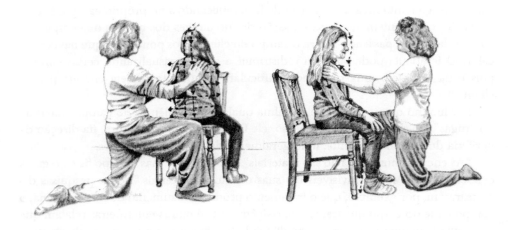

Figura A   Figura B

Se você não está acostumado a sentir a energia das mãos, faça primeiro a experiência descrita na página 313. Depois, para testar sua sensibilidade ao campo de energia de outra pessoa, faça o seguinte:

Faça a pessoa — um amigo, seu parceiro ou seu filho — sentar-se num banquinho, de maneira que você tenha um acesso fácil por todos os lados. Fique atrás dela. Começando pelo topo da cabeça, deixe as palmas das mãos voltadas para dentro, a uns 5 ou 7 centímetros do corpo. Vá descendo as mãos pelo campo de energia, movendo-as primeiro ao longo da coluna, depois saindo para os lados. Volte à coluna, saia outra vez, até ter coberto as costas (figura A). Não se detenha muito num só lugar: vá descendo até os pés. Preste atenção a tudo que suas mãos perceberem, mas não pare. Você pode ter impressões sensoriais, intuições ou vagos pressentimentos. Se quiser, volte e verifique os detalhes do que percebeu em certas áreas. Observe também as diferenças que sente entre a mão direita e a esquerda.

Depois, vá para a frente do corpo (ou para as costas, se tiver começado na frente) e faça a mesma coisa (figura B). Quando terminar, converse com a pessoa para ver com que grau de acuidade você percebeu os sinais da energia.

— Adaptado de Dolores Krieger, *Accepting Your Power to Heal: The Personal Practice of Therapeutic Touch* (Bear & Co. 1993).

Como sabemos que o corpo usa sistemas de controle elétrico para regular as funções básicas e que o fluxo dessas correntes elétricas produz externamente campos magnéticos mensuráveis, não é preciso muita fé para postular que o dom do agente da cura é a capacidade de usar os próprios sistemas de controle elétrico para produzir campos de energia eletromagnética externos que interagem com os do paciente. A interação pode "restaurar" o equilíbrio das forças internas ou reforçar os sistemas elétricos para que o corpo volte a uma condição normal.[7]

Se não fosse Krieger, essa arte de cura esotérica de transferência de energia teria permanecido nas sombras da inaceitabilidade, em vez de ter se infiltrado na medicina oficial. Como professora da New York University, ela ensinou essa técnica a milhares de profissionais da saúde, especialmente a outras enfermeiras, que a utilizam em hospitais. Nos últimos vinte anos, surgiram seminários e aulas de TT em mais de oitenta escolas e universidades norte-americanas e em mais de setenta países. Os praticantes de outros métodos — massagem, Shiatsu, Acupressão, Yoga, fisioterapia — usam essa técnica como complemento do seu trabalho. Leigos também podem aprender o TT, pois Krieger acredita que todos nós temos o poder de curar.

Krieger adverte que, em certas circunstâncias, é melhor não receber o TT. Em caso de lesões no crânio, por exemplo, o tratamento deve ser evitado na cabeça, assim como não é recomendado no final da gravidez.

RECURSOS:

Terapeutas e aulas: Nurse Healers and Professional Associates Cooperative, Inc., 175 Fifth Ave., Suite 3399, New York, NY 10010.

Livros: Dolores Krieger, *Accepting Your Power to Heal: The Personal Practice of Therapeutic Touch* (Bear, 1993); Janet Macrae, *Therapeutic Touch: A Practical Guide* (Alfred A. Knopf, 1988).

Audiovisual: "The Therapeutic Touch, with Dolores Krieger", vídeo de 35 min., Institute of Noetic Sciences, (800) 383-1586.

REIKI

Em japonês, *Reiki* significa "energia vital universal". É uma técnica de imposição das mãos que serve para canalizar essa energia onipresente e favorecer a cura. É conhecida também como Sistema de Cura Natural Usui, um nome que vem do doutor Mikao Usui, um sacerdote cristão que desenvolveu o Reiki em meados do século XIX no Japão. Ele ensinou o método ao doutor Chujiro Hayashi, que por sua vez o transmitiu a Hawayo Takata, uma japonesa do Havaí, que recuperou a saúde com um tratamento de Reiki que fez no Japão durante uma visita à família. Ela introduziu o Reiki nos Estados Unidos no final dos anos 30.

Antes de morrer, em 1980, Takata preparou sua neta, Phyllis Lei Furumoto, para continuar a linhagem. Junto com outros mestres de Reiki autorizados por Takata, ela criou a Reiki Alliance. Uma facção, liderada por Barbara Ray, que alega ter "herdado" a liderança de Takata, formou a American-International Reiki Association, conhecida agora como Radiance Technique Association International.

A iniciação direta ou o treinamento em vários níveis de proficiência (o sétimo é o mais alto) realiza-se com uma série, dividida em estágios, de sessões intensivas de "sintonização", feitas em fins de semana. Alguns seguem o sistema Usui, outros praticam a técnica Radiance. Você pode fazer em si mesmo um tratamento Reiki, ou recebê-lo de um mestre. O terapeuta coloca as duas mãos lado a lado, com as palmas voltadas para baixo, perto do corpo da pessoa, em doze locais distintos, num total de cinco minutos em cada um. Essa imposição das mãos, dizem seus praticantes, alivia a dor decorrente de problemas crônicos ou agudos, além de estimular o crescimento espiritual. Ela é usada em casos de *stress,* enxaqueca, cortes, ferimentos, inchaços, tumores, psoríase, queimaduras, problemas cardíacos, dificuldade para urinar, pressão alta, asma, alergias, reumatismo, problemas digestivos, insônia, artrite. O tratamento é suave e relaxante, raramente dolorido, e não tem contra-indicações.

No sistema Reiki não há um processo formal de treinamento que dê direito a um certificado. O mestre aprova o aluno quando está satisfeito com sua competência. Nos últimos anos, dizem alguns que o que começou como uma tradição japonesa acabou se transformando "num termo genérico, não-específico, aplicado a todos os tipos de trabalho energético".[8] De fato, em 1980 havia apenas 22 Mestres em Reiki iniciados pessoalmente por Takata, mas, hoje, há mais de 2 mil mestres autônomos, ensinando em todo mundo, o que torna difícil saber quem trabalha de acordo com os padrões originais e quem pratica uma técnica caseira. Em meados dos anos 80, Ethel Lombardi, mestra Reiki, desenvolveu a *MariEl,* uma abordagem energética que tem como objetivo liberar bloqueios e favorecer a saúde e o bem-estar.

RECURSOS:

Cursos e terapeutas: Usui System of Natural Healing, Reiki Alliance, P.O. Box 41, Cataldo, ID 83810, (208) 682-3535; Radiance Technique Association International, Inc. (antiga American-International Reiki Association, Inc.) P.O. Box 40570, St. Petersburg, FL 33743-0570.

Livros: Hawayo Takata, *Living Reiki: Takata's Teachings* (Life Rhythm, 1992); Barbara Ray, *The "Reiki" Factor* (Radiance, 1989); Marsha Burack, *Reiki: Hands-On Healing for Yourself and Others* (Reiki Healing, 1992); Earlene Gleisner, *Reiki in Everyday Living: How Universal Energy Is a Natural Part of Life, Medicine, and Personal Growth* (WFP, 1992).

Fitas: "Reiki — Healing Yourself", Marsha Burack, (800) 333-4220 ou (800) 634-9057.

CAPÍTULO 14

Artes Orientais do Movimento

As artes do movimento da Índia, China e Japão — incluindo o Chi Kung, as artes marciais e a Yoga — são também preventivas e terapêuticas, como as artes da cura orientais. Mas há uma diferença, pois não é uma outra pessoa que equilibra sua energia vital por meio de tratamentos com agulhas, pressão ou calor. O elemento mais importante é sua participação ativa, pois é você mesmo que move e controla o *chi*, fazendo com que sua energia vital flua livremente pelo corpo. E, ao aprender a fazer isso — ou seja, ao tornar-se sensível à própria energia —, você aprende também a interpretar ou sentir a energia dos outros. Essa sensibilidade é vital para melhorar sua saúde e seus relacionamentos pessoais.

É só pelo conhecimento da energia interna e dos poderes naturais de restauração do corpo que poderemos assumir nossa própria cura e nos transformar em agentes ativos da nossa própria mudança e recuperação.
— Jerry Mogul

As artes do movimento indianas, chinesas e japonesas ajudam a conquistar ou reconquistar a saúde física em qualquer idade. Elas soltam músculos e articulações, melhorando a postura, a mobilidade das articulações e a flexibilidade. Como exercícios de sustentação do próprio peso, elas fortalecem os ossos, tonificam os órgãos internos, aprofundam a respiração, estimulam a circulação, reduzem a tensão na parte simpática do sistema nervoso autônomo e acentuam o aspecto parassimpático. Desenvolvem também o equilíbrio, a coordenação e o senso de centramento.

MEDITAÇÃO EM MOVIMENTO

Embora muitos procurem as artes do movimento visando ao condicionamento físico ou, em alguns casos, a autodefesa, elas também são métodos para aquietar a mente. Seu objetivo mais elevado é a unidade e a harmonia, dentro e fora do corpo. Servem também para cultivar a consciência e o caráter moral. Alguns autores afirmam que essas artes se desenvolveram inicialmente em relação à prática espiritual e que, em certos aspectos, ainda refletem filosofias como o Hinduísmo, Taoísmo, Budismo e Shinto. Elas são, ao mesmo tempo, uma maneira de ser e uma prescrição para fazer. Favorecem o autoconhecimento e fortalecem a ligação com a sabedoria corporal.

Ao aprender artes do movimento de outros países, há sempre o perigo de compreender mal o que são e como usá-las. Por causa das barreiras de língua e das diferenças culturais, os termos podem ser facilmente mal traduzidos e os conceitos filosóficos mal interpretados. Por exemplo: alguns ocidentais vêem as artes marciais como uma mera versão de certos esportes, como boxe e luta livre. Enxergam apenas a competição e o combate externo, sem o desenvolvimento interno, que é essencial. Imitam os movimentos, sem compreender verdadeiramente seu significado e sua intenção.

> *Pratique o não-fazer e tudo cairá no lugar certo.*
>
> *– Tao Te Ching*

Como uma espécie de meditação em movimento, essas artes orientais enfatizam a atenção consciente e a ação sem esforço — aquilo que os taoístas chamam de *wei wu wei* ("fazer nada" ou "não-fazer") e os budistas chamam de "esforço correto". Nesse sentido, esses caminhos corporais são semelhantes às abordagens funcionais ocidentais. *Wei wu wei* não é o mesmo que passividade, mas um estado de atenção corporal no qual a ação ocorre tranqüilamente, por si mesma: o dançarino e a dança são um, a seta atira a si mesma. Para praticar corretamente essas artes, é preciso guiar-se por indícios proprioceptivos — sentir a si mesmo de dentro — antes de verificar a forma por fora. Como método de movimento sensório-motor, elas complementam as práticas corporais em que é preciso ficar deitado para dissipar os efeitos da gravidade.

Essas artes do movimento parecem simples, mas exigem muito equilíbrio e controle corporal, o que desenvolve a paciência, a disciplina no treinamento e a atenção focalizada. Morihei Ueshiba, o criador do Aikidô, aconselha: "No treino, não tenha pressa, pois leva no mínimo dez anos para dominar o básico e chegar ao primeiro degrau. Nunca se considere um mestre perfeito, que tudo sabe; você precisa continuar a treinar diariamente."[1] Todos os adeptos dessas artes falam da importância de um professor competente, que possa guiá-lo a uma boa prática.

Se você estiver interessado nas artes marciais como meio, por exemplo, de entrar em contato com a sabedoria corporal, cuidado com instrutores machões e sem coração. É mais importante procurar um bom artista mais do que uma boa arte. Algumas escolas estarão preocupadas em transformá-lo num bom lutador, enquanto outras estarão preocupadas em transformá-lo numa pessoa melhor. As associações de artes marciais têm, cada uma, os próprios critérios, pois as artes orientais do movimento não são regulamentadas por associações nacionais. Qualquer um pode dar aulas e, assim, cabe a você investigar. Mas, sem experiência, você não estará habilitado a

360   *Descubra a Sabedoria do Seu Corpo*

julgar a proficiência técnica de um instrutor. Ele pode mencionar os nomes dos professores com quem estudou, mas, provavelmente, eles não vão significar nada para você. No entanto, você *está* qualificado para julgar se a pessoa é um ser humano decente, que o trata de maneira justa e ética. A melhor coisa é fazer algumas aulas e ver como você se sente com a filosofia e o estilo daquele instrutor. Pesquise até encontrar o que precisa.

AS ARTES MARCIAIS

As artes marciais mais conhecidas vêm da China e do Japão, mas há aquelas nativas de muitos outros países: por exemplo, *Kalarippayattu*, do sul da Índia; *Escrima*, das Filipinas; *Taekwondô*, da Coréia; *Pentjak Silat*, da Malásia e Indonésia; *Capoeira*, uma combinação de dança e arte marcial, do Brasil; e outras da África.[2] Aqui, vou me concentrar nos sistemas chineses de desenvolvimento do *chi* – *Chi Kung* e *T'ai Chi Chuan* –, no *Aikidô*, do Japão, e no *Karatê*, de Okinawa. Apesar de estarem todas relacionadas ao movimento de *chi*, o T'ai Chi e o Aikidô são geralmente considerados artes marciais "suaves" ou "internas", enquanto o Karatê é considerado uma arte "dura" ou "externa".

A classificação das artes marciais em suaves e duras, internas ou externas, *yin* ou *yang*, é um problema controverso, sobre o qual existe muita discussão.[3] Como observa o instrutor de Aikidô, Paul Linden: "As artes duras se tornam suaves quando a dureza é verdadeiramente compreendida. Elas não são força bruta, mas uma passagem *yang* para a autoconsciência. As artes suaves se tornam duras quando a suavidade é verdadeiramente compreendida. O lado vazio da suavidade é a volubilidade e a superficialidade. O lado sombrio da dureza é a brutalidade e a tendência assassina. Sem a dureza e a suavidade, as pessoas não teriam a oportunidade de ver suas partes sombrias."[4] O crescimento pessoal é a integração da compaixão e do poder, do suave e do duro, do interno e do externo, da luz e da sombra.

> *O verdadeiro valor do estudo das artes marciais... não está nos feitos físicos, como quebrar tijolos... (mas) naquilo que as artes marciais nos dizem sobre nós mesmos: que podemos ser muito mais do que somos agora, que não precisamos ter medo, que nossas capacidades para a energia, a consciência, a coragem e a compaixão são muito maiores do que fomos levados a acreditar. Elas nos dizem que nossos limites pessoais podem ser ultrapassados.*
>
> *– Don E. Miller*

As artes internas concentram-se na complacência e na força interior. Elas ensinam a reagir e a defender-se usando a não-resistência. Nesse sentido, seguem as crenças budistas e taoístas, como é exemplificado no clássico manual taoísta da arte de viver: *Tao Te Ching*, de Lao-tse, ou Livro do Caminho Perfeito. As qualidades da água são muitas vezes usadas para ilustrar a melhor maneira de se mover. A água é suave e complacente, mas, no longo percurso até o oceano, o rio precisa superar inúmeros obstáculos. A água corre em volta, por cima e sob esses obstáculos, desviando muitas e muitas vezes. "Jogue uma pedra numa lagoa e a água deixará que ela siga seu curso", explica Michael DeMarco, que estuda artes marciais há mais de trinta anos. "Ela se rende à pedra e, ao mesmo tempo, a contém. Jogue uma pedra numa árvore e veja o estrago."[5]

Isso não quer dizer que não haja no estilo interno movimentos que servem para golpear, chutar ou esmurrar. O T'ai Chi, por exemplo, constitui-se basicamente de movimentos de chutar, bater e empurrar. Essas artes marciais vão torná-lo perito em defesa pessoal, mas você pode usá-las também como meditação dinâmica. Antes usadas como sistemas de luta (uma possibilidade que permanece), as artes marciais internas transformaramse em artes de viver. No nível mais profundo, elas são voltadas para a vida, para a saúde, para a criatividade e para a autotransformação — física, mental e espiritual — e não para a competição e destruição.[6] Como treinam a mente e o corpo, são métodos voltados mais para o domínio de si mesmo do que para vencer os outros. Elas dependem da sua capacidade de cultivar e aplicar o *chi*, e de manter a mente quieta enquanto movimenta o corpo. "Na Arte da Paz nós nunca atacamos", disse Ueshiba. "Um ataque é prova de falta de controle." [7]

> *Dominar os outros é força: dominar a si mesmo é o verdadeiro poder.*
> — *Tao Te Ching*

Filosoficamente, as artes suaves e duras são iguais. Todas elas são meios para cultivar uma mente tranqüila, determinada, que não oscila. Mas as artes duras, como o Karatê, são, em parte, diferentes das artes suaves. Elas priorizam o desenvolvimento do poder muscular e da velocidade e o domínio de técnicas de ataque (quebrar e atirar), realizadas com impacto devastador. A implacável prática combativa é como uma pedra de amolar, para polir e afiar o eu.

Dependendo do caráter, das atitudes e do comportamento do instrutor e do aluno, tanto as artes duras quanto as suaves podem ser praticadas de maneira bruta, permitindo abusos. Alguns artistas marciais são inicialmente atraídos pelo poder, confundindo-o com agressão, e nunca superam o desejo de se permitir atitudes hostis e destrutivas. Outros são levados pela vontade de aumentar a autoconfiança e a autoproteção, mas, depois, transcendem o treinamento da força física e se transformam em praticantes filosóficos e espirituais.

> *Quanto mais flexível e elástico for o corpo, mais seguro ele estará em relação à gravidade e mais resistente será sua vitalidade.*
> — *Mary Bond*

Os problemas com a brutalidade são mais comuns nas artes duras, como o Karatê, do que nas suaves, como o T'ai Chi, pois é mais fácil relacionar as artes marciais internas com força física. Em muitos filmes, elas aparecem como demonstrações de força bruta. No entanto, elas têm na base os mesmos princípios das artes suaves — centramento e respeito. Você pode usá-las como veículos para o desenvolvimento do poder relaxado e alerta. Por exemplo: *Goju-Ryu* (*Goju* significa "duro/suave"), um estilo de Karatê criado em Okinawa, combina técnicas de luta externa com princípios

362   *Descubra a Sabedoria do Seu Corpo*

internos chineses. Seu criador, Mestre Chojun Miyagi (1888-1953), possuía enorme força física, mas sua maior qualidade era a gentileza. Ele nunca usou o Karatê para ferir outro ser humano.[8]

Historicamente, as lutas, por esporte ou não, provocaram todos os tipos de danos. Muitos artistas marciais aprenderam artes tradicionais de cura — preparo de ervas, manipulação dos pontos de pressão e dos ossos — para tratar lesões nos músculos, articulações, ossos, ligamentos e tendões. No Japão, *kuatsu*, um sistema de atendimento de emergência, foi criado para ressuscitar vítimas de golpes. Esse sistema usa movimentos percussores com ação reflexogênica, compressão para restaurar a respiração, e massagem cardíaca externa. Tradicionalmente, os mestres de artes marciais eram competentes na técnica e na cura.[9]

No cerne das artes marciais externas e internas está a concentração de *chi* num ponto que fica uns quatro dedos abaixo do umbigo, bem no centro do corpo. Esse lugar vital é conhecido como *tantien* ("campo celeste"), em chinês, e *tanden*, em japonês. O termo japonês *hara* é a palavra mais usada para denominar a área da barriga.[10] Desse ponto, pode-se levar a energia a áreas distantes do corpo. Nas artes marciais, os movimentos, o equilíbrio e o poder irradiam desse centro. É, ao mesmo tempo, o centro físico de gravidade e o centro psíquico do espírito, ou força vital essencial. "A pelve governa o corpo inteiro", diz o mestre de T'ai Chi Chuan, Alfred Huang.[11]

> *Elevar o espírito até a coroa, baixar o chi até o* tan-tien.
>
> — *Wang Tsung-yu*

Essa base nos serve de muitas maneiras. Quando aprendemos a nos mover a partir do centro, passamos a encarar o mundo como pessoas plenas — não a partir da cabeça, da direita ou da esquerda, mas diretamente, da "própria base". Conhecendo o próprio centro e sentindo onde está o corpo em todos os momentos, onde está o peso e o equilíbrio, desenvolvemos força e confiança para estar no mundo. Praticar uma arte marcial significa enfrentar uma mudança constante — com embasamento, fluidez e suavidade relaxada, elástica e flexível.

RECURSOS:

Há uma publicação trimestral que divulga artigos sobre pesquisas, entrevistas com mestres, artigos sobre estilos e técnicas e listas de livros e audiovisuais: *Journal of Asian Martial Arts*, Via Media Publishing Co., 821 W. 24th St., Erie, PA 16502, (800) 455-9517. Ver também *Shuhari: A Journal of the Martial Arts*, Atrium Society Publications, P.O. Box 816, Middlebury, VT 05753, (802) 388-0922. Há também a National Woman's Martial Arts Federation, P.O. Box 4688, Corpus Christi, TX 78469, (512) 855-6975. Para uma visão geral: John Corcoran, Emil Farkas e Stuart Sobel, *The Original Martial Arts Encyclopedia: Tradition, History Pioneers* (Pro-Action, 1993); Donn Draeger e Robert W. Smith, *Comprehensive Asian Fighting Arts* (Kodansha, 1981); Paul Crompton, *The Complete Martial Arts* (McGraw-Hill, 1989).

TRADIÇÃO CHINESA

As raízes das artes marciais e das artes do movimento chinesas estão envoltas em lenda. Alguns dizem que os monges taoístas iniciaram essas práticas no século V a. C. Precisando incluir na rotina diária exercícios físicos apropriados à meditação e à vida simples, eles imitaram os gestos dos animais e dos pássaros. Outras histórias enfatizam o papel de Bodhidharma, um monge que saiu da Índia por volta de 600 a. C. e foi para o Templo Shao-lin, um mosteiro budista Ch'an (*Zen* em japonês), construído na montanha Song-shan, na província de Honan, pelo Imperador Hsiao-Wen, em 496 a. C. Conta-se que Bodhidharma ensinou exercícios marciais aos monges como defesa contra os bandidos e/ou com o objetivo de fortalecê-los para suportarem os rigores da meditação.[12]

Mas não é possível atribuir a uma só pessoa a criação de práticas de manipulação do *chi*, dentro ou fora do corpo. É mais provável que seja uma obra coletiva, criada ao longo dos séculos. Usando técnicas de respiração e exercícios de movimento, os monges aprenderam a usar a mente para dirigir a energia no corpo com o objetivo de aumentar a saúde física, a clareza mental e a profundidade espiritual. Seus métodos acabaram chegando à China antiga como técnicas para promover a saúde e prolongar a vida.

CHI KUNG

Em 1993, foi transmitido um programa de televisão chamado *Healing and the Mind*, que mostrava, por ocasião da viagem de Bill Moyer à China, demonstrações fantásticas de *Qi Gong* (o nome é uma variação de *Chi Kung*).[13] Traduzido como "trabalho com a energia vital" ou "prática de respiração", é a arte ou a ciência de usar a respiração, os movimentos lentos, a visualização e a meditação para limpar, reunir e fazer circular o *chi*. Concentrando poderosamente o *chi* no *tantien*, um velho

> *Se você estiver centrado, poderá mover-se livremente. O centro físico é a barriga; se a sua mente também estiver assentada ali, você terá a certeza da vitória em qualquer empreendimento.*
>
> *– Morihei Ueshiba*

não apenas resiste ao ataque de um jovem forte, mas move o *chi* do oponente, jogando-o longe sem chegar a tocá-lo fisicamente. Um tal nível de maestria exige pelo menos vinte anos de rigorosa disciplina.

O cultivo do *chi* pode levar a uma vida longa e saudável, à habilidade marcial e ao crescimento espiritual. Na China, milhões de pessoas praticam regularmente alguma forma de Chi Kung em parques e praças da cidade. Elas utilizam essa prática para manter a saúde, como treinamento esportivo e como tratamento médico. Uma pesquisa, feita em 1958 num hospital de Shangai com milhares de pacientes com hipertensão, indica que a prática de Chi Kung possibilita melhoras acentuadas. A prática diária abaixa a pressão sangüínea, o ritmo do pulso, o nível metabólico e a demanda de oxigênio. Chi Kung ativa os sistemas auto-reguladores do corpo, responsáveis pelo funcionamento equilibrado dos tecidos, órgãos e glândulas.[14]

Há também um Chi Kung externo, que alguns mestres e médicos tradicionais chineses aplicam como tratamento. Eles sentem os pontos de excesso ou deficiência de *chi* no paciente e, baseados nisso, projetam o *chi* por meio de toques levíssimos ou, o que é mais freqüente, sem toque algum. A uma distância de mais de um metro do paciente, o mestre de Chi Kung faz movimentos clássicos e formalizados com o corpo e com os braços e, depois, aponta o braço estendido para o paciente e envia *chi*.[15] O paciente geralmente tem sensações de calor, peso, vibração e expansão. Nos hospitais tradicionais chineses, essa cura externa do *chi* é usada para tratar os mesmos tipos de doenças tratadas pela acupuntura. Segundo alguns relatos, é usada com sucesso em caso de esclerose múltipla, dor de cabeça, insônia, lesões nos tecidos moles, asma, úlcera péptica e outras doenças gastrintestinais, distúrbios neurológicos, artrite, câncer, problemas nos órgãos internos, dor nas costas e dores nas articulações, provocadas pela artrite e até mesmo pela fibrose cística.[16]

Através dos séculos, existiram cerca de 3.600 escolas de Chi Kung, segundo a estimativa de David Eisenberg, o médico americano que estudou medicina tradicional na China e depois acompanhou Bill Moyers em sua viagem. Segundo algumas pesquisas, há atualmente na China mais de cem variações de Chi Kung.[17] Você pode aprender a fazer uma massagem Chi Kung em você mesmo e praticar a circulação do *chi*.

Recursos:

Informações: *T'ai Chi*, Wayfarer Publications, P.O. Box 26156, Los Angeles, CA 90026 (800) 888-9119 ou (213) 665-7773, fax (213) 665-1627. Pode-se também obter informações em lojas especializadas de artigos esportivos, em centros taoístas ou com praticantes de medicina tradicional oriental.

Livros: Danny Connor e Michael T'se, *Qigong: Chinese Movement and Meditation for Health* (Wiser, 1992); Tsu Kuo Shih, *Qi Gong Therapy: The Chinese Art of Healing with Energy* (Station Hill, 1994); Lily Siou, *Ch'i-Kung: The Art of Mastering the Unseen Life Force* (Charles E. Tuttle, 1975); Masaru Takahashi e Stephen Brown, *Qigong for Health: Chinese Traditional Exercise for Cure and Prevention* (Japan Publications, 1986); Bruce Kumar Frantzis, *Opening the Energy Gates of Your Body: Gain Lifelong Vitality* (North Atlantic, 1993); Lam Kam Chuen, *The Way of Energy: Mastering the Chinese Art of Internal Strenght with Chi Kung Exercise* (Simon & Schuster, 1991); Mantak Chia, *Awaken Healing Energy Through the Tao* (Healing Tao, 1983), *Iron Shirt Chi Kung* (Healing Tao, 1986) e *Bone Marrow Nei Kung* (Healing Tao/Charles E. Tuttle, 1989); Charles T. McGee. M.D., com Effie Poy Yew Chow, *Miracle Healing from China...* Qigong (MediPress, 1994).

Audiovisual: "Chi Gung: Opening the Energy Gates", e "Chi Gung: Marriage of Heavens and Earth", fitas de 68 e 82 min., Kumar Frantzis, P.O. Box 99, Fairfax, CA 94978-0099, (415) 454-5243;

Tocar o Gongo: Uma Experiência de Chi Kung

Antes de começar, observe como está se sentindo. Está inquieto, cansado, tenso ou com sono? Está zangado, triste, feliz, aborrecido?

Fique de pé com os pés bem separados, os joelhos e a pelve soltos e os ombros relaxados. Pode abrir o peito, levando as omoplatas levemente para trás e para o centro. Vire-se, começando pelos tornozelos e incluindo no movimento os joelhos, depois as coxas e os quadris, antes de deixar que os braços balancem naturalmente.

Movimento nº 1: Quando você girar para a direita e para a esquerda, um braço vai passar pela frente do corpo e a palma da mão vai bater no braço oposto. Simultaneamente, a parte de trás da outra mão vai bater na base das costas quando o braço virar. É como se você estivesse usando uma jaqueta e as mangas (sem os braços dentro delas) balançassem à medida que você se virasse de um lado para outro. Mantenha um foco suave com os olhos e balance molemente várias vezes, para aquecer e para se acostumar ao movimento.

Figura A

Movimento nº 2: Continuando o movimento, feche as mãos, mas não com força, porque senão dará socos em si mesmo. O punho direito passa por trás e bate na base das costas, na área do rim (logo acima da cintura) enquanto o punho esquerdo atinge a área logo abaixo do seio direito (figura A). Depois inverta, com o punho esquerdo na base das costas e o punho direito no lado esquerdo das costelas. Procure fazer oito repetições. Fique solto e mantenha o olhar suave e não-focalizado, à altura dos olhos.

Movimento nº 3: Agora, repetindo esse movimento de balanço, erga o punho direito para que ele aterrisse na área entre a clavícula e os seios enquanto o punho esquerdo continua a atingir a área dos rins e vice-versa (figura B). Repita oito vezes.

Agora inverta a ordem dos movimentos. Do nº 3 volte para o nº 2. Faça depois o nº 1, de maneira a terminar balançando molemente os braços, como fez

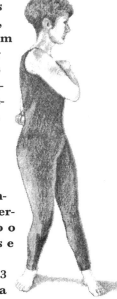

Figura B

no início. Com alguma prática, você vai conseguir fazer a seqüência inteira sem precisar pensar que mão vai aonde.

Quando terminar, observe como se sente. Nota alguma mudança? Atingir essas áreas com os punhos significa fazer contato com pontos em diferentes meridianos, o que pode produzir muitos benefícios. O olhar frouxo ajuda a relaxar os olhos.

"Qigong", vídeos de palestras e seminários de professores da China, World Research Foundation, 15300 Ventura Blvd., Suite 405, Sherman Oaks, CA 91403, (818) 907-5483, fax (818) 907-6044; "Chikung for Health", 90 min., Terry Dunn, White Rose, (800) 374-5505; "The Way of Chi Kung", 5 fitas, e "Chi Kung Meditations", fita de 60 min., Ken Cohen Sound True, (800) 333-9185.

CURA PELO CHI KUNG

Em 1979, quando Craig Reid mudou-se para a República da China, estava morrendo de fibrose cística. Doença hereditária e incurável que provoca obstrução dos sistemas respiratório e digestivo, a fibrose cística afeta, principalmente, crianças pequenas, matando-as antes dos 21 anos. Reid já tomava remédios há dezessete anos e tinha passado por penosas terapias quando resolveu procurar um professor de Chi Kung. Cinco meses depois de começar a aprender essa arte do movimento, ele abandonou os remédios e as terapias e vem mantendo um bom nível de saúde desde então.

Na China, Reid foi testemunha de outras recuperações surpreendentes. Heather Singlewitch, uma das melhores ginastas americanas, tinha passado por uma séria cirurgia reconstrutiva no joelho, depois de romper um ligamento. Os médicos achavam que ela nunca mais poderia competir, e nem mesmo andar normalmente. Mas um professor de Chi Kung "leu" sua perna, descobriu o ponto exato do problema e fez a dor descer pela perna e sair pelo pé. E usou apenas o *chi*, sem nem mesmo tocá-la. Durante seis meses, ela fez três sessões por semana. Recuperou a força e a flexibilidade, voltou a treinar e a competir, sem nunca mais sentir dor. Reid conta também o caso de um homem de idade que tinha o antebraço direito paralisado há treze anos. Depois de uma sessão de duas horas, ele estendeu o braço, abriu os dedos crispados e apertou a mão do professor de Chi Kung que tinha conseguido reverter um problema que não havia melhorado nem com as três sessões semanais de fisioterapia, durante doze anos.

T'ai Chi Chuan

T'ai Chi Chuan significa "punho supremo". Baseia-se em princípios taoístas: a vida é o equilíbrio entre as forças opostas de *yin* e *yang*; a saúde é o fluxo livre de *chi*; o ideal é a harmonia com a natureza e com o próximo. O símbolo do T'ai Chi é o mesmo de *yin* e *yang*, pois a prática é uma interação dinâmica dos dois na busca de um estado interme-

> *O suave triunfa sobre o duro, o dócil triunfa sobre o rígido.*
> — Tao Te Ching

diário entre forças suaves e duras. Segundo Jay Dunbar, um instrutor de T'ai Chi, a forma dessa arte é do século XVII e o nome deve ter se originado com Wu Yux-iang (1812-1880). Tradicionalmente, o sistema tinha três componentes distintos: seqüência solo de posturas, "empurrar as mãos" com um parceiro, treinamento com armas. Atualmente, raramente se usam armas, principalmente no Ocidente. Durante gerações, o T'ai Chi foi praticado e ensinado com exclusividade por algumas famílias, o que originou quatro estilos básicos: Chen e Yang, os mais antigos; Wu, que evoluiu do Yang; e Sun. A Família Chen preservou as formas originais e inventou a prática de "empurrar as mãos"; a família Yang popularizou o T'ai Chi a partir de 1800.

No século XX, essa exclusividade das famílias acabou e o T'ai Chi está agora à disposição do público em geral, sendo praticado mais por seus aspectos positivos em relação à saúde do que como técnica de luta. Por exemplo: um estudo feito em oito cidades dos Estados Unidos indica que a prática de exercícios semelhantes aos do T'ai Chi por um período de dez a 36 semanas melhora o equilíbrio e reduz o risco de quedas em pessoas de 60 a 75, por um período de dois a quatro anos.[19] Nos Estados Unidos, instrutores de T'ai Chi afirmam que, entre seus alunos, a prática alivia dores nas costas, males da coluna, hipertensão, problemas relacionados ao *stress*, artrite, reumatismo e problemas no joelho.[20]

Além do Chi Kung, os chineses também praticam o T'ai Chi ao amanhecer, em parques e praças de Beijing e outras cidades, inclusive nos parques e bairros chineses de Nova York e San Francisco. No início, o T'ai Chi era ensinado por professores chineses para alunos chineses em comunidades chinesas. A primeira americana a ensinar T'ai Chi foi Sophia

> *Quando você fica com os dois pés no chão, mantém sempre o equilíbrio.*
> — Tao Te Ching

Delza, de Nova York, nos anos 60. Mas o professor que exerceu maior influência nos Estados Unidos é Chang Man-Ch'ing, pois a forma curta que pratica, a Yang, é a mais difundida.[21]

No coração da prática do T'ai Chi está a "forma longa", uma série de 108 movimentos contrastantes e ligados, cada qual com um nome evocativo, como O Corvo Branco Abre as Asas, Repartir a Crina do Cavalo Selvagem, Ondular a Mão nas Nuvens. A forma curta do estilo Yang consiste de 37 posições, mas outras chegam a ter apenas dezoito movimentos.

As posições do T'ai Chi não devem ser feitas de maneira estática ou rígida. É preciso fluir ininterruptamente de uma para a outra. Quando feitas com tranqüilidade, clareza, equilíbrio e atenção, elas são como "um rio que nunca termina". [22] Para fazer essas posições do T'ai Chi, você precisa mudar ou "esvaziar" constantemente o peso do corpo de uma perna para a outra, contrair e relaxar

> *Nada no mundo é tão suave e submisso quanto a água. Mas, para dissolver o duro e inflexível, nada a supera.*
> *– Tao Te Ching*

alternadamente os músculos das pernas, erguer e abaixar os braços, girar de um lado para o outro, modificar as direções no espaço e assim por diante. Todos esses opostos representam a interação ativa de *yin* e *yang*. Mover-se em perfeito equilíbrio significa que não há tensão em qualquer parte do corpo. É preciso incorporar a ligação com o chão, o alinhamento e a atenção no movimento, assim como a consciência do espaço circundante.

Como os movimentos são lentos, circulares e relaxados, tradicionalmente a prática começava aos 40, a idade em que os chineses acreditavam que o vigor energético se dissipa, possibilitando a tranqüilidade e a paciência. O T'ai Chi é repouso e tranqüilidade em movimento.

Depois de aprender a fazer a forma sozinho, você começará a praticar *push hands* com um parceiro. Os dois vão ficar frente a frente em diagonal, com a parte de trás do punho e do antebraço pousada sobre os do parceiro. Sem mover os pés, um de vocês vai mover o corpo inteiro, mudando o peso, empurrando delicadamente o parceiro, que acompanha, mudando o peso para trás, sem resistir, e, depois, o empurra para trás com o mesmo movimento circular. E os dois prosseguem num círculo de avança/recua e acompanha/inicia. Você vai aprender também a manter o equilíbrio. Essas lições de peso, equilíbrio e reação psicológica diante do outro oferecem a oportunidade de transformar antigos padrões do hábito de ser sempre empurrado de lá para cá, por novos padrões de atenção relaxada e estabilidade flexível.

A consciência do próprio corpo, a partir de perspectivas internas e externas, tem muitas vantagens. Quando perceber onde seu peso repousa e sentir o equilíbrio de dentro para fora, você poderá mover-se totalmente a partir do centro. Isso significa olhar o mundo do âmago – do meio do seu ser – e ver as coisas logo à sua frente, sem procurar lá longe. Sob esse aspecto, parece ser um bom treino para, literalmente, enfrentar a vida. Movendo-se fluidamente, estabelecendo ligações com todas as suas partes, você poderá mover-se eficientemente e evitar lesões. Você poderá respirar, relaxar e reagir mais facilmente. Isso tudo traz confiança e força interior. O T'ai Chi vai acabar sendo mais do que uma breve prática diária: ele se transformará numa nova maneira de viver. E ele pode ser praticado em qualquer lugar, sem roupa especial: basta ser folgada e confortável.

Não fique frustrado se a primeira experiência não der certo, especialmente se não tem familiaridade com o processo lento e suave próprio dessa arte. Não é como a aeróbica, esportes ocidentais ou calistênicos, em que os movimentos podem ser auto-

Experiência: A Posição Básica do T'ai Chi

A posição básica é essencial para fazer qualquer movimento do T'ai Chi. Você precisa estar consciente do seu centro — *tantien* — e de sua posição no espaço. Se possível, procure fazer essa experiência descalço, ao ar livre, no chão plano. Para chegar à posição fundamental, trabalhe de baixo para cima. Fique de pé com os pés afastados, colocados diretamente sob os quadris. Sinta o contato das solas dos pés com o chão. Verifique se o peso está distribuído por igual: está mais apoiado nos calcanhares, na parte da frente do pé, nas bordas de dentro ou de fora? Ajuste a posição.

Para descobrir esse ponto de equilíbrio em todo o corpo, explore até encontrar o ponto médio entre ficar rígido e despencar. Por exemplo: trave os joelhos e, depois, deixe que fiquem moles. Qual é a sensação em cada extremo? O peso se deslocou para a frente ou para trás do centro? Você se sente estável e pronto para o movimento nessas posições? Brinque com elas até encontrar um lugar intermediário, a partir do qual possa se mover com confiança.

Agora concentre-se na pelve. Mova-se entre os opostos, empurrando-a para a frente e para trás. Observe o que acontece com o peito e com o centro de gravidade ao fazer isso. Você se sente estável e pronto para a ação nessas posições ou fica fora de equilíbrio? Como antes, brinque entre esses dois extremos até encontrar o ponto médio, em que possa ficar relaxado, mas atento. Finalmente, volte a atenção para a cabeça. Observe como se sente quando empurra o queixo para a frente ou para trás, afundando-o na garganta. Experimente até conseguir chegar ao meio-termo, no ponto em que a cabeça fica confortavelmente em alinhamento com a coluna. Deixe que o topo da cabeça se eleve levemente.

Mantenha o equilíbrio, simultaneamente, afundando no chão e estendendo-se para o céu, como se houvesse um gancho no céu que o puxasse para cima, e como se você tivesse raízes nos pés, que o segurassem. Respire de maneira relaxada, a partir do centro do corpo. Se a posição estiver confortável, volte a atenção para a sensação dentro do corpo. Quais são seus pontos de checagem, para saber se está posicionado a partir do centro? Use essa marca de nível para conseguir voltar a essa posição.

Se quiser continuar fazendo experiências com essa postura básica, deixe o peso se "esvaziar" de uma perna para a outra enquanto você se move de um lado para o outro. Observe que não precisa deixar as pernas rígidas para manter o equilíbrio. Você pode se movimentar com menos esforço quando deixa as pernas soltas, mas não frouxas.

máticos. Anos de exercícios em Yoga não me prepararam para a primeira aula de T'ai Chi. Foi como recomeçar do jardim-de-infância. Eu simplesmente não consegui compreender a fluidez, a postura, o posicionamento dos braços e pernas. Mas disse a mim mesma que é normal sentir essa falta de jeito quando se começa alguma coisa nova. Depois de aprendido, o T'ai Chi exige apenas uns vinte minutos de prática diária para produzir bons efeitos sobre a saúde.

O tradicional estilo asiático enfatizava a relação mestre-discípulo. O professor individualizava as instruções e o currículo para cada aluno e julgava sua proficiência. Mas, aqui no Ocidente, você vai poder aprender T'ai Chi numa sala cheia de outros alunos, sem ter um relacionamento tão próximo. Como há diferentes formas, derivadas de diferentes linhagens e aprendidas com instrutores diferentes, não existe um padrão nacional que regulamente o T'ai Chi. Não existem também competições de T'ai Chi, pois essa arte não é um esporte.

RECURSOS:

Informações, instrutores: *T'ai Chi*, revista internacional publicada por Wayfarer Publications, P.O. Box 26156, Los Angeles, CA 90026, (213) 665-7773 ou (800) 888-9119. Ver também *Wu Style T'ai Chi Practitioners of North America* (On-Line, 1993). Há também publicações mais eruditas, como *Jornal of Asian Martial Arts*, Via Media Publishing Co., 821 W. 24th St., Erie, PA 16502, (800) 455-9517, fax (814) 838-7811. Há organizações e publicações representando os diferentes estilos, como T'ai Chi Chuan/Shaolin Chuan Association, P.O. Boxe 430, Geneva, IL 60134, (708) 232-0029.

Livros: *The Essence of T'ai Chi Ch'uan: The Literary Tradition*, traduzido e editado por Benjamin Pang Jeng Lo, Martin Inn, Robert Amacker e Susan Foe (North Atlantic, 1979); *Cheng Man-ch'ing, Cheng Tzu's Thirteen Treatises on T'ai Chi Ch'uan* (North Atlantic, 1985), e *T'ai Chi Ch'uan: A simplified Method of Calisthenics for Health and Self-Defense* (North Atlantic, 1981); Chen Wei-ming, *T'ai Chi Ch'uan Ta We: Questions and Answers on T'ai Chi Ch'uan*, traduzido por Benjamin Pang Jeng Lo e Robert W. Smith (North Atlantic, 1985); Wolfe Lowenthal, *There Are no Secrets: Professor Chen Man-ch'ing and His T'ai Chi Ch'uan* (North Atlantic, 1991), e *Gateway to the Miraculous* (North Atlantic; 1994); Stuart Alve Olson, compilador e tradutor, *Cultivating the Ch'i: The Secrets of Energy and Vitality* (Dragon Door, 1993).

Audiovisual: "T'ai Chi", Waysun Liao, T'ai Chi Center, 433 South Boulevard, Oak Park, IL 60302; "T'ai Chi for Health Series" [formas longa e curta]. Terry Dunn, 120 min. cada, VHS, (800) 333-9185; "T'ai Chi Chuan: Total Exercise for Mind and Body", Nancy Kwan e Bernie Pock, 60 min., VHS.

TRADIÇÃO JAPONESA

AIKIDÔ

O *Aikidô* é uma arte marcial relativamente nova, criada por Morihei Ueshiba (1883-1969) no Japão, nas primeiras décadas do século XX. *Ai* significa "harmonia" ou "amor", *ki* é "energia vital" ou "espírito" e *dô* é "o caminho": "o caminho da harmonia com a energia universal", ou "o caminho de um espírito cheio de amor".

> *A verdadeira arte marcial é aquela que derrota o inimigo sem sacrificar um único homem; você conquista a vitória colocando-se sempre numa posição segura e inatacável... O verdadeiro budo está a serviço da paz e da harmonia; treine diariamente para manifestar esse espírito pelo mundo.*
>
> *– Morihei Ueshiba*

Ueshiba desenvolveu o Aikidô basicamente a partir da *Daito Ryu Aiki-jitsu*, uma arte de campo de batalha. Durante muitos séculos, as artes marciais foram usadas pelos *bushi*, a classe guerreira, para ataque e defesa (os *samurais* eram os guerreiros de nível mais alto). Mas, no final do século XIX, quando o Japão saiu de seu longo período feudal, muitas artes militares se modificaram, passando a valorizar mais o treinamento físico, mental e espiritual — unificação mente-corpo — do que a luta. O Aikidô é uma forma moderna que surgiu da transformação do *Bujutsu* ("técnicas de combate") em *Budo* ("caminho do combate").

Quando jovem, Ueshiba aprendeu várias artes marciais japonesas, inclusive técnicas com armas. Mas, influenciado pelas crenças religiosas japonesas, ele ficou insatisfeito com a filosofia guerreira. Um dia, ao tirar água de um poço, ele teve uma iluminação, compreendendo que "o coração do *budo* não é a contenção, mas o amor, um amor que favorece e protege todas as coisas".[23] Daí em diante, ele passou a definir o Aikidô como "manifestação de Amor" e *budo* como "um Caminho de Paz".[24]

Ueshiba preservou o movimento vivo e preciso das antigas artes de luta, mas queria que o Aikidô fosse uma escola não violenta de autodomínio, e não um método de guerra. Assim, no Aikidô, a intenção é livrá-lo de barreiras psicológicas e musculares e capacitá-lo a sentir-se vivo e em completa harmonia com você mesmo, com os outros e com a natureza. Por exemplo: a instrutora Wendy Palmer usa exercícios de Aikidô para cultivar a consciência e a atenção, liberando o medo e desenvolvendo a confiança na sabedoria do corpo.[25] Num estado de equilíbrio físico e mental, você pode antecipar os movimentos de ataque dos oponentes, bloqueá-los ou desviá-los, harmonizando seu *ki* e seus movimentos com os deles, e, depois, imobilizar os atacantes, "travando-os", de maneira que suas articulações e músculos não funcionem.

"Quando a mente está firme e pura", disse Ueshiba, "é possível perceber imediatamente a agressão e enfrentá-la — isso... é a essência de *aiki*".[26] Para tanto, é preciso prática constante no desenvolvimento do *ki*, que é a base dessa poderosa técnica.

O Braço Indobrável: Uma Experiência Com o Aikidô

O Aikidô enfatiza a suavidade física e a energia mental, e não o esforço e a força. O poder subjacente às técnicas de defesa do Aikidô é gerado pela atenção focalizada e pela entrega total, e não pela resistência física. Para ter uma noção do que é isso, experimente fazer O Braço Indobrável com um parceiro.

Fique na frente do parceiro e coloque o braço direito sobre o ombro dele. Mantenha o cotovelo levemente dobrado, apontando para o chão. Agora, seu parceiro deve colocar as duas mãos no seu braço, na altura do cotovelo, e empurrar para baixo, tentando dobrá-lo. Ele pode usar a força que quiser, contanto que a aplique gradualmente, para que ninguém se machuque. Sua tarefa é manter o braço reto.

Quando terminar, reflita sobre o que fez. A maioria das pessoas enrijece o máximo possível e, depois, resiste com toda a vontade. Se é isso que você fez, será que foi uma boa maneira de manter o braço reto? Foi tranqüilo? Precisou fazer muito esforço e usar muita energia?

Agora, faça a mesma coisa de outra maneira. Coloque a mão no ombro do parceiro. Dessa vez, deixe a mão aberta e abra suavemente os dedos, apontando-os para uma flor imaginária que cresce numa colina à sua frente. Sem tensionar, estenda as pontas dos dedos para a flor, aproximando-os levemente para tocá-la. Mantenha a respiração e o corpo relaxados. Concentre-se em alcançar a flor. Agora, seu parceiro deve empurrar seu braço para dobrá-lo. Não resista. Mas não fique mole. Continue concentrado em alcançar a flor. Tenha consciência de seu parceiro, mas não comece a lutar. Se você estiver realmente concentrado na flor e não lutar com seu parceiro, ele não vai conseguir dobrar seu braço. Você não vai perder porque não está resistindo. É esse o poder do foco suave. Se não ficar tenso nem duro, você não será afetado pela força do parceiro.

— Cortesia de Paul Linden, instrutor de Aikidô.

Kokyu, a respiração profunda que sai do *hara*, ativa o *ki* e estabelece o perfeito sincronismo entre respiração e movimento.

Há centenas de movimentos de Aikidô. Os elementos fundamentais são os movimentos circulares, em espiral, tridimensionais, as posições que se modificam rapidamente e o trabalho dos pés, usado para enfrentar o ataque de qualquer força, vindo de qualquer direção.

Como as artes marciais internas chinesas, o Aikidô não é uma disputa de força. Tamanho e poder físico não determinam o domínio da arte. Os movimentos realizados com precisão e habilidade não exigem esforço indevido nem força física extraordinária, mas concentração e ampliação da base ("afundar" o hara). Praticado corretamente, o Aikidô permite que o suave controle o forte.

Como exercício físico, o Aikidô aumenta a flexibilidade, a força e a coordenação. Favorece também o controle, a calma, a consciência focalizada e a autoconfiança, de modo que você possa lidar com situações estressantes e resolver conflitos de maneira harmoniosa. É instintivo ficar tenso e fazer certos gestos de autoproteção diante de uma agressão,

> *O duro e rígido será quebrado. O suave e flexível prevalecerá.*
>
> *— Tao Te Ching*

mas essa reação pode colocá-lo numa posição instável, que lhe dá menos possibilidade de se defender. O Aikidô o recondiciona, para que você aprenda a ficar em pé numa base firme e a mover-se livremente e de maneira relaxada, com o corpo inteiro.

O Aikidô requer uma roupa especial de treino, o *aikidogi* (calça, jaqueta e cinto) e segue um sistema de graus, *kyu/dan,* para indicar o nível de capacidade técnica. O instrutor, *sensei*, ensina os alunos numa sala de treinamento, o *dojô* ("lugar para estudar o caminho"), onde se observam disciplina e etiqueta formais. Depois do básico, o treinamento geralmente é feito com uma espada de madeira ou com um bastão curto, e nessa fase você praticará contra vários atacantes. Como iniciante, você não precisará se expor a situações difíceis: fará apenas o que for seguro. No treinamento mais avançado, as dificuldades serão maiores.

Em geral, os estilos oficiais de Aikidô proíbem a competição. As técnicas básicas são consideradas perigosas demais para serem praticadas de maneira agressiva. Além disso, vencer uma luta, em vez de resolver pacificamente o conflito, é antiético para o verdadeiro espírito Aikidô.

Inicialmente, Ueshiba ensinava sua arte secreta apenas para discípulos escolhidos, mas, depois da Segunda Guerra Mundial, o Aikidô ficou ao alcance de muitos, com homens e mulheres praticando em condições de igualdade. Depois da morte de Ueshiba, seus discípulos criaram diferentes estilos e escolas, mas o objetivo de todos eles é "melhorar a vida das pessoas, fazer com que seus espíritos floresçam e fiquem fortes — e, tornando as pessoas melhores, fazer um mundo melhor", segundo Mitsugi Saotome, um dos principais alunos de Ueshiba.[27] Alguns instrutores de Aikidô aplicam seus princípios à vida contemporânea: na educação, resolução de conflitos, relação com os filhos, esportes e desenvolvimento espiritual.[28]

RECURSOS:

Informações: U.S. Aikido Federation, 142 W. 18th St., New York, NY 10011, (212) 242-6246, ou 98 State St., Northampton, MA 01060, (413) 586-7122; *Aikido Today Magazine,* Areté Press, P.O. Box 1060, Claremont, CA 91711-1060, (909) 624-7770, fax (909) 398-1840; *Aikido Journal,* c/o Aiki News

Business Office, Tamagawa Gakuen 5-11-25-204, Machida-shi, Tokio 194, Japan, telefone/fax 81-427-24-9119, Compuserve 70272, 1542, ou nos Estados Unidos (800) 877-2693.

Livros: Gozo Shioda, *Dynamic Aikido*, traduzido por Geoffrey Hamilton (Kodansha, 1985); John Stevens, *Aikido: The Way of Harmony* (Shambhala, 1985), e *Abundant Peace: The Biography of Morihei Ueshiba, Founder of Aikido* (Shambhala, 1987); Mitsugi Saotome, *Aikido and the Harmony of Nature* (Shambhala 1993), e *The Principles of Aikido* (Shambhala, 1989); Morihei Ueshiba, *Budo: The Teachings of Morihei Ueshiba, the Founder of Aikido* (Kodansha, 1991), *The Art of Peace*, traduzido por John Stevens (Shambhala, 1992), *The Essence of Aikido: The Espiritual Teachings of Morihei Ueshiba*, traduzido por John Stevens, editado por Eric Chaline (Kodansha, 1994); A.M. Westbrook e O. Ratti, *Aikido and the Dynamic Sphere* (Charles E. Tuttle, 1970); Yoshimitsu Yamada e Steven Pimsler, *The New Aikido Complete: The Arts of Power and Movement* (Carol, 1981); Kisshomaru Ueshiba, *The Spirit of Aikido*, traduzido por Taitetsu Unno (Kodansha, 1988).

KARATÊ

Sendo um estilo de luta nativo de Okinawa, o *Karatê* ("mão vazia" ou "punho nu"), como a maioria das artes marciais desse país, tem sua origem nas escolas chinesas. Desenvolveu-se a partir do século XV, quando a posse de armas foi proibida em Okinawa pelos invasores chineses e japoneses. Como o Karatê é um sistema de defesa que não envolve o uso de armas, Gichin Funakoshi (1869-1957) levou-o para o Japão no início do século XX.

O Karatê evoca, comumente, a imagem de alguém quebrando vigas ou tijolos. Mas não é esse o objetivo dessa arte marcial. Treina-se Karatê para desenvolver a coordenação da mente e do corpo e a capacidade de manter a calma e a atenção em qualquer situação, seja lutando pela vida ou abraçando a pessoa amada. Em japonês isso se chama *fudoshin*, mente imperturbável. Ao contrário do que é difundido pelo cinema, o Karatê não é meramente agressão e brutalidade. É um sistema de desenvolvimento pessoal por meio de um treinamento físico, que gera energia. Ao forçar-se ao máximo da força física, tanto para atacar quanto para se defender, você romperá os limites e as restrições que obscurecem o seu verdadeiro eu.

É verdade que, originalmente, essas mesmas técnicas de luta eram usadas em combate. Mas, no século XX, o filho de Funakoshi, Yoshitaka, transformou o Karatê, então um método letal, no moderno Karatê-dô (*do* em japonês corresponde a *tao* em chinês), cujo lema, *Karate ni sente nashi*, significa "Nunca dê o primeiro golpe", ou "Não há o primeiro ataque no Karatê". O aluno deve sempre ter como objetivo ser "humilde por dentro e gentil por fora. O verdadeiro Karatê... busca internamente treinar a mente para desenvolver uma consciência clara, permitindo que se encare o mundo com verdade, enquanto externamente desenvolve a força, de maneira que a pessoa possa sobrepujar até mesmo os animais ferozes. Mente e técnica devem se tornar um".[29]

Mirka Knaster

Uma Experiência Com o Karatê:
Quebrar o Lápis

Pegue um lápis de madeira. Segure firmemente uma das pontas na mão esquerda (se for canhoto, inverta), com a palma virada para baixo e o resto do lápis voltado para a direita. Apóie a ponta exposta na borda de uma mesa. Deixe a mão direita à sua frente, com a palma voltada para a esquerda (polegar para cima). Nessa posição, sua mão é como a lâmina de uma faca. Erga a mão e desça-a sobre o lápis com um golpe.

O que sentiu antes de fazer isso? Hesitou? Ficou com medo de se machucar? Sentiu os músculos se afastarem do lápis no instante do golpe? A dúvida em relação a si mesmo é um dos pontos importantes do treino em Karatê. Imagine o que sentiria ao preparar-se para quebrar um tijolo com a mão. Ou imagine ter de quebrar mil lápis, um depois do outro. O objetivo do uso da força física e da repetição é fazer com que as dúvidas em relação a si mesmo venham à superfície — para que sejam dominadas.

— Cortesia de Zachary Smith e Paul Linden, faixas pretas em Karatê.

A prática de Karatê é composta de *kihon* (movimentos básicos de bloquear, golpear e chutar), *kata* (movimentos ligados, uma espécie de dança de combate ao oponente), prática de combate não programado e aplicações à autodefesa. O poder dessas ações não vem do tamanho do corpo, mas do domínio do equilíbrio, do tempo, da velocidade e do grau de movimento. A proficiência resulta da combinação precisa desses fatores com força muscular, concentração, ritmo, respiração correta e centramento.

O treinamento é feito num *dojô,* um salão de treinamento, onde se usa roupa branca (*gi* ou *keikogi*) e uma faixa colorida que indica o grau de maestria, segundo uma escala *kyu/dan.* Nesse local, seguem-se regras formais de etiqueta e ética. Você vai aprender posições e movimentos básicos, antes de começar a trabalhar com um parceiro. Há uma expressão muito usada em Karatê: "Aprenda a forma. Mantenha a forma. Rompa a forma." Só depois de dominar a forma, você poderá abandoná-la e fazer os movimentos que surgem espontaneamente, à maneira de um músico de formação clássica que, depois, transforma-se em tecladista de jazz. Assim como na forma suave do T'ai Chi, a liberdade só vem depois de anos de disciplina.

> *A forma suprema da arte marcial é o amor, com consciência de si mesmo e de tudo que existe em volta.*
>
> — *Anônimo*

376   *Descubra a Sabedoria do Seu Corpo*

Atualmente, o Karatê é praticado como arte de defesa pessoal, forma de meditação ou esporte (existem competições e torneios).

RECURSOS:

Informações: Pan-American Union of Karate-do Organizations (PUKO) e USA Karate Federation, 1300 Kenmore Blvd., Akron, OH 44314, (216) 753-3114.

Livros: Gichin Funakoshi, *Karate-do Kyohan,* traduzido por Tsutomu Ohshima (Kodansha, 1973); Shoshin Nagamine, *The Essence of Okinawan Karate-do* (Charles E. Tuttle, 1976); Masatoshi Nakayama, *Dynamic Karate: Instructions by the Master* (Kodansha, 1974).

TRADIÇÃO INDIANA

YOGA

Assim como as artes chinesas do movimento, a Yoga também tem suas origens perdidas nas brumas do tempo. Esculturas indianas, feitas em pedra por volta de 3000 a.C., mostram posições de Yoga. Quinhentos anos depois, aparecem menções à Yoga nas escrituras hindus, chamadas *Vedas*. Às vezes, confundida com uma religião indiana, a Yoga é na verdade uma arte universal de vida consciente. Talvez seja o mais antigo sistema de desenvolvimento pessoal, ao mesmo tempo físico, metal, emocional e espiritual.

> *A Yoga não é uma religião, é a verdade cristalizada.*
>
> *– Selvarajan Yesudian e Elisabeth Haich*

No cenário americano, a Yoga parece ser novidade, mas, na verdade, é conhecida desde meados do século XIX por grupos de intelectuais interessados nas filosofias esotéricas do Oriente. Em 1893, quando Swami Vivekananda apareceu diante de milhares de pessoas na Feira Mundial de Chicago, o interesse começou a crescer, levando a Yoga à popularidade atual.

Durante muito tempo, a Yoga era associada apenas a práticas bizarras: faquires, encantadores de serpentes, *swamis* de turbante em posições estranhas, andando sobre brasas ou levitando. Aos poucos, as pessoas começaram a perceber que podiam beneficiar-se da Yoga sem adotar o estilo de vida tradicional de uma cultura estranha. Não precisavam abandonar o emprego, usar mantos brancos nem entrar num ashram. Podiam praticar a Yoga como exercício físico e método para redução do *stress*.

Atualmente, a Yoga faz parte da vida ocidental, assim como o *jogging*. É mais provável que um professor de Yoga use um agasalho colorido do que um turbante branco. Você pode ter aulas pela TV, em *spas* ou em academias. A Yoga tornou-se tão "oficial" que atrai pessoas de todos os tipos, de donas de casa a grandes executivos, e aparece em publicações variadas, de revistas femininas aos grandes jornais diários. Tornou-se parte de programas de redução do *stress* em centros médicos, como os criados pelo médico Dean Ornish e por Jon Kabat-Zinn. E para as pessoas que querem explorar o caminho da Yoga, além dos aspectos físicos, há ainda muitas publicações sobre sua filosofia básica.

Yoga, do termo sânscrito *yug*, significa "canga", "jugo", "união". No caso, o termo se refere à união do eu individual com o Espírito

> *Sempre encontramos uma forma de Yoga quando se trata de experimentar o sagrado ou de chegar a um completo domínio de si mesmo.*
> *– Mircea Eliade*

Universal Divino ou Consciência Cósmica, a suprema meta da Yoga. O poema épico indiano *Bhagavad Gita* (cerca de 500 a.C.) chama-a de "caminho no Eterno e liberdade da servidão".[30] O primeiro tratado sistematizado sobre Yoga é o *Yoga Sutras* (cerca de 200 a.C.), atribuído ao médico erudito Patanjali.

Há vários caminhos de Yoga — serviço altruísta, devoção e conhecimento — que levam ao mesmo destino. No Ocidente, *Raja* ("ciência do controle físico e mental") é o mais conhecido e o mais praticado. Tem oito ramificações, como *Hatha* ("poderoso"), *Yoga asanas* (posturas), *pranayama* (controle da respiração) e relaxamento progressivo. As outras subdivisões de Raja concentram-se na disciplina ética e moral, na concentração, meditação e unificação.

A Yoga baseia-se num princípio fundamental da filosofia indiana, segundo o qual há cinco camadas ou dimensões da existência humana: estrutura física; corpo vital, que é feito de *prana* (energia vital); mente, que consiste de emoções e pensamentos; intelecto superior; "morada do êxtase", onde ocorre a paz interior e a união com o Divino. Vários elementos da prática da Yoga dizem respeito a todos esses níveis, assim como têm função preventiva e terapêutica.

Por exemplo: as asanas liberam a tensão muscular, alongam e tonificam os músculos, lubrificam as articulações, massageiam os órgãos internos, estimulam a circulação e, quando usadas aerobicamente, ajudam até no controle de peso. O Pranayama deixa a respiração mais lenta, aumenta a capacidade pulmonar, desenvolve o prana e regula seu fluxo por canais invisíveis chamados *nadis*. Há ainda outros benefícios conhecidos da Yoga: maior resistência ao *stress*, fortalecimento do sistema

> *A Hatha Yoga baseia-se no princípio de que as mudanças na consciência podem ser produzidas quando se coloca em movimento correntes de forças mais sutis no corpo físico.*
> *– I. K. Taimni*

imunológico, sistema nervoso equilibrado, diminuição de níveis de colesterol e de açúcar no sangue, normalização da pressão. Sabe-se que a Yoga é usada com sucesso no tratamento de doenças como artrite, escoliose, dor nas costas, insônia, fadiga crônica, asma, problemas cardíacos, distúrbios da menstruação.

Por causa dos bons resultados terapêuticos conseguidos por meio da Yoga, o Preventive and Rehabilitative Cardiac Center at Cedars-Sinai Medical Center de Los

Angeles combina posições fáceis e técnicas de respiração no tratamento de pacientes cardíacos. No Medical Center da University of Massachusetts, há programas de redução do *stress*, que incluem posições de Yoga e aulas de meditação para pacientes com dores de cabeça, pressão alta, AIDS, dor crônica, câncer e doenças do coração.

As práticas físicas têm como objetivo fortalecer e manter saudáveis a mente e o corpo, como preparação para a autotranscendência. Ao despertar intencionalmente a energia psico-espiritual do corpo, conhecida como *kundalini shakti*, o yogue (praticante de yoga) pode fazer com que o "poder da serpente" passe pelos sete chakras, terminando em êxtase no coronário. Ver página 329.

As asanas são constituídas de seqüências de movimentos em várias posições: de pé, sentado, deitado, equilibrado na cabeça, ombros ou mãos, curvado para a frente, para trás, para o lado, com a coluna torcida. Elas são feitas de maneira lenta e reflexiva, combinadas com respiração profunda. Numa rotina *Em cada posição deve haver repouso.* *– B. K. S. Iyengar* estruturada, cada posição contrabalança a precedente, alongando e fortalecendo. Os nomes das asanas inspiram-se nos animais e em outras formas que imitam — Peixe, Cobra, Gafanhoto, Arco, Lótus, Corvo, Triângulo, Arado, Ponte, etc.

Pode-se usar essas posições físicas para explorar os próprios limites da dor, da necessidade de resistir ou da separação e para observar a atitude em relação a si mesmo, ao próprio corpo e aos outros. Você vai logo fazendo a posição ou entra nela aos poucos, de maneira cuidadosa e consciente? Você se solta para ficar na posição ou força o corpo a ponto de sentir dor? Você fica se julgando e competindo com os outros ou treina pacientemente seu corpo para desenvolver precisão, flexibilidade, força, equilíbrio e base? Você fica repetindo sempre as posições mais confortáveis ou desafia a si mesmo e faz as outras?

Em 1964, o renomado violinista Yehudi Menuhin expressou da seguinte forma o que já tinha aprendido fazendo Yoga:

> Nos últimos quinze anos, a prática da Yoga me convenceu de que a maioria de nossas atitudes fundamentais diante da vida tem sua contrapartida física no corpo. Assim, a comparação e o julgamento começam com o alinhamento de nossos lados esquerdo e direito... O ímpeto e a ambição devem começar com o senso de peso e velocidade que vem do movimento livre dos membros... A tenacidade é obtida por meio do alongamento em várias posturas da Yoga, enquanto a calma vem da respiração tranqüila e consistente e da expansão dos pulmões. A continuidade e o senso de universal vêm com o conhecimento da alternância inevitável de tensão e relaxamento no ritmo eterno.
>
> Qual é a alternativa? Pessoas contrariadas e deformadas condenando a ordem das coisas... o trágico espetáculo de pessoas descarregando nos outros o próprio desequilíbrio e frustração.[31]

Experiência: Uma Asana da Yoga

A posição básica da Yoga é a Tadasana, ou Postura da Montanha. Como uma montanha, você fica parado, firme e ereto. Deixe os pés separados uns 10 ou 15 centímetros um do outro. Estabeleça sua base distribuindo igualmente o peso entre as duas pernas, entre os dois lados dos pés, sem apoiá-los totalmente nos dedos nem nos calcanhares. Mantenha as pernas despertas e vivas, mas não rígidas. Deixe que a coluna e o pescoço alonguem para cima. Deixe os braços penderem retos ao lado do corpo, com a palma das mãos voltadas para dentro, mas sem tocar as coxas.

A partir da Tadasana, você pode fazer as outras posturas em pé, como a Vrksasana, ou Postura da Árvore, que aumenta o tônus muscular nas pernas e dá uma sensação de estabilidade e equilíbrio. Na Tadasana, dobre a perna direita ou esquerda no joelho, colocando o calcanhar na parte de cima do lado de dentro da coxa oposta, na ligação com a virilha. Deixe o pé ali (se for difícil, deixe-o logo acima do joelho), com os dedos apontados para baixo. Se conseguir manter o equilíbrio numa só perna, junte as palmas das mãos no centro do peito e erga-as lentamente acima da cabeça, estendendo os braços. Respire profundamente várias vezes antes de baixar os braços, separando as palmas das mãos e soltando a perna dobrada para voltar à Tadasana. Depois, repita todos os estágios acima ficando de pé na outra perna.

Vrksasana: Postura da Árvore

Volte à Tadasana e relaxe. Observe como se sente.

Há uma grande variedade de estilos de Yoga no Ocidente, surgidos a partir da influência de certos professores e de suas linhagens, ou como inovações. As asanas básicas e os exercícios de respiração permanecem iguais, mas cada escola tem uma maneira de fazê-los, segue uma determinada ordem e prioriza um determinado aspecto. Mas, seja qual for o estilo, a Yoga não exige trajes nem equipamentos especiais: bastam roupas folgadas e um colchonete.

Se você não sabe que estilo de Yoga quer aprender — por exemplo: lento e interiorizado, atlético ou filosófico — a solução é ter algumas aulas de cada um para experimentar. Além de escolher um estilo, você vai precisar escolher alguém com quem trabalhar. Tradicionalmente, o discípulo de Yoga treinava durante vários anos, até mesmo durante várias décadas, até o guru considerá-lo preparado para ensinar. Atualmente, os programas intensivos para professores variam de alguns dias a alguns anos, e quase todos dão direito a certificado. Na Europa existem a British Wheel of Yoga e a European Yoga Union, mas nos Estados Unidos não há organizações oficiais que regulamentem padrões para professores de Yoga.

O cérebro é a parte mais difícil de se ajustar em asanas.

– B. K. S. Iyengar

Se você é iniciante, terá dificuldade para avaliar a competência do professor. Então, procure outras qualidades, como respeito e atenção. Cuidado com instrutores que tentam obrigá-lo a fazer posições para as quais não está preparado. Siga seu próprio discernimento, pois posições muito forçadas resultam em torções, problemas nos joelhos e nas vértebras. Cuidado também com sua própria

A força que implica esforço não é a de que você precisa; você precisa da força que resulta da facilidade.

– Ida Rolf

agressividade e competitividade, pois elas também são nocivas. Depois de uma aula, observe como se sente: está ao mesmo tempo relaxado e vitalizado pelo desafio? Tem vontade de fazer outra aula? Ou está deprimido e aborrecido, com o corpo doendo?

RECURSOS:

Cursos: Atualmente, há muitas opções de cursos de Yoga, em academias, escolas, clubes. Há também publicações que trazem informações sobre cursos: *Yoga Journal*, P.O. Box 3755, Escondido, CA 92033; *Yoga International*, Himalayan Institute, RD 1, Box 88, Honesdale, PA 18431. Há, ainda, a International Association of Yoga Therapists (IAYT), 4150 Trivoli Ave., Los Angeles, CA 90066.

Livros: Existem hoje centenas de livros sobre Yoga, tratando de diferentes aspectos, não apenas da Hatha Yoga. Alguns autores escrevem para grupos específicos, como corredores, gestantes, crianças, idosos, pessoas em recuperação, pessoas com dor nas costas e assim por diante. Segue-se apenas uma amostra:
A.G. Mohan, *Yoga for Body, Breath and Mind* (Rudra, 1995); Eleanor Criswell, *How Yoga Works: An Introduction to Somatic Yoga* (Freeperson, 1989); B. K. S. Iyengar, *Light on Yoga* (Schocken, 1975) e *The Tree of Yoga* (Shambhala, 1989); Georg Feuerstein e Stephan Bodian, orgs., *Living Yoga: A Comprehensive Guide for Daily Life* (Jeremy P. Tarcher, 1993); Judith Lasater, *Relax and Renew: Restful Yoga for Stressful Times* (Rodwell Press, 1995); Lucy Liddell e outros, *The Sivananda Companion to Yoga* (Simon & Schuster, 1983); Swami Vishnudevananda, *The Complete Illustrated Book of Yoga* (Crown, 1988); Beryl Birch, *Power Yoga: The Total Wellness Workout for Mind and Body* (Macmillan, 1995); Richard Hittelman, *Yoga for Health* (Ballantine, 1985).

Audiovisual: *"Yoga Journal's* Yoga Practice Series", Patricia Walden, 4 vídeos, 60 – 80 min. cada, (800) 2-LIVING; "Yoga: A Complete Video Guide", Sivananda Yoga Retreat, 1 hora; "Lilias! Alive with Yoga", 3 vídeos, 60 min, cada, (800) 280-0403 ou (800) 876-7798; "Aerobic Yoga", vídeo

ESTILOS DA YOGA

Os professores da Índia mais conhecidos no Ocidente — Iyengar, Desikachar e Jois — estudaram com o grande mestre Krishnamacharya, mas cada um conduziu a prática numa direção diferente. Seus alunos, por sua vez, também desenvolveram as próprias versões.

* Iyengar Yoga — Criada por B. K. S. Iyengar, é uma abordagem rigorosa e científica, que enfatiza a precisão das posições. Chega-se a essa precisão através da atenção total no alinhamento e na anatomia e, quando necessário, do uso de equipamentos como faixas, blocos, cobertores e sacos de areia. Isso modificou radicalmente a natureza do ensino da Yoga, pois, com a ajuda de equipamentos, qualquer um — até mesmo os rígidos, fracos e idosos — consegue fazer essas posturas. Por causa da prioridade cinesiológica de Iyengar, seu estilo é aplicado com intuito terapêutico e de reabilitação. A Iyengar Yoga é ensinada em centenas de centros em todo o mundo, incluindo a rede escolar inglesa. Iyengar ensinou Yoga à Rainha Elizabeth.

* Kripalu Yoga — Desenvolvida por Amrit Desai, tem menos interesse em detalhes estruturais, preocupando-se mais com os estados emocionais e mentais que acompanham as posturas, encorajando uma atitude delicada, compassiva e introspectiva em relação a si mesmo. As posturas são mantidas por muito mais tempo do que nos outros estilos, permitindo explorar os bloqueios espirituais e emocionais e soltá-los. O praticante Michael Lee desenvolveu a partir daí a Yogaterapia Despertar da Fênix, na qual o terapeuta mantém o cliente no limite físico até que as tensões venham à tona e se soltem.

* Ashtanga Yoga — Popularizada por K. Patabhi Jois, esse estilo busca gerar calor através de séries aceleradas de *vinyasa* (asanas fluentes ligadas pela respiração) e, assim, purificar e fortalecer o corpo, além de gerar prana e canalizá-lo coluna acima. As seis séries, que vão ficando progressivamente mais difíceis, têm, cada uma, um foco e uma intenção diferentes. Por exemplo: as séries iniciais servem para realinhar e purificar o corpo físico, especialmente a coluna. Esse estilo de Yoga exige um desempenho tão vigoroso que algumas pessoas a chamam de "yoga do poder". Por isso, virou moda como sistema aeróbico de condicionamento físico que queima calorias, derrete gorduras, esculpe o corpo e é, ao mesmo tempo, uma meditação. Suar é essencial, pois quando o corpo se aquece, os músculos se soltam, evitando lesões e facilitando as posturas. O suor intenso também elimina resíduos através da pele.

- White Lotus Yoga — É uma versão modificada do energético e fluente estilo Ashtanga, criada por Ganga White.
- Tri Yoga — Desenvolvida pelo professor californiano Kali Ray, o estilo combina o fluxo de posturas contínuo, semelhante a uma dança, da Ashtanga com pranayama e meditação, usando música de fundo.
- Viniyoga — Ensinada por T. K. V. Desikachar, é uma abordagem altamente individualizada e suave, que adapta as posições ao tipo de corpo, às necessidades emocionais, à herança cultural e aos interesses de cada um. A escola de Desikachar, em Madras, na Índia, abriu caminho para a pesquisa sobre os efeitos positivos da Yoga em casos de esquizofrenia, depressão, deficiência mental, asma e diabete.
- Yoga Integral — Desenvolvida por Swami Satchidananda, combina todos os caminhos da yoga — asanas, pranayama, serviço altruísta, prece, repetição de *mantras,* meditação e auto-indagação — numa só abordagem. A ênfase é mais na meditação do que no aspecto anatômico.
- Sivananda Yoga — Criada por Swami Vishnudevananda, é semelhante à Yoga Integral, usando os mesmos elementos da Yoga, além de restrições alimentares e estudo de textos. Lilias Folan, que dá aulas de Yoga na televisão, aprendeu primeiro esse estilo.
- Istha Yoga — Desenvolvida por Mani Finger e seu filho Alan, da África do Sul, concentra-se em abrir os canais de energia sutil por meio de posturas, visualizações e meditações dirigidas.
- Kundalini Yoga — Prioriza o despertar da energia kundalini por meio de asanas, pranayama e meditação.
- Hidden Language Yoga — Criada por Swami Sivananda Radha, uma mulher ocidental influenciada pela psicologia junguiana, combina prática física, anotações em diário e discussões em grupo para investigar o sentido simbólico de cada asana e o efeito das posturas sobre a mente e o espírito de cada um.
- Bikram Yoga — Desenvolvida por Bikram Choudhury na Universidade de Tóquio, repete 26 posturas específicas e duas técnicas de respiração em cada aula, para alongar e tonificar todo o corpo. Sediado em Los Angeles, ele é conhecido como "Professor de Yoga das estrelas".[32]

de 64 min.,) e "Total Yoga", com Ganga White e Tracey Rich, (800) 544-FLOW; "Tri-Yoga, Level 1", Kali Ray, vídeo de 70 min., (800) 359-YOGA; "Iyengar on Video", muitas fitas, Mystic River Video, P.O. Box 716, Cambridge, MA 02140, (617) 438-YOGA; "Astanga Yoga: An Aerobic Yoga System, K. Patabhi Jois e Ray Rosenthal, vídeo e livro, Hart Productions; "Yoga in Motion" (Vinyasa). Theresa Elliott, (800) 781-4990; "Yoga with Richard Freeman" (Ashtanga), vídeo de 120 min. e livreto, (800) 334-8152; "Yoga Alignment and Form" (Iyengar), John Friend, (800) 334-8152.

CAPÍTULO 15

Sistemas de Convergência

Nos sistemas de convergência, o trabalho com o corpo e com as emoções convergem, como cursos d'água que se juntam.[1] Os criadores dessas abordagens perceberam que, ao tocar ou movimentar o corpo, eles inevitavelmente entram em contato com as emoções. Usando as mãos, os terapeutas da convergência favorecem a formação de um contexto de cura. Não se decide, de antemão, se aquela cura é física ou emocional. Essas abordagens preocupam-se não apenas com a convergência de corpo e psique, mas também com a de corpo e espírito, energia e estrutura, psique e energia, psique e espírito, e assim por diante.

> *Num momento em que a pessoa se desliga do tempo, pode-se começar a ouvir a história da própria carne e a reformular o significado da própria vida. No decorrer da história, passado e futuro podem começar a se reconciliar.*
> *– Robert Kugelmann*

ONDE CORPO E PSIQUE SE ENCONTRAM

Os sistemas de convergência são especialmente indicados nos casos em que a pessoa está confusa, frustrada ou desapontada depois de tentar em vão resolver um persistente problema físico. Penetrando simultaneamente o corpo e a psique, eles conseguem penetrar no âmago de males persistentes. Há em todos eles uma premissa básica: o corpo armazena experiências emocionais não resolvidas, que a pessoa acaba suprimindo. Tal pessoa pode ter tido um impulso saudável para se expressar — chorar ou gritar, por exemplo —, mas, se isso foi considerado inaceitável ou se nesse momento havia risco de vida, ela se reprimiu, tensionando os músculos. Agora, cada vez que um acontecimento desencadeia um impulso semelhante, de tristeza ou raiva, ela vai reagir automaticamente da mesma maneira, mesmo não sendo mais necessário. Ver Capítulo 6: "Dimensões Psicológicas dos Caminhos Corporais."

Você pode não ter consciência das emoções do passado e de como as enfrentou, mas elas ainda o afetam. Esses incidentes moldaram seu corpo, como a água e o vento esculpem um *canyon*. Dá para ver as antigas emoções no peito estufado ou inflado, na cabeça caída ou nos ombros erguidos. E elas podem ser a fonte de muitos sintomas.

Para favorecer uma mudança duradoura, os terapeutas da convergência acreditam que não basta a compreensão intelectual do problema. Direta ou indiretamente, é essencial alcançar, por trás da tensão física, a emoção que ficou presa. É impossível modificar o impacto inicial de incidentes passados, mas pode-se liberar as emoções, as lembranças e os sentimentos retidos no corpo e modificar as posturas que esses incidentes moldaram em você.

> *As emoções não expressas tendem a "ficar" no corpo como pequenas bombas-relógio – são doenças em incubação.*
>
> *– Christiane Northrup*

Os terapeutas da convergência consideram-se catalisadores ou facilitadores da mudança, e não seus criadores. Eles procuram seguir a direção indicada por você, ou seja, eles se aliam ao seu especialista em eficiência interior. Um terapeuta verdadeiramente habilidoso não impõe um resultado terapêutico, mas proporciona um ambiente seguro, de maneira que as questões possam emergir para serem tratadas.

Para ajudá-lo a tomar consciência das emoções retidas, esses caminhos corporais combinam diálogo verbal com manipulação e/ou movimento. Os criadores dessas abordagens descobriram o valor da conversa durante o trabalho de manipulação. Por exemplo: como fisioterapeuta, Marion Rosen, que criou o Método Rosen®, percebeu que os pacientes que conversavam com ela sobre as circunstâncias de vida na época de um acidente ou doença eram os que se recuperavam com mais rapidez. A combinação do trabalho de manipulação com técnicas verbais favorece a liberação de tensões físicas e emocionais.

Os terapeutas da convergência levam em conta as emoções do cliente, ajudando-o a reconhecer, experimentar e compreender as emoções. Mas não são psicólogos, psicoterapeutas ou psiquiatras, e nem pretendem ser. Ao buscar a integração mente-corpo, seu ponto de partida é o corpo, não a psique. Suas abordagens não são terapias verbais.

> *A liberação das emoções e a liberação dos músculos são interdependentes – uma não ocorre sem a outra.*
>
> *– Elaine Mayland*

Apesar de a intenção desses caminhos corporais não ser instigar a catarse, os sentimentos reprimidos muitas vezes emergem. No entanto, esses sentimentos não precisam ser avassaladores, podendo produzir idéias e informações úteis. Essa nova consciência, por sua vez, favorece a transformação pessoal, apontando novos modos de expressão e comportamento.

Nos sistemas de convergência, não se fazem massagens com óleos ou loções, nem é necessário tirar a roupa. A resolução de uma dificuldade físico-emocional pode ocorrer numa única sessão, enquanto certas questões exigem mais tempo. É no decorrer da terapia que você vai estabelecer sua duração.

Método Rosen®

Nascida na Alemanha, em 1914, Marion Rosen começou a receber aulas de movimento aos 7 anos. Nos anos 30, ela estudou com Lucy Heyer, que fazia parte do grupo de terapeutas que usavam massagem e trabalho respiratório com os pacientes do psicanalista suíço C. G. Jung. Ver Capítulo 6: "Dimensões Psicológicas dos Caminhos Corporais". Muitos terapeutas, como Elsa Gindler e Rudolf Laban, foram influenciados por Lucy Heyer. Ver "Consciência Sensorial", página 255, e "Laban-Bartenieff", página 279. Obrigada a fugir da Alemanha nazista, Rosen estudou fisioterapia na Suécia, antes de ir para os Estados Unidos. Ela concluiu também o programa de fisioterapia da Mayo Clinic, em Minnesota.

O que está no seu corpo está no seu inconsciente. Se você pensa que sabe o que é isso, não é o que parece ser. O apego é um apego inconsciente. Você não pode contar essa história. A história que você pode contar é feita do que você já viveu.

– Marion Rosen

Rosen acredita que todos nós nascemos abertos a todas as possibilidades — sem nenhum tipo de apego. Mas, à medida que surgem situações que o impedem de se mover ou de expressar emoções (por exemplo, se os seus pais esperavam que você fosse perfeito, sem nunca ficar triste nem carente), você vai perdendo a espontaneidade e os músculos permanecem congelados nessas posições de retenção. O objetivo do Método Rosen é ajudá-lo a reconquistar seu estado natural, no qual existe a maior gama de possibilidades de expressão e de comportamento espontâneo. Quando não houver mais tensão muscular crônica para atrapalhar, você poderá sair do corpo contraído e da visão de mundo restrita a que ficou preso e descobrir seu verdadeiro espaço e tamanho. Há um trecho do *The Gnostic Gospel of Thomas* que é citado como a filosofia que constitui a base da abordagem de Rosen: "Se você soltar o que existe dentro de você, o que você soltar vai salvá-lo. Se você não soltar o que existe dentro de você, o que você não soltar vai destruí-lo."

O terapeuta vai observar em que pontos do corpo você retém a tensão e, portanto, em que locais a respiração não se movimenta livremente. Sua musculatura e sua respiração serão os guias que ele irá usar para chegar às emoções. Ele vai tocar seu corpo para descobrir quais músculos continuam tensos, mesmo quando você está deitado. Você seguirá com atenção as mãos do terapeuta, até que elas descubram os músculos tensos, também chamados "barreiras". Ele usará um toque mais firme ou mais leve, dependendo da quantidade de tensão encontrada. Esse toque faz com que os músculos lembrem que estão presos e que podem se soltar. A liberação das emoções e a liberação dos músculos são interdependentes — uma não ocorre sem a outra.

Durante a sessão, o terapeuta vai lhe perguntar o que está acontecendo no seu corpo. É possível que você sinta emoções há muito tempo esquecidas ou tenha vis-

Uma Experiência no Método Rosen: Abrir o Peito

A seguinte seqüência de movimentos, feita com um parceiro, tem o objetivo de abrir a parte superior do peito e estimular o diafragma. Ela vai permitir também que você perceba a diferença entre a posição caída ou deprimida e a posição ereta, não-deprimida. Com o peito erguido, os movimentos e gestos dos braços tornam-se livres e convidativos.

Faça seu parceiro sentar no chão. Fique de pé atrás dele, com os joelhos levemente dobrados, servindo de apoio às costas. Se puder, faça um pouco de massagem, pressionando os joelhos nas costas do parceiro. Dobrando um pouco mais os joelhos, eles descerão para tocar a base das costas. Endireitando-os, você alcançará a parte superior delas.

Pegue as mãos do parceiro e movimente seus braços para os lados, deixando os cotovelos dobrados. Ao separar os braços, gire o tronco do seu parceiro de um lado para o outro, para que o peito alongue. Na mesma posição, leve os braços dele para trás, a fim de alongar ainda mais o peito (figura A).

Solte as mãos do parceiro e coloque suas mãos nos ombros dele. Vá descendo as mãos pelas costas, empurrando-o levemente

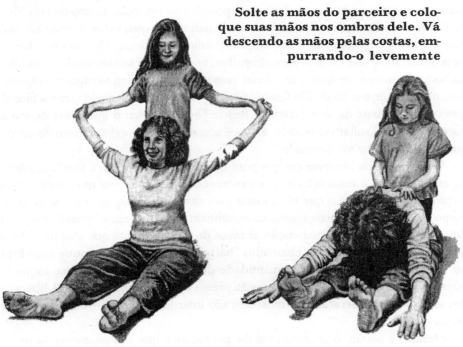

Figura A					Figura B

para a frente, de maneira que ele dobre o corpo na base das costas e articulação dô quadril (figura B).

Para terminar, fique de pé na frente de seu parceiro (que deve estar com os joelhos dobrados), pegue suas mãos e faça com que ele levante do chão. Erga os braços, alongando seus braços e mãos e os do parceiro. Pergunte a ele se sentiu alguma diferença entre ter o peito aberto, ao alongar-se para fora e para trás, e ter o peito dobrado, ao inclinar-se para a frente. Troque de lugar com ele para repetir toda a série de movimentos.

— Adaptado de Marion Rosen e Sue Brenner, *The Rosen Method of Movement* (North Atlantic, 1991).

---

lumbres de acontecimentos passados. Ao discuti-los, você terá a possibilidade de começar a usar o corpo de maneiras novas, descartando gradualmente padrões de hábitos.

As pessoas procuram o Método Rosen na tentativa de resolver problemas físicos ou em busca de desenvolvimento pessoal. Para trabalhar as emoções retidas nos músculos, o terapeuta não usa gráficos nem mapas do corpo, pois parte da situação de cada um. Mas, se você precisar de tratamento médico ou psicológico, ele vai encaminhá-lo ao especialista indicado. Nesse método, os terapeutas não trabalham com clientes com sintomas de psicose, sem senso de limites ou que precisem de suas defesas ou barreiras para superar uma determinada situação.

Combinado ao trabalho na mesa, há o Método Rosen de Movimento. Rosen desenvolveu esse método quando uma amiga lhe perguntou como evitar dores, antes que precisasse fazer fisioterapia. Em 1956, Rosen começou a dar aulas de movimento, usando seqüências de exercícios que acompanhavam uma música. Depois de trinta anos "dançando" com ela, alguns alunos têm agora 70 ou 80 anos e ainda são flexíveis e ativos. Os movimentos fazem com que você use ao máximo a capacidade de movimento de cada articulação e libere o diafragma, para que haja mais espaço no peito para a respiração.

Esse trabalho é transformação – da pessoa que pensamos que somos para a pessoa que realmente somos. No final, não podemos ser mais ninguém além de nós mesmos.

– Marion Rosen

Balanços, alongamentos, pulos e giros soltam e alongam os músculos em torno das articulações. Os movimentos também ajudam a aumentar o equilíbrio e o ritmo e a preparar o corpo para atividades mais desgastantes, permitindo que a pessoa deixe de se movimentar com esforço e passe a se movimentar com tranqüilidade e prazer.

Os praticantes desse método têm formações diversas: são fisioterapeutas, enfermeiras, psicoterapeutas, professores de arte. Recebem o certificado do Rosen Institute, depois de um programa de treinamento de dois anos, seguido de um período de residência.

RECURSOS:

Seminários, programas de treinamento e terapeutas: Rosen Method, The Berkeley Center, 825 Bancroft Way, Berkeley, CA 94710, (510) 845-6606.

Livros: Elaine L. Mayland, *Rosen Method: An Approach to Wholeness and Well-Being Through the Body* (Inksmiths, 1992); Marion Rosen e Sue Brenner, *The Rosen Method of Movement* (North Atlantic, 1991).

MÉTODO SINERGÉTICO RUBENFELD®

Foi movida pela frustração diante da cisão entre as diversas terapias que Ilana Rubenfeld desenvolveu o Método Sinergético Rubenfeld para a integração de corpo, mente e emoções. Ela nunca pretendeu tornar-se fisioterapeuta ou psicoterapeuta, e muito menos sinergista. Seu coração e suas mãos pertenciam à música. Formada pela Juilliard School of Music, onde estudou com Pablo Casals, Rubenfeld tocava viola, oboé e piano. Tornou-

O corpo pode contar uma história que as idéias não dominam e as palavras não abrangem.

– Hugh e Gayle Prather

se também regente de orquestra e coral, trabalhando como assistente de Leopold Stokowski. Mas o treinamento rigoroso acabou causando dores nas costas e espasmos nos ombros, que os tratamentos médicos aliviavam apenas temporariamente.

Eram ainda os anos 50, e ninguém tinha ensinado Rubenfeld a usar o corpo com eficiência. Então, alguém lhe indicou Judith Leibowitz, uma professora da técnica Alexander. Apesar de achar as aulas "intelectualmente inescrutáveis", ela sentia que lhe traziam alívio. Além disso, para sua surpresa, os toques leves evocavam espontaneamente tristeza, raiva e outras emoções, à medida que as lembranças vinham à tona. Como essas emoções e lembranças não eram trabalhadas nas aulas de Alexander, Rubenfeld ia a outro lugar para processá-las. Ela se sentia dividida, trabalhando o corpo com uma pessoa e a mente com outra.

Rubenfeld acabou tornando-se professora da técnica Alexander, mas continuava a sentir falta do componente psicoterapêutico. Em 1965, ela começou a estudar Terapia da Gestalt, com Fritz

Cada rigidez muscular contém a história e o significado de sua origem. Sua dissolução não apenas libera energia... mas também traz de volta à memória a situação infantil na qual ocorreu a repressão.

– Wilhelm Reich

e Laura Perls, que a estimularam a combinar seu método com a prática corporal. Seis anos depois, ela passou a treinar com Moshe Feldenkrais, fazendo parte de seu primeiro grupo de professores na América. Finalmente, Rubenfeld dedicou-se à hipnoterapia Ericksoniana. Sintetizando esses elementos, ela desenvolveu o Método Sinergético Rubenfeld, sendo que o uso da palavra *sinergia* lhe foi sugerido por Buckminster Fuller em 1975.

As Costas de Jack

"O humor apropriado parece iluminar os lugares escuros e dolorosos da vida das pessoas", diz Ilana Rubenfeld. "Ele torna esses lugares suportáveis e ajuda os clientes a irem mais fundo em seus sentimentos."[3] Eis como ela tratou um homem que aqui será chamado de Jack, um terapeuta de trinta e poucos anos:

Sentado na cama acolchoada, Jack diz a Rubenfeld que tem uma terrível dor nas costas, perto do ombro direito, há mais de vinte anos, apesar de já ter feito massagem, Rolfing, quiroprática, etc. Jack revela uma grande expectativa na voz.

"Se ninguém conseguiu, o que o faz pensar que eu posso ajudá-lo?", ela pergunta rindo. "Vamos esquecer a cura e ver o que aparece. Sem compromisso, está bem?"

Jack deita-se e Rubenfeld, pondo a mão em suas costas, descobre uma "bola de ferro" no ponto que o incomoda há anos. Ela não sente energia pulsando nessa área, cuja textura indica uma mágoa muito antiga.

"Você se lembra de quando ainda não tinha essa dor?", pergunta ela.

"Eu tinha uns 12 anos."

"Feche os olhos e volte a esse ponto. O que lhe aconteceu de importante no início da adolescência?"

Depois de uma longa pausa, ele diz: "Minha mãe morreu. Ela me abandonou, me deixou sozinho."

Rubenfeld percebe que a bola de músculo enrijecido permanece dura e resistente. Isso indica para ela que a questão não era o abandono. Na verdade, a voz dele sugere que essa história já foi contada várias vezes. Ela tira as mãos das costas de Jack e toca suavemente sua cabeça.

"Estou triste porque ela morreu e me abandonou e agora está nas minhas costas", diz ele, antes mesmo de perceber a ligação. "É isso: ela está nas minhas costas." Ele chora, lutando para respirar. Rubenfeld começa a sentir energia pulsando naquela área. Para ela, isso é um sinal de que o corpo, as emoções e a mente dele concordam em relação ao que está acontecendo, pois "o corpo diz a verdade". Ela sugere a Jack que volte a atenção para o ponto dolorido em suas costas e pergunta: "O que gostaria de dizer à sua mãe?"

"Deixe as minhas costas! Saia daí!", grita Jack.

Rubenfeld põe novamente as mãos nas costas dele. A bola de ferro agora está se soltando. "Há quantos anos ela está nas suas costas?"

"Acho que há vinte anos."

"Vinte anos... quanto ela paga de aluguel?"

"O quê?"

Rubenfeld percebe que pegou Jack desarmado. Ele está surpreso e confuso.

"Você me ouviu. Aluguel. O aluguel das suas costas é reajustável ou é fixo? É um condomínio?"

"Ela não paga aluguel!"

"Esse é o problema. Precisamos fazer uma ordem de despejo." Rubenfeld pede a Jack que visualize a si mesmo escrevendo uma ordem de despejo e entregando-a à mãe. As dores nas costas se suavizam um pouco. Sentindo que estão chegando perto da questão, ela leva as mãos para as pernas dele, apoiando-as delicadamente para prepará-lo para o passo seguinte. "Imagine que você pode falar agora com a sua mãe e dizer-lhe tudo o que quer."

"Mãe, você está aí há vinte anos, provocando dor." Então ele grita: "Saia daí, saia daí", e suas costas amolecem um pouco mais.

"Você carrega sua mãe há anos. Não acha que vale a pena descobrir como ela se sente? Fale com ela."

"Mãe, por que está nas minhas costas? Por que não vai embora?"

"Se ela pudesse responder, o que diria?" Rubenfeld sente uma mudança acentuada nas mãos. A bola de ferro está começando a amolecer e a se espalhar.

A voz de Jack sobe e um som etérico sai de sua garganta. "Jack, estou muito cansada de ficar nas suas costas. Morri há muitos anos. Preciso continuar minha jornada e você está me segurando. Por favor, deixe-me ir! O que você quer de mim?"

Jack recomeça a soluçar e a bola de ferro derrete ainda mais. Ele está surpreso pelo fato de ela não querer ficar nas costas dele, de ser ele a segurá-la, por meio de tanta dor e rigidez. Ele pára de chorar e diz: "Eu nunca tinha pensado nisso assim... que eu a estou segurando." À medida que ele assimila essa descoberta, Rubenfeld sente energia pulsante fluindo por suas costas, agora macias.

Jack senta devagar, olha pela sala e sorri. Ele movimenta as costas sem dor. "Eu nunca havia sentido os ombros e as costas assim", diz ele.

Rubenfeld explica que as mãos lhe deram uma informação importante durante toda a sessão. Sua intenção era dar apoio à emergência da história de Jack e permitir que ele liberasse aquele ponto preso e profundo. Mas foi a viagem dele que derreteu o espasmo e permitiu que ele resolvesse uma questão tão delicada.

— Cortesia de Ilana Rubenfeld

Como resultado da jornada de Rubenfeld, os terapeutas que ela treinou empregam uma variedade de abordagens em seu trabalho. Geralmente eles trabalham com o cliente deitado numa mesa de massagem, mas se este sentir necessidade de andar ou de se movimentar, a mesa é deixada de lado. O toque é suave, com "mãos abertas, que ouvem". Eles usam também expressão verbal, movimento, padrões respiratórios, postura corporal, consciência cinestésica, imaginação e visualização, som, intuição e humor. Todos esses componentes permitem que o terapeuta tenha acesso às emoções e lembranças armazenadas no corpo do cliente em forma de blocos de energia, tensões e desequilíbrios — que Rubenfeld chama de "padrões de retenção". "Você pode ajudar o cliente a eliminar seus sintomas físicos, vezes seguidas", diz ela, "mas, a menos que as emoções sejam trabalhadas simultaneamente, esses sintomas podem voltar."[2]

Para ajudá-lo a expressar e resolver essas emoções, o terapeuta vai apoiá-lo para que reviva gradualmente as lembranças e sentimentos associados ao incidente que originalmente o levou aos padrões físicos de retenção e à rigidez. Isso irá permitir que você avalie a presente situação com base numa nova consciência. Você vai ter também a oportunidade de, no futuro, reagir de maneira diferente a circunstâncias similares. Essas conexões serão feitas numa atmosfera neutra e natural (não forçada).

O treinamento para obtenção de certificado no Método Sinergético Rubenfeld é composto de segmentos intensivos de uma semana, realizados três vezes por ano, num período de quatro anos. Inclui também treinamento de apoio entre esses segmentos e sessões regulares com sinergistas já licenciados.

RECURSOS:

Treinamento e terapeutas: The Rubenfeld Synergy Center, 115 Waverly Place, New York, NY 10011, (212) 254-5100, fax (212) 254-1174.

YOGATERAPIA DO DESPERTAR DA FÊNIX

Michael Lee era professor na Austrália quando começou a aprender Yoga num Ashram em Adelaide, em 1978. Dirigiu depois alguns programas no Kripalu Center for Yoga and Health, em Lenox, Massachusetts, na época em que estudava psicologia humanística. Um dia, estava numa posição de Yoga quando, de repente, começou a chorar, lembrando-se de um incidente da infância. Sentiu uma mudança por dentro e percebeu que os movi-

A mente pode esquecer daquilo que o corpo — definido pela respiração e sujeito aos batimentos do coração — não pode.

— Susan Griffin

mentos dos quadris estavam mais fáceis e que tinha ocorrido uma mudança de consciência — de medo a ausência de medo. A partir dessa experiência, Lee desenvolveu a Yogaterapia do Despertar da Fênix, um nome inspirado no pássaro legendário que se queimava numa pira e, depois, se erguia das cinzas para viver de novo.

Lee criou um método para que o terapeuta ajude o cliente a manter, por mais tempo do que o usual, dezesseis posições conhecidas — dobrado para a frente ou para trás, invertido e com torção na coluna. Segurando-o na asana por mais tempo do que você conseguiria sozinho, o terapeuta vai mantê-lo em seu limite físico até que as tensões emocionais comecem a vir à tona e se soltar. Depois, ele irá conversar com você sobre a experiência para estimular a consciência, a percepção e a integração das emoções emergentes. Dessa maneira, o yogaterapeuta não lhe impõe uma direção, mas deixa-se guiar por seu processo interior. Para completar a sessão, você será conduzido a uma espécie de meditação, gerando as próprias afirmações para reforçar a autoconsciência.

A sessão introdutória tem um duplo propósito: ajudá-lo a entrar em contato com o próprio corpo e permitir que o terapeuta localize as principais áreas de retenção, que funcionarão como indicadores nas outras sessões. Nessa sessão geral podem ser usadas nove posturas assistidas, assim como alongamentos de transição. Não é necessário ter praticado Yoga para fazê-las.

Os yogaterapeutas relatam que as pessoas procuram o método com dificuldades emocionais e/ou problemas físicos — escoliose, doenças de pele, asma e dor nas costas. Ao explorar o próprio corpo por meio das posturas, elas geralmente descobrem um componente emocional subjacente aos sintomas físicos. Para Barbara Kaplan, yogaterapeuta, o maior benefício que colheu foi resgatar a sabedoria do corpo. "Posso realmente ouvi-lo e confiar nele — ele me guia", diz ela.[4]

O programa de treinamento para obtenção de certificado em Yogaterapia do Despertar da Fênix tem 310 horas e é dividido em três partes: duas sessões intensivas de quatro dias e seis meses de prática orientada.

RECURSOS:

Treinamento e terapeutas: Phoenix Rising, P.O Box 819, Housatonic, MA 01236, (800) 288-9642.

YOGATERAPIA INTEGRATIVA

Joseph LePage era professor de Yoga Kripalu e praticante de vários caminhos corporais quando criou a Yogaterapia Integrativa (YI), em 1991. A YI usa a tecnologia da Yoga para favorecer a saúde e o bem-estar do corpo físico, equilíbrio e integração

No início da sessão de Yogaterapia do Despertar da Fênix eu fiquei em pé, enquanto a terapeuta fazia uma checagem do meu corpo. "Sinta os pés no chão", disse ela... "Há mais peso nos calcanhares ou nos dedos, nas bordas externas ou nos arcos internos?"

À medida que íamos examinando meu corpo — tornozelos, canelas, barriga das pernas, joelhos, coxas, nádegas, eu ia tomando consciência das áreas rígidas. Quando chegamos à pelve, ela sugeriu: "Imagine que sua pelve é uma tigela d'água. A água derramaria para a frente, para trás ou para um dos lados?" Quando terminamos de examinar o corpo inteiro, ela disse: "Agora, respire fundo para voltar a sentir o corpo como um todo, juntando todas as partes dele."

Nós nos concentramos então nos lados direito e esquerdo do corpo. Ela me pediu para ser receptiva às cores, lembranças ou sentimentos que pudessem surgir, fazendo uma afirmação do tipo "Eu sou" em relação ao que sentia, primeiro de um lado, depois do outro. Depois de respirar fundo outra vez, para sentir o corpo como um todo, abri os olhos, sentei e falei sobre o que tinha observado durante a checagem. Sentia meu lado direito pesado e escuro. "Estou puxado para baixo", era a mensagem que ele me passava. Meu lado esquerdo dizia: "Sou aberto, ereto, forte, confortável, leve."

Depois de respirar fundo por alguns momentos, com os olhos fechados, busquei dentro de mim mesma minhas intenções naquele momento, ou seja, as questões que queria examinar. Falei sobre isso com a yogaterapeuta.

A parte de Yoga propriamente dita começou quando me deitei para ela trabalhar minhas pernas. Ela dobrou meu joelho esquerdo e aqueceu a região dos quadris, antes de levar minha perna para trás, alongando os tendões. Ela a moveu gradualmente, até eu atingir meu limite: sete numa escala de um a dez. Quando surgiu uma rigidez na perna direita durante esse delicioso alongamento da esquerda, ela perguntou: "Ela tem cor? O que essa sensação diria se pudesse falar? Essa voz tem idade ou gênero?" Ela desfez o alongamento e iniciou outro, para a parte de dentro da coxa, movendo minha perna para o lado. Continuei sentindo algo preso no quadril direito — uma tensão que puxava para a frente.

"Qual a afirmação do tipo *eu sou* correspondente a essa sensação?", perguntou ela.

"Eu sou um punho", respondi, espontaneamente.

"Isso se relaciona a alguma área de sua vida? Onde você se sente um punho?"

"A única coisa que me ocorre é ser um punho fechado em torno de P. Eu estou me fechando em volta dele."

"Dá para me contar mais alguma coisa?"

"É uma proteção."

Graças à ajuda dela, consegui ficar nessa posição por muito mais tempo do que teria conseguido sozinha, entrando num relaxamento profundo. Tive muito tempo para observar minhas sensações físicas e os sentimentos que elas evocavam. Observei que minha perna esquerda, que estava gostando imensamente do alongamento, dizia: "Estou totalmente livre."

"Onde isso aparece na sua vida?", perguntou ela.

"Com outra pessoa", respondi.

Então ela pediu que meus dois lados conversassem entre si: "O que o lado que está totalmente aberto tem a dizer para o lado que é um punho?"

"Você está perdendo."

"O que o lado que é um punho diz em relação a isso?"

"Não quero ficar preso. Não é divertido ser assim. Eu gostaria de sair disso."

"O que o impede?"

"Mágoa. Eu me sinto rejeitada por P."

Meu corpo me deu uma leitura precisa do que estava acontecendo na minha vida naquela época. Respirei fundo por mais alguns instantes. A terapeuta alongou ainda mais a minha perna, cruzando-a sobre o corpo, antes de fazê-la voltar à posição inicial e passar para a perna direita. Enquanto alongava a perna direita, ela fez outra checagem e conduziu um diálogo semelhante. No final, trabalhamos a pelve, erguendo-a exageradamente para corrigir a posição da tigela, para que a água não derramasse mais para a frente. Minha tarefa era lembrar da sensação de estar totalmente aberta, recapturando-a por conta própria.

---

da mente e emoções e o despertar para a dimensão espiritual da vida. Segundo a filosofia da Yoga, a suprema busca e potencial do homem é o senso de unidade e a conexão inata com toda a vida. O sofrimento e a doença surgem quando se procura no lugar errado.

"Os problemas físicos e emocionais geralmente são sintomas dessa separação", diz LePage. "A Yoga é um conjunto de técnicas que serve para nos guiar de volta a essa consciência da unidade. Quando a descobrimos dentro de nós mesmos, liberamos os padrões geradores de

> *Nosso corpo conta a nossa história: onde estivemos; o que fomos encorajados a fazer e impedidos de fazer; do que cuidamos e o que ignoramos na vida de todos os dias; o que aprendemos diretamente pela experiência vivida e o que conquistamos por meio da educação.*
> *— Leonard Pitt*

stress que bloqueiam o fluxo de *prana* (energia vital) no corpo físico. Quando o fluxo de prana é restaurado, nosso corpo tem a oportunidade de equilibrar-se e curar-se."[5]

A YI funciona em vários níveis. Da perspectiva da Yoga, somos uma criação multidimensional com "corpos", ou *koshas,* coexistentes. O corpo físico é composto de matéria; o corpo sutil, de energia, pensamento e emoção; o corpo causal é a fonte espiritual de energia. A saúde é a integração de todos os aspectos de nosso ser.

Os praticantes de YI combinam os elementos tradicionais da Yoga com os resultados das mais recentes pesquisas sobre mente-corpo para trabalhar os diferentes *koshas,* usando a respiração como ponte entre eles. No início da sessão, o terapeuta vai conduzi-lo a uma viagem da atenção através do corpo todo. Pode ser que ele lhe peça para fazer um mapa do corpo. De uma série de vinte asanas, o terapeuta irá selecionar e mudar apenas aquelas que forem apropriadas à sua condição específica. Por exemplo: com os joelhos dobrados e os pés apoiados no chão, você vai enrolar a coluna em direção aos ombros, uma vértebra por vez, ao mesmo tempo em que inspira. Ao soltar o ar, gradualmente você vai desenrolar a coluna. O terapeuta vai lhe pedir para explorar o que sente por dentro, sem sugerir a você nenhuma experiência em particular. Depois, irá ensiná-lo a fazer uma contra-postura e a ajustar o pranayama (respiração da Yoga) de acordo com as suas necessidades.

A meditação, as imagens e o relaxamento profundo também fazem parte da sessão. Por exemplo: talvez você veja cores e formas na área que está focalizando, às vezes acompanhadas de palavras. Durante uma sessão, eu "vi" na minha pelve um círculo rosa suave com borda púrpura surgir de uma base retangular. A expressão "espiritualidade sensual" surgiu logo depois. O terapeuta não impõe essas imagens ou frases, mas espera que elas surjam, sugerindo, às vezes, uma maneira de ampliar as imagens de cura, de maneira a abrangerem o corpo inteiro.

O terapeuta não provoca a catarse como parte do processo, mas pode ser que, de repente, você comece a chorar ou a descarregar emoções de outra maneira qualquer. Se você já fez posições de Yoga sozinho sem muito sucesso, talvez fosse esse componente emocional que estivesse por trás da dificuldade que o levou a procurar o trabalho mais profundo da Yogaterapia. O terapeuta vai conversar com você conforme a necessidade. Não se surpreenda se uma tentativa de aliviar sintomas físicos — sejam eles quais forem — acabe se transformando num interesse maior pela vida espiritual.

O programa de treinamento para obtenção de certificado em Yogaterapia Integrativa consiste de três meses de trabalhos práticos em clínicas médicas. Há uma faculdade na Califórnia que oferece um programa de treinamento mais extenso, com mestrado na área de Yoga e saúde mental-corporal.

RECURSOS:

Programas de treinamento e terapeutas: Integrative Yoga Therapy for Body, Mind and Spirit, 305 Vista de Valle, Mill Valley, CA 94941, (800) 750-YOGA ou (415) 388-6569.

Somatossíntese

Trabalhando como quiroprático, Clyde W. Ford descobriu que as mais simples e leves manipulações podiam evocar reações inesperadas em alguns pacientes. Ocorriam-lhes vívidas imagens mentais, tinham a sensação de deixar o corpo, mudanças de percepção do tempo e revelações sobre questões espirituais e psicológicas relacionadas com a doença em questão. Para lidar com as emoções despertadas pelo toque — o treinamento como quiroprático não o preparara para tal —, Ford estudou Psicossíntese, uma terapia desenvolvida pelo psiquiatra italiano Roberto Assagioli.

> *Não somos apenas mentes à deriva, mas mentes num corpo. Um ponto de vista genuinamente holístico não pode deixar de ver o corpo como o aspecto visível da mente, como expressão da maneira particular e individual pela qual o eu se corporifica.*
> *— Edward Whitemont*

Assim, começou a interagir de maneira mais eficaz com os pacientes. Mas, como seu trabalho é baseado no corpo (soma) e não na mente (psique), Ford criou o termo *Somatossíntese* para indicar a diferença.

Os praticantes de Somatossíntese são "guias", e as pessoas com quem trabalham são "viajantes" e não pacientes ou clientes — numa viagem rumo à cura. O terapeuta vai começar o tratamento estabelecendo um ponto do corpo para o início do trabalho, com base em uma entre duas coisas: manifestações físicas de questões emocionais ou expressões emocionais de questões físicas. Ao descobrir uma área de restrição, o guia irá lhe pedir para dirigir a atenção para ela. Você e ele vão dialogar com o seu corpo para determinar que tipo de toque é necessário. O guia irá usar, então, uma variedade de técnicas de manipulação para liberar a limitação. Juntos, vocês chegarão a contra-imagens para essa área, como por exemplo um "mar calmo" para substituir intestinos "revoltos".

Ancorando o trabalho no seu corpo, a Somatossíntese o ajuda a fazer descobertas importantes sobre estados corporais e psicológicos que de outra maneira — por exemplo, pelo simples diálogo — não seriam imediatamente possíveis. O objetivo final é ajudá-lo a compreender como é essencial ouvir seu corpo e a descobrir novas maneiras de continuar dando atenção a ele. Assim, as mensagens do corpo vão dizer-lhe como enfrentar os conflitos da vida e como se libertar das amarras físicas, emocionais ou mentais. A Somatossíntese preocupa-se não apenas com o efeito que as dificuldades pessoais têm sobre seu bem-estar, mas também com o impacto de questões sociais, como o racismo.

Ford treina apenas profissionais da área — médicos, quiropráticos, psicoterapeutas, massagistas e outros terapeutas corporais — organizando seminários e programas de duração variada, que podem dar direito a um certificado.

Mãos Que Falam: Uma Experiência em Somatossíntese

Para tornar mais fácil esta experiência, memorize as seguintes instruções ou peça que alguém as leia para você.

Deite-se ou sente-se num lugar confortável e solte as roupas, para que possa respirar livremente. Feche os olhos e focalize a atenção na respiração. Respire profundamente. Ao inspirar, repita silenciosamente para si mesmo: "Eu sou." Ao soltar o ar, diga: "Descontração." Espere alguns minutos até ficar relaxado.

Agora, leve a consciência para a área do corpo que precisa de atenção por estar dolorida ou com algum outro *stress*. Não tente analisar a situação nem controlá-la. Limite-se a observá-la como ela é. Ao tomar consciência dessa área, está consciente também das emoções? Lembre-se para não analisá-las, modificá-las ou controlá-las. Observe-as apenas.

Com os olhos abertos ou fechados, faça com a mão direita uma forma que expresse como se sente a área que você está focalizando. Você pode, por exemplo, estender os dedos ou dobrá-los num punho fechado. Deixe que a mão reflita a sensação do corpo. Mantenha a mão direita nessa posição por alguns minutos e observe-a. Depois, deixe que a mão esquerda assuma uma forma que indique como você gostaria que seu corpo se sentisse se não estivesse sofrendo. Se a mão direita estiver fechada e tensa, talvez a mão esquerda esteja aberta e solta. Faça o que lhe parecer certo.

Leve lentamente a atenção de uma mão para a outra, da forma que representa a sensação que você tem agora do seu corpo e a forma que representa a sensação que você gostaria de ter. Deixe que a mão direita assuma aos poucos a forma da mão esquerda. Observe como o corpo se sente depois disso e a maneira pela qual você vive as emoções correspondentes.

Quando terminar, feche os olhos, se estiverem abertos, e volte novamente sua atenção para a respiração. Respire profundamente várias vezes antes de abrir os olhos.

— Cortesia de Clyde Ford, D.C.

RECURSOS:

Seminários e terapeutas: Clyde Ford, D.C., ISTAR, P.O. Box 3056, Bellingham, WA 98227, (360) 398-WELL, fax (360) 398-7631, e-mail: 71426@Compuserve.com.

Livros: Clyde Ford, *Where Healing Waters Meet: Touching Mind and Emotions Through the Body* (Station Hill, 1989), e *Compassionate Touch: The Role of Human Touch in Healing and Recovery* (Simon & Schuster, 1993).

SHEN® — Terapia de Liberação Físico-Emocional

SHEN é um acrônimo para "Specific Human Energy Nexus". Segundo seu criador, Richard Pavek, o campo de energia que permeia e envolve o corpo físico participa da produção de sensações que chamamos de "emoções". Elas, por sua vez, desencadeiam os chamados problemas psicossomáticos, como distúrbios do apetite, tensão pré-menstrual, disfunções sexuais, irritação no intestino, enxaqueca e outras dores de cabeça.

> *A cura só ocorre no presente quando sentimos, expressamos e liberamos emoções do passado que suprimimos ou tentamos esquecer.*
> – Christiane Northrup

Segundo Pavek, o corpo se contrai em torno da dor, seja ela física ou emocional, venha de dentro ou de fora. Ele identificou a *Auto-Contractile Pain Response* (Reação Auto-Contrátil à Dor) como o mecanismo psicológico por meio do qual o corpo retém emoções dolorosas e rompe o funcionamento físico normal. O principal objetivo da SHEN é liberar emoções aprisionadas no corpo.

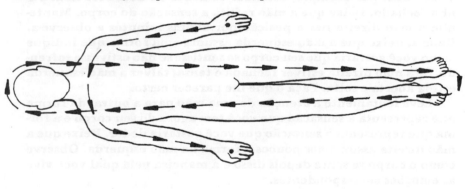

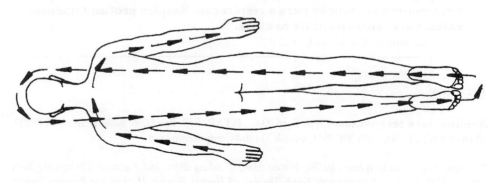

Fluxo de Energia SHEN

Para isso, o terapeuta coloca as mãos em vários lugares do corpo do cliente, sem aplicar pressão. Ele espera alguns segundos em cada ponto, até sentir a energia passar de uma mão para a outra. "Fazer um fluxo" através do corpo faz com que ele relaxe, dissolvendo tensões, soltando contrações e estimulando o cliente a abandonar as emoções debilitantes, os traumas ou lembranças. Contanto que não haja uma causa biológica, Pavek diz que o método alivia a dor e acelera a recuperação.

Apesar de não haver nesse sistema meridianos ou pontos de acupuntura específicos, como nos sistemas chineses e japoneses, o terapeuta segue um padrão de colocação das mãos numa série de fluxos — periférico, ao longo da coluna, ombro-mão, raízes, braço-mão. Na teoria SHEN, o fluxo natural do corpo sobe pelo lado direito e desce pelo lado esquerdo. O terapeuta trabalha também com quatro centros de emoção, localizados na área de quatro dos sete chakras. Ver "Chakras", página 329. Por exemplo: o segundo chakra, chamado "o *Kath*" nessa teoria, fica entre a parte superior do osso púbico e o umbigo e está relacionado às questões de auto-estima e sexualidade.

A Terapia SHEN tem sido usada no tratamento de dores crônicas, em programas de tratamento psiquiátrico e em clínicas de recuperação de dependentes químicos em geral. Segundo Pavek, SHEN pode ser usada no tratamento de distúrbios ligados ao *stress* e às emoções, como depressão, ansiedade, choque, fobias e em crises relacionadas à kundalini. Ver "Kundalini", página 329. O efeito sobre doenças provocadas por vírus ou bactérias é pequeno e indireto. Mas, diz Pavek, SHEN reduz edemas locais ao liberar a tensão nos tecidos circundantes, podendo também forçar a passagem de pedras na vesícula.

O programa de treinamento, que dá direito a um certificado em Terapia de Liberação Físico-Emocional SHEN, é dividido em três fases: uma sessão de treinamento básico de oito dias; prática orientada de seis meses; sessões intensivas de treinamento avançado. Vários profissionais — como enfermeiras, médicos, psicoterapeutas, fisioterapeutas, terapeutas ocupacionais, massagistas e outros terapeutas corporais — passam a combinar o método SHEN à sua prática, depois de fazer apenas a primeira fase do treinamento.

RECURSOS:

Publicações, cursos e terapeutas: International SHEN Therapy Association (ISTA), 3213 W. Wheeler St., #202, Seatle, WA 98199, (206) 298-9468, fax (206) 283-1256.

Livros: Richard Pavek, *Handbook of SHEN* (SHEN Therapy Institute, 1987).

Experimentação Somática®

Peter Levine, doutor em biofísica médica e psicologia, desenvolveu a Experimentação Somática (ES) como um tratamento biológico a curto prazo para choques ou experiências altamente traumáticas. Ele acredita que o trauma acontece no domínio da fisiologia, e não da psicologia. Assim, é possível curálo sem longas horas de terapia, sem o resgate doloroso de lembranças e sem o uso de medicação por períodos prolongados. Em vez de enfatizar o significado psicológico, como no caso da psicoterapia verbal, ES provoca reações intensas que são ao mesmo tempo fisiológicas e emocionais. Mas, ao contrário de certas técnicas que parecem favorecer a catarse pela catarse, ES negocia essas reações sem retraumatizar a pessoa.

> *Todo distúrbio na capacidade de sentir totalmente o próprio corpo prejudica a confiança em si mesmo, assim como a unidade do sentimento corporal.*
> — *Wilhelm Reich*

A ES desenvolveu-se a partir de um estudo sobre comportamento animal no ambiente natural. Baseia-se na sabedoria inata e instintiva do corpo desenvolvida ao longo de milhões de anos — em particular no impulso de lutar/fugir. Levine explica que no nível da fisiologia continuamos sendo animais — ainda temos estruturas primitivas, não-conscientes no interior do sistema nervoso e da psique, que percebem certos acontecimentos como potencialmente perigosos à sobrevivência. A capacidade de reagir efetivamente ao perigo — fugir ou lutar — e depois descarregar a energia que o corpo e a mente mobilizaram é fundamental para evitar o trauma.

Se os recursos de orientação e defesa (sistema neuromuscular, sistema nervoso autônomo e sentidos) para enfrentar situações potencialmente ameaçadoras à vida estão inadequados no momento do incidente, a capacidade de reagir congela e resulta em pânico e reações de ansiedade pós-traumática. Segundo Levine, quando o processo de reação apropriada acontece naturalmente, então o trauma não ocorre. O sistema nervoso não fica travado, retomando seu nível costumeiro de funcionamento. "Os sintomas traumáticos não se devem ao incidente desencadeante em si" diz Levine, "mas ocorrem quando não conseguimos sair completamente da imobilidade que se segue ao incidente."[6]

> *O corpo sempre nos leva na direção certa... basta que aprendamos a confiar na sensação, dando-lhe tempo para nos revelar a ação, o movimento, a idéia ou o sentimento apropriado.*
> — *Pat Ogden*

Mas se você ficou preso, ES vai ativar os recursos de sobrevivência, ajudando-o a retrabalhar e a restaurar as reações ativo-adaptadoras. Ela não chega a isso por meio da catarse emocional ou da história do que aconteceu, mas trabalhando a sensação corporal, ou *felt sense*. Ver *"Felt Sense* — uma Experiência", página 402. Levine usa várias estratégias, que vão do toque direto e da manipulação suave ao uso de imagens, padrões de movimento e estado hipnoidal. Na Experimentação Somática você vai se concentrar

A História de Nancy

Nancy teve seu primeiro ataque de pânico ao prestar vestibular. Subitamente aterrorizada na sala lotada, ela se forçou a terminar o exame e, depois, correu para fora. Com medo de pegar um ônibus ou um táxi, ficou andando desvairadamente pela rua até que um colega a levou para casa. Durante dois anos, os sintomas foram ficando piores e mais freqüentes. Ela tinha medo de sair de casa sozinha e não conseguia ir à faculdade, apesar de ter passado no exame. Não teve sucesso com a psicoterapia, e o tratamento com tranqüilizantes e antidepressivos teve pouco efeito. Então, recomendada pelo psiquiatra, foi consultar Paul Levine.

Enquanto Nancy relatava a experiência de seu primeiro ataque de pânico, Levine procurava sinais fisiológicos na pulsação do pescoço, na postura e na respiração. Quando começou a lembrar de certos detalhes, o batimento cardíaco se acelerou de repente e seus olhos ficaram vidrados. Para focalizar a tensão dela, Levine perguntou-lhe se tinha feito o exame a caneta ou a lápis. "A lápis, eu acho... é... e foi a lápis", disse ela.

"Dá para sentir o lápis?"

"Dá..."

Nancy ficou pálida e suas mãos começaram a tremer. "Estou com muito medo... toda rígida... sinto como se fosse morrer... não posso me mexer... me ajuda", exclamou Nancy. Ela ficou com a garganta tão apertada que mal conseguia respirar ou falar. "Por que não consigo entender?... Eu me sinto tão inferior, como se estivesse sendo castigada... Sinto como se fosse ser morta, mas não há nada... só um branco." Levine pediu-lhe que sentisse o lápis. "Agora eu me lembro. Estou me lembrando que pensei que a minha vida dependia daquele exame." Então o ritmo do coração aumentou de novo.

De repente, Levine falou em voz alta: "Você está sendo atacada por um tigre enorme. Veja o tigre chegando perto de você. Corra para aquela árvore, suba nela e escape!" Em reação, Nancy deu um grito de gelar o sangue e suas pernas começaram a tremer em movimentos de corrida. Depois de soluçar e tremer por quase uma hora, ocorre-lhe uma lembrança terrível de quando tinha 3 anos de idade: ela estava sentada numa cadeira, sendo anestesiada com éter, para operar as amígdalas. A descarga física que teve ao sair da reação passiva e congelada para uma fuga bem sucedida permitiu que seu sistema nervoso voltasse ao nível normal de funcionamento. A sensação corporal, e não a intensa catarse emocional, foi a chave para curar o trauma.

Levine trabalhou com Nancy por mais algumas sessões e ela parou de tomar medicação para controlar os ataques. Duas décadas depois do trauma, Nancy dominou a situação ameaçadora que tinha vivido quando pequena. Ela retomou a faculdade, fez doutoramento e nunca teve uma recaída.

— Cortesia de Peter Levine

nos diferentes tipos de sensação que ocorrem no corpo, bem como nas imagens, sons, cheiros, gostos e sensações tácteis. O terapeuta observará mudanças sutis de postura ou tremor, vibração ou pulsação em alguma parte do corpo. Você vai falar do que observou de dentro e o terapeuta irá falar do que observou de fora, avançando, gradualmente, sem chegar ao trauma muito depressa.

Levine acredita que as abordagens mais drásticas, que provocam a descarga de emoções reprimidas, não atingem os padrões de *stress* psicofisiológicos subjacentes. Elas podem levar o trauma ainda mais para o fundo, provocando dissociação e fragmentação. Diz ele: "As pessoas ficam aliviadas ao liberar essa energia, pois o nível de endorfina e catecolamina sobe, mas, uma ou duas horas depois, elas voltam ao vórtex do trauma. Precisam então liberar novamente alguma coisa, estabelecendo um padrão."[7]

Levine compara o procedimento não-agressivo da ES com o procedimento químico da titulação. Ao se misturar de uma só vez um ácido forte, como o ácido hidroclórico, a uma base forte, como a soda cáustica, o resultado é uma grande explosão, com todos os seus efeitos nocivos. Obtêm-se, também, como produtos finais desse processo, o sal e a água — ingredientes básicos da vida. Mas se a base for acrescentada gota a gota ao ácido, o efeito é semelhante ao de um Alka-Seltzer e, trinta gotas depois, o efeito continua o mesmo — sal e água, mas sem a explosão. Isso se aplica também ao tratamento de clientes traumatizados, diz ele. Em vez de ter como objetivo uma grande descarga de emoções, basta deixar que a pessoa vá até o limite da experiência traumática e fique com o sentimento, sem empurrões, até que haja uma integração somática automática da antiga experiência, mas através da consciência atual. É como se o pH do corpo mudasse, através da re-sintonização gradual do sistema nervoso, do contínuo estímulo simpático para a homeostase parassimpática.

Levine organiza seminários para treinar profissionais da área da saúde em Experimentação Somática, como um complemento à sua prática. O programa de treinamento que fornece um certificado leva três anos, com um total de 100 horas, além de prática supervisionada.

"Felt Sense" – Uma Experiência

Felt sense **é a base de tudo o que forma a sua experiência interior. É o meio pelo qual você pode aprender a ouvir o que o corpo e a mente estão dizendo.** *Felt sense* **pode aumentar o prazer sensual e ser a porta de entrada para certos estados espirituais, além de acentuar o senso de equilíbrio e coordenação e melhorar a memória. E torna mais eficazes as terapias físicas e psicológicas.**

Para experimentar o que é *felt sense***, sente-se confortavelmen-**

te numa cadeira, na cama ou no chão. Sinta o contato do corpo com a superfície que lhe serve de apoio. Observe o toque das roupas na pele. O que você sente sob a pele?

Lembrando-se suavemente dessas várias sensações, o que lhe dá a certeza de que está confortável? É um saber mental? Que sensações contribuem para sua sensação geral de conforto? Ao ficar mais consciente dessas sensações, você se sente mais ou menos confortável? Há alguma mudança?

Fique em silêncio e aproveite plenamente o *felt sense* do estado de conforto. Perceba que ele vem de você — do seu *felt sense* de conforto — e não da cadeira, da cama, do carpete ou da almofada em que você está sentado. Não dá para saber se um móvel é confortável ou não até que o *felt sense* corporal da experiência de sentar-se lhe diga.

— Cortesia de Peter Levine.

RECURSOS:

Programas de treinamento e terapeutas: Ergos Institute, P.O. Box 1730, Lyons, CO 80540, (303) 823-9524.

SOMÁTICA INTEGRATIVA HAKOMI

A Somática Integrativa Hakomi (antes conhecida como Trabalho Corporal Hakomi) vê o corpo como uma fonte viva de informações, inteligência e mudança. "Prioriza o desenvolvimento do recurso do corpo para estabelecer e manter o mais profundo *felt sense* de quem somos", diz Pat Ogden, uma das fundadoras do Hakomi Institute e criadora da Somática Integrativa Hakomi.[8]

O terapeuta vai combinar movimento, consciência corporal e trabalho de manipulação para ajudá-lo a estabelecer uma nova sensibilidade e consciência das sensações do corpo. Juntos, vocês irão explorar os hábitos fisiológicos e psicológicos do corpo e traduzir a sua linguagem. Quando o significado de um problema físico se torna claro, você descobre maior liberdade e mais escolhas no corpo e no comportamento, diz Ogden. A dor que resiste teimosamente a outras tentativas terapêuticas pode finalmente ceder. Ela ilustra esse processo com a história de um seu cliente, Tom.

> *Nossos movimentos e nossa ação no mundo estão desconectados da profundidade do saber do corpo. Nós não sentimos literalmente os efeitos de nossas ações, pois não estamos ligados à sensação do corpo, onde reside o sentimento... Se fôssemos somaticamente sensíveis e presentes na sensação do corpo... mudaríamos nosso modo de agir.*
>
> *— Pat Ogden*

No período que se seguiu à morte do pai, Tom começou a sofrer de uma aguda dor no ombro. Consultou, em vão, massagistas, médicos e quiropráticos. Quando procurou Ogden, já nem conseguia dormir. Ela o ajudou, primeiro, a se tornar sensitivo às tensões e impulsos no ombro e às mensagens que vinham daquela área. Ao exagerar a tensão no ombro, Tom descobriu um impulso de bater nos médicos que tinham atendido seu pai. Enrijecendo o ombro, ele tinha contido a raiva e a frustração. Quando conseguiu traduzir a mensagem de seu corpo e expressar a raiva, seu ombro se soltou imediatamente.[9]

A Somática Integrativa Hakomi leva em conta também as crenças do desenvolvimento e os traumas registrados no corpo. Enquanto a resolução de questões do desenvolvimento exige de você uma interpretação, um exercício cognitivo, a resolução do trauma exige uma liberação física real. Como o trauma desperta o instinto fisiológico primitivo de lutar ou fugir, repensar e falar sobre o incidente traumático que ficou "congelado" no corpo são maneiras ineficazes de transformar seu impacto negativo. Assim, o terapeuta vai ajudá-lo a tomar consciência das sensações corporais que são redespertadas. Isso dará ao seu corpo a oportunidade de "descongelar" e de completar a reação de luta-ou-fuga que ficou travada durante o trauma.

O treinamento em Somática Integrativa Hakomi começa com um longo fim de semana e continua em forma de encontros a cada quatro ou cinco semanas, num período de dezessete a vinte meses, com trabalho prático no meio tempo. O treinamento é dirigido a terapeutas corporais, psicoterapeutas, terapeutas da dança e do movimento, professores de Yoga e outros profissionais da área de saúde que queiram acrescentar essas práticas e estratégias a seu trabalho. Para se obter um certificado, é necessário passar por um período adicional de dois a três anos de estudos e prática.

RECURSOS:

Treinamento e terapeutas: Hakomi Integrative Somatics, P.O. Box 18483, CO 80308, (303) 447-3290.

JIN SHIN DO®

Jin Shin Do (JSD), o "caminho do espírito compassivo", é a síntese que Iona Marsaa Teeguarden fez de teorias ocidentais e orientais. Combina a teoria da acupuntura clássica chinesa, filosofia e métodos respiratórios da Yoga taoísta, técnicas da Acupressão japonesa (Teeguarden estudou Jin Shin Jyutsu com Mary Burmeister e Haruki Kato no Japão). Usou também a visão que Wilhelm Reich tinha do corpo: uma série de segmentos que retêm certas experiências e emoções. Ver Capítulo 6: "Dimensões Psicológicas dos Caminhos Corporais."

Uma Experiência Com a Somática Integrativa Hakomi

Para ajudá-lo a ficar mais sensível ao próprio corpo — impulsos, tensões, padrões de movimento, sensações — e a encontrar palavras para descrever suas experiências físicas, o terapeuta vai fazer-lhe uma série de perguntas antes mesmo de você se deitar na mesa. Essas perguntas vão torná-lo mais consciente e vão ajudá-lo a descobrir como o seu corpo está refletindo seu estado psicoespiritual — vão dar-lhe um *felt sense* — da conexão entre corpo, mente, emoções e espírito durante o trabalho de manipulação. Ver "*Felt Sense* — Uma Experiência*", página 402.

Esta experiência será mais fácil se você gravar as perguntas ou se pedir a alguém que as leia para você. Faça uma pausa para a resposta nas reticências.

De pé, tome consciência do corpo sentindo o que está acontecendo nele. Alguns pontos estão presos e outros relaxados?... Se houver tensão, de que lado ela puxa — para cima, para baixo, para a frente, para trás ou em diagonal? ... Quais são as qualidades da tensão: abafada, aguda, pesada, espessa, estreita? ... Volte os ouvidos para dentro para ouvir os sons que vêm do corpo ... Você está ouvindo soluços, risadas, gritos, canto? ... Se for uma canção, ela tem letra? ... A música é rápida ou lenta, triste ou alegre? ... Que instrumentos estão tocando? ... Volte os olhos para dentro e olhe o interior do corpo. Está vendo cores, formas, rostos, paisagens? ... Se estiver se sentindo relaxado em uma parte do corpo, expanda esses sentimentos para as outras áreas. Em que ponto do corpo ela quer crescer? ... Se estiver tenso, exagere a tensão e sinta como ela afeta o resto do corpo... As outras áreas se prendem ou se soltam?... Se sentir um movimento, expresse-o em câmera lenta e observe todos os detalhes do que acontece ao fazer isso...

— Cortesia de Pat Ogden.

Ao contrário dos outros sistemas de Acupressão, JSD trabalha com oito canais de energia chamados "Fluxos Estranhos" ou quatro pares de Meridianos Extraordinários. Esses trajetos são como reservatórios que armazenam e liberam energia para os doze meridianos relacionados aos órgãos e para o corpo inteiro. Ver "Tradição chinesa", página 306. O terapeuta estimula o sistema de auto-regulagem do corpo do cliente ativando os Fluxos Estranhos, o que permite que o corpo equilibre sua energia. Esse fluxo de energia traz sensações agradáveis de formigamento ou pulsação.

O terapeuta geralmente começa com uma avaliação. Você vai ficar deitado de costas numa mesa acolchoada, enquanto ele apalpa seu corpo à procura de áreas tensas, sente os pontos ao longo dos meridianos e lê os pulsos. Depois, ele vai aplicar uma pressão firme, mas suave, em certos pontos por um minuto ou dois, até sentir que o tecido se solta. Com uma das mãos ele toca um "ponto local" numa área tensa e com a outra ele toca "pontos distais", o que permite que a área tensa se solte mais facilmente e mais profundamente. Seu objetivo não é romper a tensão com força física, mas simplesmente entrar em contato com ela. O toque leva a atenção para aquela área, de maneira que você poderá soltar a tensão de dentro para fora. O terapeuta vai lhe pedir para prestar atenção no que está acontecendo no corpo e no que está sentindo nos pontos. Podem surgir sensações, cores, imagens, palavras ou sons.

> *Nosso corpo lembra sem censurar. Nossa mente consciente geralmente edita, filtra e seleciona o que retém.*
> *– Clyde W. Ford*

Usando elementos da psicologia ocidental, JDS leva em conta a maneira pela qual os pontos de acupuntura localizados nos anéis horizontais da "couraça" de Reich influenciam uns aos outros e certas emoções correspondentes. Por exemplo: segundo a teoria reichiana, o peito contém alegria, mágoa e tristeza, enquanto o abdômen abriga motivação, raiva e afirmação. Quando não conseguimos exteriorizar esses sentimentos, tensionamos os músculos que normalmente os expressariam. JSD usa a Acupressão para soltar os segmentos e restaurar a capacidade de expressão. Aprendendo a ter consciência dos próprios sentimentos e permitindo-se expressá-los adequadamente, você poderá prevenir o desgaste físico e emocional que geralmente resulta da repressão ou da reação exagerada.

Os praticantes de JSD também trabalham com o Caleidoscópio Emocional, um mapa detalhado dos estados emocionais que Teeguarden desenvolveu com base na teoria dos Cinco Elementos. Ver "Tradição chinesa", página 306. Cada elemento está relacionado a certas emoções fortes ou agradáveis (choque, medo, raiva, alegria, etc.). O caleidoscópio correlaciona cem sentimentos e emoções diferentes aos doze meridianos dos órgãos. O terapeuta usa essa ferramenta para identificar os meridianos afetados por questões pessoais.

No nível mais básico, JSD facilita o relaxamento. Por exemplo: a pressão numa série de pontos pode liberar tensões teimosas do pescoço e área dos ombros. Alguns terapeutas afirmam também que JSD é eficaz no tratamento de certos problemas físicos: dores de cabeça, desequilíbrios menstruais ou da menopausa, problemas gastrintestinais, sinusite e alergias, insônia, dor nas costas, cansaço ocular e fadiga.

> *A única coisa permanente nos padrões de comportamento é nossa crença na sua permanência.*
> *– Moshe Feldenkrais*

Dizem também que JSD pode livrá-lo dos efeitos de traumas e de abusos ocorridos na infância. Nesses casos, as experiências variam: da catarse intensa ao transe e visualização tranqüila.

Para obter o título de Registered Jin Shin Do Acupressure Practitioner, a pessoa deve ser profissional na área de saúde e cumprir um programa de treinamento: 125 horas de aulas de Acupressão, 25 horas de treinamento em técnicas de aconselhamento psicológico e 125 horas de prática.

RECURSOS:

Informações, livros, gráficos, professores e terapeutas: Jin Shin Do Foundation for Bodymind Acupressure, Box 1097, Felton, CA 95018, fax (408) 338-3666.

Livros: Iona Marsaa Teeguarden, *The Acupressure Way of Health: Jin Shin Do* (Japan Publications, 1978); *The Joy of Feeling: Bodymind Acupressure* (Japan Publications, 1987) e *A Complete Guide to Acupressure* (Japan Publications, 1995).

ACUPRESSÃO EM PROCESSO

Aminah Raheem criou a Acupressão em Processo (AP) depois de estudar Jin Shin Jyutsu, Jin Shin Do (que ensinou por algum tempo) e psicologia ocidental. Ela idealizou a AP para liberar a tensão, favorecer a atenção e o desenvolvimento pessoal. O sistema combina elementos da Acupressão — manipulação e concepção de corpo — com uma abordagem da psique como processo e com a concepção de alma usada pela psicologia transpessoal.

A AP trabalha com os sistemas de energia do corpo por meio dos trajetos ou meridianos da tradicional medicina chinesa e dos centros ou chakras da medicina indiana. Ver Capítulo 12: "Energia Oriental." A energia é definida como força ou onda de movimento que interpenetra a matéria do corpo — é uma interface entre a consciência e a matéria. O objetivo da sessão de AP é tornar o campo de energia de todo o ser da pessoa — incluindo seus sintomas e problemas — mais claro e mais forte. Mas o método pode ser usado apenas para relaxamento.

Para esse trabalho, você pode permanecer vestido. O terapeuta vai começar a sessão orientando e abrindo a energia do seu corpo. Por meio do diálogo e de um procedimento de manipulação em doze passos, ele irá liberar o fluxo de energia nos chakras e meridianos, além de relaxá-lo e aprofundar sua consciência, para que você perceba quais partes do corpo precisam de atenção. Com os dedos, ele vai aplicar pressão mais suave ou mais profunda nos pontos de acupuntura (janelas da energia). Como no Equilíbrio Zero, irá usar esses pontos como fulcros em vez de apertá-los. Na medida em que a energia começar a correr livremente, de maneira equilibrada, os outros sistemas cor-

> *Sem o corpo, a sabedoria do eu maior não pode ser conhecida.*
>
> *— John Conger*

porais — muscular, ósseo, circulatório, nervoso, etc. — tenderão a entrar em harmonia por conta própria. Sentimentos bloqueados, tensões corporais crônicas e, às vezes, traumas antigos podem também se soltar, diz Raheem.

A AP combina essa base energética tradicional com os princípios fundamentais da Psicologia Orientada ao Processo, desenvolvida pelo analista junguiano Arnold Mindell. Assim, cada pessoa é vista como um complexo sempre flutuante de corpo, mente, emoções e alma. O terapeuta vai ajudá-lo a processar no nível mais profundo possível — incluindo a dimensão espiritual — tudo o que surgir das partes, pontos ou centros do seu corpo. Ele não vai tentar "consertar" um sintoma, problema, atitude ou idéia, e muito menos impor a seu corpo uma estrutura, equilíbrio ou alinhamento predeterminados. Ele irá acompanhar seu processo orgânico para ajudá-lo a se revelar para si mesmo. Há uma crença central à orientação desse método: existe um centro de sabedoria da cura dentro de cada um de nós, e esse é o melhor guia para a transformação. O terapeuta vai respeitar o seu estilo e o seu ritmo porque o mais importante na AP é o desenvolvimento centrado na alma. Para finalizar a sessão, o terapeuta vai equilibrar os chakras para consolidar e suavizar o trabalho.

> *Deve-se creditar ao corpo uma imensa quantia em* know-how.
>
> *— Deepak Chopra*

Além de trabalhar com o terapeuta, você pode aprender o método e aplicá-lo em si mesmo ou nos amigos. Esse tem sido usado no tratamento de dores de cabeça, dores nas costas, distúrbios digestivos, perturbações emocionais e confusão em relação às metas pessoais.

O programa de treinamento para obtenção de certificado é feito em cursos de três a quatro dias, seguidos de um período de prática.

RECURSOS:

Seminários e terapeutas: Upledger Institute. (800) 233-5880, ext. 164, ou Process Acupressure Association, 2621 Willowbrook Ln., #104, Aptos, CA 95003, (408) 476-7721.

Livros: Aminah Raheem, *Soul Return: Integrating Body, Psyche and Spirit* (Asland, 1991). Existem também algumas apostilas que fazem parte do programa de treinamento.

SER EM MOVIMENTO®

Ser em Movimento (SEM) é uma forma prática de fazer filosofia no corpo. Paul Linden, que criou o método, acredita que a postura e a maneira pela qual respiramos e nos movimentamos são moldadas e moldam as crenças em relação a nós mesmos e ao mundo. SEM usa experiências de movimentos para que você refine sua filosofia de ser, investigando e melhorando suas reações aos desafios que precisar enfrentar. Os detalhes físicos de suas reações habituais a esses desafios revelam sua maneira habitual de pensar. A experiência com novas maneiras de usar o corpo em diferentes situações vai libertá-lo de velhas maneiras de pensar e ser.

As raízes do SEM estão na revista de filosofia que Linden editava no colégio, onde escrevia sobre a verdade como algo ligado à maneira pela qual somos "construídos". Depois de muitos anos de estudos e treinamentos, ele desenvolveu uma maneira de compreender a estrutura física como base do funcionamento mental e vice-versa. Na universidade, Linden cursou Filosofia e Educação Física. É faixa preta em Aikidô e em Karatê e instrutor do Método Feldenkrais.

> *Os movimentos são expressões das crenças das pessoas e estratégias para administrar a si mesmas e ao mundo.*
> *– Paul Linden*

Geralmente, as pessoas começam a receber aulas de SEM por não conseguirem enfrentar certas situações como gostariam: andar com facilidade, depois de um acidente de automóvel; trabalhar horas num computador, sem tensão; mover-se graciosamente, aos oito meses de gravidez; superar o medo de falar em público; recuperar-se da auto-repulsa provocada por algum abuso sexual sofrido na infância.

O desafio é o ponto inicial para a exploração do movimento num ambiente seguro e delimitado. O SEM usa cinco métodos básicos de aprendizado. O primeiro é o desenvolvimento da consciência de si mesmo por meio da *linguagem baseada no corpo*. Por exemplo: em vez de dizer "estou com raiva" você é convidado a observar os acontecimentos físicos que você chama de raiva. Assim, você diria por exemplo: "Meus punhos estão fechados, minha respiração está curta, meus olhos estão apertados." Percebendo o que faz fisicamente a cada momento, você vai perceber e sentir melhor o que acontece dentro de você, além de conseguir comunicar o que sente com muito mais riqueza.

A segunda área da prática tem relação com a *projeção intencional* (ver Experiência). O terceiro método diz respeito ao *alinhamento correto do corpo e à organização do movimento*. É esse o desenvolvimento de poder, sensibilidade e compaixão, que SEM vê como uma única coisa. Os processos físicos de estabilidade e força, delicadeza e sensitividade, são manifestações concretas dos processos emocionais e espirituais de determinação e coragem, empatia e ternura.

A quarta aplicação inclui o teste da crença, ou seja, o teste das intenções e estratégias. As intenções são maneiras de planejar os movimentos musculares para que executem ações específicas em certas circunstâncias. Estratégias são o conjunto de planos que você aprendeu ao longo da vida e que usa numa grande variedade de situações. Por exemplo: quando criança você enrijecia o peito e prendia a respiração para suprimir o medo que sentia quando sua mãe gritava com você. Você aprendeu que ser forte significa ser duro. Numa aula de SEM você testará fisicamente a validade desse conceito, que pode estar relacionado com alguma dificuldade presente, como dor nas costas ao tocar violino. Enrijecer o peito serve realmente para torná-lo

Projeção Intencional:
Uma Experiência de Ser em Movimento

Quando você vai se aproximando de um sinal e ele fica amarelo, seu pé hesita entre o freio e o acelerador porque você não consegue decidir se pára ou continua? Prestando atenção às sensações da intenção do corpo, você poderá descobrir e compreender suas intenções e ações. Essa mesma consciência da intenção vai ajudá-lo também a compreender os outros. Ela leva à percepção de como a escolha e a responsabilidade atuam em sua vida e, refinando suas intenções, você poderá refinar suas ações e seu eu.

Você vai sentir o que é projeção intencional fazendo esta experiência. Ponha um lápis no chão, uns 3 metros à sua frente. De pé, olhe para o lápis e *queira* andar para pegá-lo. Sinta isso no corpo. Queira verdadeiramente o lápis. Não se limite a pensar que o quer. Se descobriu o processo interior correto, vai perceber que, involuntariamente, seu corpo se inclina um pouquinho na direção do lápis. Essa pequena inclinação é a interface entre mente e corpo. Quando você forma uma clara intenção de executar um movimento específico, seus músculos reagem automaticamente, começando a fazer o movimento.

— Cortesia de Paul Linden.

mais forte ou serve apenas para tornar seus movimentos mais lentos e desajeitados? Ao soltar o peito você ficou mais perto do relaxamento, do poder, do amor e da liberdade?

O último elemento-chave do SEM é *localizar as sensações corporais e os padrões de movimentos*. Entrando profundamente na experiência dos padrões a que sente que está preso, você toma consciência de seu significado e origem. Pelo diálogo com o corpo, você pode entrar em contato com o primeiro momento em que sentiu uma determinada sensação difícil e trabalhar essa lembrança. Geralmente, esses padrões emocionais contêm um componente de impotência aprendida e alguma ação inacabada, diz Linden. Ao entender do que se trata, ao considerar a situação a partir de um estado equilibrado de poder compassivo, você poderá realizar com sucesso a ação que não conseguiu realizar anteriormente, desfazendo então o padrão corporal.

Linden organiza seminários abertos ao público e programas de treinamento para profissionais, como fisioterapeutas, praticantes de meditação, psicoterapeutas e terapeutas corporais.

RECURSOS:

Informações, artigos publicados e cursos: Columbus Center of Movement Sudies, 221 Piedmont Rd., Columbus, OH 43214, (614) 262-3355. Internet: paullinden@aol.com. Compuserve: 71175, 3146.

Livros: Paul Linden, *Compute in Comfort: Body Awareness Training: A Day-to-Day Guide to Pain-Free Computing* (Prentice-Hall, 1995).

> Ajudar as pessoas a sentir a si mesmas como corpos vivos numa terra viva... é necessário para chegar à solução dos problemas que todos nós enfrentamos... Só com o redespertar da consciência corporal de poder e compaixão as pessoas terão coragem, desejo e capacidade de assumir o que precisa ser feito para curar o planeta.
>
> — Paul Linden

Agradecimentos

Só consegui escrever um livro tão longo como *Descubra a Sabedoria do Seu Corpo* porque muitas pessoas foram pródigas em cooperação, informação e apoio. Estendo minha gratidão sincera a todos vocês e peço desculpas a quem inadvertidamente eu omiti.

O escritor e editor Bill Thomson foi a primeira pessoa a regar a semente que se transformaria neste livro e a expressar confiança na minha capacidade para cultivá-la. Mais tarde, seus comentários críticos ajudaram a melhorar o original.

O advogado Neal Gantcher interferiu no momento exato, transformando minha proposta num contrato. Tenho muita sorte por tê-lo como advogado e amigo, e agradeço a Martin Furman por ter-nos apresentado.

A massagista terapêutica e antiga advogada Maria Fire encorajou-me e desafiou-me desde o início. Sem ela, a jornada teria sido mais dura e mais solitária. As discussões estimulantes com essa pensadora de mente clara fortaleceram minha resolução de permanecer no meu caminho.

A artista Judith Selby mandou recortes, leu o primeiro rascunho, tirou fotografias e, como sempre, animou-me com seu entusiasmo sem limites. Sua amizade, apoio e confiança datam dos primeiros dias do meu trabalho como massagista. Continuo tendo muita admiração por sua coragem inabalável para abraçar plenamente a vida criativa.

O quiroprático e escritor Clyde Ford ouviu-me e fez o papel de advogado do diabo sempre que necessário. Nossas conversas constantes são uma fonte valiosa de razão, coração e humor compartilhados.

Toni Burbank, a culta e charmosa editora da Bantam, recomendou-me mudanças na edição do livro para maior clareza, com muita habilidade e gentileza, sem nunca comprometer minhas opiniões. Aprecio a grande confiança com que ela me honrou desde o início. Foi um prazer e um privilégio trabalhar e aprender com ela. Sua assistente Adrienne Chew foi especialmente solícita e simpática. Agradeço toda a equipe da Bantam pelo seu empenho em produzir tão belamente meu livro.

A terapeuta e professora Aileen Crow ofereceu generosamente material e observações, criticou cuidadosamente o primeiro rascunho e deu-me uma amostra de seu trabalho, tudo à sua maneira sábia e espirituosa.

Paul Linden, educador corporal e de consciência do movimento, ajudou com valiosas sugestões, conversas, textos e exercícios, especialmente na área das artes marciais. Sua camaradagem no período de composição de nossos livros foi o equivalente a um grande abraço.

A artista Laura Lanier dedicou muitas horas para chegar a ilustrações bonitas e precisas. Admiro sua capacidade profissional para acertar as coisas e para dividir comigo, com tanta dedicação, a jornada deste livro.

Muitas outras pessoas foram gentis, dando-se ao trabalho de fazer algumas das seguintes coisas: ler trechos do manuscrito, corrigindo minhas explicações para que ficassem mais precisas e claras; discutir questões comigo; doar artigos, livros, fitas e vídeos; oferecer uma amostra de seus caminhos corporais por meio de aulas ou seminários; contribuir com exercícios para que os leitores pudessem experimentá-los também. Sou muito grata pela ajuda de todos: Krista Acevedo, Janet Adler, Judith Aston, Ann Marguerite Axtmann, Ellen Barlow, John Barnes, Ben E. Benjamin, Pat Benjamin, Janet Bertinuson, Mariska Bigos, Raymond Blaylock, Stephan Bodian, Karen Bolesky, Joan Breibart, Alexis Brink, Fran Brown, Rodney Buchner, David Burmeister, Victoria Carmona, Daphne Chellos, Linda Chrisman, Bonnie Bainbridge Cohen, Leonard Cohen, Connie Cook, Sandra Bain Cushman, Emilie Conrad Da'oud, Skye Daniels, Gene Dobkin, Philomena Dooley, Irene Dowd, Carl Dubitsky, John Dzubay, Pavana e Harold Dull, Michael Eisenberg, Adeha Feustel, Linda Foster, Cynthia Gaydos, Cat Gilliam, Elliott Greene, Lynn Harris, Jane Hein, Leigh Hollowell, Barry Kapke, Barbara Kaplan, Robert K. King, George Kousaleos, Arthur Lambert, Ronald Lavine, Jane Lawson, Joseph LePage, Peter Levine, Dana Levy, Jeffrey Maitland, Gilles Marin, David Masters, Kamala Masters, Meredith McIntosh, Kathleen McLoughlin, Gene Miller, Adrienne Mohr, Kate Tarlow Morgan, Brent Neely, Laura Norman, Pat Ogden, Liesel Orend, Ronnie Neufeld Oliver, Luann Overmeyer, Richard Pavek, Karen Perlroth, Rich Phaigh, Robin Powell, Bonnie Prudden, Aminah Raheem, Joyce Riveros, Mary Alice Roche, Ilana Rubenfeld, Phyllecia Rommel, Ellen Saltonstall, Lisa Sarasohn, Taum Sayers, Connie Schrader, Jon Schreiber, Don Schwartz, Anne Terrel Senechal, Barbara Shaw, Joan Skinner, Fritz Smith, Zachary Smith, Iona Marsaa Teeguarden, Philip Anthony Trigiani, Lynn Uretsky, Paula Vaden, Thea Van Houten, Pamela Vantress, Lynn Vaughn, Judyth Weaver, Jerry Weinert, Carol Welch, Deborah Wenig, Betsy Wetzig, David Zemach-Bersin, e as equipes das várias organizações, escolas e institutos citados.

Agradeço a Sue Warga por copidescar meticulosamente o original.

Pela boa vontade para posar para fotografias e/ou por oferecê-las como modelo para as ilustrações, agradeço a Zach Allen, Ellen Barlow e The Round Company, Erik Bendix, Joan Breibart e o Physicalmind Institute, Anthony Byrd, Kathryn e Conner Elliott, Cat Gilliam, Rose Griscom, Kim Hardiman, Beck Horne, Arthur Lambert, Laura e Joseph Lanier, Laurel Mamet, Elizabeth Squire e Alima Wieselman.

Quero expressar minha gratidão a todos os bibliotecários da Pack Memorial Library e da University of North Carolina, de Asheville, por sua ajuda todas as vezes que eu aparecia com pedidos. A equipe da Malaprop's Bookstore também respondeu às minhas perguntas. Agradeço a Jane Voorhees e a Emoke B'Racz por me darem a oportunidade de ficar em um de meus ambientes favoritos, aproveitando todos os seus recursos.

Obrigada a Scott Smith e a Alan Moss da In-Line Creative pela generosidade de me deixar usar seu equipamento, antes de eu me equipar.

Algumas pessoas não tiveram envolvimento direto neste projeto, mas contribuíram para a minha vida e para o meu trabalho em diferentes momentos e de várias maneiras. Foram gentis oferecendo apoio e estímulos como "tio", mentor, conselheiro, amigo, editor ou colega. Serei sempre grata a eles por terem acreditado em mim: Sam Steckelman, Scott C. S. Smith, Rita Knipe, Bette Jackson, Dana Devereaux e Tony Mekisich, Mark Mayell, Rafael Tuburan, James G. Callan e meu grupo de escritores Maui.

Apesar de não ter conseguido incluir no livro um capítulo separado sobre suas práticas, agradeço aos seguintes profissionais pelas entrevistas e/ou material que tiveram a consideração de me enviar: Thomas Pope do Lomi Institute, Peter Bernhardt do Bodymind Institute, Siegmar Gerkin do Institute of CORE Energetics West, Marjorie Rand do Rosenberg-Rand Institute of Integrative Body Psychotherapy, Janet Smith pelo Pesso System, Daria Halprin Khalighi do Tamalpa Institute, Ann Weier Cornell e Luke Lukens pelo Focusing, Richard Overly e Ellen Goldman.

Meredith Balgley e Erik Bendix me emprestaram o chalé, onde os pássaros, o vento, as árvores e a água correndo pela montanha eram os únicos sons que pontuavam a calma daquele retiro perfeito para um escritor. Eu lhes agradeço pela sua magnanimidade.

Patrick Newman Dennison construiu o meu escritório, feito sob medida para as minhas necessidades. Admiro o seu talento como projetista-construtor e lhe agradeço pelo espaço para trabalhar. Ele contribuiu para tornar possível o meu retiro em Blue Ridge Mountains.

Minha irmã Rebecca Knaster facilitou minhas estadas em Nova York sempre que precisei cuidar dos negócios. Ela foi generosa sob vários aspectos.

Minha irmã dharma, Kamala Masters, mesmo a milhares de milhas de distância, está sempre presente com seu coração puro, com seus conselhos sábios e com sua risada de menina, para me ajudar a superar os desafios e para compartilhar nossas alegrias.

APÊNDICE

Como Lidar Com o Assédio Sexual

A tentativa, por parte de um terapeuta corporal, de forçar um comportamento sexualmente íntimo com um cliente é imprópria e vai contra a ética profissional. Quando os limites da conduta ética são desrespeitados, você tem o direito de se recusar a continuar o tratamento e de denunciar o comportamento ilegal. Diante de um incidente tão infeliz, você pode passar por emoções confusas, desejoso de saber se tem alguém a quem recorrer ou a quem pedir ajuda para superar a ofensa.

REAÇÕES MAIS COMUNS

Se o terapeuta corporal forçar um comportamento sexual, é possível que você reaja de várias maneiras:

Confusão. Você sente raiva, mas também carinho e necessidade de proteger o terapeuta. Talvez você se pergunte se está sendo controlado por ele.

Medo, solidão, desconfiança. Você se sente sozinho na sua experiência, sem ninguém para conversar, achando que ninguém vai acreditar no que aconteceu.

Indecisão. Você se sente temporariamente incapaz de tomar decisões, de cuidar do seu trabalho ou de suas necessidades pessoais.

Culpa, vergonha, responsabilidade. Se você sentir que o que aconteceu é culpa sua, lembre-se que é uma responsabilidade ética do profissional evitar um relacionamento sexual com os clientes.

Depressão. É comum ficar deprimido e sentir-se sem controle (em alguns casos até com pensamentos suicidas) quando a confiança é traída.

Pesadelos recorrentes. Você pode ter pesadelos, medos, lembranças indesejáveis do que aconteceu e dificuldade para se concentrar.

OPÇÕES PARA A RECUPERAÇÃO

Não se isole. Em todos os lugares há pessoas que sofreram assédios sexuais por parte de profissionais das áreas de saúde, da educação ou da religião. Converse com alguém em quem confia: amigos, terapeuta, grupo de apoio. Entre em contato com pessoas que passaram pela mesma situação. Calar-se nesse caso pode magoá-lo e negar a outros a possibilidade de evitar uma experiência tão penosa.

Terapia. Para curar-se efetivamente de um incidente de assédio sexual, escolha com cuidado um terapeuta com experiência no tratamento de pessoas que tiveram experiências semelhantes.

Denúncia. É importante denunciar o assédio por parte de terapeutas para impedir que a mesma coisa continue acontecendo.

PROVIDÊNCIAS POSSÍVEIS

Se o incidente não foi perigoso nem público, dê ao terapeuta uma chance de admitir o erro e pedir desculpas. Faça-o saber como você se sente. No caso de você ter interpretado mal o comportamento da terapeuta ou de estar projetando os próprios desejos inconscientes, é importante reconsiderar o incidente e os seus sentimentos. É bom ter clareza sobre si mesmo, antes de acusar de falta de ética outra pessoa.

Se não conseguir falar diretamente com ele, ou se a sua primeira tentativa for frustrada, tente outra vez na presença de uma pessoa neutra, como outro terapeuta corporal, um psicoterapeuta ou um advogado.

Se estiver satisfeito com a reação do terapeuta ou da clínica — desculpas, reembolso do valor da sessão, uma ação disciplinar, medidas educativas ou psicoterapia para o profissional — talvez só isso já seja o suficiente.

Se não ficar satisfeito com o encaminhamento da questão, pode considerar a possibilidade de fazer uma denúncia e tomar medidas legais.

REGISTRO DE QUEIXA

Como os terapeutas corporais geralmente não são filiados a uma Ordem com poderes de lidar com uma situação assim, como é o caso dos médicos ou dos advogados, a solução é registrar a queixa em qualquer delegacia.

Providências Legais

Civil. Movendo um processo civil, você poderá receber alguma compensação financeira por perdas e danos. Existem advogados especializados nessa área.

Criminal. Esse tipo de processo corre por meio da Promotoria Pública, na comarca do violador.

Esse resumo é uma adaptação de "Sexual Misconduct: An Informational Brochure for Consumers of Health Care Services", em *Massage Therapy Journal* (Inverno de 92). Agradeço a Ben E. Benjamin, que generosamente colocou todas as informações à disposição do público em geral.

Referências

INTRODUÇÃO

1. Sobre por que algumas pessoas se tornam agentes terapêuticos, ver, por exemplo, Stanley Krippner e Alberto Villoldo, *The Realms of Healing* (Celestial Arts, 1986).

2. Para uma revisão da pesquisa clínica, ver John Yates, *A Physician's Guide to Therapeutic Massage: Its Physiological Effects and Their Application to Treatment* (Massage Therapists' Association of British Columbia, 1990).

3. Não me sinto muito bem ao usar a expressão *trabalho corporal* (*bodywork*) para me referir à área que estou discutindo. Parece algo mecânico, como se não passássemos de um automóvel que é levado a um *body shop* para consertar as partes amassadas e realinhar o carro depois de um acidente. No entanto, a metáfora é adequada. Nós também procuramos "consertar" e "realinhar" os nossos "amassados" físicos e emocionais.

Pensei em usar *trabalho mental-corporal* (*bodymindwork*), mas achei que era uma expressão pesada demais, muito dura para um processo que diz respeito, essencialmente, ao movimento: fluidos correndo por vasos sangüíneos e linfáticos, mensagens eletroquímicas deslocando-se velozmente ao longo dos nervos e atravessando sinapses, músculos erguendo ossos e assim por diante. E apesar de ser uma tentativa de integração, a expressão exclui aspectos do nosso ser que não devem ficar de fora: espírito e emoções.

Thomas Hanna fazia uma distinção entre *corpo* e *soma* e criou o termo *somática*, em 1970. A diferença entre perceber a nós mesmos como corpo ou como soma está no ponto de vista. Como soma, observamos ou sentimos a nós mesmos de nosso ponto de vista pessoal, ou seja, do nosso interior. É como ser o narrador de uma novela escrita na primeira pessoa: *eu* conto a história através de meus próprios olhos, através de *mim*. Como corpo, nós nos examinamos da perspectiva de uma terceira pessoa, de fora, como se fôssemos um objeto — que pode ser medido, diagnosticado e tratado. Quando olhamos no espelho vemos um corpo; quando nos sentimos pelo lado de dentro somos soma. É vital fazer as duas coisas, porque culturalmente exageramos a importância do que aparece no espelho, negligenciando totalmente o que está no nosso interior. Nós nos rendemos à aparência exterior, esquecendo ou negando o âmago interior. Anorexia nervosa, bulimia, repulsa a si mesmo, sem falar em dietas exageradas e em exercícios que podem até provocar amenorréia, são alguns dos resultados perniciosos. Embora seja válida a distinção entre soma e corpo, fico com a palavra *corpo*, porque é facilmente reconhecível e mais facilmente compreendida. Não é preciso mudar a palavra, mas somente nossa atitude em relação ao corpo.

4. David M. Eisenberg, Dr., e outros, "Unconventional Medicine in the United States", *The New England Journal of Medicine*, 328 (28 de janeiro, 1993), pp. 246-52.

5. Jordan Fisher-Smith, "Field Observations: An Interview with Wendell Berry". *The Sun* (fevereiro, 1994), p. 13.

6. Robert Frager, org., *Who Am I?: Personality Types for Self-Discovery* (Jeremy P. Tarcher/Putnam, 1994), p. 14.

7. Ted Kaptchuk e Michael Croucher, *The Healing Arts: Exploring the Medical Ways of the World* (Summit, 1987), p. 37.

CAPÍTULO 1: OS BENEFÍCIOS DOS CAMINHOS CORPORAIS

1. Deane Juhan, *Job's Body: A Handbook for Bodywork* (Station Hill, 1987), p. xviii.

2. Jon Kabat-Zinn, *Full Catastrophe Living: Using the Wisdom of Your Body and Mind to Face Stress, Pain, and Ilness* (Delta, 1990), pp. 8-9.

3. James Lynch, citado em Henry Dreher, "Why Did the People of Roseto, PA, Live So Long?", *Natural Health* (Set./Out. 1993), pp. 130-31.

4. Anita Greene, "Giving the Body Its Due", *Quadrant* (outono, 1984), p. 10. Ver também doutora Christiane Northrup, *Women's Bodies, Women's Wisdom: Creating Physical and Emotional Health and Healing* (Bantam, 1994). A introdução inclui a história da autora, que fala das conseqüências de não se dar atenção às necessidades do corpo: por ter mascarado a dor com medicamentos durante algum tempo, ela acabou precisando retirar cirurgicamente um abscesso que apareceu no seio direito (pp. xxi-xxiii).

5. Jean Shinoda Bolen, *Crossing to Avalon: A Woman's Mildlife Pilgrimage* (Harper-Collins, 1994), pp. 244-45.

6. James Lynch *in* Dreher, "Why Did the People of Roseto, PA, Live So Long?", p. 131.

7. Clyde Ford, *Compassionate Touch: The Role of Human Touch in Healing and Recovery* (Simon & Schuster, 1993), cap. 3.

8. Richard Strozzi Heckler, *The Anatomy of Change* (Shambhala, 1985), pp. 23-25.

9. Primo Levi, *Survival in Auschwitz and the Reawakening* (Summit, 1986), p. 395.

10. Barry Neil Kaufman, *Son-Rise: The Miracle Continues* (H. J. Kramer, 1994).

11. Ken Wilber, *No Boundary: Eastern and Western Approaches to Personal Growth* (Shambhala, 1979), p. 108. [*A Consciência sem Fronteiras*, publicado pela Editora Cultrix, São Paulo, 1991.]

12. Michael Murphy, citado em Richard Smoley, "Knowledge of the Body: The *Gnosis* Interview with Michael Murphy", *Gnosis Magazine* (1993), p. 33.

13. Ashley Montagu, *Touching: The Human Significance of the Skin* (Harper & Row, 1978), pp. 76-81.

14. Derivado de Joseph Heller e William A. Henkin, *Bodywise* (Wingbow, 1991), p. 179.

15. Robert Ornstein e David Sobel, *Healthy Pleasures* (Addison-Wesley, 1990), pp. 25, 38.

16. Lionel Tiger, *The Pursuit of Pleasure* (Little, Brown, 1992), p. 23. É uma celebração instigante e espirituosa da capacidade para experimentar o prazer e da necessidade de sair à sua procura.

17. Gloria Steinem, *Revolution from Within* (Little, Brown, 1993), pp. 199-200.

18. Derivado de Ida Rolf, *Rolfing: Restablishing the Natural Alignment and Structural Integration of the Human Body for Vitality and Well-Being* (Healing Arts, 1989), pp. 25-6.

19. A informação é de PASS, American Sports Medicine, P.O. Box 1837, Mill Valley, CA 94942, U.S.A., tel. (415) 383-5750.

20. Esses movimentos corporais são sugeridos em William "Dub" Leigh, *Bodytherapy: From Rolf to Feldenkrais to Tanouye Roshi* (Water Margin, 1989), p. 73. Mestre em terapia corporal, ele conta

420   *Descubra a Sabedoria do Seu Corpo*

que uma vez procurou ajustar a postura ao sentir-se avassalado por ondas de tristeza, enquanto dirigia. Alguns quilômetros adiante, Leigh percebeu que estava assobiando e marcando o compasso da música com o pé.

21. A informação é de *P.R.E.S. Releases,* 1984-1990 (Project P.R.E.S., Office of Education, County of Santa Cruz, 809 Bay Ave., Suite H, Capitola, CA 95010 — U.S.A.); Eve Hill Pecchenino e Jeanne St. John, "Let Your Fingers Do the Walking", *Academic Therapy* 19:1 (setembro 1983); Jeanne St. John, "A Hands-On (Literally) Approach to Stress Reduction: What's New in Schools?", *Thrust* 13:7 (junho, 1984), pp. 12-14; Jeanne St. John, "P.R.E.S.: Physical Response Education Systems: The Oriental Model Goes to School", *The Journal of Traditional Acupuncture* 99:2 (primavera/verão 1987), pp. 30-5; "Acupressure Therapy in a School Environment for Handicapped Children", *American Journal of Acupuncture* 15:3 (julho-setembro, 1987), pp. 227-32.

22. Tiffany Field, diretora do Touch Research Institute: súmula do discurso na convenção do cinqüentenário da American Massage Therapy Association, Chicago, 13 de outubro, 1993.

23. Relatado em Thomas Armstrong, *Seven Kinds of Smart* (Plume/Penguin, 1993), p. 84.

24. Ashley Montagu, *Touching*, especialmente caps. 4 e 6; Mirka Knaster, "Premature Infants Grow with Massage: doutor Tiffany Field's Research", *Massage Therapy Journal* (verão, 1991), pp. 50-60; Amelia Auckett, *Baby Massage: Parent-Child Bonding Through Touching* (Newmarket, 1982), especialmente pp. 85-8; *News at Duke Med* (julho, 1995), p. 6; James W. Prescott, "Body Pleasure and the Origins of Violence", *The Futurist* (abril, 1975), pp. 64-74; Mitchell, "Mihat Monkeys Can Tell Us About Human Violence", *The Futurist* (abril, 1975), pp. 75-80. Ver também Catherine Caldwell Brown (org.), *The Many Facets of Touch* (Mesa Redonda Pediátrica: 10; Johnson & Johnson Baby Products Co., 1984) e Nina Gunzenhauser, *Advances in Touch: New Implications in Human Development* (Mesa Redonda Pediátrica: 14; Johnson & Johnson, 1990).

25. Ashley Montagu, *Touching,* pp. 321-22.

26. Michelle Locke, "Human Touch Soothes Surgery Patients", *Marin Independent Journal* (21 de junho, 1992), pp. A1, A7.

27. Deane Juhan, *Job's Body,* p. xxix.

28. Sidney Jourard, "Some Ways of Unembodiment and Re-embodiment", *Somatics* (outono, 1976), p. 4.

29. Adaptado de Julie Firman e Dorothy Firman, *Daughters and Mothers: Healing the Relationship* (Crossroads, 1992).

30. Don Johnson, *Body* (Beacon, 1983), pp. 3, 20.

CAPÍTULO 2: A ALIENAÇÃO CORPORAL:
ONDE PERDEMOS O CORPO?

1. Alan Watts, *Does It Matter?* (Vintage/Random House, 1971), p. 29.

2. Marija Gimbutas, *The Gods and Goddesses of Old Europe: 7000-3500 a.C.: Myths, Legends, Cult Images* (Thames & Hudson, 1974) e *The Language of the Goddess* (Harper & Row, 1989); Merlin Stone, *When God Was a Woman* (Dial, 1976); Riane Eisler, *The Chalice and the Blade: Our History, Our Future* (Harper & Row), 1987.

3. Judith Duerk, *Circle of Stones* (LuraMedia, 1989), p. 7.

4. Matthew Fox, *Original Blessing* (Bear & Co., 1983), pp. 76-77.

5. Os termos negativos referentes ao corpo são de um antigo texto cristão e de Thomas a Kempis, um eclesiástico alemão do século XV; a citação de Samuel Johnson encontra-se em *R.W. Chapman's Edition of Boswell's Life of Johnson* (Oxford University Press, 1969), p. 175.

6. Wendell Berry, *The Unsettling of America: Culture and Agriculture* (Avon Books, 1977), p. 107.

7. O material sobre pecado capital é de Matthew Fox, *Original Blessing*, p. 54; a citação que começa com "É preciso subjugar..." é de Philo, citada em Matthew Fox, *Whee! We, Wee All the Way Home* (Bear & Co., 1981), p. 4.

8. Andrew Kimbrell, *The Human Body Shop: The Engineering and Marketing of Life* (HarperSanFrancisco, 1993), cap. 13.

9. Frederick Lee da Universidade de Colúmbia, *Public Health Reports*, 1918, citado em Leonard Pitt, "The Grounding of America", *Somatics* (primavera/verão, 1987), p. 6.

10. Leonard Pitt, "The Grounding of America", pp. 5-6.

11. Arthur Burton e Robert E. Kantor, "Touching the body". *Psychoanalytic Review* 51:2 (primavera, 1964), p. 122.

12. Charles Péguy, citado por Morris Berman, *Coming to Our Senses: Body and Spirit in the Hidden History of the West* (Simon & Schuster, 1989), p. 136. Esse excelente livro mapeia os ciclos de heresia e ortodoxia no Ocidente.

13. Berman, *Coming to Our Senses,* p. 147.

14. Larry Dossey, *Healing Words: The Power of Prayer and the Practice of Medicine* (HarperSanFrancisco, 1993), pp. 57-8.

15. Dossey, *Healing Words,* pp. 15, 17.

16. Andrew Kimbrell, *The Human Body Shop.*

17. Estatísticas do U.S. Census Bureau e do National Center for Health; programa da PBS *The Famine Within*, produzido, escrito e dirigido por Katherine Gilday, em associação com o National Film Board do Canadá e a TV Ontário, Kandor Productions, Ltd., transmitido pela TV pública do Estado da Carolina do Norte, março de 1993.

18. Estatísticas do *The Famine Within* (ver nota 17).

19. Judith Rodin, "Body Mania", *Psychology Today* (jan./fev., 1992), pp. 58-9.

20. "Vital Signs", *Health* (outubro, 1994), p. 12.

21. Gloria Steinem, *Revolution from Within*, p. 237. Para uma provocante coleção de textos de ficção e não-ficção sobre o complexo e peculiar relacionamento das mulheres com o corpo, ver *Minding the Body: Women Writers on Body and Soul*, editado por Patricia Foster (Doubleday, 1994). Ver também "Joyous Body: The Wild Flesh", em Clarissa Pinkola Estés, *Women Who Run with the Wolves: Myths and Stories of the Wild Woman Archetype* (Ballantine, 1992), pp. 199-213.

22. Judith Rodin, "Body Mania", p. 57. Ver também Judith Rodin, *Body Traps: Breaking the Binds That Keep You from Feeling Good About Your Body* (William Morrow, 1992) e Rita Freedman, *BodyLove* e Kimbrell, *The Human Body Shop.*

23. Charlotte Selver, *in* Gerald Kogan (org.), *Your Body Works* (And/Or Press, 1981), p. 119.

24. Mikal Gilmore, *Shot in the Heart* (Doubleday, 1994), citado em Kathryn Harrison, "In His Brother's Shadow", *New York Times Book Review* (29 de maio, 1994), p. 12.

25. Gay Hendricks and Kathlyn Hendricks, *At the Speed of Life: A New Approach to Personal Change Through Body-Centered Therapy* (Bantam, 1993), p. 77.

26. Julius Lester, *Lovesong* (Henry Holt, 1988), pp. 146-47.

27. Clyde Ford, *Compassionate Touch*, cap. 1.

28. Robin Powell, "Body Awareness: The Kinetic Awareness Work of Elaine Summers", tese de doutorado inédita, Universidade de Nova York, 1985, p. 172.

29. Christiane Northrup, *Women's Bodies, Women's Wisdom*, p. 21.

30. J. Kevin Thompson, "Larger Than Life", *Psychology Today* (abril, 1986), p. 42.

31. Joseph Campbell, *The Joseph Campbell Companion: Reflections on the Art of Living* (HarperCollins, 1991), p. 15.

CAPÍTULO 3: A SABEDORIA DO CORPO

1. Para uma discussão sobre experiências relativas a pensamento e atividade muscular, ver Thomas Hanna, *The Body of Life: Creating New Pathways for Sensory Awareness and Fluid Movement* (Healing Arts, 1993), pp. 146-49.

2. Maxine Sheets-Johnstone organizou "Giving the Body Its Due: An Interdisciplinary Conference" (novembro, 1989, Eugene, Oregon), que mais tarde resultou em *Giving the Body Its Due* (SUNY Press, 1992).

3. Gary Snyder, "The Etiquette of Freedom", em *Practice of the Wild* (North Point, 1990), p. 16.

4. David Bodanis, *The Body Book: A Fantastic Voyage to the World Within* (Little, Brown, 1984), pp. 17-8.

5. Deepak Chopra, "Timeless Mind, Ageless Body", *Noetic Sciences Review* 28 (inverno, 1993), pp. 17-18.

6. Ibid., p. 18.

7. Janet Burroway, "Changes", *in* Patricia Foster (org.), *Minding the Body: Women Writters on Body and Soul* (Doubleday, 1994), p. 226.

8. Laura Riding, *Four Unposted Letters to Catherine* (Persea, 1993), pp. 23-4. O corpo e a consciência corporal são muito importantes na própria gênese da linguagem. Ver Mary LeCron Foster, "Body Process in the Evolution of Language", em Maxine Sheets-Johnstone, *Giving the Body Its Due,* pp. 208-30.

9. Jean Shinoda Bolen, *Crossing to Avalon: A Woman's Midlife Pilgrimage* (HarperCollins, 1994), pp. 259-60.

10. Deane Juhan, *Job's Body*, p. 35.

11. Alicia Appleman-Jurman, *Alicia: My Story* (Bantam, 1988), p. 134.

12. Harriet Goldhor Lerner, *The Dance of Deception Pretending and Truth-Telling in Women's Lives* (HarperCollins, 1993), p. 186.

13. Mary Field Belenky e outros, *Women's Ways of Knowing: The Development of Self, Voice, and Mind* (Basic Books/HarperCollins, 1986), p. 53.

14. Jean Houston, *The Possible Human: A Course in Extending Your Physical, Mental, and Creative Abilities* (Jeremy P. Tarcher, 1982), pp. 26-27.

15. Thomas Armstrong, *Seven Kinds of Smart* (Plume/Penguin, 1993), pp. 81-2.

16. Sidney Jourard, "Some Ways of Unembodiment and Re-embodiment", pp. 5-6.

17. Ibid.

18. Terry Tempest Williams, "In the Country of Grasses", *An Unspoken Hunger* (Pantheon, 1994), pp. 3-12.

19. Harriet Witt-Miller, "The Soft, Warm, Wet Technology of Native Oceania", *Whole Earth Review* (outono, 1991), p. 67.

20. Jacques Lusseyran, *And There Was Light* (Parabola, 1987), pp. 31-3.

21. Clyde Ford, *Where Healing Waters Meet: Touching Mind and Emotion Through the Body* (Station Hill, 1989), pp. 22-3, 90-2; Lusseyran, *And There Was Light*, p. 33.

22. Naomi Epel (org.), *Writers Dreaming* (Carol Southern, 1993), pp. 96-97.

23. Jon Kabat-Zinn, *Full Catastrophe Living: Using the Wisdom of Your Body and Mind to Face Stress, Pain, and Illness* (Delta, 1990), p. 26.

24. Harriet Goldhor Lerner, *Dance of Deception*, p. 179.

25. Ibid., p. 26.

26. Eugene Gendlin, *Focusing* (Bantam, 1988), pp. 32-3. O método de Focalização é usado para se conseguir acesso à sabedoria do corpo. Esse livro explica passo a passo essa técnica.

27. Robert Frager, *Who Am I?*, p. 25.

28. Para um curso básico em propriocepção, ver Anna Halprin, *Movement Ritual* (San Francisco Dancer's Workshop, 1979).

29. Lusseyran, *And There Was Light*, pp. 126-28.

30. Oliver Sacks, "The Disembodied Lady", em *The Man Who Mistook His Wife for a Hat and Other Clinical Tales* (Summit, 1985), pp. 42-52.

31. Joanne Wieland-Burston, *Chaos and Order in the World of the Psyche* (Routledge, 1992), p. 123.

CAPÍTULO 4: ESCOLHER UM PROFISSIONAL E TRABALHAR COM ELE

1. Aileen Crow, "What Is Bodywork?", manuscrito inédito (maio de 1992), sem numeração de página.

2. Ibid.

3. Mirka Knaster, "Philosopher Turned Somatic Educator: An Interview with Jeffrey Maitland", *Massage Therapy Journal* (primavera, 1992), p. 61.

4. Dr. Peter Rutter, *Sex in the Forbidden Zone: When Men in Power – Therapists, Doctors, Clergy, Teachers and Others – Betray Women's Trust* (Jeremy P. Tarcher, 1989).

5. Jack Engler e Daniel Goleman, *The Consumer's Guide to Psychotherapy* (Simon & Schuster, 1992), p. 26.

6. Don Johnson, citado em Michael Murphy, *The Future of the Body* (Jeremy P. Tarcher, 1992), pp. 398-99; originalmente publicado em Don Johnson, "Somatic Platonism", *Somatics* (outono, 1980), pp. 4-7.

7. Anita Greene, "Giving the Body Its Due", p. 16.

8. Aileen Crow, "What Is Bodywork?", op. cit.

CAPÍTULO 5: A ESCOLHA DE UM CAMINHO CORPORAL

1. D. Patrick Miller, "The Voice of the Earth: A conversation with Theodore Roszak", *The Sun* (abril, 1994), p. 9. Ver também Don Johnson, *Body,* p. 157: antes dos pioneiros somáticos "se tornarem especialistas publicamente reconhecidos, com métodos de trabalho definidos, todos passaram por uma conversão semelhante, da alienação à autenticidade. Durante esses acontecimentos, aprenderam lições inestimáveis sobre a possibilidade de restabelecermos contato com a sabedoria de corpo... Nossa ênfase sobre a variedade de técnicas que eles desenvolveram não deixa perceber sua coerência num compromisso radical com a autoridade da experiência sensual".

2. Richard Grossinger, "Beyond the Ideology of Healing". *Gnosis* (inverno, 1995), p. 51.

3. Ronald Kotzch, "Treating an Injured Back", *Natural Health* (set./out., 1993), pp. 60-62.

4. Essa visão triparadigmática da amplitude da prática foi formulada originalmente por Jeffrey Maitland, diretor de assuntos acadêmicos do Rolf Institute.

5. Mirka Knaster, "Researching Massage as Real Therapy: An Interview with doutor Tiffany Field", *Massage Therapy Journal* (verão, 1994), pp. 56-65, 112-13.

6. Essa história aparece em Ted Kaptchuk e Michael Croucher, *The Healing Arts,* pp. 25-6.

7. William S. Leigh, *Bodytherapy*, p. 96.

8. Ibid.

9. A idéia de elaborar mapas do corpo é uma contribuição de Clyde Ford e aparece em seu livro, *Where Healing Waters Meet.*

10. Rosie Spiegel, por exemplo, parte de duas décadas de experiência como rolfista e instrutora de Yoga para explicar como a Hatha Yoga e o Rolfing espelham mutuamente seus valores e filosofias, servindo ao mesmo tempo como disciplinas complementares. Ver *Bodies, Health, and Consciousness: A Guide to Living Successfully in Your Body Through Rolfing and Yoga* (SRG, 1994).

CAPÍTULO 6: DIMENSÕES PSICOLÓGICAS DOS CAMINHOS CORPORAIS

1. Richard Grossinger, *Planet Medicine: From Stone Age Shamanism to Post-Industrial Healing* (Anchor Press/Doubleday, 1980), p. 249.

2. Sigmund Freud, *The Interpretation of Dreams* (Avon, 1965), p. 617.

3. Extraído de Jeffrey Moussaieff Masson, *The Assault on Truth: Freud's Supression of the Seduction Theory* (Penguin, 1985).

4. Susan Griffin, *A Chorus of Stones: The Private Life of War* (Anchor Books/ Doubleday, 1992), pp. 97-8.

5. Ibid., p. 98.

6. Reich não inventou o uso da catarse. O médico austríaco Josef Breuer (1842-1925) apresentou a Freud o princípio do método catártico, que tinha aprendido com um paciente.

7. Wilhelm Reich, citado por William E. Mann e Edward Hoffman, *The Man Who Dreamed of Tomorrow: A Conceptual Biography of Wilhelm Reich* (Jeremy P. Tarcher, 1980), p. 122.

8. Ron Kurtz e Hector Prestera, *The Body Reveals: An Illustrated Guide to the Psychology of the Body* (Bantam, 1976), pp. 88-9. Stanley Keleman, *Emotional Anatomy: The Structure of Experience* (Center, 1985), pp. 136-45. Para um relato sofisticado e agradável sobre leitura corporal, ver Ken Dychtwald, *Bodymind*, ed. rev. (J.P. Tarcher, 1986).

9. Sobre a morte de Reich, ver Mann e Hoffman, *Wilhelm Reich*, e Myron Sharaf, *Fury on Earth: A Biography of Wilhelm Reich* (Da Capo, 1994).

10. David Boadella, "Somatic Psychotherapy: Its Roots and Traditions", *Energy and Character* 1(1990), pp. 2-26.

11. Há uma coletânea de artigos sobre o assunto no número de *Quadrant* publicado no outono de 1984; ver também John P. Conger, *Jung and Reich: The Body as Shadow* (North Atlantic, 1988).

12. Candace Pert, "The Wisdom of the Receptors: Neuropeptides, the Emotions, and Bodymind", *Advances* 3:3 (verão, 1986), p. 11.

13. Saul Schanberg, entrevista por telefone, 18 de setembro, 1992.

14. Ilana Rubenfeld, entrevista, New York City, 14 de outubro, 1992.

15. Clyde W. Ford, *Where Healing Waters Meet,* pp. 21-22.

16. Peter Levine, entrevista por telefone, 26 de maio, 1993.

17. Ibid.

18. John E. Upledger, *Your Inner Physician and You: Cranio-Sacral Therapy, Somato Emotional Release* (Upledger Institute/North Atlantic, 1991), pp. 67-8.

19. Paul Linden, "Applications of Being In Movement in Working with Incest Survivors", *Somatics* (outono/inverno, 1990-91), p. 46.

20. Peter Levine, "The Body as Healer: Transforming Trauma and Anxiety" (manuscrito inédito).

21. Gerald Edelman, *Brilliant Air, Brilliant Fire: On the Matter of the Mind* (Basic Books/ HarperCollins, 1992).

22. Peter Levine, entrevista por telefone, 26 de maio, 1993.

23. Ibid.

24. Jon Kabat-Zinn, *Full Catastrophe Living,* p. 14.

25. Para uma visão geral da pesquisa sobre a meditação, ver Roger Walsh e Frances Vaughn (orgs.), *Paths Beyond Ego: The Transpersonal Vision* (Jeremy P. Tarcher, 1993); Jon Kabat-Zinn e outros, "Four-Year Follow-up of a Meditation-Based Program for the Self-Regulation of Chronic Pain", *The Clinical Journal of Pain*, 2:3 (1986), pp. 159-73.

26. Pema Chödron, *The Wisdom of No Escape and the Path of Loving-Kindness* (Shambhala, 1991), p. 4.

CAPÍTULO 8: ESTRUTURA E FUNÇÃO OCIDENTAL

1. Ver, por exemplo, as obras de Heródoto, Hipócrates, Asclepíades de Bitínia, Celso, Paulo Eginata, Célio Aureliano, Arteu de Capadócia, Sorano de Éfeso, Galeno, Flávio Filóstrato, Oribasio e Avicena.

2. Para uma explicação dos efeitos terapêuticos da massagem, ver E. C. Wood e P. D. Becker, "Effects of Massage", em *Beard's Massage* (W.B. Saunders, 1981), pp. 23-6; John Yates, *A Physician's Guide to Therapeutic Massage*.

3. Associated Press, "RX for Tension Headache Sufferers: Relax", *Asheville Citizen-Times,* 16 de fevereiro, 1995, p. 2A; Michael Weintraub, "Shiatsu, Swedish Massage, and Trigger Point Suppression in Spinal Pain Syndrome", *American Journal of Pain Management* 2:2 (abril, 1992), pp. 74-8.

4. G. Joachim, "The Effects of Two Stress Management Techniques on Feelings of Well-being in Patients with Inflammatory Bowel Disease", *Nursing Papers* 15:4 (1983), pp. 5-18.

5. Informação de Tiffany Field, 20 de fevereiro, 1994. O Office of Alternative Medicine (National Institutes of Health) financia também um estudo sobre os efeitos da massagem terapêutica na resposta imunológica de 40 pacientes portadores de HIV-1, recrutados na Clínica de Doenças Infecciosas do Medical College of Ohio, em Toledo. Ver "'Fighting Chance': Massage Therapy and Immune Response", *PT Magazine* (setembro, 1994), pp. 54-55.

6. Para uma discussão sobre distorção estrutural e deslocamento das vísceras provocados pela gravidez, ver Dale G. Alexander, "Freeing the Breath Wave During Pregnancy", *Massage Therapy Journal* (verão, 1994), pp. 51-5.

7. Margaret Duncan Jensen, Ralph C. Benson e Irene Bobak, *Maternity Care* (C. V. Mosby, 1981), pp. 26-8.

8. Fréderic Leboyer: *Loving Hands: The Traditional Indian Art of Baby Massage* (Alfred A. Knopf, 1976).

9. Ver Frank A. Scafidi, Tiffany M. Field, Saul M. Schanberg e outros, "Massage Stimulates Growth in Preterm Infants: A Replication", *Infant Behavior and Development* 13 (1990), pp. 167-88; Tiffany M. Field, Saul M. Schanberg. Frank Scafidi e outros, "Tactile/Kinesthetic Stimulation Effects on Preterm Neonates", *Pediatrics* 77:5 (maio, 1986), pp. 654-58; Patricia Bodolf Rausch, "Effects of Tactile and Kinesthetic Stimulation on Premature Infants", *JOGN Nursing* (jan./fev., 1981), pp. 34-37; Margret Schaefer, Roger P. Hatcher e Peter D. Barglow, "Prematurity and Infant Stimulation: A Review of Research", *Child Psychiatry and Human Development* 10:4 (verão, 1980), pp. 192-212; Jerry L. White e Richard C. Labarba, "The Effects of Tactile and Kinesthetic Stimulation on Neonatal Development in the Premature Infant", *Developmental Psychobiology* 9:6 (1976), pp. 569-77; Norman Solkoff e Diane Matuszak, "Tactile Stimulation and Behavioral Development Among Low-Birthweight Infants", *Child Psychiatry and Human Development* 6:1 (outono, 1975), pp. 33-7.

10. Amelia Auckett, "Birth Trauma in the Newborn", em *Baby Massage: Parent-Child Bonding Through Touching* (Newmarket, 1982), pp. 85-8.

11. O Touch Research Institute da Miami University School of Medicine tem realizado estudos sobre os efeitos da massagem em prematuros expostos à cocaína e ao HIV, e em bebês nascidos de mães adolescentes que sofrem de depressão.

12. John Yates, *A Physician's Guide to Therapeutic Massage*, pp. 15-27; Kimberly D. Jordan e Dwight Jessup, "The Recuperative Effects of Sports Massage as Compared to Passive Rest", *Massage Therapy Journal* (inverno, 1990), pp. 57-9, 62-4, 66-7.

13. Lee C. Overholser e Ramona A. Moody, "Lymphatic Massage and Recent Scientific Discoveries", *Massage Therapy Journal* (verão, 1988), pp. 55-9; Robert Harris, "An Introduction to Manual Lymph Drainage", *Massage Therapy Journal* (primavera, 1993), pp. 48-50.

14. Milton Trager e Cathy Guadagno-Hammond, *Trager Mentastics: Movement as a Way to Agelessness* (Station Hill, 1987), p. 9.

15. *The Trager Journal* (outono, 1982 e outono, 1987); Trager e Guadagno-Hammond, *Trager Mentastics*.

16. "Kicking the Legs" é adaptado de Trager e Guadagno-Hammond, *Trager Mentastics*, pp. 116-27.

17. John E. Upledger, *Your Inner Physician and You*, pp. 46-7.

18. Ibid., p. 81.

19. Stephanie Golden, "Yamuna Zake's Body Logic", *Yoga Journal* (set./out., 1991), p. 24.

CAPÍTULO 9: ABORDAGENS ESTRUTURAIS

1. Ida Rolf foi a primeira a usar a imagem do suéter ao descrever a fáscia. Ver Ida Rolf, *Rolfing*.

2. John Barnes, "Myofascial Release", *Physical Therapy Forum* (16 de setembro, 1987).

3. Em seu livro, Ida Rolf usou a imagem de uma laranja. *Rolfing*, p. 38.

4. John F. Barnes, "Fascia", em *Myofascial Release: The Search for Excellence* (MFR Seminars, 1990), p. 4.

5. Essa é uma adaptação de um exercício de *Sitting: What You Don't Know Can Really Hurt!* (Health Dynamics, 1983), p. 10.

6. Don Johnson, *Body,* p. 126.

7. Ibid., p. 103.

8. Ibid., p. 126.

9. Ibid., p. 109-10.

10. Ida P. Rolf, "Structural Integration, Gravity: An Unexplored Factor in a More Human Use of Human Beings", em Gerald Kogan (org.), *Your Body Works,* p. 95; também no *The Journal of the Institute for Comparative Study of History, Philosophy and the Sciences* (junho, 1963), vol. 1, n$^{\underline{o}}$ 1; e num livreto avulso publicado pelo Rolf Institute of Structural Integration (1962), p. 15.

11. Judith Leibowitz, "For the Victims of Our Culture: The Alexander Technique", *Dance Scope* (outono/inverno, 1967-68), p. 34.

12. Mary Bond, *Rolfing Movement Integration: A Self-Help Approach to Balancing the Body* (Healing Arts, 1993), p. 18.

13. Rosemary Feitis (org.), *Ida Rolf Talks About Rolfing and Physical Reality* (Rolf Institute, 1978).

14. John T. Cottingham e Stephen Porges, "Effects of Soft Tissue Mobilization (Rolfing Pelvic Lift) on Parasympathetic Tone in Two Age Groups", *Journal of the American Physical Therapy Association* 68:3 (março, 1988), pp. 352-56, e "Shifts in Pelvic Inclination Angle and Parasympathetic Tone Produced by Rolfing Soft Tissue Manipulation", *Journal of the American Physical Therapy Association* 68:9 (setembro, 1988), p. 1364-370; Julian Silverman, "Stress, Stimulus Intensity Control, and the Structural Integration Technique", *Confinia Psychiatrica* 16 (1973), pp. 201-19; Robert S. Weinberg e Valerie V. Hunt, "Effects of Structural Integration on State-Trait Anxiety", *Journal of Clinical Psychology* 35:2 (abril, 1979), pp. 319-22; V.V. Hunt, *A Study of Structural Integration from*

Mirka Knaster 427

Neuromuscular, Energy Field and Emotional Approaches (Rolf Institute, 1977); David Robbie, "Tensional Forces in the Human Body", *Orthopaedic Review* 6:11 (novembro, 1977), pp. 45-8.

15. "Getting to Know Your Standing and Walking Patterns" é adaptado de Mary Bond, *Rolfing Movement Integration*, pp. 19-21.

CAPÍTULO 10: ABORDAGENS FUNCIONAIS

1. Moshe Feldenkrais, *The 1975 Annual Handbook for Group Facilitators* (organizado por Feldenkrais Resources, 1991), p. 2.

2. Informação de Sandra Bain Cushman, 12 de setembro, 1994.

3. Informação de David Zemach-Bersin, 17 de outubro, 1994.

4. Robin Powell, "Body Therapies: Body Awareness Techniques", *Journal of Holistic Nursing* (primavera, 1987), p. 40.

5. Moshe Feldenkrais, *Awareness Through Movement: Health Expressions for Personal Growth* (Harper & Row, 1972), p. 31.

6. Ibid., p. 54.

7. Juhan, *Job's Body,* pp. 340-41.

8. Há exceções: Bonnie Bainbridge Cohen, que criou o Centramento Mente-Corpo, trabalha também com crianças adormecidas e com adultos adormecidos/em estado de transe.

9. Thomas Hanna, *The Body of Life: Creating New Pathways for Sensory Awareness and Fluid Movement* (Healing Arts, 1993), pp. 197-98.

10. Moshe Feldenkrais, "Bodily Expression", *Somatics* (primavera/verão, 1988), p. 55.

11. Thomas Hanna, *The Body of Life,* p. 35.

12. Ver, por exemplo, Jeff Haller, "Sensory-Motor Education and Transpersonal Psychology", tese de doutoramento, Institute of Transpersonal Psychology, 1988.

13. Edward Maisel, "Introduction", em *The Ressurrection of the Body; The Essential Writings of F. Matthias Alexander* (Shambhala, 1986), pp. vii-xlvi.

14. Gerda Alexander, *Eutony: The Holistic Discovery of the Total Person* (Felix Morrow, 1985), p. 7.

15. Carola Speads, *Ways to Better Breathing* (Felix Morrow, 1986); Ilse Middendorf, *The Perceptible Breath* (livro e fitas de áudio), Feldenkrais Resources, (800) 765-1907 ou (510) 540-7600; Middendorf Breath Institute, 198 Mississippi, San Francisco, CA 94107, (415) 255-2174.

16. Moshe Feldenkrais, *Awareness Through Movement,* p. 71.

17. Moshe Feldenkrais, *The 1975 Annual Handbook for Group Facilitators*, p. 2.

18. Moshe Feldenkrais, *Awareness Through Movement,* p. 36.

19. Chava Shelhav-Silberbush, "Feldenkrais Method with Cerebral Palsy", dissertação de mestrado, Boston University, 1986; Reuven Ofir, "Heuristic Investigation of the Process of Motor Learning Using the Feldenkrais Method in Physical Rehabilitation of Two Women with Traumatic Brain Injury", tese de doutoramento, Graduate School of the Union Institute, 1993.

20. "Por causa da grande proximidade com o córtex motor das estruturas cerebrais que se ocupam dos pensamentos e dos sentimentos, e por causa dos processos no tecido cerebral que tendem a se difundir e a se espalhar pelos tecidos vizinhos, uma mudança drástica no córtex motor terá efeitos paralelos no pensamento e no sentimento." Moshe Feldenkrais, *Awareness Through Movement*, p. 39.

21. Ibid., p. 57.

22. Moshe Feldenkrais, "Mind and Body", em Gerald Kogan (org.), *Your Body Works*, p. 79.

23. S. Ruth e S. Kegerreis, "Facilitating Cervical Flexion Using a Feldenkrais Method: Awareness Through Movement", *Journal of Orthopaedic and Sports Physical Therapy* 16 (1990), pp. 25-9; Meena

Narula, "Effect of the Six-Week Awareness Through Movement Lessons — The Feldenkrais Method on Selected Functional Movement Parameters in Individuals with Rheumatoid Arthritis", dissertação de mestrado, Oakland University, 1993.

24. Thomas Hanna, *Somatics: Reawakening the Mind's Control of Movement, Flexibility, and Health* (Addison-Wesley, 1988), pp. 67-8, 79-81.

25. Hanna, *Somatics*, pp. 17-9.

· 26. Thomas Hanna, "Clinical Somatic Education: A New Discipline in the Field of Health Care", *Somatics*, (outono/inverno, 1990-91), p. 9.

27. Hanna, *Somatics*, p. xiii.

28. Hanna, "Clinical Somatic Education", p. 7.

29. Para informações sobre encontros informais e seminários, entrar em contato com a especialista em Centramento Mente-Corpo Ellen M. Barlow, The Round Company, (202) 686-3635, fax (202) 686-0228, ou (212) 978-9426. A fotografia que serviu de base para a ilustração da página 247 é uma cortesia de The Round Co.

30. Lisa Nelson e Nancy Stark Smith, "Perceiving in Action: Interview with Bonnie Bainbridge Cohen on the Development Process Underlying Perceptual-Motor Integration", *Contact Quarterly* (primavera/verão, 1984), p. 26.

CAPÍTULO 11: ARTES OCIDENTAIS DO MOVIMENTO

1. Ted Kaptchuk e Michael Croucher, *The Healing Arts*, p. 150. Para uma discussão sobre o processo de desenvolvimento, ver Bonnie Bainbridge Cohen, *Sensing, Feeling, and Action: The Experiential Anatomy of Body-Mind Centering* (Contact Editions, 1993), especialmente "Perceiving in Action: The Developmental Process Underlying Perceptual-Motor Integration", pp. 98-113.

2. Ver, por exemplo, Sandra Kay Lauffenburger e Nancy Winters, "Merging Massage and Movement Therapy: Getting Back to Normal", *Massage Therapy Journal* (inverno, 1992), pp. 71-6.

3. Joseph Pilates, *Pilates Forum*, número introdutório (setembro, 1991), sem número de páginas.

4. Ver Mabel Elsworth Todd, *The Thinking Body: A Study of the Balancing Forces of Dynamic Man* (Dance Horizons/Princeton Book Co., 1959).

5. Cynthia Novack, *Sharing the Dance: Contact Improvisation and American Culture* (University of Wisconsin Press, 1990), p. 151.

6. Bonnie Bainbridge Cohen explica como ocorrem essas repadronizações ou curas em *Sensing, Feeling, and Action*, pp. 58-9.

7. Emilie Conrad Da'oud, curso permanente, Santa Cruz, CA, outubro, 1994.

8. Ibid.

9. Mary Starks Whitehouse, "Physical Movement and Personality", *Contact Quarterly* (inverno, 1987), pp. 16-9.

10. Janet Adler, "Who Is the Witness? A Description of Authentic Movement", *Contact Quarterly* (inverno, 1987), p. 20.

11. Ibid.

12. Valerie Hunt e Mary Ellen Weber, "Validation of the Rathbone Manual Tension Test for Muscular Tension", *Archives of Physical Medicine and Rehabilitation* (outubro, 1964), pp. 525-28.

13. Para explorar seu corpo e sua individualidade, experimente os exercícios (a serem feitos individualmente ou com um parceiro) descritos em: Sandra Cerny Minton, *Body and Self: Partners in Movement* (Human Kinetics Books, 1989).

CAPÍTULO 12: ENERGIA ORIENTAL

1. Citado em David Eisenberg, *Encounters with Qi* (W.W. Norton, 1985).

2. Richard Chin,*The Energy Within: The Science Behind Every Oriental Therapy from Acupuncture to Yoga* (Paragon, 1992), p. 80.

3. Robert O. Becker, *Cross Currents: The Perils of Electropollution, the Promise of Electromedicine* (Jeremy P. Tarcher, 1990), p. 129.

4. Robert O. Becker e Gary Selden, *Body Electric: Electromagnetism and the Foundation of Life* (William Morrow, 1985), pp. 234-35.

5. A pesquisa foi relatada no Congresso de Medicina Bioenergética da World Research Foundation, 7 de novembro, 1986, Los Angeles, CA. Para obter o vídeo da conferência/demonstração, entrar em contato com World Research Foundation, 15300 Ventura Blvd., Suite 405, Sherman Oaks, CA 91403, U.S.A., tel. (818) 907-5483, fax (818) 907-6044.

6. Richard Jackson, *Holistic Massage* (Drake, 1977), p. 40.

7. Ver Jeanne St. John, *High Tech Touch: Acupressure in the Schools; P.R.E.S. Releases* e outras publicações: entrar em contato com Project P.R.E.S. (Physical Response Educations Systems), Santa Cruz County Office of Education, 809 — H Bay Ave., Capitola, CA 95010 — U.S.A.

8. James Clavell, *Shogun: A Novel of Japan* (Dell, 1975), p. 64.

9. U.A. Casal, "Acupuncture, Cautery and Massage in Japan", *Journal of Asian Folklore Studies* 21 (1962), pp. 231-35; W. N. Whitney, "Notes on the History of Medical Progress in Japan", *Transactions of the Asiatic Society of Japan* 12:4 (julho, 1985), pp. 351-53.

10. Carl Dubitsky, "History of Shiatsu Anma", *Massage Therapy Journal* (outono, 1992), p. 110.

11. Ibid.

12. Ibid., p. 112; Toru Namikoshi, *Shiatsu Therapy: Theory and Practice* (Japan Publications, 1974), p. 13.

13. Namikoshi, *Shiatsu Therapy*, p. 16.

14. Dubitsky, "History of Shiatsu Anma", p. 112. Agradeço a Carl Dubitsky pelas informações desta seção a respeito do desenvolvimento do Shiatsu.

15. Ibid.

16. Carl Dubitsky, entrevista por telefone, 20 de agosto, 1994.

17. Namikoshi, *Shiatsu Therapy,* p. 13.

18. Shizuto Masunaga, citado em: Susan Moss, "The Ancient Art of Applying Pressure Where It Counts", *Dance Magazine* (maio, 1982), p. 143.

19. Ver Michio Kushi e Aveline Tomoyo Kushi, *The Resource Book of Do-In; Exercise for Physical and Spiritual Development* (Japan Publications, 1988).

20. Extraído de Ronald Kotzch, "Hoshino Therapy", *East/West* (dezembro, 1988), pp. 54-62.

21. Swami Vishnudevananda, citado em: Georg Feuerstein e Stephen Bodian, *Living Yoga: A Comprehensive Guide for Daily Life* (J.P. Tarcher/Perigee, 1993), p. 31.

22. Emma Bragdon, *The Call of Spiritual Emergency: From Personal Crisis to Personal Transformation* (Harper & Row, 1990).

CAPÍTULO 13: OUTROS SISTEMAS ENERGÉTICOS

1. Nas ilhas havaianas, *Lomilomi* diz respeito não apenas à massagem, mas também a um prato muito comum, o salmão lomilomi, preparado com salmão rasgado em pedacinhos bem pequenos, misturado com um molho grosso de tomates picados, cebolas e algas.

2. Terry Oleson e William Flacco, "Randomized Controlled Study of Premenstrual Symptoms

430   *Descubra a Sabedoria do Seu Corpo*

Treated with Ear, Hand, and Foot Reflexology", *Obstetrics and Gynecology* 82 (dezembro, 1993), pp. 906-11.

3. Bill Thompson, "Massage Takes to the Water", *East/West* (julho, 1990), p. 63.

4. Dolores Krieger, *Accepting Your Power to Heal*, p. 48. [*O Toque Terapêutico – Versão Moderna da Antiga Arte de Cura*, publicado pela Editora Cultrix, São Paulo, 1995.]

5. Dolores Krieger, "The Relationship of Touch, with Intent to Help or Heal, to Subjects' In-Vivo Human Hemoglobin: A Study in Personalized Interaction", *Proceedings of the Ninth American Nurses Association Nursing Research Conference*, San Antonio, Texas, 21 a 23 de março de 1973, pp. 39-58; "Therapeutic Touch During Childbirth Preparation by the Lamaze Method and Its Relation to Marital Satisfaction and State Anxiety of the Married Couple", Department of Health and Human Resourses, U.S. Public Health Service, #NU-00833-02, 1983. Um grande número de teses de doutoramento, estudos de pós-doutorado, dissertações de mestrado e estudos clínicos foram escritos sobre o uso do TT. Procurar em *Medline* (um programa de computador para recuperação de dados) dezenas de artigos sobre TT, alguns dos quais foram publicados em outras línguas, além do inglês. O Departamento de Defesa dos Estados Unidos premiou um pesquisador da Universidade de Alabama com US$ 355.000 pelo estudo dos efeitos do TT em pacientes com queimaduras; o NHI Office of Alternative Medicine também criou uma bolsa para a pesquisa dos efeitos do TT na resposta imunológica.

6. Janet Quinn, "Therapeutic Touch as Energy Exchange: Testing the Theory", *Advances in Nursing Science* 6:2 (janeiro, 1984), pp. 42-9.

7. Becker, *Cross Currents*, p. 108.

8. Jack Bretske, "Letter to the Editor", *Massage Magazine* (nov./dez., 1994), p. 14.

CAPÍTULO 14: ARTES ORIENTAIS DO MOVIMENTO

1. Morihei Ueshiba, *The Art of Peace*, trad. John Stevens (Shambhala, 1992), p. 105.

2. Há muitas teorias sobre as origens da capoeira: ela teria se desenvolvido a partir da música e das danças dinâmicas dos antigos reinos africanos, teria surgido como um sistema de autodefesa entre os escravos africanos no Brasil, e assim por diante. Nos anos 1800, os capoeiristas eram multados, presos ou deportados se fossem pegos praticando a luta; mas, por volta de 1928, o governo brasileiro reconheceu formalmente a arte e, em 1972, a capoeira tornou-se oficialmente um esporte de competição. Os movimentos são inspirados em animais e nos elementos e seguem um ritmo preciso, marcado pelo berimbau, um instrumento de percussão com uma corda, no formato de um arco. Esses movimentos incluem a *ginga*, o chute e as *esquivas*. Atualmente, a Capoeira vem se difundindo nas grandes regiões urbanas da América do Norte. Ver Bira Almeida, *Capoeira: A Brazilian Art Form: History, Philosophy, and Practice*, 2ª ed. (North Atlantic, 1986) e Nestor Capoeira, *The Little Capoeira Book,* trad. Alex Ladd (North Atlantic, 1995). Bira Almeida tem também um vídeo sobre capoeira, (800) 445-2454. Existe, nos Estados Unidos, a United World Capoeira Association, (510) 236-2332.

3. Para uma discussão ampla, ver John Donohue e Kimberley Taylor, "The Classification of the Fighting Arts", *Journal of Asian Martial Arts* 3:4 (1994), pp. 10-37.

4. Informação de Paul Linden, 17 de outubro, 1994.

5. Michael A. DeMarco, "The Necessity for Softness in Taijiquan", *Journal of Asian Martial Arts* 3:3 (1994), p. 93.

6. Para uma coleção de ensaios escritos por mulheres sobre o papel transformador das artes marciais no crescimento pessoal e na cura, na autodefesa, no crescimento do poder pessoal e em situações do dia-a-dia, ver Carol A. Wiley (org.), *Women in the Martial Arts* (North Atlantic, 1992). Ver também Stuart Heller, *The Dance of Becoming: Living Life as a Martial Art* (North Atlantic, 1991).

7. Ueshiba, *The Art of Peace*, p. 95.

8. John Porta e Jack McCabe, "The Karate of Chojun Miyagi", *Journal of Asian Martial Arts* 3:3 (1994), pp. 62-71.

9. Milorad V. Stricevic e outros, "Karate: Historical Perspective and Injuries Sustained in National and International Tournament Competitions", *American Journal of Sports Medicine* 11 (setembro-outubro, 1983), pp. 320-24.

10. Karlfried Graf Durckheim, *Hara: The Vital Center of Man* (Rutledge, Chapman, and Hall, 1988). [*Hara: O Centro Vital do Homem*, publicado pela Editora Pensamento, São Paulo, 1991.]

11. Alfred Huang, *Complete Tai-Chi: The Definitive Guide to Physical and Emotional Self-Improvement* (Charles E. Tuttle, 1993), p. 25.

12. Ver "The Roots of Martial Arts", em John Corcoran e Emil Farkas, *Martial Arts: Traditions, History, People* (Gallery, 1983); Donn Draeger e Robert W. Smith, *Comprehensive Asian Fighting Arts* (Kodansha, 1981); e Paul Crompton, *The Complete Martial Arts* (McGraw-Hill, 1989). Para detalhes históricos sobre o T'ai-Chi Chuan, ver Mestre Alfred Huang, *Complete Tai-Chi*, pp. 45-76.

13. De acordo com B. K. Frantzis, o nome original era *Nei Gung* (poder interior); a expressão *Chi Gung* passou a ser usada nos últimos cinqüenta anos e todas as sua formas derivam dos sistemas Nei Gung originais. O autor apresenta a diferença entre elas em *Opening the Energy Gates of Your Body: Gain Lifelong Vitality* (North Atlantic, 1993), pp. 27-31.

14. David Eisenberg, *Encounters with Qi*, pp. 199-200.

15. Para uma pesquisa sobre a base eletromagnética dessa prática, ver Robert O. Becker, *Cross Currents*, especialmente pp. 111-14.

16. David Eisenberg, *Encounters with Qi*, p. 200; Craig Reid, "Qi Healing: Can It Be Explained Scientifically?", *Qi: Journal of Traditional Eastern Health and Fitness* (inverno, 1993), pp. 28-32; Kenneth S. Cohen, "External Qi Healing: Chinese Therapeutic Touch", *Qi* (verão, 1993), pp. 10-7. Para um banco de dados em inglês sobre Qigong, documentando a aplicação do Qigong chinês no trabalho clínico e na pesquisa experimental, entrar em contato com o Qigong Institute, East West Academy of Healing Arts, 450 Sutter St., Suite 2104, San Francisco, CA 94108, U.S.A. Para um resumo da pesquisa sobre Chi-Kung externo e interno, ver Capítulo 8 em Charles T. McGee e Effie Poy Yew Chow, *Miracle Healing from China... Qigong* (MediPress, 1994).

17. David Eisenberg, *Encounters with Qi*, p. 211.

18. "Healing with Chi Kung" é adaptado de Craig D. Reid, "Qi Healing: Can It Be Explained Scientifically?", *Qi* (inverno, 1993), pp. 28-32.

19. Michael Province e outros, "The Effects of Exercise on Falls in Elderly Patients: A Preplanned Meta-analysis of the FICSIT Trials", *Journal of the American Medical Association* 273:17 (3 de maio de 1995), pp. 1341-347; Thimothy Hain, da Northwestern University, recebeu uma bolsa do Office of Alternative Medicine para estudar o efeito do T'ai Chi em distúrbios do equilíbrio. Zhou Lishang cita a pesquisa chinesa sobre o T'ai Chi como o melhor "esporte médico" por sua função de preservação da saúde, em "A Panoramic View of the T'ai Chi", *T'ai Chi* (fevereiro 1995), pp. 22-4.

20. Jay Dunbar, "Selections from *Let 100 Flowers Bloom:* A Profile of Taijiquan Instruction in America", *Qi* 5:2 (verão, 1995), pp. 28-9.

21 Ibid., p. 26.

22. Sophia Delza, *T'ai Chi Ch'uan: Body and Mind in Harmony* (Good News, 1961), pp. 16-9.

23. John Stevens, *Abundant Peace: The Biography of Morihei Ueshiba, Founder of Aikido* (Shambhala, 1987), p. 33.

24. Ibid., pp. 94-5.

25. Wendy Palmer, *The Intuitive Body: Aikido as a Clairsentient Practice* (North Atlantic, 1994). Ver também William Gleason, *The Spiritual Foundations of Aikido* (Destiny Books/Inner Traditions, 1995).

26. Stevens, *Abundant Peace,* p. 32.

27. Mitsugi Saotome, *The Principles of Aikido* (Shambhala, 1989), p. 1.

28. Ver Richard Strozzi Heckler (org.), *Aikido and the New Warrior* (North Atlantic, 1985), uma coletânea de ensaios sobre a aplicação dos princípios do Aikidô em diferentes áreas da vida contemporânea.

29. Gichin Funakoshi, *Karate-do Kyohan* (Kodansha, 1973), pp. 3, 4, 6. Para uma discussão sobre o karatê-dô e as artes marciais como métodos pacíficos para resolver o conflito por meio da compreensão das raízes da violência, ver Terence Webster-Doyle, *Karate: The Art of Empty Self* (Atrium, 1989).

30. *The Bhagavad Gita,* trad. Juan Mascaró (Penguin, 1965), verso 1.39.

31. Yehudi Menuhin, "Foreword", em B.K.S. Iyengar, *Light on Yoga* (Schocken, 1975), p. 13.

32. Parcialmente adaptado de Anne Cushmann, The ABCs of Yoga", *Yoga Journal, 1994-1995 Yoga Teachers Directory,* pp. 2-12.

CAPÍTULO 15: SISTEMAS DE CONVERGÊNCIA

1. Sou grata a Clyde Ford por uma discussão na qual ele sugeriu que eu usasse o termo *convergência* para transmitir a idéia de uma abordagem que trata simultaneamente do corpo e das emoções.

2. Mirka Knaster, "Ilana Rubenfeld: Our Lady of Synergy", *Massage Therapy Journal* (inverno, 1991), p. 40.

3. Informação de Ilana Rubenfeld, 29 de novembro de 1994.

4. Barbara Kaplan, entrevista, 19 de dezembro, 1994.

5. Joseph LePage, *Integrative Yoga Therapy Manual* (Joseph LePage, 1994).

6. Peter Levine, "Shadows from a Forgotten Past", manuscrito inédito, p. 4.

7. Peter Levine, entrevista por telefone, 26 de maio, 1994.

8. Pat Ogden, transcrição de entrevista para *Contact Quarterly,* sem data.

9. Pat Ogden e Anne Peters, "Translating the Body's Language", *Massage Therapy Journal* (primavera, 1990), p. 54.